Albert Lingg | Georg Theunissen

Psychische Störungen und intellektuelle Beeinträchtigungen

Ein Lehrbuch und Kompendium für die Praxis

LAMBERTUS

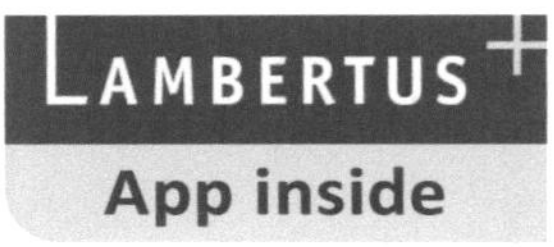

Laden Sie dieses Buch kostenlos auf Ihr Smartphone, Tablet und/oder Ihren PC und profitieren Sie von zahlreichen Vorteilen:

- **kostenlos:** Der Online-Zugriff ist bereits im Preis dieses Buchs enthalten
- **verlinkt:** Die Inhaltsverzeichnisse sind direkt verlinkt, und Sie können selbst Lesezeichen hinzufügen
- **durchsuchbar:** Recherchemöglichkeiten wie in einer Datenbank
- **annotierbar:** Fügen Sie an beliebigen Textstellen eigene Annotationen hinzu
- **sozial:** Teilen Sie markierte Texte oder Annotationen bequem per E-Mail oder Facebook

Aktivierungscode: pslt-2023

Passwort: 4879-2058

Download App Store/Google play:

- **App Store/Google play** öffnen
- Im Feld **Suchen Lambertus+** eingeben
- **Laden** und **starten** Sie die **Lambertus+ App**
- Oben links den Aktivierungsbereich anklicken um das E-Book freizuschalten
- Bei **Produkte aktivieren** den **Aktivierungscode** und das **Passwort** eingeben und mit **Aktivieren** bestätigen
- Mit dem Button **Bibliothek** oben links gelangen Sie zu den Büchern

PC-Version:

- Gehen Sie auf **www.lambertus.de/appinside**
- **Aktivierungscodes** oben anklicken, um das E-Book freizuschalten
- **Aktivierungscode** und **Passwort** eingeben und mit **Aktivieren** bestätigen
- Wenn Sie Zusatzfunktionen wie persönliche Notizen und Lesezeichen nutzen möchten, können Sie sich oben rechts mit einer persönlichen E-Mail-Adresse dafür registrieren
- Mit dem Button **Bibliothek** oben links gelangen Sie zu den Büchern

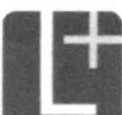

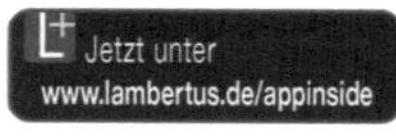

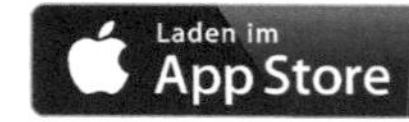

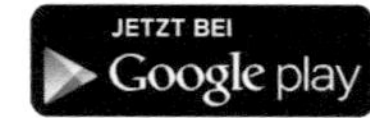

Bei Fragen wenden Sie sich gerne an uns:
Lambertus-Verlag GmbH – Tel. 0761/36825-24 oder
E-Mail an info@lambertus.de

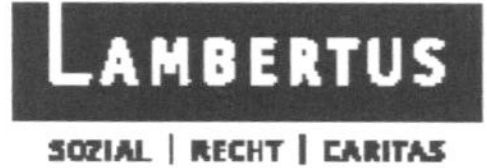

Albert Lingg | Georg Theunissen

Psychische Störungen und intellektuelle Beeinträchtigungen

Ein Lehrbuch und Kompendium für die Praxis

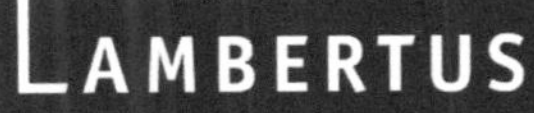

Bibliografische Information der Deutschen Nationalbibliothek

Die Deutsche Nationalbibliothek verzeichnet diese Publikation in der Deutschen Nationalbibliografie; detaillierte bibliografische Daten sind im Internet über http://dnb.d-nb.de abrufbar.

8. aktualisierte Auflage 2023

www.lambertus.de
Umschlaggestaltung: Nathalie Kupfermann, Bollschweil
Druck: Elanders GmbH, Waiblingen
ISBN 978-3-7841-3607-3
ISBN eBook 978-3-7841-3608-0

Inhalt

Vorwort zur achten Auflage ... 9

1 Einleitung ... 14

Intellektuell beeinträchtigt – verhaltensauffällig – psychisch gestört ... 14

Intellektuelle Beeinträchtigungen ... 14

Verhaltensauffälligkeiten und psychische Störungen ... 20

2 Psychiatrische Grundlagen, Klassifizierung und Therapie ... 32

Begreifliche Skepsis – einleitende Bemerkungen ... 32

Neue Diskriminierung? ... 32

Psychopathologie als Grundlage ... 32

Psychopathologie im Kontext ... 34

Das psychiatrische Werkzeug ... 35

Die psychiatrische Untersuchung ... 36

Psychopathologische Symptome ... 37

Syndrome ... 42

Psychiatrische Klassifikationen – relativiert ... 43

Menschen mit intellektueller Beeinträchtigung: stärker betroffen? ... 45

Spezielle psychosoziale Auffälligkeiten ... 47

F0 – Organische (körperlich begründbare) Psychosen ... 47

F1 – Psychische und Verhaltensstörungen durch psychotrope Substanzen ... 53

F2 – Schizophrenie und sonstige wahnhafte/psychotische Störungen ... 56

F3 – Affektive Störungen (früher: Manisch-depressives Kranksein, MDK) ... 59

F4 – Neurotische, Belastungs- und somatoforme Störungen ... 64

F5 – Verhaltensauffälligkeiten in Verbindung mit körperlichen Störungen und Faktoren ... 71

F6 – Persönlichkeits- und Verhaltensstörungen ... 74

Sexuelle Auffälligkeiten und Störungen durch Misshandlung ... 79

Autismus-Spektrum ... 82

ADHS (Aufmerksamkeitsdefizit-Hyperaktivitätssyndrom) ... 91

Psychiatrische Therapie ... 94

Voraussetzungen ... 94

Soziotherapie ... 95

Psychopharmakotherapie ... 96

3 **Psychotherapeutische Konzepte** ... 106
Einleitende Bemerkungen ... 106
Psychoanalytisch orientierte Therapie ... 110
Über Frühstörungen und gestörte Dialoge ... 111
Zur diagnostischen und therapeutischen Vorgehensweise ... 114
Resümee ... 116
Individualpsychologische Psychotherapie ... 119
Klientenzentrierte Gesprächspsychotherapie ... 122
Spezielle methodische Aspekte ... 123
Resümee ... 124
Verhaltenstherapeutische Ansätze ... 126
Techniken der Verstärkung und „klassische“ Verfahren ... 128
Aversive Methoden ... 131
Kombinierte Methoden ... 133
Kritische Anmerkungen und Zwischenbilanz ... 133
Kognitiv-behaviorale Methoden ... 136
Konklusion ... 139
Körperorientierte Psychotherapieformen ... 140
Zur Gestalttherapie nach Besems und v. Vugt ... 142
Reflexion und Resümee ... 144
Systemische Therapien ... 145
Systemtheoretische Grundannahmen ... 146
Folgerungen für die Therapie ... 149
Resümee ... 150
Neuropsychotherapie ... 152
Zur Theorie und Praxis einer neurowissenschaftlich informierten Psychotherapie ... 155
Resümee ... 158
Zusammenfassende Einschätzung und Ausblick ... 162
Zur Beziehungsgestaltung ... 164
Zur Ressourcenaktivierung ... 165
Zur Problemaktualisierung ... 165
Zur Klärungsperspektive ... 166
Zur Problembewältigung ... 166

4 **Konzepte der Heilpädagogik und Sozialen Arbeit** 170
Positive Verhaltensunterstützung 170
Bezugspunkte 171
Grundannahmen 173
Unterstützungskreis 174
Medizinisches Assessment 174
Funktionales Assessment 174
Indirektes Assessment 175
Direktes Assessment 175
Entwicklung eines Unterstützungsprogramms 179
Zur Umsetzung und Durchführung 183
Kritisches Resümee und Ausblick in Bezug auf psychische Störungen 184
Lebensweltbezogene Behindertenarbeit 192
Zur Ökologie der menschlichen Entwicklung 193
Zur Gestaltung des Wohnalltags 194
Zum Leitprinzip der Inklusion 196
Konsequenzen für die Praxis der Inklusion 199
Systemisch- und stärkenorientierte Praxisberatung 204
Grundzüge systemisch- und stärkenorientierter Beratung 205
Phasen der systemisch- und stärkenorientierten Praxisberatung 208
Schlussbemerkung – zur Rolle der Berater:innen 211

Anhang 217
Sachwortregister 219
Literatur 224
Die Autoren 249

Vorwort zur achten Auflage

Seit der Ersterscheinung unseres aus dem interdisziplinären Diskurs 1993 entwickelten Lehrbuchs wurden in Neuauflagen jeweils wichtige Neuerungen in den heilpädagogischen wie psychiatrisch-psychotherapeutischen Fachrichtungen eingearbeitet. Für diese Ausgabe standen wir vor der Frage, ob die 11. Revision der Internationalen Klassifikation der Krankheiten und verwandter Gesundheitsprobleme (ICD), die von der Weltgesundheitsorganisation (WHO) englischsprachig am 01.01.2022 global eingeführt wurde, in den einzelnen Kapiteln bereits Berücksichtigung finden sollte – wurden doch im Kapitel 2 unseres Buches die speziellen psychosozialen Auffälligkeiten nach der bisherigen 10. Version des ICD abgehandelt.

Nun gestaltete sich in der Vergangenheit der Wechsel von einer ICD-Fassung zur nächsten jeweils langwierig. So dauerte die Umstellung von der ICD-9 auf die ICD-10 vom Inkrafttreten der Revision bis zur vollständigen Anwendung in den deutschsprachigen Ländern etwa sechs Jahre. Auch die ICD-11 muss zunächst ins Deutsche übersetzt, modifiziert und in die bestehenden hiesigen Strukturen integriert werden. Expert:innen gehen davon aus, dass dieser Umstieg noch komplizierter wird, da ICD-11 nicht mehr als gedrucktes Nachschlagewerk konzipiert wurde, sondern nur noch rein digital vorliegt. Die WHO erwartet so eine Art lebendiges und langlebigeres Dokument, auf das jede:r Zugriff hat und in das Änderungen leichter eingearbeitet werden können.

Da davon ausgegangen werden kann, dass im Gesundheitswesen für die Dokumentation und Abrechnung die Version 10 der ICD noch Jahre Verwendung finden wird, haben wir uns dazu entschieden, die Änderungen von ICD-10 auf 11 in der 8. Auflage unseres Buches nicht zu berücksichtigen, um mögliche Verwirrungen zu vermeiden. Wenngleich die WHO eine Übergangszeit bis 2027 nahelegt, ist noch nicht abzusehen, wann die ICD-11 im deutschsprachigen Raum endgültig für die Verschlüsselung von (psychischen) Krankheiten zum Einsatz kommt.

Um jedoch schon anzudeuten, was sich mit der ICD-11 verändern wird, haben wir in der folgenden Vorschau einige wichtige Neuerungen, die den psychiatrischen Bereich betreffen, angeführt (vgl. dazu Gaebel et al. 2020; Reed et al. 2019; Sass & Cording 2021; Schäfer et al. 2019; Theunissen 2022a; Thoma 2022):

- Eine bedeutsame inhaltliche Änderung ist der Lebensspannenansatz der ICD-11. So sind in der ICD-11 die Verhaltens- und emotionalen Störungen mit Beginn in der Kindheit und Jugend nicht mehr in einem separaten Kapitel untergebracht, sondern in den jeweiligen „Erwachsenenkapiteln" verschlüsselt.
- Eine weitere Veränderung bezieht sich auf Autismus, indem die bisherigen klinischen Bilder wie „Frühkindlicher Autismus" oder „Asperger-Syndrom" abgeschafft wurden. Dafür gibt es eine übergreifende, unter neurologischen Entwicklungsstörungen („neurodevelopmental disorders") eingeordnete Kategorie „Autismus-Spektrum-Störung", die mit potenziellen Beeinträchtigungen der „funktionalen Sprache" und „geistigen Entwicklung" codiert wird.
- Was die in unserem Buch benutzte Zuschreibungskategorie „intellektuelle

Beeinträchtigung“ betrifft, so wurden diesbezüglich mit der ICD-11 der bisherige Begriff der „Intelligenzminderung” sowie die statische Einteilung in verschiedene Schweregrade aufgegeben. Stattdessen wird nunmehr von „Störungen der intellektuellen Entwicklung” („disorders of intellectual development“) gesprochen, die wie die „Autismus-Spektrum-Störung“ unter den neurologischen Entwicklungsstörungen gefasst wird.

- Bei den primär hirnorganischen Störungen fallen bislang wichtige Krankheitskategorien im Bereich neurokognitiver Störungen, so die organisch bedingten Wesens- bzw. Persönlichkeitsänderungen (etwa nach schweren Schädel-Hirn-Traumen oder chronischem Alkoholismus), weg.
- Des Weiteren wurde im ICD 11-Katalog neben dem „pathologischen Glücksspiel“ nunmehr auch die „Spielstörung“ („gaming disorder”) als eigene Krankheit aufgenommen.
- Zu Schizophrenien, bipolaren Störungen, unipolaren Depressionen und Delirien bringt ICD-11 keine gravierenden Änderungen, allerdings wird auf die klassischen Subtypen der Schizophrenie verzichtet.
- Die „akute Belastungsreaktion“ ist in der ICD-11 nicht mehr enthalten; man kann jedoch eine „akute Stressreaktion“ verschlüsseln.
- Die „anhaltende Trauerstörung“ ist eine neue Diagnose, welche eine chronifizierte Trauerreaktion nach dem Tod einer nahestehenden Person (vor mindestens 6 Monaten) verschlüsseln kann.
- Eine neue Diagnose ist die „Komplexe PTBS“ (Posttraumatische Belastungsstörung). Damit diese Diagnose gestellt werden kann, müssen (neben der Erfüllung des Trauma-Kriteriums) die PTBS-Kriterien erfüllt sein (d.h. Wiedererleben, Vermeidung, anhaltende Bedrohungswahrnehmung) sowie Symptome aus drei weiteren Bereichen (Schwierigkeiten in der Regulierung von Emotionen, überdauerndes negatives Konzept des Selbst, Beziehungsschwierigkeiten). Die komplexe PTBS präsentiert sich klinisch als ein heterogenes Störungsbild, das sich von einer Persönlichkeitsstörung mit Borderline-Muster (welche sich klinisch ähnlich präsentieren kann) als separates Störungsbild sinnvoll abgrenzen lässt.
- Bei den Persönlichkeitsstörungen (PS) ist es zu einer grundlegenden Änderung gekommen: Hier wird auf die Unterteilung in zehn PS verzichtet. Man kann neu eine generelle PS diagnostizieren und angeben, wie ausgeprägt deren Schweregrad ist. Zusätzlich kann durch eine Postkoordination spezifiziert werden, wie sich die Persönlichkeitszüge oder -muster manifestieren (z. B. negativistisch, zwanghaft).
- Burnout wird als Berufsphänomen und nicht als ein medizinischer Zustand verschlüsselt (WHO 2018).
- Die Diagnose „Störungen der Geschlechtsidentität“ wurde durch die Fachbezeichnung „Geschlechtsinkongruenz“ ersetzt. Unterschieden wird sie weiterhin nach dem Lebensalter, in der Pubertät oder im Erwachsenenalter bzw. während der Kindheit. Auch wird diese Diagnose nicht als psychische Störung eingeordnet, sondern als „Zustandsform der sexuellen Gesundheit“.
- Zusätzlich finden sich einige neue Diagnosen in der ICD-11, wie beispielswiese die „körperdysmorphe Störung“, das „pathologische Horten“ oder die „Binge Eating-Störung“.
- Das Kapitel 21 beinhaltet Symptome, Zeichen oder klinische Befunde, die man nicht anderswo klassifizieren kann, welche jedoch von klinischer Relevanz

sein können, wie z. B. „Perfektionismus“ oder „überwertige Ideen“.
- Kapitel 24 beinhaltet Faktoren, welche den Gesundheitsstatus beeinflussen können, wie „Armut“ oder „fehlende körperliche Bewegung“.

Die ICD-11 ist das Ergebnis langjähriger internationaler Entwicklungsarbeit von 96 Mitgliedsstaaten. Die Überarbeitung durch die WHO hat den medizinischen Fortschritt berücksichtigt und kulturellen Weiterentwicklungen Rechnung getragen, auch wurden neue Methoden und Strukturen entwickelt, die das medizinische Geschehen in einer digitalisierten Welt adäquat abbilden können. Feldtests haben laut WHO gezeigt, dass ICD-11 einfacher zu bedienen ist als die Vorversion. Weit überwiegend blieben jedoch die gängigen Störungsbilder in Richtung Diagnostik und Indikationsstellungen erhalten, sodass – neben der ohnehin langen Übergangszeit – für die praktische Zusammenarbeit die Beibehaltung der bisherigen Darstellungsweise naheliegend war.

Nach wie vor stößt unsere Schrift auf ein sehr positives Echo. Gleichwohl stellten wir uns für die achte Auflage erneut die Frage, ob es noch sinnvoll ist, den Begriff der geistigen Behinderung zu benutzen. Denn sein stigmatisierender Charakter und seine Unzulänglichkeit sind unstrittig. Favorisiert wird daher aus der Betroffenen-Perspektive der Begriff der Lernschwierigkeiten. International hat sich die Bezeichnung „intellectuell disabilities“ durchgesetzt, und im Lager der deutschsprachigen Fachwelt gewinnen Begriffe wie „intellektuelle Beeinträchtigung“, „kognitive Beeinträchtigung“ sowie „intellektuelle Entwicklungsstörung“ an Zuspruch. Vor diesem Hintergrund haben wir uns mit Blick auf die internationale und hiesige Diskussion dazu entschieden, geistige Behinderung durch den Leitbegriff der intellektuellen Beeinträchtigung zu ersetzen. Gleichwohl sind wir uns bewusst, dass auch der Begriff der intellektuellen Beeinträchtigung zu einer Stigmatisierung oder Diskriminierung verleiten kann, weshalb es immer notwendig ist, die benutzte Sprache, das damit verknüpfte Menschenbild und die Einstellung zu der betroffenen Person selbstkritisch zu reflektieren, um ihr So-Sein anzunehmen und ihr mit Respekt zu begegnen. Welcher der alternativen Begriffe für geistige Behinderung sich letztendlich im deutschsprachigen Raum durchsetzen wird, ist noch nicht absehbar.

Wie bei den vorausgegangenen Auflagen haben wir auch diesmal wieder eine Durchsicht und Aktualisierung vorgenommen, die sich v. a. auf neuere Erkenntnisse und Fachliteratur bezieht.

Bedanken möchten wir uns bei allen, die unser neues Buch unterstützt haben, v. a. bei Frau Winkler vom Lambertus-Verlag für die gute Zusammenarbeit.

Albert Lingg, Rankweil/Österreich
Georg Theunissen, Freiburg im Breisgau/Deutschland, Frühjahr 2023

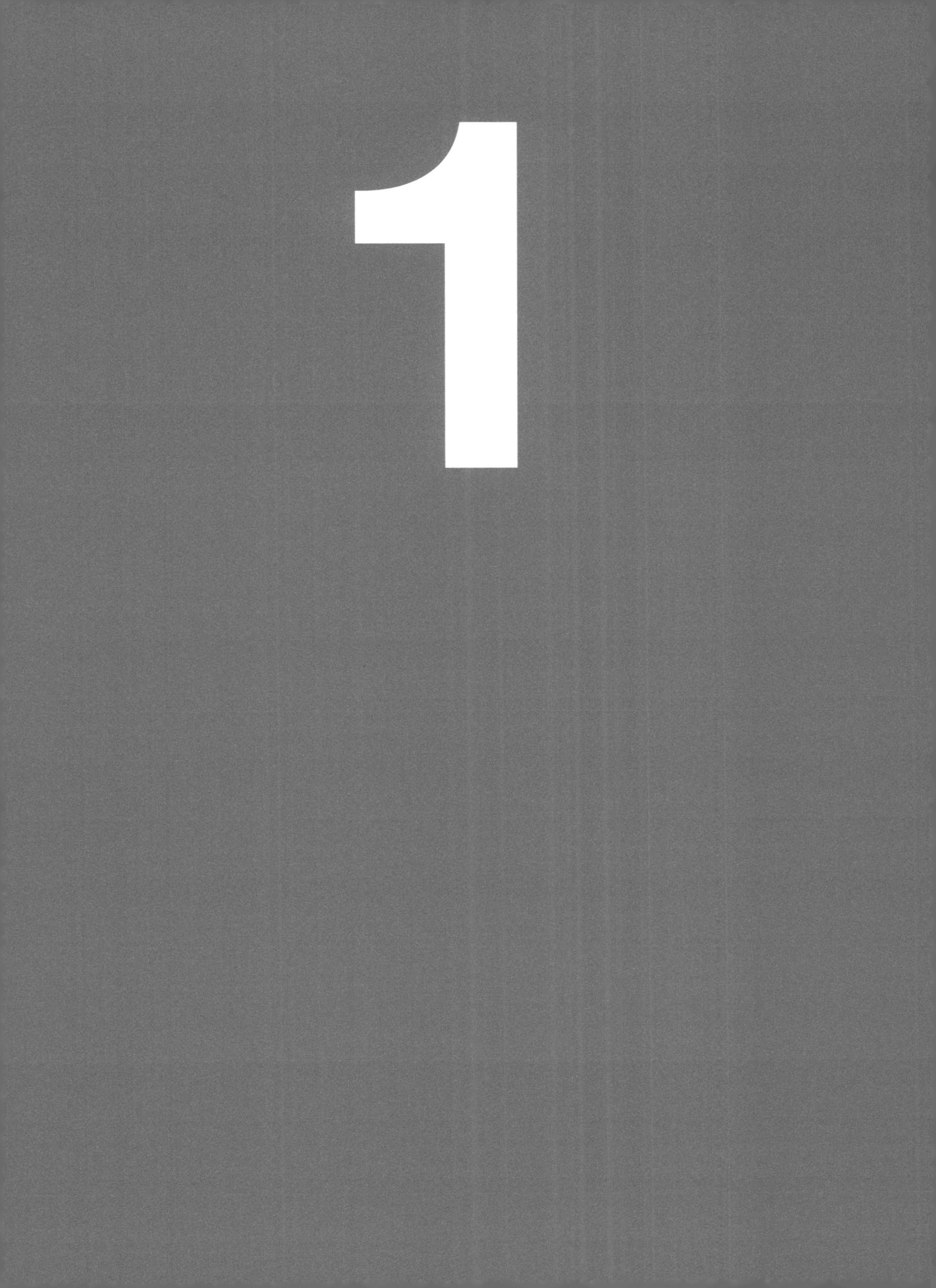

1

1 Einleitung

Intellektuell beeinträchtigt – verhaltensauffällig – psychisch gestört

Wenn wir einen Blick in die Geschichte der Fürsorge und Wohlfahrtspflege werfen, so stellen wir fest, dass es jahrzehntelang Gepflogenheit war, Menschen mit intellektueller Beeinträchtigung als Kranke zu betrachten und zu behandeln (Theunissen 2021a). Dementsprechend galt eine intellektuelle Beeinträchtigung als eine Krankheit und nicht selten wurde eine „Unheilbarkeit" im Sinne einer „Bildungsunfähigkeit" und „völligen Pflegebedürftigkeit" behauptet. Dieser „therapeutische Nihilismus" (Theunissen) galt auch für Verhaltensauffälligkeiten oder psychische Störungen, die i. d. R. als unmittelbarer Ausdruck einer intellektuellen Beeinträchtigung (Oligophrenie), als wesensbedingte Erscheinungsform also, ausgelegt wurden. Begriffe wie „erethischer Schwachsinn" oder „torpider Schwachsinn" stehen in dieser Tradition.

Mittlerweile hat sich die Fachwelt von dieser Denkfigur verabschiedet, indem sie zwischen Krankheit und Behinderung differenziert und davon ausgeht, dass Menschen unabhängig einer intellektuellen Beeinträchtigung Verhaltensauffälligkeiten entwickeln oder psychisch erkranken können. Diese Erkenntnis sollte jedoch nicht zu der Ansicht verleiten, dass es nunmehr einen disziplinübergreifenden fachlichen und wissenschaftlichen Konsens gebe. Vielmehr gehen die Auffassungen und Konzepte über intellektuelle Beeinträchtigung, Verhaltensauffälligkeiten und psychische Störungen z. T. weit auseinander. Daher ist es wichtig, Position zu beziehen und das eigene fachliche Selbstverständnis offenzulegen.

Intellektuelle Beeinträchtigungen

Der Begriff der geistigen Behinderung wurde gegen Ende der 1950er-Jahre in Westdeutschland und Österreich als neuer Fachbegriff eingeführt. Einerseits sollte damit Anschluss an den im angloamerikanischen Sprachraum geläufigen Begriff der *Mental Retardation* gefunden werden. Allerdings wurde nicht berücksichtigt, dass sich die amerikanische Terminologie (analog zum psychiatrischen Begriff der Debilität) auch auf Menschen bezog und bezieht, die hierzulande üblicherweise als Lernbehinderte bezeichnet werden. Geistige Behinderung wurde somit im deutschen Sprachraum enger gefasst – ein Problem, das bis heute internationale Vergleiche erschwert und oftmals Missverständnisse erzeugt. Andererseits sollten Begriffe wie Schwachsinn, Blödsinn, Idiotie oder Oligophrenie abgelöst werden, was sich z. B. 1969 auch im deutschen Bundessozialhilfegesetz niedergeschlagen hat, welches den Begriff der Geistesschwäche durch den der geistigen Behinderung ersetzt hat.

Trotzdem gibt es aber bislang keine einheitliche Begriffsbestimmung. Umstritten ist allein das Adjektiv „geistig", das auf den ersten Blick dazu verleitet, geistige

Behinderung als eine Intelligenzschädigung zu bezeichnen. Dadurch aber kann allzu leicht die *Komplexität* von Beeinträchtigungen, medizinischen Problemen oder gesellschaftlichen Benachteiligungen aus dem Blick geraten, die häufig mit einer geistigen Behinderung einhergehen (vgl. Abb. 1 und 2). Daher wird geistige Behinderung von vielen, die sich wissenschaftlich und praktisch damit befassen,

„als eine komplexe Beeinträchtigung der Persönlichkeit eines Menschen in seinem Umfeld mit variierenden Einschränkungen auf der motorischen, sensorischen, emotionalen, sozialen und kognitiven Ebene [gesehen, d. A.]. Diese Einschränkungen können genetisch-organische, traumatische und psychosoziale Ursachen haben. Sie werden durch die Sozialisations- und Lebensbedingungen nachhaltig bestimmt" (Petzold 1994, 228).

Nicht minder problematisch ist der Begriffsanteil „Behinderung":

„Der ätiologische Befund zeigt: Behinderung ist das Einschränken des individuellen Bewegungsraumes eines Menschen durch das Einwirken Anderer und – das ist besonders bedeutsam – gegen den Willen des betroffenen Menschen" (Klein 1994, 82).

Darüber hinaus ist Behinderung ein Wertbegriff, der sich an dem misst, was als „normal" wahrgenommen und beschrieben wird. Ob ein Mensch als behindert etikettiert wird, hängt von allgemeinen gesellschaftlichen und individuellen Normvorstellungen ab, die immer im Fluss sind, weswegen Definitionen, Begriffsbestimmungen oder Typisierungen ganz von der Situation abhängen, in der bestimmte gesellschaftliche Erwartungen, Anforderungen, Werte oder Konventionen gelten. Insofern ist geistige Behinderung kein objektiver Tatbestand, sondern ein *soziales Zuschreibungskriterium*, weswegen es korrekt wäre, nicht von Menschen mit geistiger Behinderung zu sprechen, sondern von Personen, die als geistig behindert *bezeichnet* werden (auch Mercer 1973).

Angesichts des stigmatisierenden Charakters, negativer Assoziationen mit der Gefahr der Entwertung, Denunzierung oder Diskriminierung betroffener Personen, werden Begriffe wie geistige Behinderung oder *Mental Retardation* (synonym „mental handicap") deutlich in Frage gestellt. Schon vor etwa 30 Jahren hatten sich insbesondere in den USA, Großbritannien und Kanada betroffene Menschen gegen die Etikettierung als *mentally retarded* gewandt und für Bezeichnungen wie *People with Learning Difficulties (Großbritannien)* oder *People with Developmental Disabilities (USA)* plädiert. Während in Großbritannien das eher sozialpädagogisch orientierte Lager der Fachwelt dem Vorschlag der Betroffenen durch *Learning Disabilities* annähernd gefolgt ist (Ramcharan et al. 2002), hat sich vor wenigen Jahren in den USA die Mehrheit der Mitglieder der American Association on Mental Retardation (AAMR) auf *Intellectual and Developmental Disabilities* einigen können. Mit *Developmental Disabilities* sollen u. a. auch Menschen mit schweren mehrfachen Beeinträchtigungen und Autismus erfasst werden. Somit bezeichnet sich heute diese weltweit größte Fachorganisation als *American Association on Intellectual and Developmental Disabilities (AAIDD).* Hinzu kommt, dass (dem US-amerikanischen White House zugeordneten) *The President's Committee on Mental Retardation* (PCMR) in *The President's Committee for People with Intellectual Disabilities* (PCPID) umbenannt wurde.

Tabelle 1: Prävalenz medizinischer Probleme bei Menschen mit intellektueller Beeinträchtigung (geistiger Behinderung)

Störungen	**Häufigkeiten in %**
Sehstörungen	23–57
Hörstörungen	3–24
andere HNO-Probleme	15–27
zahnärztliche Probleme	11–27
Epilepsie	21–34
andere neurologische Störungen	15–55
psychiatrische Störungen	10–14
Verhaltensstörungen	17–56
Fettsucht	10–22
Herzkreislaufstörungen	5–23
urologische/gynäkologische Störungen	5–11
gastrointestinale Störungen	1–22
Orthopädische Störungen	13–54
endokrinologische Störungen	3–11
dermatologische Störungen	4–35
Störungen der Atmungsorgane	7–13

(aus: Gaedt 1995, zit. nach Krebs 2000, 90)

Tabelle 2: (Frühe) Risikofaktoren in Bezug auf intellektuelle Beeinträchtigung (Mental Retardation; Intellectual Disability)

Zeitraum	**Biomedizinisch**	**Sozial**	**Verhalten**	**Erziehung**
Pränatal	1. Chromosomale Veränderungen 2. Veränderungen einzelner Gene 3. Syndrome 4. Stoffwechselstörungen 5. Cerebrale Schädigungen 6. Krankheit der Mutter 7. Alter der Eltern	1. Armut 2. Mütterliche Fehlernährung 3. Häusliche Gewalt 4. Fehlender Zugang zu Angeboten für Eltern (Schwangerschaftskurse, Elternkurse, Betreuung durch Gynäkolog:innen etc.)	1. Drogenmissbrauch der Eltern 2. Alkoholmissbrauch der Eltern 3. Nikotin- und Tabakmissbrauch der Eltern 4. Elterliche Unreife	1. Kognitive Einschränkungen der Eltern und fehlende Unterstützung 2. Fehlende Vorbereitung auf die Elternschaft
Perinatal	1. Geburtstermin (zu früh oder zu spät geboren) 2. Geburtsverletzung 3. Neugeborenenerkrankungen (Gelbsucht etc.)	1. Fehlender Zugang zur Geburtshilfe (Krankenhaus, Hebammen etc.)	1. Ablehnung von Hilfe (z. B. Hausgeburt allein) 2. Aufgabe und Vernachlässigung des Kindes (aussetzen, liegen lassen etc.)	1. Fehlende medizinische Beratung für weitere soziale und medizinische Angebote bei der Entlassung

Zeitraum	Biomedizinisch	Sozial	Verhalten	Erziehung
Postnatal	1. Traumatische Hirnverletzungen 2. Fehlernährung 3. Gehirn(-haut)-entzündung 4. Anfallsleiden 5. Degenerative Störungen	1. Unzureichende Betreuung des Kindes 2. Fehlen adäquater Stimulationen 3. Armut in der Familie 4. Chronische Krankheiten in der Familie 5. Hospitalisierung/ Institutionalisierung	1. Kindesmissbrauch und Vernachlässigung 2. Häusliche Gewalt 3. Überbehütung oder Laissez-faire-Einstellung 4. Soziale Deprivation 5. Schwieriges Verhalten des Kindes	1. Unzureichend wahrgenommene/ ausgeführte Elternschaft 2. Verzögert gestellte Diagnosen 3. Inadäquate (fehlende) Dienste einer Frühbehandlung 4. Unzureichende (fehlende) heilpädagogische Dienste 5. Unzureichende familiäre Unterstützung

(aus: Luckasson et al. 2002, 127)

Ein solcher Schritt wurde auch von der internationalen Fachwelt vollzogen, die inzwischen nicht mehr von *Mental Retardation*, sondern von *Intellectual Disabilities* spricht.

Im deutschsprachigen Raum ist hingegen die Begriffsdiskussion noch nicht abgeschlossen. Das hiesige Selbstvertretungsnetzwerk People First Deutschland e. V. favorisiert z. B. die Bezeichnung *Menschen mit Lernschwierigkeiten* (Theunissen 2022b, 40). Diese Bezeichnung hat sich aber bislang nicht durchsetzen können, da sie aus der Sicht der Fachwelt eine zu große Nähe und Unschärfe zum Begriff der Lernbehinderung aufweist und mit der Fokussierung auf den Lernaspekt die Komplexität der Beeinträchtigung unzureichend erfasst.

Stattdessen wächst der Zuspruch für Bezeichnungen wie *„Menschen mit kognitiver Beeinträchtigung und komplexem Unterstützungsbedarf"* (DHG 2021 zit. n. ebd., 11), *„Menschen mit intellektueller Beeinträchtigung"* (Došen 2018) und neuerdings angelehnt am ICD-11 für *„Menschen mit intellektueller Entwicklungsstörung"* (Sappok 2019) oder *„Menschen mit Störung der Intelligenzentwicklung"* (Sappok 2023). Wenngleich durch diese Begriffe eine negative Etikettierung betroffener Menschen vermieden werden soll, erzeugen sie dennoch eher als das Wort „Lernschwierigkeiten" Assoziationen und Wirkungen, die letztendlich wiederum zu einer Geringschätzung, Entwertung oder Stigmatisierung eines Menschen führen können. Einige Fachleute bevorzugen daher eine Dekategorisierung durch die Erschließung eines individuellen Unterstützungsbedarfs. Das aber übergeht spezifische Besonderheiten wie z. B. bei Autismus und erschwert wiederum die Verständigung, wenn es um (sozial-)rechtliche Angelegenheiten, wissenschaftliche und interdisziplinäre Diskurse, bildungs- und sozialpolitische Entscheidungen geht.

In Anbetracht dieser Einwände oder Vorbehalte haben wir uns im vorliegenden Buch für den Leitbegriff der intellektuellen Beeinträchtigung entschieden – wohl wissend, dass ein Begriffsaustausch allein noch kein Garant für eine Nicht-Aussonderung und bedingungslose Annahme behinderter Menschen ist. Erfahrungen aus der Geschichte zeigen nämlich (wie schon eingangs angedeutet), dass v. a. „euphemistische Austauschversuche von Bezeichnungen

[…] nur – zeitlich – begrenzte Chancen" (Speck 1997, 255) haben, denn letztendlich sind nicht sie es, „die diskreditieren, sondern deren Benutzer und deren Einstellungen und latente Bewertungen" (ebd., 255). Darüber sollten wir uns stets bewusst sein, wenn nunmehr von intellektueller Beeinträchtigung die Rede ist.

Neben dem Argument der Verständigung war es für uns ebenso wichtig, mit der Päferenz für intellektuelle Beeinträchtigung eine Anschlussfähigkeit an den internationalen Fachdiskurs aufrechtzuerhalten. Der Begriff des Intellekts wird üblicherweise mit Verstand, Vernunft oder Einsicht bzw. mit Fähigkeiten assoziiert, mit Hilfe des Denkens Erkenntnisse oder vernünftige Einsichten zu gewinnen. In diesem Sinne wird im seit 2013 eingeführten und weltweit anerkannten Klassifikationssystem DSM-5 der US-amerikanischen Psychiatriegesellschaft (APA 2013) *„intellectual disability (intellectual developmental disorder)"* unter drei zentralen Gesichtspunkten aufbereitet:

1. Im Hinblick auf Defizite in der „intellektuellen Funktionsfähigkeit" *(intellectual functioning)*. Das betrifft v. a. logisches, problemlösendes und abstraktes Denken, Planen, Urteilen, akademisches und experimentelles Lernen, Lernen aus Erfahrung oder Beobachtung. Zur Erfassung der „intellektuellen Funktionsfähigkeit" werden neben einem klinischen Assessment und Intelligenztests gleichfalls soziale Einflussfaktoren (sozio-kultureller Hintergrund, Muttersprache) sowie zusätzliche kommunikative, motorische oder sensorische Beeinträchtigungen mit in Betracht gezogen.
2. Im Hinblick auf Defizite in der „adaptiven Funktionsfähigkeit" *(adaptive functioning)*. Hier geht es um die Erfassung von Beeinträchtigungen im:
   (1) Konzeptionellen Bereich, bezogen auf sprachliche Fähigkeiten, Kulturtechniken wie Fertigkeiten im Lesen, Schreiben und Rechnen sowie auf Urteilen, Wissen und Gedächtnisleistungen;
   (2) Sozialen Bereich, bezogen auf Kompetenzen wie Empathie, Erfassung und Beurteilung sozialer Situationen, zwischenmenschliche Kommunikation, Bildung und Pflege von Freundschaften u.a.m.;
   (3) (Alltags-)praktischen Bereich, bezogen auf die alltägliche Selbstversorgung (persönliche Pflege), verantwortliches Arbeitsverhalten, Umgang mit Geld, Freizeitgestaltung oder Erfüllung bestimmter Pflichten wie Schularbeiten oder Arbeitsaufgaben.

Wenngleich sich eine intellectual disability nicht auf einen bestimmten Altersabschnitt beschränkt, müssen die Symptome während der Entwicklungsphase (i. d. R. bis Ende der Pubertät bzw. zum 18. Lebensjahr) entstanden sein. Anderenfalls handelt es sich um eine neurokognitive Störung (neurocognitive disorder).

Im Unterschied zum vorausgegangenen Klassifikationssystem DSM-IV oder ICD-10 der Weltgesundheitsorganisation hat sich das DSM-5 von einer IQ-orientierten Sicht verabschiedet. So wird z. B. der Schweregrad einer intellektuellen Beeinträchtigung *(intellectual disability)* nicht mehr durch IQ-Messungen, sondern auf Basis der Einschätzung der Intelligenz in Bezug auf die „adaptive Funktionsfähigkeit" vorgenommen, weil dieser Bereich für Unterstützungsleistungen besonders bedeutsam ist. Unterschieden werden vier Formen des Schweregrads:

1. leichte Form (bezieht sich auf etwa 85 % aller betroffenen Personen, die ein weithin selbstständiges Leben mit geringer Unterstützung führen können),
2. mäßige Form (bezieht sich auf etwa 10 % aller Betroffenen, die in Bezug auf

eigenständig-verantwortliches Handeln Unterstützung benötigen und nicht selten in unterstützten Wohngruppen leben),

3. schwere Form (bezieht sich auf 3 % bis 4 % der Betroffenen, die tägliche Assistenz bei der Pflege und Selbstversorgung benötigen) und
4. schwerste Form (bezieht sich auf 1 % bis 2 % aller betroffenen Personen, die zumeist auf eine 24-stündige Assistenz angewiesen sind).

Wenig überzeugend ist die damit verknüpfte Vorstellung, dass alle behinderten Menschen mit einem bestimmten Behinderungsgrad (leicht, mäßig …) vergleichbare Bedürfnisse oder Interessen sowie ein gleichgelagertes Funktionsniveau haben und dementsprechend den gleichen Hilfebedarf erfordern.

Zudem sollte grundsätzlich darauf geachtet werden, dass keine einseitigen Hilfeplanungen und Interventionen stattfinden, indem der Einzelne an gesellschaftliche Bedingungen angepasst, nicht aber Anpassungsleistungen der Gesellschaft in ein Unterstützungskonzept mit einbezogen werden. Notwendig sind gegenseitige Anpassungen, weshalb wir das Umfeld mit verschiedenen lebensweltlichen Systemen nicht aus dem Auge verlieren dürfen, die auf die Entwicklung des Einzelnen Einfluss nehmen und auch von ihm beeinflusst werden (Bronfenbrenner 1981). Dieser *systemökologische Blick* verweist neben einer individuellen Assistenz und Förderung (*skills building*) ebenso auf einen sozialen Veränderungsbedarf (*environmental changes*), da intellektuelle Beeinträchtigung ein durch die Umwelt mitkonstruiertes Phänomen (ein soziales Zuschreibungskriterium) ist.

An dieser Stelle ergibt es Sinn, einen Blick auf die ICF (Internationale Klassifikation der Funktionsfähigkeit, Behinderung und Gesundheit) der Weltgesundheitsorganisation zu werfen, die nicht wie DSM-5, ICD-10 oder zukünftig ICD-11 zur Diagnoseerstellung von Krankheiten auf die Klassifizierung von gesundheitlichen Problemen zielt, sondern deren Auswirkungen für die betreffende Person auf ihre Lebensgestaltung, gesellschaftliche Teilhabe und auf Aspekte der Lebensqualität erfassen möchte (DIMDI 2005; WHO 2005). Insofern soll die ICF die Klassifikationssysteme ergänzen: „Informationen über Diagnosen (ICD-10) in Verbindung mit Informationen über die Funktionsfähigkeit (ICF) liefern ein breiteres und angemesseneres Bild über die Gesundheit von Menschen oder Populationen, welches zu Zwecken der Entscheidungsfindung herangezogen werden kann" (WHO 2005, 10).

Die ICF unterscheidet vier zentrale Konstrukte (zit. n. Theunissen 2021b, 33f.):

(1) Körperfunktionen (physiologisch, psychisch) und -strukturen (z.B. Gliedmaßen)
Aus der Aufbereitung dieses Bereichs gehen physisch-biologische Beeinträchtigungen einer Person hervor (z.B. in Bezug auf körperliche oder mentale Funktionen);
(2) Aktivitäten
Eine Aktivität ist das, was eine Person tut (gehen, eine Aufgabe durchführen, mit anderen interagieren ...); dieser Bereich liefert ein breites Profil der Funktionsfähigkeit einer Person z. B. im Hinblick auf soziale Kommunikationen oder Alltagsbewältigung; daraus ergibt sich zugleich die Frage, welche Formen der Unterstützung notwendig sind, um das Aktivitätsniveau einer Person zu verbessern;
(3) Partizipation
Hier geht es um die Frage, inwieweit die aktiven Teilhabemöglichkeiten einer Person an verschiedenen Lebensbereichen durch die Auswirkung des Zusammenspiels von biologischer Schädigung, Aktivitätseinschränkungen und Kontextfaktoren (unterteilt in

Umwelt- und personenbezogene Faktoren) beeinträchtigt werden;

(4) Kontextfaktoren beziehen sich auf die soziale und materielle Umwelt, auf verschiedene Systeme (Wirtschaft, soziale Dienste), unterschiedliche Lebensbereiche (Bronfenbrenner 1981) sowie auf personenbezogene Faktoren (z. B. persönliche Daten).

Diese vier Konstrukte lassen sich aus gesundheitsbezogener Sicht (z. B. im Hinblick auf Verhaltensauffälligkeiten oder psychische Störungen) durch zwei akzessorische Aspekte ergänzen: durch Risikofaktoren für gesundheitliche Probleme (Umweltfaktoren; klinische Syndrome) und durch Bewältigungsstrategien (Coping; [hierzu Gesundheit und Behinderung 2001, 30 f.]).

Bemerkenswert ist, dass die ICF keine Personen klassifiziert, sondern Situationen beschreibt. Demnach gehört es der Vergangenheit an, Behinderung und spezifische Störungen zu individualisieren. Stattdessen wird von einem reziproken, dynamischen Zusammenwirken bio-psycho-sozialer Faktoren ausgegangen, wobei Behinderung *(disability)* als „Beeinträchtigung der Funktionsfähigkeit" (DIMDI 2005, 4) gesehen wird, um Lebenssituationen zu bewältigen und am gesellschaftlichen Leben zu partizipieren. In diesem Zusammenhang geht es immer um die Einschätzung der Beziehungen und Wechselwirkungen zwischen Person und Umwelt. Dadurch wird zugleich anerkannt, dass Lebenswelten die Funktionsfähigkeit einer Person sowie ihre Partizipationsmöglichkeiten unterstützen oder beeinträchtigen können. Mit dem Konstrukt der Partizipation (hierzulande übersetzt als „Teilhabe"; WHO 2005, 4) kommt ein inzwischen von der UN-Konvention über die Rechte behinderter Menschen kodifiziertes Leitprinzip zum Tragen, welches für ein gleichberechtigtes Leben behinderter Menschen in der Gesellschaft von zentraler Bedeutung ist.

Vor diesem Hintergrund kann die ICF ohne Zweifel als fortschrittlich und zeitgemäß eingeschätzt werden. Dennoch sollten wir sie nicht unkritisch rezipieren. So tritt z. B. die Kategorie der „Körperfunktionen und -strukturen" gegenüber den anderen Kategorien, insbesondere den Kontextfaktoren, überdimensioniert in Erscheinung. Ferner ist sie an der Stelle unzureichend, wo wir es in erster Linie mit sozialer Verursachung von intellektueller Beeinträchtigung (oder Lernbehinderung) zu tun haben, wo soziale Risikofaktoren (z. B. Armut, familiale Probleme) bzw. Aspekte sozialer Benachteiligung gegenüber den medizinischen kaum Beachtung finden. Damit bleiben Menschen mit leichten intellektuellen Beeinträchtigungen allzu leicht unberücksichtigt (dazu Snell et al. 2009). Dies sollte reflektiert werden, wenn die Situation von Menschen mit intellektueller Beeinträchtigung durch die ICF beschrieben wird.

Verhaltensauffälligkeiten und psychische Störungen

Die Beschreibung von Situationen bzw. systemökologische Aspekte tragen gleichfalls zum Verständnis von Verhaltensauffälligkeiten und psychischen Störungen bei.

Zunächst einmal sei erwähnt, dass es für den Begriff der Verhaltensauffälligkeiten mehrere Parallelbezeichnungen gibt, wie z. B. Gefühls- und Verhaltensstörungen, originelles Verhalten, Verhaltensprobleme, Problemverhalten oder herausforderndes Verhalten. Im angloamerikanischen Sprachraum ist v. a. der Begriff der herausfordernden Verhaltensweisen *(challenging behaviors)* geläufig. Hier genügt nur der Hinweis, dass diese Begriffsvielfalt einerseits Unsicherheiten ausdrückt, die entstehen, wenn

Verhalten und Erleben einer Person beurteilt werden sollen. Andererseits gehen mit der Suche nach geeigneten Leitbegriffen Bemühungen einher, eine Denunzierung oder Entwertung des Anderen zu vermeiden. Wir haben uns für den Oberbegriff der Verhaltensauffälligkeiten entschieden, um dadurch die Rolle und das Erleben der Beobachter:innen in einen Beurteilungsprozess mit einzubeziehen. Unter Verhaltensauffälligkeiten beschreiben wir ein gestörtes Verhältnis zwischen Individuum und Umwelt, welches die betreffende Person durch Verhaltensweisen oder Ausdrucksformen zu lösen versucht, die von Anderen als normabweichend, erwartungswidrig, gestört oder eben auffällig wahrgenommen und bewertet werden (dazu ausführlich Theunissen 2021b; 2022d).

Der Begriff der psychischen Störung wird heute in den Klassifikationssystemen ICD oder DSM und DSM-IV (DSM-5) verwendet, um Ausdrücke wie psychische Krankheit oder Erkrankung zu vermeiden. Störung (*disorder*) ist absichtlich kein exakter Begriff: Sie soll einen klinisch erkennbaren und relevanten Komplex an Symptomen anzeigen, der immer auf der individuellen und oft auch auf der sozialen Ebene mit Belastung und Beeinträchtigung von Funktionen verbunden ist. Zudem wird mit dem Störungsbegriff ein Perspektivenwechsel angezeigt (Fiedler 2001), um das bio-psycho-soziale Zusammenwirken problemauslösender Bedingungen stärker zu verdeutlichen, um nicht nur die Klagen oder den „Leidensdruck" der Gesellschaft, sondern auch das subjektive Empfinden, das Leiden und die Sicht eines Betroffenen sowie daraus resultierende Einschränkungen sozialer Kompetenzen (ebd., 28) zu beachten und um das Spektrum an psychosozialen Hilfen durch systemische und kontextbezogene zu erweitern. Wenngleich diese Neuerungen einer internationalen Verständigung, Vereinheitlichung und Therapie aller klinischen (medizinischen) Disziplinen dienen, bleiben einige Fragen zum Verständnis psychischer Störungen offen und ungeklärt.

Nach wie vor schwierig zu sein scheint, die Begriffe Verhaltensauffälligkeiten und psychische Störungen klar voneinander abzugrenzen. Ein Problem ist ihre Abhängigkeit von Normen, Wertvorstellungen und Beobachtungen, die mit (Alltags-)Theorien, fachlichen Kenntnissen und der Definitionsmacht helfender Berufe einhergehen. Stellen wir uns hierzu folgende Situationen vor:

1. Das ständige, mit unüberhörbaren Brummlauten begleitete Schaukeln mit dem Oberkörper einer Frau mit schwerer intellektueller Beeinträchtigung wird in ihrer Arbeitsgruppe einer Werkstatt für behinderte Menschen als störend empfunden, für die Mitarbeiterinnen im Heim ist dieses Verhalten jedoch „normal", sie haben sich in der WG daran gewöhnt und eine Lösung gefunden, die für sie akzeptabel ist und von der betroffenen Frau geschätzt wird (mit Kopfhörer Musik hören im Schaukelsessel).
2. Der Rückzug eines Heimbewohners in seiner WG wird von der pädagogisch ausgebildeten Gruppenleiterin als sozial angepasstes, ruhiges und unauffälliges Verhalten beschrieben; ihre Kollegin (Krankenschwester) definiert dies jedoch als ein Hinweis auf eine depressive Störung und macht sich darüber ernste Sorgen.
3. Für beide Mitarbeiterinnen ist das selbstverletzende Verhalten (Wunden kratzen) eines Mitbewohners ein schwerwiegendes Problem.

Diese Beispiele demonstrieren uns in aller Deutlichkeit, wie schwierig es ist, zu einer übereinstimmenden Einschätzung bzw. Definition eines bestimmten Verhaltens zu gelangen. Das hängt damit zusammen, dass „wir weder vom statistischen noch vom klinischen Standpunkt her eine allgemeine Definition von Normalität und geistiger Gesundheit“ (Redlich 1967, 106; vgl. auch Fiedler 2001, 542 ff.) besitzen. Daher erfolgen stets *Zuschreibungen*, die subjektive Werturteile beinhalten. Das zeigt sich z. B. auch an der Kulturgebundenheit psychischer Störungen (Vollmoeller 2001). So wurde beispielsweise Homosexualität in den 1970er-Jahren noch als eine psychische Krankheit betrachtet. Insofern gibt es letztlich keine „objektiven“ Kriterien zur Erfassung von Verhaltensauffälligkeiten oder psychischen Störungen. Diese Erkenntnis sollte v. a. auch bei der Anwendung von Klassifikationssystemen oder Diagnosesystematiken beachtet werden, welche nicht selten eine Objektivität vortäuschen. Eine Übereinstimmung in der Beurteilung kann wohl am ehesten nur in Bezug auf ein „extrem“ ausgeprägtes Verhalten (z. B. bei schweren Selbstverletzungen) erzielt werden. Demgegenüber gibt es jedoch zur Genüge Verhaltensweisen, die keine schwere Störung zum Ausdruck bringen, die keinen Hinweis auf eine Psychopathologie erkennen lassen und uns vor Augen führen, dass zwischen einem „normalen“ und „auffälligen“ Verhalten kein naturgegebener Abgrund liegt, sondern vielmehr „Überschneidungen und unklare Grenzgebiete“ (Redlich & Freedman 1976, 182) bestehen. Bei solchen Verhaltens- und Erlebensweisen, die in einen sogenannten Übergangsbereich fallen und über einen längeren Zeitraum beobachtbar sind, scheint es über alle Fachdisziplinen hinweg üblich zu sein, von Verhaltensauffälligkeiten zu sprechen. Emerson, Moss & Kiernan (2001, 38) weisen in dem Falle darauf hin, dass herausfordernde Verhaltensweisen als *soziale Konstruktionen* gesehen werden, die durch soziale Auswirkungen bestimmt seien.

Folglich ist die Frage interessant, ob es sich bei den Extremen um psychische Störungen handelt. Ein Blick in die Fachliteratur genügt, um festzustellen, dass eine klare Abgrenzung zwischen Verhaltensauffälligkeiten und psychischen Störungen vielfach kaum möglich ist. So führt beispielsweise Došen (1993, 93) aus,

„dass eine Verhaltensstörung Defizite in der Entwicklung interpersonaler Fähigkeiten widerspiegeln (kann, d. A.), ohne dass eine Psychopathologie zugrunde liegt; in einem anderen Fall können die gleichen Verhaltensprobleme und Einschränkungen der sozialen Entwicklung als Symptome einer zugrundeliegenden psychischen Erkrankung interpretiert werden.“

Wir können uns dies am Rückzugsverhalten des o. g. Heimbewohners vor Augen halten, das situationsbedingt und selbstbestimmt sein kann, aber auch ein Symptom einer depressiven Verstimmung oder Störung. Ebenso kann ein selbstverletzendes Verhalten mit einer unangenehmen (überfordernden) Situation einhergehen oder Symptom einer Zwangs- oder Borderline-Störung sein. Petry (1999, 15) schlägt vor, Verhaltensauffälligkeiten und psychische Störungen als ineinander übergehende Phänomene zu verstehen, die sich auf einem Kontinuum befinden,

„bei dem an einem Ende klare psychiatrisch definierte Merkmale liegen (etwa in Form einer Psychose), am anderen Ende ‚Verhaltensstörungen‘, die unmittelbar auf den erzieherischen Kontext zurückzuführen sind.“

Demnach greifen Vorstellungen zu kurz, die Verhaltensauffälligkeiten grundsätzlich auf eine zugrunde liegende Psychopathologie zurückführen oder als Kategorie einer psychischen Störung betrachten. Diese Tendenz schimmert in nicht wenigen Beiträgen aus dem Lager der Psychiatrie oder klinischen Psychologie durch (vgl. Bouras 2001; Wieseler & Hanson 1999a; Schanze 2007, 19). Sie wird dann zum Problem, wenn sie mit einer Psychiatrisierung des Spektrums an (pädagogisch relevanten) Verhaltensauffälligkeiten einhergeht und dabei Heilpädagogik als eine „Säule psychiatrischer Therapie bei Menschen mit Intelligenzminderung“ (Schanze) ausweist (Koniarczyk

2008, 66). Ein solches Modell ignoriert nicht nur die Autonomie der Heilpädagogik als eine spezialisierte pädagogische Fachwissenschaft, sondern ist zugleich für eine inter- oder transdisziplinäre Kooperation wenig hilfreich, da es heilpädagogische Ansätze als Behandlungsmethoden der Psychiatrie unterordnet. Uns ist es hingegen um eine ernsthafte Zusammenarbeit zwischen allen relevanten Berufsgruppen und Bezugspersonen zu tun; und daher halten wir eine differenzierte Problembetrachtung für angemessen und orientieren uns an der Unterscheidung zwischen *challenging behaviors* (behavior problems) und *psychiatric disorders* (mental illness), wie sie im angloamerikanischen Sprachraum weithin geläufig ist und von den bedeutsamen Fachorganisationen im Bereich der Behindertenhilfe (z. B. AAIDD; TASH, ARC; APBS) vertreten wird. Folglich sind „trotz der Assoziation von Verhaltensstörungen mit psychischen Erkrankungen“ – so auch Sappok (2019, 23) – „beide Störungsbilder in Bezug auf die diagnostische Klassifikation und therapeutische Implikation getrennt zu betrachten.“ Insofern bietet es sich an, Verhaltensauffälligkeiten als Arbeitsbegriff zu nutzen, wenn dem beklagten Verhalten nachweislich pädagogische, interpersonale oder sozial-kommunikative Probleme zugrunde liegen. Psychische Störungen sind hingegen psychopathologisch bedeutsam, wobei die Symptome nicht schlechthin als krankhaft missverstanden werden dürfen (Fiedler 2001). Zu einem Krankheitszeichen werden sie erst, wenn sie in einer – von der lebensgeschichtlichen Lage und dem soziokulturellen Rahmen abhängigen – bestimmten Schwere, Dichte, Häufigkeit, Verbindung und Dauer auftreten, den Menschen leiden machen und (oder) seine Lebensführung behindern. Mit Blick auf unsere Ausgangsfrage können wir demnach festhalten, dass extreme Verhaltensausprägungen Ausdruck einer psychischen (pathologischen) Störung sind, wenn die betreffende Person darunter leidet. Es kann sehr wohl aber auch Situationen geben, in denen sich ein Betroffener mit massiven Verhaltensauffälligkeiten (Aggressionen) in einem sozialen Kontext (Wohngruppe) durchzusetzen versucht, wobei dieses (extreme) Verhalten kein Ausdruck eines Krankheitsbildes oder subjektiven Leidens, sondern einer unzureichend entwickelten sozialen Kompetenz darstellt.

Epidemiologischen Studien zufolge werden etwa 30 bis 40 % aller Menschen mit intellektueller Beeinträchtigung pädagogisch relevante Verhaltensauffälligkeiten nachgesagt (Theunissen 2021b, 54 f.; Kulig & Theunissen 2012; Theunissen & Schirbort 2003; Theunissen, Schirbort & Kulig 2006; Michailowskaja 2008, 27 ff., 160). In dem Fall beziehen sich die Prävalenzangaben auf externalisierende und internalisierende Verhaltensweisen (Problemlösungsmuster). Studien aus dem angloamerikanischen Sprachraum, die die Prävalenz von (schwerwiegendem) herausforderndem Verhalten erfassen, berücksichtigen oft in weniger umfänglichem Maß internalisierende Verhaltensweisen. Dies führt dann mit 23 bis 25 % zu niedrigeren Werten (Cooper et al. 2007; Sheehan et al. 2015). Die Häufigkeitsangaben in Bezug auf psychische Störungen mit klinischer Relevanz liegen z. T. bei 10 bis 15 % (Krebs 2000, 90; Eckelaar 1999, 244; Davidson et al. 1995, 21). Manche Autoren oder Studien gehen jedoch von weitaus höheren Werten aus (Görmez &; Ismet 2017; Deb et al. 2001, 5; Tonge 2001, 157 ff.; Dekker & Koot 2003; Emerson 2003; Koskentausta, Livanainen & Almqvist 2007), indem sie Verhaltensprobleme (z. B. conduct disorders; *challenging behavior*) unter psychiatrische Störungen subsumieren. In einem im April 2003 veröffentlichten Bericht der National Association of State Directors of Developmental Disabilities Services in den USA wird bei 20 bis 35 % aller Menschen mit intellektueller

Beeinträchtigung eine psychische Störung vermutet (dePree 2004, 16). In dieser Bahn (mit 33,6 %) bewegt sich die auf einer Metaanalyse basierende gepoolte Prävalenzangabe von Mazza et al. (2020); und ebenso passen die niedrigeren Werte (mit leicht über 20 %) von Cooper et al. (2007) sowie Sheehan et al. (2015) zu den Angaben des Berichts. Den Prävalenzstudien wie z. B. von Cooper et al. (2007) ist zugleich eine Zusamenschau der Häufigkeitsangaben einzelner psychischer Störungen bei Menschen mit *intellectual disabilities* zu entnehmen. Diesbezüglich kann z. B. von einer Prävalenz bei affektiven Störungen mit 4 bis 11 %, bei Angststörungen mit 4 bis 6 %, bei schizophrenen Störungen mit etwa 4 %, bei Autismus mit 7,5 bis 15 %, bei ADHS mit etwa 1,5 % und bei Zwangsstörungen mit 0,7 % ausgegangen werden.

Gleichwohl schwanken seit Langem die Angaben zur Prävalenz und Häufigkeit von psychischen Störungen und Verhaltensauffälligkeiten beträchtlich (Lotz & Koch 1994; Deb, Thomas & Bright 2001a;b; Emerson, Moss & Kiernan 2001, 39 f.; Crocker et al. 2006, 653; Lowe et al. 2007, 626). Dies hängt aber nicht nur mit der Normalitätsfrage zusammen. Eindeutige Aussagen sind auch deshalb kaum möglich, weil die Messinstrumente, Erhebungskriterien, Befragten (klinisches Personal, Lehrer:innen, Erzieher:innen, Eltern), Stichproben bzw. Feldstudien (z. B. Klient:innen klinischer Einrichtungen oder ambulanter Angebote, Anstaltsbewohner:innen, Bewohner:innen gemeindenaher Wohnformen) und Fallzahlen (zwischen 38 und 79.000) so sehr differenzieren, dass Vergleiche und Verallgemeinerungen fragwürdig sind.

An dieser Problematik hat sich bis heute nichts verändert (Buckles; Luckasson & Keefe 2017; Mazza et al. 2020). Platt und Team (2019) weisen z. B. darauf hin, dass sich die meisten Forschungsarbeiten zur Prävalenz, Verteilung und psychiatrischen Komorbidität bei intellektueller Beeinträchtigung nur auf klinische Stichproben stützen, was die Verallgemeinerbarkeit und Nützlichkeit v. a. auch für das Rechtssystem einschränkt. So sehen sie implizite Überschneidungsprobleme in Bezug auf intellektuelle Beeinträchtigung, Verhaltensstörungen und psychopathologische Symptome im Rahmen mancher Erhebungen sowie Widersprüche im Hinblick auf Häufigkeitsangaben bei Verhaltensstörungen zwischen klinischen und „bevölkerungsrepräsentativen Stichproben" kritisch, weshalb es notwendig sei, Abgrenzungen und v. a. Verhaltensauffälligkeiten genauer konzeptionell zu fassen.

Grundsätzlich können bei Menschen mit intellektueller Beeinträchtigung Verhaltensprobleme oder psychische Beeinträchtigungen auftreten, die sich ebenso bei nichtbehinderten Personen beobachten lassen. Aus pädagogischer Sicht werden Auffälligkeiten im Sozialverhalten (Streiten, fremdaggressives Verhalten, sozialer Rückzug …), im psychischen Bereich (Apathie, Ängstlichkeit, mangelndes Selbstvertrauen …), im Arbeits- und Leistungsbereich (mangelnde Ausdauer, Arbeitsunlust, Arbeitverweigerung …), gegenüber Sachobjekten (Zerstören von Dingen, ritueller, stereotyper Sachumgang …), im somatisch-physischen Bereich (motorische Hyperaktivität, leichte Ermüdbarkeit …) und in Bezug auf selbstverletzendes Verhalten (sich kratzen, Haare reißen …) unterschieden (Theunissen 2021b; auch Lowe et al. 2007). Dieses Spektrum an Auffälligkeiten lässt sich i. d. R. durch heilpädagogische, pädagogisch-therapeutische und lebensweltbezogene Maßnahmen erfolgreich bewältigen. Darauf sind wir an anderer Stelle ausführlich eingegangen (Theunissen 2021a; 2021b; 2022d; siehe gleichfalls Kapitel 4; auch Rössert & Steiger 2003). Aus diesem Grund werden wir das Thema der Verhaltensauffälligkeiten nicht weiterverfolgen und uns nur auf die Frage der psychischen Störungen konzentrieren.

Die Zusammenschau der empirischen Befunde lässt den Schluss zu, dass die Risikofaktoren für eine psychische Störung bei Kindern und Jugendlichen mit intellektueller Beeinträchtigung höher sind als bei nichtbehinderten (Tonge 2001; Emerson 2003; Koskentausta, Livanainen & Almqvist 2007; Lowe 2007, 630). Zudem ist bei intellektuell beeinträchtigten Erwachsenen im jüngeren und mittleren Alter die Prävalenzrate für psychische Störungen gegenüber der Gesamtbevölkerung deutlich erhöht. Das gilt gleichfalls für ältere Personen mit intellektueller Beeinträchtigung, wo es zwar zu einem Rückgang an Schizophrenieformen, Persönlichkeits- oder Verhaltensstörungen kommt, jedoch eine signifikante Zunahme an depressiven Störungen und Demenzen (organischen Psychosen) zu beobachten ist (Moss 1997, 48 ff.; Haveman 1997; Cooper 2001; Deb et al. 2001, 86). Als wichtige Einflussvariablen gelten das Ausmaß an sozialer Deprivation und Institutionalisierung (z. B. Systemzwänge, Hospitalisierung), das familiale Lebensmilieu, die Qualität der Hilfen, der Grad und die Art der Behinderung, der gesundheitliche Zustand (z. B. Epilepsie), Geschlecht (höhere Aggressivität bei Jungen/Männern) und Alter (z. B. Demenz). Manche Autor:innen nehmen an, dass das Risiko, eine psychische Störung zu entwickeln, bei Menschen mit schweren Formen einer intellektuellen Beeinträchtigung oder Entwicklungsstörung größer ist als bei Personen, denen leichte oder mäßige kognitive Beeinträchtigungen nachgesagt werden (Wieseler & Hanson 1999a).

Werden bei Menschen mit intellektueller Beeinträchtigung auf der Grundlage von ICD-10 oder DSM-5 psychische Störungen diagnostiziert, wird häufig von einer „*dual diagnosis*" (Doppeldiagnose) gesprochen. Allerdings ist die Diagnostizierung mit erheblichen Schwierigkeiten verbunden, da sich die Symptome, die bei einem Menschen mit intellektueller Beeinträchtigung beobachtet werden, oft keinem klinisch-psychiatrischen Bild nach ICD-10 oder DSM-5 eindeutig zuordnen lassen: Gaedt (1987, 119 ff.) gibt dafür einige Beispiele:

1. „Ständiges Nörgeln und Schimpfen. Dadurch Provozierung anderer Heimbewohner. Will Gleichstellung mit Mitarbeitern erzwingen. Steckt Wäsche in die Schränke anderer Heimbewohner und regt sich dann darüber auf."
2. „Phasenhaft auftretende Unruhe. ‚Kaffeesucht'. Aggressiv gegen die Mitarbeiter (schlägt sie gegen die Schienbeine. Zerreißt Kleider. Schlägt sich selbst. Häufiges Weinen. Dysphorische Stimmung."
3. „Terrorisiert den Pförtner. Beschädigt fremde Autos. Zerstört Glasscheiben."

Für solche unklaren (klinischen) Bilder wird nicht selten auf die Kategorie der „Persönlichkeits- und Verhaltensstörungen" (F6) oder „Neurotische, Belastungs- und somatogene Störungen" (F4) in der ICD-10 zurückgegriffen, die in dem Falle als „Sammelfelder" für „Verdachtsdiagnosen" (dazu auch Kapitel 2) herhalten müssen, ohne sich dabei auf eine bestimmte Psychopathologie festlegen zu wollen oder zu können. Ferron und Kollegen (1999, 3) konstatieren angesichts von derlei Problemen, „dass die traditionellen psychiatrischen Methoden der Diagnostik keine signifikante Hilfe für Menschen mit geistiger Behinderung darstellen."

Vor allem sind der Diagnostizierung psychischer Störungen bei Menschen mit intellektuell schwer(st)er Beeinträchtigung Grenzen gesetzt (Thompson & Symons 1999, 129), weil z. B. keine oder nur ausgesprochen selten Selbstauskünfte im Rahmen einer „kommunikativen Psychopathologie" (Benedetti 1983), der sich die moderne psychiatrische Untersuchung verschrieben hat, eingeholt werden können (Gardner

& Willmering 1999; Sturmey 2001, 11). Eine Schwierigkeit, psychische Symptome bei Menschen mit intellektueller Beeinträchtigung „richtig" einzuordnen, besteht darin, dass behinderungsspezifische Beeinträchtigungen Verhaltensauffälligkeiten oder psychische Störungen vortäuschen können (Sovner & Hurley 1999, 94). Ebenso kann umgekehrt ein subjektives Leiden angesichts behinderungsspezifischer Ausdrucksformen unerkannt bleiben (Problem des sog. *diagnostic overshadowing* [dazu Bütz et al. 2002, 43]). Das zeigt sich insbesondere bei körperlichen Beschwerden bzw. gesundheitlichen Problemen. Nicht wenige Menschen mit intellektuell schwer(st)er Beeinträchtigung *„haben z. B. oft Schwierigkeiten, Schmerzen zu lokalisieren oder Missempfindungen zu differenzieren. […] Ein vereiterter Zahn z. B. kann […] zu einem diffus wahrgenommenen veränderten Körpererleben führen, das sich in Form einer allgemeinen Reizbarkeit äußert. Oft wird dieses Verhalten dann als eine ‚Verstimmung' gedeutet und nicht weiter hinterfragt. Wenn der Schmerz nicht nachlässt, führen möglicherweise ständige Reibereien und kleinere Konflikte zu nachhaltigen Störungen der Beziehungen zu seinen Mitmenschen, gefolgt von negativen Erwartungen und Rollenzuschreibungen. Der Keim für eine bleibende störende Verhaltensweise ist gelegt. Es kann aber auch sein, dass die gleiche Ursache bei einem anderen zu heftigsten, gegen sich selbst gerichteten Aggressionen führt" (Gaedt 1996, 95f.).*

Zumeist handelt es sich dabei um ein Mitteilungsproblem, indem Betroffene, die Schwierigkeiten haben, sich sprachlich zu verständigen, körperliche Schmerzen oder gesundheitliche Befindlichkeiten durch Verhaltensweisen zum Ausdruck bringen, die von ihren Umkreispersonen als auffällig oder sozial unerwünscht wahrgenommen und missverstanden werden. Im Falle von schweren Kopfschmerzen o. Ä. kann dann etwa das Kopfschlagen ein Versuch sein, sich selbst zu helfen, z. B. die Schmerzen zu dämpfen.

Derlei „Selbstheilungsversuche" führen uns vor Augen, dass es eine *Zweckmäßigkeit und Sinnhaftigkeit* psychischer oder sozialer Symptome gibt, die es zu entschlüsseln und zu verstehen gilt. Dies zu leisten verspricht eine verstehende Diagnostik (Abb. 3), die den fühlbaren Hintergrund eines *multidisziplinären Assessments* (Ferron) bilden sollte (dazu auch Kratochwill & McGivern 1996). Im Rahmen eines solchen Assessments (dazu Theunissen 2016; 2021b; 2022d) gilt es v. a. 1) die Krankengeschichte als Lebensgeschichte, 2) den allgemeinen Gesundheitszustand, 3) das psychiatrisch-klinische Bild, 4) die Funktionalität des Problemverhaltens sowie 5) das individuelle und soziale Ressourcenrepertoire aufzubereiten.

Tabelle 3: Bausteine einer ‚verstehenden Diagnostik'

Erstellung einer *Lebensgeschichte* und Anamnese.
Erfassung und Analyse *‚kritischer' Lebensereignisse*, die auf ihre Bedeutung für den betroffenen Menschen (subjektive Ereigniswahrnehmung und Bewertung) validiert werden müssen; Berücksichtigung der *individuellen Bewältigungsformen*, sog. Coping-Fähigkeiten oder protektiver Faktoren.
Beschreibung *‚kleiner' Erfolgsgeschichten*, positiver Lebenserinnerungen u. Ä.
Erfassung *individueller Interessen*, Bedürfnisse, Wünsche, Zukunftspläne, Träume, Lebensperspektiven.
Erfassung *individueller Stärken*, Fähigkeiten, Fertigkeiten, Entwicklungspotenziale, Ressourcen.
Erfassung des *individuellen Lebensstils* (Alltags- und Freizeitverhalten; Pflege von Hobbys).

Erfassung *sozialer Beziehungen* (Freundschaft; Partnerschaft; Gruppe).
Erfassung *sozialer und umweltbezogener Kompetenzen* (Hilfsbereitschaft; Selbsthilfeverhalten; Orientierung/Verhalten in der Öffentlichkeit/Gesellschaft).
Erfassung des *Entwicklungsniveaus*, v.a. auch Diskrepanzen (z. B. zwischen sozio-emotionaler und kognitiver Entwicklung und lebenspraktischen Fähigkeiten und Fertigkeiten) sowie der aktuellen Handlungskompetenz in Bezug auf (schulisch-)intellektuelle, sensorische, motorische und lebenspraktische Fähigkeiten.
Erfassung des *allgemeinen Gesundheitszustandes* (z. B. durch allgemeinmedizinische, internistische Untersuchungen).
Erfassung *psychischer Beeinträchtigungen* unter neurobiologischen Gesichtspunkten (z. B. neurobiologische bzw. Hirnfunktionsstörungen, klinische Syndrome, psychiatrische Krankheitsbilder).
Erfassung *sozial wünschenswerter Verhaltensweisen.*
Beschreibung der *Funktion* und Bedeutung der *‚positiven' Verhaltensweisen.*
Darstellung konkreter *Situationen*, in der *Stärken* zum Ausdruck gebracht werden.
Registrierung und Hierarchisierung der *‚beklagten' Verhaltens- und Erlebensweisen* (Verhaltensauffälligkeiten; psychische Störungen) in Häufigkeit und Intensität.
Beschreibung der *Funktion (Bedeutung, Zweck) des ‚beklagten' (herausfordernden) Verhaltens*, um den subjektiven Sinn und das Erleben der Person zu verstehen.
Darstellung der *Situationen*, in denen herausfordernde Verhaltensweisen auftreten; Beachtung der *hintergründigen Aspekte und Einflüsse*, der *auslösenden Momente*, der *aufrechterhaltenden Bedingungen* und der *Konsequenzen* auf das Problemverhalten.
Beschreibung des Verhaltens der am Problem beteiligten *Bezugspersonen* in zirkulären Mustern.
Beschreibung und Analyse des *erweiterten sozialen Umfelds* hinsichtlich seiner Bedeutung für das Problemverhalten.
Beschreibung des Alltagslebens, des *Tagesablaufs* sowie der *konfliktfreien Zeiten.*
Beschreibung der *sozialen Ressourcen,* protektiven sozialen Faktoren und Umweltstärken.
Beschreibung der *bisherigen Maßnahmen* zur Bewältigung der Verhaltensproblematik.
Erfassung der *Rahmenbedingungen* (z. B. konkrete Wohnsituation, personelle Situation in der Gruppe, Situation am Arbeitsplatz, häusliches Lebensmilieu, Beziehungskonstellationen, Infrastruktur, Trägerphilosophie).
Legende: Mit den genannten Bausteinen werden Aspekte herausgestellt, von denen wir annehmen, dass sie zum Verständnis von Verhaltensproblemen und psychischen Störungen wesentlich beitragen können. Im Rahmen der Diagnostik sollte je nach Problematik eine Gewichtung einzelner Aspekte vorgenommen werden, manche Bausteine lassen sich dann rasch aufbereiten, andere hingegen benötigen eine vertiefte Klärung. Der gesamte diagnostische Prozess soll in eine *Definition des Kernproblems* als Ausgangspunkt für die Entwicklung eines multidisziplinären Gesamtkonzepts münden.

Unseres Erachtens greifen Konzepte zu kurz, die Verhaltensauffälligkeiten wie auch psychische Störungen einfach ins Individuum hinein verlagern. Wichtig ist immer die Gesamtschau einer Problematik, weshalb die Aufbereitung lebensgeschichtlicher und kontextueller Bezüge und die Reflexion des Zusammenwirkens von psychischen, biologischen und sozialen Aspekten (einschließlich des persönlichen Lebensstils und Zukunftsentwurfs) ebenso wichtig sind wie die eng gestrickte klinische Diagnostik. Dies zeigt sich u. a. am Konzept der Verhaltensphänotypen (*behavioral phenotypes*), welches in jüngster Zeit sehr oft als Beleg für eine organische Grundlage von psychischen Auffälligkeiten oder Störungen bei Menschen mit intellektueller Beeinträchtigung verwertet wird.

Unter einem *Verhaltensphänotyp* versteht Sarimski (1997, 15)

„eine Kombination von bestimmten Entwicklungs- und Verhaltensmerkmalen, die bei Kindern und Erwachsenen mit einem definierten genetischen Syndrom mit einer höheren Wahrscheinlichkeit auftritt als bei Kindern und Erwachsenen mit einer Behinderung anderer Ursache."

Mit dieser vorsichtigen Definition grenzt sich Sarimski von monokausalen Sichtweisen ab, die z. B. eine genetische Determinierung aggressiven Verhaltens behaupten und dieses nur durch Gendefekte zu erklären versuchen. Davor warnt u. a. auch Blanz (1998, 45):

„Insgesamt besteht beim derzeitigen Wissensstand Übereinstimmung darüber, dass von einer genetisch determinierten Prädisposition für aggressives Verhalten auszugehen ist. Abgesehen von seltenen Ausnahmen lässt sich aber aggressives Verhalten weder durch ein einzelnes Gen noch eine bekannte Gen-Konstellation erklären. Sicher ist, dass psychosoziale Faktoren einen ausgeprägten Einfluss darauf haben, wie sich genetisch determinierte Vulnerabilität für aggressives Verhalten manifestiert."

Organpathologische Befunde von Verhaltensauffälligkeiten sind bei Menschen mit intellektueller Beeinträchtigung genauso wie bei anderen Personen selten, wenngleich im Falle von selbstverletzenden Verhaltensweisen häufig biologische Ursachen angenommen werden (Schroeder et al. 1999; Villalba & Harrington 2000). Aber auch dort, wo organpathologische Ursachen (z. B. Gendefekte) eine Rolle spielen (z. B. Cornelia-de-Lange-Syndrom, Rett-Syndrom, Prader-Willi-Syndrom, Lesch-Nyhan-Syndrom), handelt es sich zumeist um klinische Syndrome mit einer sehr geringen Verbreitung (Neuhäuser 2004). Selbst hier ist es

„wichtig, um inter- und intraindividuelle Unterschiede zu wissen. Nicht alle Kinder mit Prader-Willi-Syndrom entwickeln die ungebremste Neigung zum Essen in gleichem Maße, nicht alle Kinder mit Cornelia-de-Lange-Syndrom entwickeln autoaggressive Verhaltensweisen, nicht alle Kinder mit Fragilen-X-Syndrom sind gleichermaßen überaktiv" (Sarimski 1997, 8).

Diese Erkenntnis, die ebenso für das Lesch-Nyhan-Syndrom gilt, welches auch ohne Selbstverstümmelungstendenz beobachtet worden ist (Schneider, Morgensteern & Schindera 1976; Lüders, Jaritz & Student 1979), unterstreicht die Notwendigkeit, Festschreibungen, statische Aussagen, Etikettierungen, voreilige Schlussfolgerungen oder Prognosen zu vermeiden, um den pädagogischen und therapeutischen Handlungsspielraum nicht unnötiger Weise einzuengen. Allein die Mitteilung von charakteristischen Entwicklungs- und Verhaltensmerkmalen im Sinne eines Verhaltensphänotyps kann Irritationen oder Unsicherheiten in der Einstellung, Kommunikation und Interaktion befördern „und zu einer sich selbst erfüllenden Prophezeiung werden" (Sarimski 1997, 8). Entscheidend ist immer die Frage, unter welchen Bedingungen Menschen mit einem nachweisbaren genetischen Syndrom, dem charakteristische Verhaltensmerkmale nachgesagt werden, die erwarteten Auffälligkeiten oder psychischen Störungen zeigen und unter welchen Bedingungen das Verhalten in sozial erträglicher Weise selbstgesteuert werden kann und die Umwelt oder Bezugspersonen mit den Betroffenen besser kommunizieren und interagieren können. Nur bei derlei Fragen macht die Bekanntgabe und Reflexion eines Verhaltensphänotyps aus pädagogischer und psychologischer Sicht überhaupt Sinn. Alles in allem dürfen somit Verhaltensauffälligkeiten oder psychische Störungen bei dem Konzept der Verhaltensphänotypen nicht einzig und allein als ein intraindividuelles Störungsbild ausgelegt werden – und erst recht nicht als „genetisch festgelegte" Verhaltensmuster (ebd., 22). Vielmehr sollte das Konzept im Lichte eines bio-psycho-sozialen Verständnisses von Verhaltensauffälligkeiten und psychischen Störungen betrachtet werden, „welches individuellen Lebensumständen, der Lebensgeschichte und sozialen Einschränkungen den ihnen gebührenden Stellenwert beim Verständnis der Ausbildung von Problemen einräumt" (Sarimski 2007, 372).

Wie wichtig die bio-psycho-soziale Sicht einer psychischen Störung ist, führt uns u. a. Grawe (2004) vor Augen. Die Erforschung neuronaler Korrelate psychischer Störungen zeigt auf, dass es bei einer seelischen Erkrankung zu Veränderungen des Gehirns kommt (funktionell, strukturell, neurochemisch), die auf das Verhalten und Erleben einer Person Einfluss nehmen, welches wiederum neuronale Prozesse beeinflusst, sodass relativ stabile und wirksame „Bahnungen" entstehen, die diagnostisch, therapeutisch und pädagogisch beachtet werden müssen.

Alles in allem können wir somit festhalten, dass eine monokausale Betrachtung von (massiven) Verhaltensproblemen und psychischen Störungen dem aktuellen Erkenntnisstand nicht entspricht (auch Thompson & Symons 1999, 126; Kalachnik 1999, 164 f.). Wenngleich genetische, neurowissenschaftliche, psychologische und sozialwissenschaftliche Erkenntnisse wertvolle Informationen für Pathogenese, Erklärung und Verlauf spezifischer Symptome bieten, spielen i. d. R. mehrere Faktoren reziprok und kumulativ zusammen, sodass es unzulässig ist, einzelne medizinische oder auch soziale Befunde (z. B. ein Verlustereignis; Fehlverhalten von Bezugspersonen; Unterbringung in einer großen Heimgruppe) für eine Störung haftbar zu machen. Problematisch ist dabei der Determinismus. Zudem gibt es immer Personen, die trotz erschwerter Lebensbedingungen oder spezifischer Belastungen keine psychischen Besonderheiten oder sozialen Auffälligkeiten entwickeln (Opp, Fingerle & Suess 2020). An dieser Stelle stoßen wir auf das *Vulnerabilitätskonzept*, welches seit einigen Jahren in der Behindertenarbeit und Klinik (Psychiatrie) als Erklärungsmodell von Verhaltensauffälligkeiten und psychischen Störungen hoch im Kurs steht (Ciompi 1986; Finzen 2000; Fiedler 2001; Theunissen 2022a, 142 ff.; Schanze 2007, 20 ff.).

Ausgangspunkt ist die Annahme, dass durch ein reziprokes Zusammenwirken ungünstiger individueller Voraussetzungen (z. B. Organschaden, Gen- oder Enzymdefekt, frühkindliche Hirnschädigung, chronische Krankheit) und sozialer Faktoren (z. B. extreme Belastungssituationen durch Frühgeburt, Geburtskomplikationen, mehrere Krankenhausaufenthalte in der Säuglingszeit; hohe psychische Belastung der primären Bezugsperson; Stigmatisierung) Menschen mit intellektueller Beeinträchtigung besonders anfällig (vulnerabel) für psychische Krisen und Störungen sind und in weitaus stärkerem Maße als andere zusätzliche Energien mobilisieren müssen, um körperliche oder psychosoziale Belastungen aushalten zu können. Dazu ist es von Vorteil, wenn es im Zuge der (frühen) Sozialisation zur Entwicklung sogenannter *Widerstandsressourcen* oder „protektiver Faktoren" (Resilienz) kommt, die an günstige Bedingungen (z. B. verlässliche, verfügbare Bezugspersonen; transparente, durchschaubare und kontrollierbare Situationen) sowie an „elaborierte" kognitive Verarbeitungsmechanismen gebunden ist (Garmezy 1991; Gunkel & Kruse 2004; Opp, Fingerle & Suess 2020). Wir dürfen annehmen, dass die (frühe) Sozialisation für viele Menschen mit intellektueller Beeinträchtigung mit erheblichen Risiken behaftet ist, sodass die Chance, Widerstandskräfte (Coping) zu entwickeln, eher gering ist (Rauh 2007). Nicht selten wird ihnen nachgesagt, dass sie über- oder unterfordernde Situationen wie auch spezifische Stressoren (Schmerz, körperliches Unwohlsein, Beziehungskonflikte) auf einem sehr einfachen Niveau durch unmittelbar ausagierende, assertive Reaktionsformen (z. B. aggressives Verhalten) oder defensive Strategien (depressiver oder resignativer Rückzug) zu bewältigen versuchen. Werden diese Verhaltensweisen womöglich als „Charakterfehler" oder „pathologischer Wesenszug" missgedeutet und sanktioniert, führt dies auf Dauer zu einem negativen Selbstbild und „beschädigten Selbst", das zu einer „balancierten" Selbstbestimmung – relativ frei von inneren und äußeren Zwängen – kaum mehr fähig erscheint. Ob es zu einer schweren psychischen Krise, zu Verhaltensauffälligkeiten oder psychischen Störungen kommt, hängt aber nicht nur davon ab, wie der Einzelne die jeweilige Situation wahrnimmt, bewertet, bewältigt und verarbeitet. Gleichfalls spielen soziale Ressourcen, schützende, unterstützende und entwicklungsfördernde Bedingungen (z. B. verlässliche Bezugs- und Vertrauenspersonen, informelle Netzwerke und professionelle Dienstleistungssysteme), in präventiver und therapeutischer Hinsicht eine wichtige Rolle (Theunissen 2021a; 2014).

Wenngleich das Vulnerabilitätskonzept nicht alle Erklärungen für die Entstehung von Verhaltensproblemen und psychischen Störungen abdecken kann, bietet es wegweisende Perspektiven für die Praxis: in diagnostischer Hinsicht legt es die verstehende Vorgehensweise nahe; und im Rahmen eines Unterstützungskonzepts sollte eine Ressourcenorientierung fokussiert werden, sodass ein:e Betroffene:r nicht nur emotionalen Halt finden, sondern gleichfalls zu einem erweiterten Handlungsrepertoire (z. B. Problemlösetechniken) gelangen kann, um kritische Situationen besser bewältigen zu können. Zugleich bedarf es aber auch der Arbeit mit der Bezugswelt, die mit der subjektzentrierten Hilfe Hand in Hand gehen muss. An dieser Stelle merken wir, dass gegenüber den engen Paradigmen der Heilpädagogik, Psychotherapie oder Psychiatrie ein lebensweltorientiertes Konzept Priorität haben sollte, in dem je nach Problemlage verschiedene Angebote (z. B. medikamentöse Therapie, psychotherapeutische, pädagogische und soziale Hilfen) unterschiedlich zu gewichten und transdisziplinär zu verzahnen sind (Favell & McGimsey 1999; Kalachnik 1999; Wieseler & Hanson 1999b; c).

2

2 Psychiatrische Grundlagen, Klassifizierung und Therapie

Begreifliche Skepsis – einleitende Bemerkungen

Über 100 Jahre lang mussten viele Menschen mit (schweren) Formen einer intellektuellen Beeinträchtigung v.a. in meist wenig zuträglichen Großkrankenhäusern oder Anstalten leben, und sie hatten dort Schicksale zu erleiden, welche die sehr kritische bis ablehnende Haltung vieler Heilpädagog:innen der Psychiatrie gegenüber verständlich machen. Gleichwohl scheint eine differenzierte Betrachtung geboten, soll in der Einschätzung und Behandlung psychisch auffälliger Menschen mit intellektueller Beeinträchtigung der Rückfall in vorwissenschaftliche Zeiten, in magisches oder einseitig entwicklungspsychologisch orientiertes Denken (Alexander & Selesnick 1969) vermieden werden. Eine pauschale Aburteilung der Psychiatrie verbietet sich umso mehr, als sie den psychisch kranken Menschen mit Behinderung nur unter einer anderen Perspektive diskriminieren würde und ihn um die Chance einer Linderung oder Heilung versprechenden Behandlung brächte. Aus den zahlreichen Fehlern, die die Psychiatrie im Umgang mit dieser Personengruppe gemacht hat – d.h. aus ihrem einseitigen medizinischen Zugang, dem Übersehen der gesunden Anteile, den Schäden durch medikamentöse Behandlung – und die ihr die Sicht auf andere und angemessenere therapeutische Zugänge verstellten, kann und muss vieles gelernt werden, aber nicht, dass die Psychiatrie selbst den Fehler darstellt.

Neue Diskriminierung?

Zwischen den psychischen Auffälligkeiten intellektuell beeinträchtigter und jenen nichtbehinderter Menschen besteht kein prinzipieller Unterschied. Ein Mensch mit Lernschwierigkeiten darf weder – etwa durch vorschnelle oder unzulässige psychiatrische Diagnosen – vereinnahmt, noch – aus Furcht vor „Pathologisierung“ oder „Psychiatrisierung“ – um eine unter Umständen notwendige und hilfreiche medizinische oder psychologische Therapie gebracht werden. Um den Dialog und die Zusammenarbeit zwischen Heilpädagogik und Psychiatrie sachlich zu fundieren, ist es notwendig, das Wissen und die Erfahrung, das die Psychiatrie in nun immerhin 200 Jahren angesammelt hat, in ihrer geschichtlichen Entwicklung schlaglichtartig darzustellen.

Psychopathologie als Grundlage

Häufig wird die Kritik der Psychiatrie an der Psychopathologie entwickelt, und dies ganz zu Recht, insoweit sie nur das Krankhafte sucht und sich darauf fixiert. Wie jedoch nicht erst Ch. Scharfetter (1985, 3) überzeugend dargelegt hat, führt die psychopathologische Einsicht, recht verstanden, näher zum Menschen, indem sie die Symptome als Zeichen wertet, die verstanden werden wollen. In dieser Perspektive ist die psychiatrische Untersuchung kein „Degradierungszeremoniell", sondern sie schafft Kontakt und erschließt ein auf anderem Weg kaum mögliches Verstehen.

Psychopathologische Symptome sind nicht schlechthin krankhaft; sie können auch beim Gesunden unter bestimmten Umständen wie emotionaler Belastung oder Drogenkonsum und in Zuständen wie Einsamkeit, Sinnesisolation oder Träumen angetroffen werden. Dies gilt auch für so „auffällige" Zeichen wie Halluzinationen, verändertes Welt- und Leiberleben oder Erregungszustände. Kein einziges, kein einzelnes Symptom ist pathognomonisch und erlaubt eine diagnostische Festlegung. „Krankheitszeichen" werden sie erst, wenn sie (wie schon gesagt) in einer – von der lebensgeschichtlichen Lage und dem soziokulturellen Rahmen abhängigen – bestimmten Schwere, Dichte, Häufigkeit, Verbindung und Dauer auftreten, den Menschen leiden machen und (oder) seine Lebensführung behindern (ebd., 18 f.).

Symptome sind häufig ein Hinweis auf den Verlust von Anpassungsfähigkeit, der weniger an „abweichendem Verhalten" ablesbar ist, sondern an einer beeinträchtigten Verhaltensfähigkeit, d. h. an einer Einbuße an Freiheitsgraden (Blankenburg 1978, 140 f.). Es ist also eine Diagnostik gefragt, die nicht unbedingt mit der nosologischen, die einen „Fall" einem Krankheitsbild subsumiert, zusammenfällt, sondern den Beziehungsaspekt mit einschließt, d. h. das Behaupten im sozialen Nahraum. Die klassische, auf abweichendes Verhalten reflektierende Psychopathologie bedarf der Ergänzung durch eine interaktionelle Psychopathologie, die auch das Erleben nicht zu kurz kommen lässt.

Noch weiter und in die Psychotherapie hinein führt G. Benedettis (1983) These einer kommunikativen Psychopathologie, die aus einem Erleben und einer Sprache besteht, die einerseits noch den formalen und inhaltlichen Merkmalen der Psychose entsprechen, und doch andererseits gesunde, nicht psychotische Dimensionen der Kommunikation, der Dualität, der integrierenden Identifikation mit dem/der Therapeut:in und der leihweisen Übernahme seiner/ihrer Persönlichkeit umfassen. Durch ihre veränderten Erlebensweisen verängstigte Menschen erfahren häufig schon im explorativen Gespräch Entlastung, indem sie endlich auf Verständnis stoßen, das ihnen der/die empathische Untersucher:in vermittelt, indem er/sie sich in ihre befremdlichen Veränderungen einfühlen und „dem Grauen einen Namen geben" kann.

Die Psychopathologie ließe sich als den (relativ) sicheren Boden der Psychiatrie betrachten, der Diagnose, Therapie und Prognose überhaupt erst ermöglicht. Ohne sie wäre die Psychiatrie wohl noch verlorener und umstrittener als sie es ist, ohne die Psychopathologie würden sich Psychiater noch häufiger im Spekulativen verlieren, und ohne sie wäre der Fortschritt in der Behandlung und Betreuung psychisch Kranker nicht möglich gewesen.

Durch psychopathologische Sichtung wurde seit Beginn einer wissenschaftlich fundierten Psychiatrie (meist an Ph. Pinels 1. Lehrbuch, erschienen 1796, festgemacht) induktiv das noch heute gültige nosologische Grundgerüst der Psychiatrie geschaffen, ihre Krankheitslehre.

Das machte es damals ohne die modernen Untersuchungsmethoden (EEG, Computertomographie, Liquoruntersuchung etc.) möglich, die körperlich verursachten Psychosen von den anderen zu scheiden, was von größter praktischer Bedeutung werden sollte. Denn Infektionskrankheiten hatten damals auch in der Psychiatrie eine ungleich größere Bedeutung als heute, weil etwa bakterielle Entzündungen der Hirnhäute noch nicht antibiotisch behandelt werden konnten, weil Tuberkulose und Syphilis häufig das zentrale Nervensystem befielen und ohne die Möglichkeiten der modernen Neurochirurgie gutartige Hirntumore oder -blutungen, Liquorabflussstörungen etc. wenn nicht den frühen Tod, so doch chronisches Kranksein (häufig auch in psychotischem Sinne) bedeuteten. Weil man nach psychopathologischer und klinisch-neurologischer Untersuchung die Gruppe der progressiven Paralytiker (Endstadium der Syphilis) von häufig recht ähnlichen, anderen Psychosen zu unterscheiden lernte, war es möglich, diese Krankheit (Malaria-Fieberkuren) zu behandeln, noch bevor die gezielte Therapie mit Penicillin möglich war. In Unkenntnis der Ursachen vieler Körperkrankheiten und ohne die Möglichkeit, psychische Entgleisungen medikamentös beeinflussen zu können, waren die Anstaltspsychiater zwar buchstäblich zum Zuschauen verurteilt, aber sie hatten doch Gelegenheit, mit den Mitteln genauer Symptom- und Verlaufsbeschreibungen weiter zu differenzieren.

Noch im letzten Jahrhundert wurden so die noch heute gültigen Krankheitseinheiten definiert, wobei einerseits das Zusammentreffen charakteristischer Symptome (Syndrome), andererseits der Verlauf der Krankheiten zum Ordnungskriterium wurde; bei dieser Bildung von Gemeinsamkeiten oder Typen wurde Individuelles bewusst vernachlässigt. Für die damaligen Kliniker bildeten sich zuletzt drei Klassen von psychotischen Erkrankungen heraus, nämlich (1) solche, die zum Tode führten (in der Hauptsache diejenigen, bei denen eine eigentliche Hirnkrankheit, also ein neurologisches Leiden vorlag), (2) solche, die in Schüben verliefen und die Kranken im Intervall nie mehr ganz gesund werden lassen (in der Hauptsache schizophrene Erkrankungen) und (3) solche, die in Phasen verliefen, d. h. die, bei denen die Kranken im Intervall jeweils ihren Habitualzustand wieder erreicht hatten. Auf diese Weise kam Kraepelin schon Ende des 19. Jahrhunderts auf seinen Begriff des „manisch depressiven Irreseins“ und damit auf eine Krankheitskategorie, die sich bis heute gehalten hat und zur Indikation für eine sehr wirksame Behandlung oder Prophylaxe geworden ist.

Psychopathologie im Kontext

All diese Überlegungen, welche die Psychiatrie in zwei Jahrhunderten ausgearbeitet haben, sind noch heute von Nutzen. Jede:r akut psychotische Patient:in erfordert die gleiche Differentialdiagnostik: Zunächst müssen organische Ursachen ausgeschlossen werden, dann wird anhand der Psychopathologie, individuellen Entwicklung und psychosozialen Situation das Störbild genauer klassifiziert, und erst danach ist eine gezielte Therapie oder Intervention möglich. Das Unbehagen über die Diagnose und die damit vorgenommene Verallgemeinerung nährt sich an dem Verdacht, das Individuum werde zugunsten des „Falls“ vernachlässigt. Aber das Bemühen gilt neben der bewusst verallgemeinernden Diagnose auch dem Individuellen, das gerade durch die Verallgemeinerung hindurch sozio- oder psychotherapeutisch in seiner Besonderheit genommen werden soll. Die psychiatrische Kunst besteht darin, einerseits über die Psychopathologie, das Zusammenfassen der Symptome zu Syndromen und unter Berücksichtigung der Vorgeschichte zu einer nosologischen Zuordnung zu gelangen, andererseits über die Erhellung der inneren Lebensgeschichte und die Berücksichtigung des sozialen Umfelds zu einer dem Individuum gerecht werdenden Einschätzung zu kommen – zwei Aspekte, die sich voneinander nur unterscheiden, nicht aber trennen lassen, die ständig ineinander spielen (Binswanger 1947). In dem einen Falle wird das Diagnostizieren einer Krankheit (z. B. einer zyklischen Psychose), im anderen Falle das

Erhellen der inneren Lebensgeschichte (bei Neurosen) vorrangig sein.

Anders gesagt: Wer als Psychiater:in nur induktiv diagnostiziert, wird häufig der Individualität des/der Kranken nicht gerecht. Wer nur nach lebensgeschichtlichen Zusammenhängen oder Beziehungsaspekten fragt, wird sich oft im Spekulativen verlieren und Gefahr laufen, eine funktionelle Störung zu übersehen und eine zweckmäßige Behandlung zu verunmöglichen. Ch. Scharfetter (1985, 30 f.) schreibt

„über den Sinn der Diagnose als Handlungsanweisung für Therapie und Prophylaxe: Werden die Symptome nicht sorgfältig und richtig erfasst, so wird die richtige Diagnose versäumt – und damit vielfach die einzuschlagende Therapie. Wird z. B. eine Depression bei progressiver Paralyse nicht erkannt, sondern als erlebensreaktive Depression missgedeutet, so unterbleibt die lebensrettende Penicillinbehandlung. – Wird eine Verwahrlosungsentwicklung einer Heranwachsenden nicht als Erstmanifestation einer affektpsychotischen Manie erkannt, so unterbleibt unter Umständen die heilende Lithiumprophylaxe. – Wird eine apathische Gleichgültigkeit und Abstumpfung auf mangelnde soziale Stimulation, auf Isolation und Involutionsalter bezogen, so kann unter Umständen ein Hirntumor unerkannt weiter wachsen. – Wird bei einer fahrigen Aufgeregtheit die Thyreotoxikose (Überfunktion der Schilddrüse) übersehen, so unterbleibt die gezielte Therapie. – Wird ein Schizophrener nicht erkannt und als Neurotiker auf die Couch gelegt, so kann seine Psychose exacerbieren usw.“

Das psychiatrische Werkzeug

Die Möglichkeiten der Diagnostik, einer prognostischen Einschätzung und der Auswahl bewährter therapeutischer oder interventioneller Schritte haben sich die letzten Jahrzehnte wesentlich erweitert. Organische Ursachen lassen sich durch die neuen bildgebenden Verfahren (Computer- und Magnetresonanztomographie), funktionelle Veränderungen durch SPECT oder PET, entzündliche Veränderungen des zentralen Nervensystems durch verfeinerte serologische und Liquoruntersuchungen erfassen. Wichtigstes Werkzeug blieb allerdings der psychopathologische Status, welcher im offenen Gespräch, teil- oder vollstrukturierten Interview erhoben wird. Gerade im Erstkontakt, v. a. in einer Krise oder Notfallsituation, wird dem offenen Gespräch, welches den Betroffenen emotionale Entlastung und ein Kennenlernen des Gegenübers ermöglichen soll, der Vorzug gegeben. Ablauf und Struktur dieses Gesprächs wird von situativen Faktoren (Kind 1990) abhängen, v. a. die Erstuntersuchung von Personen, welche nicht aus eigenem Antrieb oder Leidensdruck heraus geschieht, erfordert besonderes Geschick und Einfühlungsvermögen. Ein Vorgehen nach der „verstehenden Diagnostik“ (dazu Kapitel 1) bietet Gewähr, dass bei in Schwierigkeiten geratenen Personen, welche in ihren Möglichkeiten sich zu artikulieren und Übersicht zu halten gehandikapt sind, zuletzt doch die für Diagnostik und weiteres Vorgehen relevanten Befunde erhoben und richtig gewichtet werden.

Die psychiatrische Untersuchung

Sie besteht aus:

1 Anamneseerhebung

- aktuelle Problematik (Symptome, Beginn, Auslöser, Verlauf, Lösungsversuche);
- frühere psychosoziale Probleme oder Krankheitsepisoden, Behandlungen und Komplikationen;
- körperliche Vorerkrankungen oder Einschränkungen, Unfälle;
- Lebensgewohnheiten, Abhängigkeiten (Genuss- und Suchtmittel);
- Biografie (Geburtsverlauf, frühkindliche Entwicklung, Beziehung zu Eltern und Geschwistern, schulische und berufliche Ausbildung bzw. Förderung, Erfahrungen mit Partner:innen und weiterem sozialen Umfeld);
- aktuelle Lebensumstände (Wohnen, Finanzen, Kontakte, Beschäftigung/ Beruf, Betreuung);
- Familienanamnese (hereditäre Belastung, Familienmilieu, sozialer Status).

Sehr häufig müssen auch außenanamnestische Daten in die Beurteilung mit einbezogen werden, wenn etwa aktuell bewusstseinsgetrübte, schwer depressiv gehemmte oder in einem Verfolgungswahn misstrauische Personen nicht auskunftsfähig oder -willig sind und Handlungsbedarf gegeben ist.

2 Aktuelles Zustandsbild

- äußeres Erscheinungsbild (Hygiene, adäquate Bekleidung);
- psychopathologischer Status (s. folgend);
- körperlicher Befund (neurologische Ausfälle, Körpertemperatur, Blutdruck, Puls, Foetor, Hinweise auf Fremd- oder Selbstverletzungen, Einstichstellen …);
- daraus indizierte Zusatzuntersuchungen wie internistisches Labor, Medikamentenspiegel oder Harnuntersuchungen auf Drogen, Liquor, EEG, bildgebende Verfahren (zur Untersuchung der Hirnstruktur: Röntgen, Computer- oder Magnetresonanztomographie; zu jener der Hirnfunktion: SPECT oder PET);
- testpsychologische Abklärungen (Persönlichkeitsdiagnostik mittels Fragebogen oder z. B. Rorschach-Test; Intelligenzmessung; Tests auf hirnorganische Beeinträchtigungen).

Testbefunde sind nur Teil der diagnostischen Abklärung oder Verlaufskontrolle, jeweils kritisch im Zusammenhang mit der aktuellen Situation der Betroffenen zu werten.

3 Verlaufsbeobachtung

Da sich mitunter aus dem Querschnitt zu wenig Informationen ergeben und sich manche Beschwerden oder Verhaltensauffälligkeiten nur in kurzen Episoden (z. B. Angstanfälle) oder unter bestimmten Umständen (Vergiftungsideen bei Tisch, Phobien oder Zwänge bei Exposition) zeigen, kommt der Verlaufsbeobachtung besondere Bedeutung zu. Zu achten wäre auf Tagesschwankungen (Morgenpessimum der Depression, abendliche Verwirrtheit bei hirnorganischer Beeinträchtigung, etwa Demenz) oder jahreszeitliche Verschlechterungen der Antriebs- und Stimmungslage bei manisch-depressiven Störungen, aber auch Problemverschärfung nach Kontakt mit bestimmten Personen etc.

Die psychopathologische Untersuchung achtet im Gespräch mit den Betroffenen bzw. durch gezieltes Nachfragen auf Aspekte wie Wachheit und Bewusstsein, Ich- und Realitätsbewusstsein, Orientierung, Zeiterleben,

Merkfähigkeit und Gedächtnis, Aufmerksamkeit und Konzentration, Denkfähigkeit, Intelligenz, sinnliches Wahrnehmen, Antrieb und Psychomotorik, Stimmung und Affekt, Triebverhalten, Selbst- oder Fremdgefährdung.

Psychopathologische Symptome

(nach Ch. Scharfetter [1985]; G. Lenz und B. Küfferle [2002])

1 Ist der/die Betroffene wach und bewusstseinsklar?

Quantitative Herabsetzungen des Bewusstseins weisen i. d. R. auf eine Funktionsstörung des Gehirns (Vergiftung, Entzündung, Blutung, Tumor, Epilepsie) hin.

Nach Schweregraden unterscheiden wir:

- Benommenheit: Verlangsamung, jedoch noch zu einfachen Tätigkeiten fähig
- Somnolenz: Schläfrigkeit, jedoch weckbar und dann orientiert
- Sopor: Nur durch starke Reize (Kneifen) weckbar
- Coma: Tief bewusstlos, nicht weckbar

Qualitative Veränderungen des Bewusstseins sind gleichfalls häufig Folge einer direkten oder indirekten Schädigung des Gehirns, mitunter (Dämmerzustand) jedoch auch erlebnisreaktiv (nach schwerem Psychotrauma, als Schreckreaktion im Sinne eines „Umschaltens auf ein anderes Programm") bedingt:

- Delir: Zeitlich, örtlich und situativ desorientiert, abgehacktes Denken, daraus Ratlosigkeit, Angst, aber auch flache Euphorie; einfache Halluzinationen (kleine Tiere u. Ä.);
- Dämmerzustand: Traumhaft verändertes Bewusstsein, auf inneres Erleben eingeengt, Kontakt zur Umwelt reduziert, mitunter noch einfache Handlungsabläufe möglich; gelegentlich fremdaggressives Verhalten, häufig bei Temporallappenepilepsie;
- Verwirrtheit: Denken ungeordnet, Desorientierung, ängstlich-staunige Stimmung, Angst, Stupor oder psychomotorische Erregung;
- Bewusstseinssteigerung oder Erweiterung: Meist handelt es sich dabei um vertiefte Sinneseindrücke, etwa unter Drogeneinfluss, im Beginn einer Manie oder bei hohem Fieber. Das Bewusstsein, v. a. die Wachheit sind dabei jedoch eingeengt.

2 Wie sieht der/die Betroffene sich selbst?

Störungen des Ich-Bewusstseins werden als Depersonalisationserscheinungen bezeichnet.

Unterschieden werden Störungen der

- Vitalität: Gefühl der eigenen Lebendigkeit – nimmt in einer Depression ab, ist in manischer Verfassung gesteigert
- Ich-Aktivität: Gefühl der Fremdbeeinflussung, ein Fremder denkt, fühlt oder handelt in mir …
- Ich-Konsistenz: Der Zusammenhalt des Ichs wird nicht mehr selbstverständlich erlebt, ein Teil des Körpers führt ein Eigenleben …
- Ich-Demarkation: Die Begrenzung gegenüber der Außenwelt wird als gestört erlebt, z. B. als könnten alle in meinen Kopf schauen und meine Gedanken lesen …
- Ich-Identität: Unsicherheit über Abstammung, hält sich für einen anderen …

3 Wie erlebt der/die Betroffene die Welt?

Störungen des Realitäts-Bewusstseins werden als

- Derealisationserlebnisse bezeichnet.

In zahlreichen psychischen Ausnahmezuständen scheint den Betroffenen die Welt verändert, geht ihre Vertrautheit verloren, wird sie unheimlich oder bedrohlich.

Schon im Rahmen normaler Befindlichkeitsschwankungen verändert sich unser Weltgefühl mit, wie viel mehr dann in einer Wahnstimmung (des Verfolgtwerdens) oder im Hochgefühl einer Manie. Das Eingehen auf diese Einschränkung ist im Umgang bedeutsam, es hilft den Betroffenen, wenn sie darin nicht allein gelassen und ihnen Ablenkung und das Gefühl des Angenommenseins verschafft werden.

4 Ist der/die Betroffene orientiert?

Orientierungsstörungen sind am häufigsten bei hirnorganischen, seltener auch in psychotischen oder einschneidenden erlebnisreaktiven Störungen anzutreffen:

- zeitliche: Wochentag, Datum, Jahr sind nicht gegenwärtig;
- örtliche: weiß nicht um seinen gegenwärtigen Aufenthaltsort;
- situative: fehlender Überblick über die Situation; Fehlorientierung, Personenverkennungen;
- zur eigenen Person: persönliche, lebensgeschichtliche Gegebenheiten sind nicht präsent.

Desorientiertheit versetzt die Betroffenen in Unsicherheit, Ratlosigkeit und Angst, Art der Begegnung, Betreuung und Unterstützung haben darauf abzustellen, v. a. in sogenannten „Katastrophenreaktionen“, in denen Betroffenen ihre Situation und Umwelt chaotisch erscheint, sie sich subjektiv wie in einer Katastrophe bedroht fühlen und dementsprechend auch auf gut gemeinte Annäherungen mit Abwehr, Erregung oder auch Erstarrung reagieren.

5 Wie erlebt der/die Betroffene die Zeit? Häufig übersehen werden

- Zeiterlebensstörungen: Bei Menschen in schweren Krisen oder manischen Phasen überstürzt sich die Zeit, Depressiven scheint die Zeit nicht zu verrinnen oder gar still zu stehen, was ihre Qual verstärkt.

6 Liegen Gedächtnisstörungen vor?

Beeinträchtigt sein können, vornehmlich bei hirnorganischen Beeinträchtigungen

- Merkfähigkeit und Frischgedächtnis: das Behalten von Eindrücken über 10 Minuten;
- Altgedächtnis, das Abrufen von länger zurückliegenden Erinnerungen;
- Amnesie bedeutet eine zeitlich begrenzte Gedächtnislücke, retrograd (Ereignisse z. B. vor der Schädelhirnverletzung) oder anterograd (solche nach Aufwachen aus der Bewusstlosigkeit); Gedächtnislücken werden häufig mit Konfabulationen (Zusammenfabuliertem) ausgefüllt;
- Hypermnesien: Gesteigerte Erinnerungsfähigkeit, etwa bei hohem Fieber, während eines Absturzes, unter bestimmten Psychodrogen;
- Paramnesien: Erinnerungsfälschungen: Im Wahn, als Pseudologia phantastica (aus affektiven Bedürfnissen heraus erfundene Geschichten werden zuletzt selbst für real gehalten), als Déjà-vu-Erlebnisse.

7 Sind Auffassung, Aufmerksamkeit oder Konzentration gestört?

- Auffassungsschwierigkeiten: Wahrnehmungen können nicht begriffen, in sinnvollen Zusammenhang gebracht werden;
- Aufmerksamkeitsstörungen: Es liegt eine erhöhte Ablenkbarkeit oder aber andererseits ein Haften und mangelndes Eingehen auf die Umwelt vor;
- Konzentrationsschwäche: Die Aufmerksamkeit kann nicht streng und lang genug auf eine Aufgabe oder ein Interesse gerichtet werden.

8 Sind Denken und Sprache auffällig?

Normal ist das Denken geordnet, wir kennen jedoch eine Reihe formaler Denkstörungen:

- Denkhemmung (subjektiv) und Denkverlangsamung – häufig bei Depressionen, aber auch beginnender Demenz aufgrund eines Hirnabbaus (wichtige Differentialdiagnose!);
- umständliches Denken: Verlieren in Nebensächlichem;
- Einengung des Denkens bis hin zum Monideismus – ein einziger Gedanke (etwa hypochondrische Krebsangst) hält diesen Menschen in Besitz, Grübelsucht;
- Perseveration: Ständiges Wiederholen sinnloser Floskeln, Fragen oder Gedanken;
- beschleunigtes Denken bis zur Ideenflucht: Denkziel wird noch erreicht, aber auf langen Umwegen, oft mit Logorrhoe (Redefluss) verbunden;
- Vorbeireden: Unpassende Antworten, obwohl Verständnis gegeben;
- Zerfahrenheit: Denken wie zusammengewürfelt, schwer verständlich, wie Privatsprache;
- Neologismen: Wortneubildungen, deren Bedeutung (zunächst oder bleibend) nur dem Betroffenen klar sind;
- Aphasien: Neurologische Ausfälle oder Erschwernisse des Sprachverständnisses und/oder des Sprechens; häufig nach Schlaganfällen.

Inhaltliche Denkstörungen:

- Das Denken kann unangepasst, optimistisch oder pessimistisch sein, ideenarm, ideenreich, expansiv;
- überwertige Ideen dominieren das Denken unverhältnismäßig;
- Wahnideen meinen eine absolute und mit logischen Gegenargumenten unkorrigierbare subjektive Gewissheit, der Zufall wird ausgeschlossen. Ihre Inhalte können einfühlbar aber auch bizarr sein, flüchtig oder bis über Jahrzehnte beständig (Wahngebäude). Sie können den Betroffenen in massiven Konflikt mit der Realität bringen (Verfolgungswahn), aber auch im Sinne einer „doppelten Buchführung" relativ wenig tangieren. Die Wahninhalte wechseln mit dem Zeitgeist (früher religiöser oder Verarmungswahn – heute Krankheitswahn vorherrschend), sind jedoch auch häufig aus der Gemütsverfassung oder Ich-Störung des Betroffenen ableitbar: So dominieren bei depressiven Menschen Schuld-, hypochondrischer oder Verarmungswahn, bei manischen Größenwahn, bei schizophren Erkrankten Verfolgungs- und Beeinflussungswahn, heute seltener Abstammungswahn.

9 Liegen angeborene oder erworbene Intelligenz- oder Teilleistungsstörungen vor?

Neben

- intellektueller Beeinträchtigung (angeboren oder früh erworben) und
- Demenz (später erworben) sind auch
- vorübergehende intellektuelle Beeinträchtigungen im Rahmen psychoti-

scher aber auch erlebnisreaktiver Krisen zu beachten. Unter

- Pseudodemenz versteht man die fälschliche Annahme einer dementiellen Denkhemmung depressiver oder infolge einer Parkinsonerkrankung gehemmter, jedoch kognitiv daneben unbeeinträchtigter Personen.

10 Leidet der/die Betroffene unter Wahrnehmungs- oder Sinnestäuschungen? Wahrnehmungen (z.B. Sehen oder Hören) können

- ausfallen, dies aufgrund einer körperlichen Schädigung, selten erlebnisreaktiv (z.B. hysterische Blindheit). Sie können ferner
- verändert sein, gemindert (grau sehen in der Depression) oder gesteigert (unter Halluzinogenen),
- illusionäre Verkennungen bedeuten verfälschte reale Wahrnehmungen: Im „Erlkönig“ verkennt das hoch fiebernde Kind die Umgebung.
- Halluzinationen: ohne gegenständliche Reizquelle hört, sieht, fühlt, schmeckt oder riecht der Betroffene etwas, für ihn meist Unangenehmes oder Bedrohliches. Optische Halluzinationen kommen häufiger bei organischen, Stimmenhören bei schizophrenen Psychosen, vor.
- Pseudohalluzinationen werden nicht so echt erlebt, der Betroffene ist sich der Sinnestäuschung bewusst.

11 Sind Antrieb oder Psychomotorik verändert? Der Antrieb kann

- vermindert sein bis zum Stupor (Starre),
- gesteigert bis zum Raptus (Erregungszustand) oder
- wechselhaft sein.

Ist die Psycho(-Ausdrucks)motorik adäquat, d.h. in Einklang mit Stimmung und übriger psychischer Verfassung? Beurteilt werden Haltung, Mimik und Affekt. Wir kennen

- Gespanntheit, häufig verbunden mit innerer Unruhe (subjektiv);
- Hypo- bis Amimie: Vermindertes mimisches Mitgehen bis zur Versteinerung;
- Grimassieren: Verziehen der Gesichtsmuskulatur;
- Stereotypien: Ständig wiederholte automatenhafte Abläufe;
- Katalepsie: Passiv beigebrachte Haltungen werden beibehalten, wie bei einer Gliederpuppe, Ausdruck einer schweren Ich-Aktivitätsstörung;
- Tics: Gleichförmig wiederholte Bewegungen in Mimik und Gestik (z.B. Blinzeltick), willentlich nicht unterdrückbar;
- gebeugte oder besonders aufrechte Haltung, in der sich entsprechendes Selbstbewusstsein widerspiegelt;
- Matte, glänzende oder stechende Augen: Die Augen als „Spiegel der Seele“, aus dem sich Mutlosigkeit, Euphorie oder Verfolgungsangst lesen lassen …

12 Liegen Zwänge oder Phobien vor?

- Zwangsgedanken und Zwangshandlungen drängen sich den Betroffenen auf und können von diesen, obwohl als unsinnig erkannt, nicht abgestellt werden. Häufig sind Kontroll-, Zähl- und Waschzwang, mitunter sind Betroffene auch durch das Ausführen komplexer Zwangshandlungen in ihrem Alltag massiv beeinträchtigt.
- Phobien sind zwanghafte Befürchtungen, ihre Unverhältnismäßigkeit wird von den Betroffenen zwar erkannt, gleichwohl ist ihnen ein Ausweichen schwer oder nicht möglich; sie sind auf bestimmte Situationen (Agoraphobie – Angst vor weiten Plätzen, Klaustropho-

bie – vor Enge in Liften oder Tunnels, Erythrophobie – vor Erröten), Gegenstände (Aichmophobie – vor spitzen Gegenständen), Tiere (Spinnen- oder Bakteriophobie) oder Menschen (Soziophobie – vor Kontakt mit fremden Menschen) gerichtet.

Zwänge und Phobien können aus Symptome verschiedenartiger psychischer Störungen, aber auch als eigenständige Krankheiten vorkommen.

13 Wie sind Stimmung und Affekte beschaffen?

Wir unterscheiden die Befindlichkeit (Grundstimmung) und affektive Ansprechbarkeit bzw. gefühlsmäßiges Mitschwingen. Auffällig sind etwa

- Depressivität: gedrückte Stimmung, Freudlosigkeit, oft verbunden mit Insuffizienzgefühlen und gestörten Vitalgefühlen;
- Ängstlichkeit: Gefühl unbestimmter Bedrohung, häufig verbunden mit vegetativen Symptomen (Herzklopfen, Atembeklemmung, trockener Mund);
- Euphorie: gehobene Stimmung, verminderte Selbstkritik;
- Dysphorie: missmutig-gereizte Stimmung;
- Affektarmut: verminderte gefühlsmäßige Ansprechbarkeit, Gleichgültigkeit, subjektiv Gefühllosigkeit;
- Ambivalenz: gleichzeitig widersprüchliche Gefühle, subjektive Zerrissenheit;
- Parathymie: unpassende Gefühlsreaktionen, Gefühlsausdruck und Inhalt des Erlebten stimmen nicht überein;
- Affektlabilität: rasch wechselnde Gefühlsäußerungen;
- Affektinkontinenz: mangelnde Gefühlsbeherrschung, meist ohne Tiefgang.

14 Bestehen Veränderungen des Biorhythmus oder der Triebe?

- Minderung oder Steigerung von Hunger oder Durst, Schlaf und Libido?
- Morgenpessimum von Stimmung und Antrieb, typisch für vitalisierte Depression;
- Hyposomnie: zu wenig Schlaf, Einschlaf- und Durchschlafstörungen;
- Hypersomnie: erhöhtes Schlafbedürfnis, häufig verbunden mit Tagesmüdigkeit;
- Jahreszeitliche Schwankungen von Stimmung und Antrieb, welche über natürliche Schwankungen hinausgehen; affektive Störungen häufiger im Herbst und Frühjahr; Winterdepressionen in der lichtarmen Zeit.

15 Liegen komplexere Störungen des Sozialverhaltens vor?

- Sozialer Rückzug: Verminderung der Sozialkontakte, aufgrund Antriebsmangel, Kontaktängsten, gestörtem Selbstwertgefühl, Hospitalismusschädigung, Behinderung durch inadäquate Versorgung …
- Soziale Umtriebigkeit: vermehrte und meist oberflächliche Kontakte, evtl. verbunden mit Distanzlosigkeit;
- Aggressivität: gestaute Aggressivität mit innerer Anspannung, verbale Angriffe oder Aggressionshandlungen;
- Selbstbeschädigung: Spannungsabfuhr bei affektiver Verwahrlosung, Persönlichkeitsstörungen – ohne suizidale Absichten.
- Suizidale Einengung oder Suizidversuch: hier ist v. a. vor der fatalen Tendenz, klare oder versteckte Suizidankündigungen zu überhören („Wer davon spricht, tut's nicht …" – ein leider noch immer verbreitetes Vorurteil!) zu warnen. Jeder, der von Suizid spricht oder einen noch so halbherzig

ausgeführten Suizidversuch hinter sich hat, hat ein Problem; auch jene, die mit Suizidankündigungen die Umgebung (Betreuer:innen, Unterstützer:innen) zu manipulieren suchen. Man muss also in jedem Fall nachgehen, d. h. nachfragen, wonach sich meist der Grad der akuten Gefährdung abschätzen lässt. Hilfreich ist nach wie vor die Beachtung der von E. Ringel (1969) im „praesuizidalen Syndrom" herausgearbeiteten typischen Hinweise:
1) Einengung im Denken und Fühlen, der Betroffene ist nicht mehr „manövrierfähig", die Freude an ihm bis dahin Wichtigen ging verloren, er zieht sich auch sozial zurück; 2) Unfähigkeit mit Aggressionen umzugehen, Aggressionsstau und zuletzt Aggressionsumkehr gegen sich selbst; gespannte Gereiztheit; 3) Suizidphantasien: je konkreter, desto gefährlicher; drängen sich diese Gedanken bereits auf oder kann der Betroffene noch damit umgehen? Besondere Vorsicht ist bei verwirrten oder durch Wahn eingeengten, aber auch durch Alkohol oder Drogen enthemmten und damit affektlabilen Menschen angezeigt!

Syndrome

In der klinischen Erfahrung treffen wir auf immer wiederkehrende, typische „klinische Bilder", die durch häufig im Verband auftretende Symptome, sogenannte Syndrome, konstelliert werden. Syndrome haben keine enge Korrelation zu einer immer gleichen Ursache. Die statistisch-faktorenanalytische Forschung konnte allerdings einige Syndrome der klinischen Empirie verifizieren (Baumann 1974; Weber 1984; Lenz & Küfferle 2002). Die häufigsten Syndrome wären etwa (Laux 1992, 63 f.):

1. Depressives Syndrom: Traurig gedrückte Stimmungslage bis hin zur Unfähigkeit, Gefühle zu empfinden, Desinteresse, Freudlosigkeit, vegetative Störungen (Appetit, Schlaf, Libido), Denkhemmung, Grübeln, Antriebsstörungen, körperliche Missempfindungen und Suizidalität;
2. Manisches Syndrom: Euphorisch oder dysphorisch gereizte Stimmungslage, Antriebssteigerung, gehobenes Selbstwertgefühl, vermehrte Geldausgabe, Größenideen, reduziertes Schlafbedürfnis, Umtriebigkeit, Enthemmung, Rededrang und Ideenflucht;
3. Paranoid-halluzinatorisches Syndrom: Wahnideen, Halluzinationen, Gedankenausbreitung, -entzug oder -eingebung;
4. Katatones Syndrom: Motorische Symptome wie Starre oder Erregung, Bewegungs- und Haltungsstereotypien, Echolalie, Echopraxie, Manierismen;
5. Hypochondrisches Syndrom: überzogene Krankheitsbefürchtungen, starke Selbstbeobachtung, ängstlich-klagsam-jammerige Stimmungslage;
6. Angstsyndrom: Diffuse oder situationsbezogene Ängste, verbunden mit vegetativer Hyperaktivität;
7. Zwangssyndrom: Ständig wiederholte, als sinnlos und quälend empfundene Gedanken, Impulse und (oder) Handlungen;
8. Hirnorganisches Syndrom: Einschränkung kognitiver Funktionen mit Reduzierung der Denkleistung, des Gedächtnisses, der Aufmerksamkeit und Konzentration sowie Orientierungsstörungen;
9. Delirantes Syndrom: Orientierungsstörungen, motorische Unruhe, vegetative Entglei-

sungen (Schwitzen, Tremor, Tachycardie). Optische (taktile und szenische) Halluzinationen, Nesteln und Verwirrtheit;

10. Konversionssyndrom: Im Vordergrund funktionelle motorische Störungen (Lähmungen) oder sensorisch-sensible Ausfälle (psychogene Blindheit, Schmerzlosigkeit oder Schmerzzustände), die zumeist demonstrativ-appellativ dargeboten werden, symbolische Bedeutung haben und mit sekundärem Krankheitsgewinn einhergehen.

Das psychopathologische Syndrom, der Befund der klinischen Untersuchung inklusive der Hilfsuntersuchungen (internistisch-neurologisch, Labor, EEG, bildgebende Verfahren) und die Vorgeschichte führen dann zur Diagnose bzw. Differentialdiagnose, die durch die psychosoziale Beurteilung ergänzt wird (Kind 1990, 135 f.).

Häufig kann zunächst nur eine Verdachtsdiagnose gestellt werden, weil die Zuordnung nicht aus dem Querschnitt, der Momentaufnahme, sondern erst im Krankheitsverlauf oder Längsschnitt möglich wird. Außerdem handelt es sich selbstverständlich nicht um „reine" Krankheitseinheiten; Übergänge oder Kombinationen sind häufig.

Psychiatrische Klassifikationen – relativiert

Die von der WHO erstellte International Classification of Diseases (ICD) soll der internationalen Verständigung und Vereinheitlichung in Diagnostik und Therapie aller medizinischen Disziplinen, so auch der Psychiatrie, dienen. Derzeit ist die 10. Überarbeitung in Gebrauch. Das psychiatrische Kapitel 5 des ICD-10 (Dilling u. a. 1992, 15 f.) trägt den Titel „Psychische und Verhaltensstörungen". Der Begriff „Störung" (*disorder*) wird in der gesamten Klassifikation verwendet, um problematische Ausdrücke wie „Krankheit" oder „Erkrankung" weitgehend zu vermeiden.

„Störung" ist absichtlich kein exakter Begriff: Sie soll einen klinisch erkennbaren Komplex von Symptomen oder Verhaltensauffälligkeiten anzeigen, der immer auf der individuellen und oft auch auf der sozialen Ebene mit der Belastung und Beeinträchtigung von Funktionen verbunden ist, der sich aber nicht einzig und allein auf der sozialen Ebene darstellt.

Diese Leitlinien sollen keine theoretischen Implikationen haben, sie leisten auch keine umfassende Darstellung des gegenwärtigen Kenntnisstandes. Sie sind vielmehr eine Zusammenstellung von Symptomen und Kommentaren, die in Übereinstimmung mit einer großen Anzahl von Expert:innen und Kliniker:innen aus verschiedenen Ländern erarbeitet wurden. Das ICD ist eine sinnvolle Grundlage, um „typische" Störungen zu definieren, es trägt zur Verbesserung der diagnostischen Zuverlässigkeit und zur internationalen Verständigung zwischen den Psychiater:innen bei. Die „psychischen und Verhaltensstörungen" werden in bis zu fünfstelligen diagnostischen Kategorien aufgeschlüsselt, womit eine wesentlich genauere Beschreibung des Zustandsbildes, Schweregrades und Verlaufs möglich ist. Beispielsweise bedeuten F 00.11 Demenz bei Alzheimer'scher Erkrankung mit spätem Beginn und Wahn, F 32.11 mittelgradige depressive Episode mit somatischen Symptomen etc.

Hier soll zum Überblick die Liste der zweistelligen Kategorien angeführt werden:

F0 Organische, einschließlich symptomatischer psychischer Störungen

F1 Psychische und Verhaltensstörungen durch psychotrope Substanzen

F2 Schizophrenie, schizotype und wahnhafte Störungen
F3 Affektive Störungen
F4 Neurotische-, Belastungs- und somatoforme Störungen
F5 Verhaltensauffälligkeiten mit körperlichen Störungen und Faktoren
F6 Persönlichkeits- und Verhaltensstörungen
F7 Intelligenzminderung
F8 Entwicklungsstörungen
F9 Verhaltens- und emotionale Störungen mit Beginn in der Kindheit und Jugend
F99 Nicht näher bezeichnete psychische Störungen

Daran kann die psychiatrische Gepflogenheit kritisiert werden, die „Intelligenzminderung" in die „psychischen und Verhaltensstörungen" einzureihen. Von heilpädagogischer Seite bestehen große Bedenken, wenn eine geistige Behinderung (Lernschwierigkeit) zur psychiatrischen Krankheit erklärt wird, was bei der vorher erläuterten Ideologie von ICD-10 allerdings nicht der Fall ist. In der Einleitung des ICD-10 (Dilling u.a. 1992) wird auch bemerkt, dass es

„immer die Absicht war, den Abschnitt für Intelligenzminderung so kurz und einfach wie möglich zu halten, da man diesem Bereich nur mit einem umfassenden multiaxialen System gerecht werden kann ... Die Vorarbeiten dazu wurden bereits begonnen."

Fraglos setzt sich die psychiatrische Diagnostik bislang auch im ICD-10 und leider auch in den meisten letzterschienenen Lehrbüchern zu undifferenziert mit intellektueller Beeinträchtigung auseinander. Es ist zu befürchten, dass nach „Auszug" dieser Menschen aus der Psychiatrie oder anderen (großen) Institutionen sowie aus ihrem Herkunftsmilieu in gemeindeintegrierte, häusliche Wohnformen dieses Faktum bestehen bleibt.

In der Praxis muss immer eine Individualdiagnose erstellt werden (Curtius 1959), die Persönlichkeit des Kranken hat in ihrer Werdensgeschichte, ihrem lebensgeschichtlichen und situationsabhängigen, d.h. zugleich sozialen Kontext berücksichtigt zu werden. So wird die Krankheitsgeschichte zur Krankengeschichte, ja zur Lebensgeschichte, indem die für die Entwicklung des Kranken und seines gegenwärtigen Zustands relevanten Leitlinien herausgearbeitet werden (Kind 1990, 18f.).

Nach ICD-10

„schließt eine Intelligenzminderung zusätzliche Diagnosen ... nicht aus. Kommunikationsschwierigkeiten machen es aber mehr als sonst nötig, die Diagnose auf objektiv beobachtete Symptome zu stützen, wie bei einer depressiven Episode z. B. auf psychomotorische Verlangsamung, Appetit- und Gewichtsverlust und Schlafstörung".

Die exakte Diagnostizierung psychosozialer Auffälligkeiten bei intellektueller Beeinträchtigung kann also, wie in den folgenden Kasuistiken veranschaulicht werden soll, mit besonderen Schwierigkeiten verbunden sein (so auch Došen 1993, 95). Denn die Äußerungen und Verhaltensweisen v.a. der schwerer behinderten Menschen sind mitunter vieldeutig und müssen daher sorgfältig auf ihren wahren Bedeutungsgehalt hinterfragt werden. Dabei darf nie vergessen werden, dass sich auch körperliche Funktionsstörungen, Beschwerden oder Schmerzen in auffälligem Verhalten oder scheinbar ausschließlich seelischem Leiden ausdrücken können. So kann z. B. die Autoaggression ein „Hilferuf" bei körperlichen Schmerzen sein, wie häufig bei Eiterzähnen, Mittelohrentzündung oder Koliken beobachtet. Mitunter handelt es sich auch um lebensbedrohliche Erkrankungen oder Verletzungen, die leicht übersehen werden können:

Kasuistik: So wurde eine schon mehrfach wegen „paranoid halluzinatorischer Psychose" stationär behandelte, intellektuell mittelgradig beeinträchtigte Frau eines Nachts wegen „erneuter psychotischer Dekompensation mit hochgradiger Erregung" als Notfall auf eine psychiatrische Abteilung überwiesen. – Schon vor dem Eintreffen des Dienstarztes stellte das Pflegepersonal bei ihr auffallende Blässe, kaum noch messbaren Blutdruck und nur noch fadenförmigen Puls fest. Die körperliche Untersuchung ergab eine Abwehrspannung im Unterbauch. Die Frau, die sich bereits in einem schweren Schockzustand befand, wurde deshalb ins Allgemeinspital verlegt, wo eine geplatzte Eileiterschwangerschaft mit massivem Blutverlust im Bauchraum festgestellt und operativ behandelt wurde. – Die behinderte Frau hatte ihre Schmerzen in psychomotorischer Unruhe und Geschrei artikuliert, was zunächst kurzschlüssig auf ihre vorbestehende psychotische Störung zurückgeführt wurde.

Während bei einer körperlichen Grunderkrankung häufig schon einfache Untersuchungen (Körpertemperatur, Blutdruck, Puls) oder Zusatzuntersuchungen (Labor, Röntgen etc.) zu Resultaten führen, erfordern „seelische Schmerzen" ganz andere Methoden: Verlassenheitsgefühle, Verlusterlebnisse, soziale Konflikte oder liebloser Umgang, sexuelle Drangzustände oder Übergriffe können je nach Bewältigungsmuster das Erleben und Verhalten eines intellektuell behinderten Menschen in höchst unterschiedlicher Weise beeinflussen. Das befördert Missverständnisse oder Fehldeutungen. Es gibt keine Auffälligkeit „ohne ersichtlichen Grund". Die Erfassung der relevanten Auslöser ist allerdings alles andere als einfach. Daher sind die Kompetenz und die Beobachtungen jener Menschen, die über einen längeren Zeitraum mit intellektuell beeinträchtigten Menschen zusammenleben oder -arbeiten, ein notwendiger Bestandteil jeder differenzierten Diagnostik.

Menschen mit intellektueller Beeinträchtigung: stärker betroffen?

Vor gut 30 Jahren wurde von W. Lotz (1991) die empirische Literatur über „Psychische Störungen bei Menschen mit geistiger Behinderung" für die Jahre 1970 bis 1990 ausgewertet und dazu 75 – fast durchweg englischsprachige – Publikationen untersucht (dazu auch Lotz & Koch 1994). Die sehr unterschiedlichen Stichproben (klinisch, Feldstudien, Bewohner:innen von Langzeiteinrichtungen, Klient:innen ambulanter Angebote und andere, Fallzahlen zwischen 38 und 78.603), die teils unzureichend beschriebenen Erhebungsinstrumente und das unterschiedliche diagnostische Verständnis der Untersucher:innen machten die Interpretation der Ergebnisse schwierig. Auch heute kann seiner – zumindest für Psycholog:innen und Ärzt:innen relevanten – Feststellung nur zugestimmt werden, dass *„wir erst langsam beginnen, die Lebens- und Erlebenswelt geistig behinderter Menschen zu verstehen. Wir lernen, dass bestimmte Verhaltensstörungen nicht gemeinsam mit der geistigen Behinderung angeboren sind und resignierend hingenommen werden müssen und versuchen, darauf anders als mit Bestrafung, Erhöhung der Medikation und Festbinden zu reagieren. Wir erkennen einerseits, dass geistig Behinderte fähig sind, unabhängig von ihrer geistigen Behinderung, psychisch zu erkranken. Andererseits begreifen wir, dass bestimmte Umstände der Lebenssituation vieler geistig Behinderter das Erkrankungsrisiko entscheidend erhöhen. Bedingungen, die zu einer im Vergleich zur Gesamtbevölkerung höheren Inzidenz psychischer Störungen bei Menschen mit geistiger Behinderung beitragen, sind neben einer i. d. R. wenig bedürfnisgerechten Umgebung – v. a. in Großeinrichtungen eine*

oft ausgeprägte Selbstwertproblematik, Beeinträchtigungen in der Kontaktaufnahme und Kommunikationsfähigkeit, eingeschränkte oder inadäquate Möglichkeiten der Artikulation und Durchsetzung eigener Wünsche sowie gleichzeitig Unter- und Überforderungen, die immer wieder zu Frustrationserlebnissen führen und die eigenen, eng gesetzten Grenzen schmerzlich spürbar werden lassen. Diesen großen psychosozialen Belastungen stehen beschränkte Selbsthilfemöglichkeiten und meist ein nur geringes Ausmaß an sozialer Unterstützung gegenüber.
Die Situation psychisch gestörter geistig Behinderter verschärft durch den Umstand, dass die gleiche psychische Störung bei ihnen als sehr viel weniger wichtig und therapierelevant erachtet wird, als bei einer normal intelligenten Person" (Lotz 1991,1).

Die Zusammenschau der Literatur macht deutlich, dass Menschen mit intellektueller Beeinträchtigung das ganze Spektrum psychischer Beeinträchtigungen erleiden können. Verhaltens- und Persönlichkeitsstörungen sowie schizophrene Störungen sind die häufigsten Diagnosegruppen.

Die angegebenen Prävalenzraten unterlagen beträchtlichen Schwankungen. W. Lotz geht davon aus, dass ca. 30 bis 40 % der Menschen mit intellektueller Beeinträchtigung irgendeine psychische oder Verhaltensstörung aufweisen (vgl. zur Epidemiologie auch Kapitel 1); als wichtige Einflussvariablen wurden der Grad der Behinderung, das Ausmaß der Institutionalisierung, das Vorliegen einer Epilepsie und das Alter angesehen (Jugendliche und junge Erwachsene sind am häufigsten betroffen). Der Autor fordert – mit Hinweis auf die bislang nur vereinzelten Studien über „psychische Störungen bei geistig Behinderten" im deutschsprachigen Raum – repräsentative randomisierte Stichproben unter Verwendung von Kontrollgruppen und einheitliche diagnostische Kriterien, dazu das Engagement von Psycholog:innen und Psychotherapeut:innen für dieses „absolute Non-YARVIS-Klientel" (nicht jung, attraktiv, reich, verbal, intelligent, sozial) und die Mitarbeit der Psycholog:innen in (heilpädagogischen) Einrichtungen über „Alibi-" oder „Feuerwehrfunktionen" hinaus (ebd., 146).

Deb und Kollegen (2001) wiederum fanden unter erwachsenen Menschen mit intellektueller Beeinträchtigung eine mit 16 % ähnlich hohe Betroffenheit mit psychischen Störungen nach ICD-10 Kriterien, schizophrene (4,4 %) und phobische bzw. Angststörungen (6,6 %) allerdings häufiger diagnostiziert.

W. I. Fraser (1997) gibt zur Pathogenese, also Entwicklung psychiatrischer Störungen bei Menschen mit intellektueller Beeinträchtigung zu bedenken, dass eine treffende Charakterisierung für den Lebensstil dieser Menschen „das Management einer vereitelten Identität" wäre, [...]
„dass durch einen einzelnen negativen Faktor (genetischen Defekt, pränatale oder frühkindliche Schädigung) eine Kette zwingender Folgen von Seiten der Umwelt in Gang gesetzt werden kann: eine Hirnschädigung, etwa auf eine genetische Vulnerabilität hin, sowohl die intellektuelle Beeinträchtigung wie auch psychische Störung bedingen könne, [...] die frühe Kindheit für solche Menschen oft durch zahlreiche Krankenhausaufenthalte und Separierungen, ferner die Erfahrung eines Hintanstehens aufgrund körperlicher Handicaps oder sensorischer Probleme belastet war, [...] sich Kontaktschwierigkeiten aufgrund verschiedenartigster Beeinträchtigungen, angefangen von tiefer Intelligenz bis hin zu gestörter Sprachentwicklung ergeben, [...] herabgesetzte Aufmerksamkeitsfähigkeit das Lernen erschwert, [...] praktische Unbeholfenheit oder mangelnde Stimulation bestehen, [...] schwache Bewältigungsstrategien bei niedriger Intelligenz und Anfälligkeit, sich ausnutzen zu lassen, [...] Probleme der Familie, Erkrankung oder Zwist der Eltern, welche zu mangelnder Erziehung oder chaotischen Verhältnissen führen, [...]

Unvermögen, sich ausreichende soziale und interpersonelle Fähigkeiten und Entspannungsmöglichkeiten zu eigen zu machen, zu körperlichen Erkrankungen prädisponieren, schlechtes Selbstwertgefühl aufgrund häufigen Scheiterns, wirklicher oder vermeintlicher Ablehnung durch die Familie besteht, [...] ferner womöglich dysmorph-unattraktives Aussehen und daraus folgendes Abgestempeltsein, [...] unsensible Platzierung in eine unpassende Schulsituation und danach fehlende berufliche Integrationschancen, Vereinsamung. [...] Kurz und gut: Hirnschädigung und inadäquates Umfeld beeinflussen sich negativ und das bedingt eine hohe Betroffenheit mit psychischen Störungen."

Spezielle psychosoziale Auffälligkeiten

Aus der breiten, von kurzen Belastungsreaktionen bis zu prozesshaften Krankheitsverläufen reichenden Palette der psychosozialen Auffälligkeiten sollen im Folgenden – in Anlehnung an das noch gebräuchliche ICD-10 – einige wichtige herausgegriffen, zunächst allgemein und dann speziell für Menschen mit intellektueller Beeinträchtigung beschrieben und schließlich teilweise kasuistisch veranschaulicht werden.

F0 – Organische (körperlich begründbare) Psychosen

Sie beruhen auf einer direkten oder indirekten Schädigung des Gehirns, z. B. durch Schädel-Hirnverletzung, Hirntumor, -blutung oder -entzündung, durch Vergiftungen, Sauerstoffmangel, Nervenzelldegeneration, Stoffwechselerkrankungen u. a. m. Sie können plötzlich oder schleichend entstehen, ausheilen oder in ein psychoorganisches Syndrom münden, das bis in die irreversible Demenz führen kann.

Delir (akute organische Psychose, Durchgangssyndrom)

Im Falle einer akuten Beeinträchtigung steht die Bewusstseinsstörung mit verlangsamter, erschwerter Auffassung, Desorientierung und Konzentrationsschwäche im Vordergrund; daneben können Dämmerzustände, Verwirrtheiten oder delirante Bilder, Schlafstörungen bis hin zu Tag-Nachtumkehr, auch depressiv-dysphorische Verstimmungen, paranoid-halluzinatorische oder stuporöse Zustände vorkommen – letztlich kann zur Bewusstseinsstörung jedes psychopathologische Syndrom hinzutreten.

Wichtig für die Erkennung sind die Anamnese (Unfall, Drogen- oder Medikamenteneinnahme, Infektionskrankheit etc.) sowie eine körperliche, speziell neurologische Untersuchung.

Am häufigsten sind die organischen Psychosen im Kindesalter auf Infekte, insbesondere Entzündungen des Gehirns oder der Hirnhäute, bei Jugendlichen auf Drogenkonsum, Erwachsenen Alkoholabusus, älteren Menschen Hirnabbau, Durchblutungsstörungen, Stoffwechselveränderungen (Harnstoffvergiftung, Zuckerkrankheit), Austrocknung oder Medikamentenunverträglichkeit zurückzuführen.

Die Behandlung richtet sich nach der zugrundeliegenden Ursache, sie ist im Idealfall kausal (z. B. Operation eines gutartigen Hirntumors, Behandlung einer Herzschwäche), muss jedoch häufig symptomatisch bleiben (z. B. hochpotente Neuroleptika bei Verwirrtheitszustand aufgrund von Hirnabbau oder nach Hirnverletzung).

Bei Menschen mit intellektueller Beeinträchtigung ist bei Auftreten akuter exogener Psychosen v. a. auch an unerwünschte Medikamentenwirkungen zu denken. Einerseits besteht eine erhöhte Sensibilität gegenüber

Antiepileptika, Antidepressiva und Tranquilizern, andererseits wird diese Personengruppe überdurchschnittlich häufig mit einer Kombination verschiedener Psychopharmaka behandelt (Fraser).

Kasuistik: Eine 35-jährige, schwer intellektuell beeinträchtigte Frau, die in einer betreuten Wohngruppe lebt, war bereits mehrfach wegen anfallsartiger Erregungszustände hospitalisiert. Seit Monaten zeigt sie ihren Unterstützer:innen (Betreuer:innen) zufolge zunehmenden Leistungsabfall und kann sich nicht mehr an einfachen Haus- und Werkstättenarbeiten beteiligen, außerdem fällt ihre zunehmende Dösigkeit auf. Schon früher wollte sich die in fremder Umgebung verängstigte und dann häufig psychomotorisch erregte Frau nie mittels EEG oder CT untersuchen lassen. – Auf der psychiatrischen Abteilung wird sie diesmal in wenigen Stunden zunehmend bewusstseinsgetrübt, schließlich komatös. Im Augenhintergrund zeigen sich massive Stauungspapillen – ein Hinweis auf einen erhöhten Hirndruck. Die nun mögliche CT-Untersuchung ergibt multiple, kirsch- bis pflaumengroße, stark verkalkte Hirntumoren (höchstwahrscheinlich gutartige Meningiome) sowie eine massive Hirnschwellung mit drohender Einklemmung und damit akuter Lebensgefahr. Nach intensiver Entwässerung klingt das Hirnödem wieder ab, und die Frau erholt sich wider Erwarten soweit, dass sie in ihre Wohngruppe entlassen werden kann, in der sie jetzt wieder über ein Jahr lebt. Ihr altes Niveau hat sie allerdings nicht mehr erreicht. Für die Dekompensation dürfte ein schwerer viraler Infekt verantwortlich gewesen sein. Aufgrund ihrer teils zentralen Lage im Gehirn und wegen ihrer Menge sind die Tumore inoperabel, die Prognose ist dementsprechend fraglich.

Demenzen

Chronische organische Psychosen ergeben einen anderen Befund: keine Bewusstseinstrübung, dafür stehen Merkfähigkeits- und Gedächtnisstörungen im Vordergrund, die zunächst häufig mit erfundenen Geschichten (Konfabulationen) überbrückt werden und zu Fehlorientierungen führen. Das Denken ist meist verlangsamt und kreist häufig um dasselbe. Veränderungen werden schlecht toleriert, es kann zu Katastrophenreaktionen wie Verwirrtheit mit vegetativen Entgleisungen, Starrezuständen oder Aggressivität kommen. Der Affekt ist häufig labil und schlägt nicht selten rasch vom Weinen ins Lachen um und umgekehrt, typisch ist auch die sogenannte Affektinkontinenz. Außerdem kommt es meist zu einer Wesensänderung, erkennbar etwa durch Rückzug, Misstrauen oder Enthemmung. Die Diagnose einer Demenz (nach DSM-5 jetzt als schwere neurokognitive Störung bezeichnet) setzt eine Mindestdauer der Symptomatik von sechs Monaten sowie einen Schweregrad der Beeinträchtigung, welcher die Alltagsbewältigung erschwert, voraus.

Häufigkeit nach Ursache:

- 50 % primär degenerative Demenz (Alzheimer Typ),
- 15 % vaskuläre (Multi-Infarkt-)Demenz,
- 20 % Mischtypen,
- zahlreiche andere: Lewy-Body, Frontotemporale Demenz, im Rahmen neurologischer Erkrankungen, toxisch-nutritiv (Alkoholismus, Mangelernährung), entzündlich (HIV in einigen afrikanischen Ländern die häufigste Ursache für Demenz), posttraumatisch u.a.m.

Je nach Ursache sind diese „chronischen Psychosyndrome“ also reversibel, behandelbar oder aber progredient; dann muss der therapeutische Schwerpunkt auf den adäquaten Umgang und das Training der gesunden Anteile, auf Pflege und insbesondere Angehörigenarbeit gelegt werden. Früher als „psychotische oder Verhaltensstörungen“ bezeichnete Symptome werden heute deshalb meist als „herausforderndes Verhalten“ aufgefasst. Bei ausgeprägter Demenz tritt Pflegebedürftigkeit ein, im Zuge des meist zugrunde liegenden Hirnabbaues treten nicht selten auch neurologische Auffälligkeiten auf wie Gehunsicherheit, Apraxie, Aphasie oder Inkontinenz.

In Bezug auf Menschen mit intellektueller Beeinträchtigung sind neben der Fremdbeurteilung verschiedene testpsychologische Fragebogen oder Instrumente in Gebrauch, so die Nosger-Skala, ein Beobachtungsbogen zur Verlaufskontrolle der Alzheimer-Demenz bei Menschen mit Down-Syndrom von Ines Bader, die Severe Impairment Battery (SIB), die Dementia Scale for Down Syndrome, das IQCODE (von Frau Ebert aus der Sektion Neuropsychologie der Universität Magdeburg übersetzt). Angesichts der Schwierigkeit, einen demenziellen Prozess bei Menschen mit intellektueller Beeinträchtigung rechtzeitig zu erkennen, wird heute die Anwendung eines Fragebogens (NTG 2013) empfohlen, durch den frühe Anzeichen einer möglichen Abnahme kognitiver Fähigkeiten oder Demenz erkannt werden können. Ferner bietet es sich an, für die Demenzdiagnostik einen Zeitraum (z. B. sechs Monate) genauestens in den Blick zu nehmen (vgl. Ackermann 2007; Striffler 2014; Theunissen 2001b).

Die früher verschriebenen Nootropika (z. B. Piracetam, Mutterkornalkaloide, Ginko) sind kaum noch in Verwendung, bei fortgeschrittenerer Demenz bewirken sie nicht selten Verwirrtheit oder Schlaflosigkeit. Seit einigen Jahren sind bei beginnender Alzheimer-Demenz Cholinesterase-Hemmer (Donezepil, Rivastigmin, Galanthamin) in Verwendung, welche neben den kognitiven Leistungen auch die Alltagsbewältigung verbessern. Gleiches gilt für Memantin, welches die dysfunktionalen Glutamat-Neuronen moduliert. Die v. a. sozial störenden „Unruhezustände“ und eine Tag-Nacht-Umkehr können meist mit niedrig dosierten Neuroleptika (Haloperidol, Risperidone) positiv beeinflusst werden (Tranquilizer führen häufig zu paradoxen Reaktionen). Im Falle einer vitaldepressiven Verstimmung (Durchschlafstörungen, Druck- und Schweregefühle, Appetitverlust) sind Antidepressiva in niedriger Dosierung angezeigt und lösen mitunter ein „pseudodementes“ Zustandsbild auf.

Bei über 65-jährigen Menschen mit intellektueller Beeinträchtigung fand Lund (1985b) eine Prävalenz an Demenzen von 22,2 %, d. h. ungefähr doppelt so viel wie bei Nicht-Behinderten (auch Janicki & Dalton 2001, 123 f.). Personen mit Down-Syndrom sind besonders früh und häufig betroffen: Johannsen u. a. (Collacott 1997) fanden unter 50- bis 60-jährigen Menschen mit Down-Syndrom bei 24 % sichere und bei weiteren 24 % mögliche demenzielle Entwicklungen, ferner lag bei 6 % der 23- bis 27-Jährigen der Verdacht auf Demenzentwicklung nahe. Wie alle Untersuchenden wies auch diese Gruppe auf die nach wie vor sehr schwierige Feststellung beginnender Demenz bei dieser Personengruppe, trotz ungleich besserer diagnostischer Möglichkeiten, hin (vgl. auch Deb, Hare & Prior 2007). Gedächtnisstörungen und Wesensänderung sind zu Beginn schwer auszumachen; Franceschi u. a. (1992) stellten eine Prävalenz einer klinisch feststellbaren Demenz bei leicht intellektuell beeinträchtigten Menschen mit Down-Syndrom von 0 % unter den 20- bis 29-Jährigen, jedoch 55 % unter den 40- bis 55-Jährigen fest. Prasher, Sachdeva und Tarrant (2015) nennen eine Prävalenz von etwa 54 % bei über 60-jährigen Menschen mit Down-Syndrom. Merkbar sind in den Frühstadien v. a. ein Rückzug aus Unterhaltungen, mangelndes Interesse an Aktivitäten, erhöhte geistige Rigidität und Irritabilität, gelegentlich unangepasste Ausgelassenheit, Gangunsicherheit im Sinne von Schlurfen oder unkoordiniertem Gangmuster. Später kommen Urin- und Stuhlinkontinenz dazu, im craniocerebralen CT findet sich dann meist bereits eine Atrophie der Hirnrinde (Fraser 1997). Bekanntlich wurden idente Nervenzelldegenerationen bei über 35-jährigen Down-Patient:innen und Alzheimer-Kranken gefunden, die autopsiert wurden. Es handelt sich um neuropathologische Veränderungen in Form von neurofibrillären Verklumpungen und senilen Plaques (Reisberg 1986, 81), welche sich in zunächst intaktem Nervengewebe entwickeln. Wie etwa auch vorgängige schwere Schädel-Hirnverletzungen können auch die mancher intellektuellen Beeinträchtigung zugrunde liegenden strukturellen Veränderungen des ZNS zu Demenz disponieren. Ausgeschlossen gehört (im Sinne einer behandelbaren Demenz) eine sogenannte Pseudodemenz infolge einer Unterfunktion der Schilddrüse (Hypothyreose), die bei Menschen mit Down-Syndrom (nur 40 % der 50-Jährigen euthyroid) stark gehäuft vorkommt und i. d. R. gut medikamentös kompensierbar ist.

Über spezifische Fragen des Assessments (auch differenzial-diagnostisch), der Unterstützungssysteme (gerontopsychiatrische Dienste, geeignete Wohnformen), der Behandlungsmöglichkeiten und Unterstützungsformen bei Menschen mit intellektueller Beeinträchtigung und Demenz haben wir an anderer Stelle ausführlich berichtet (Lingg & Theunissen 1999; Schirbort 2002; Theunissen 2001b; 2021a; 2022a). Daher sei hier nur erwähnt, dass Konzepte, die ein anregendes, auf Geborgenheit, Vertrautheit, Stetigkeit, Überschaubarkeit und Sicherheit hin strukturiertes Lebensmilieu (Lingg & Theunissen 1999, 238 ff.) und eine validierende Assistenz (Theunissen 2021a, 267 ff.) offerieren, das Gebot der Stunde sind.

Kasuistik: Ein 48-jähriger Mann mit Down-Syndrom fällt in seiner Familie seit über zwei Jahren durch Vergesslichkeit, später auch „schlurfendes" Gehen und zuletzt Harninkontinenz auf. Ärztlicherseits wird eine Alzheimer-Demenz und fatalistische Haltung angenommen. Um ein Anfallsleiden auszuschließen, wird er bei einem Neurologen zur EEG-Untersuchung angemeldet, von diesem jedoch angesichts der „typischen Trias" (Demenz, spastisches Gangbild und Inkontinenz) ein Schädel-CT veranlasst und dabei ein Hydrocephalus (Erweiterung der inneren Liquorräume) festgestellt, welches durch eine shunt-Operation entlastet werden kann, worauf sich der Zustand des Betroffenen deutlich bessert.

Hingewiesen werden muss in diesem Zusammenhang auch auf die Wichtigkeit der Beachtung anderer geriatrischer Krankheiten. Menschen mit intellektueller Beeinträchtigung verdienen diesbezüglich gleich viel Aufmerksamkeit und Einsatz an Ressourcen (Diagnostik, Behandlung, pflegerische und soziale Hilfestellung) wie nicht behinderte Personen, profitieren etwa von augenärztlichen oder orthopädischen Eingriffen ebenso hinsichtlich der Möglichkeit der Selbstbehauptung und Lebensfreude. Im Alter überwiegen chronisch verlaufende Krankheiten und ist Multimorbidität (gleichzeitiges Vorkommen mehrerer Krankheiten oder Beeinträchtigungen) wesentlich häufiger als in jüngeren Jahren. Zu den häufigsten Krankheiten im Alter (dazu Haveman & Stöppler 2004, 25 ff.) gehören: Arthrosen, chronische Bronchitis, Angina pectoris und Herzschwäche, Schwerhörigkeit, Hirnschlag, Zuckerkrankheit, Sehschwäche durch grauen oder grünen Star, Demenz, Osteoporose und Depression.

Mittels eines geriatrischen Assessments (siehe dazu A. Wettstein 2001) gelingt es am ehesten, Übersicht zu gewinnen und in Pflege und Behandlungsplan die richtigen Prioritäten zu setzten. Die Lebensqualität alter und vielfach kranker Menschen lässt sich v. a. durch eine ausreichende Schmerzbekämpfung und menschliche Zuwendung (Hauskrankenpflege, mobile Haushaltsdienste, Hospizbewegung als Unterstützung oftmals überforderter Angehöriger) deutlich bessern.

Psychosoziale Probleme bei Epilepsie

Von einer Anfallskrankheit darf erst gesprochen werden, wenn sich epileptische Anfälle, i. d. R. weitgehend unabhängig von äußeren Einflüssen, wiederholen (Degen 1988, 13 f.). Anfälle kommen durch Entladung kleinerer oder größerer Nervenzellgruppen des Gehirns zustande; abhängig von der Lokalisation sind die verschiedensten Symptome bzw. Anfallstypen zu beobachten. Ätiologisch unterschieden wird die ideopathische Epilepsie, bei der keine Hirnschädigung bekannt ist, die oft familiär gehäuft auftritt und bei der ein Erbfaktor wesentlich ist, die symptomatische, bei der eine Hirnschädigung vielfältiger oder unbekannter Ursache nachweisbar ist, sowie die komplex verursachte Epilepsie, die auf erblicher Disposition und zusätzlicher Hirnschädigung beruht. Seit Längerem wird die Bedeutung psychogener Faktoren für Ätiologie und Provokation diskutiert. Außerdem können lokalisierte (ein umschriebener Krampfherd ist im EEG nachweisbar) von generalisierten (das ganze Gehirn ist am Krampfgeschehen beteiligt) und kombinierten Formen differenziert werden.

Klinisch stehen entweder neurologische (z. B. großer Anfall mit Bewusstseinsverlust, Hinfallen, tonisch-klonischen Krämpfen, Zungenbiss, Unter-sich-lassen von Stuhl und Urin; Jackson-Anfälle mit einseitigen Zuckungen u. v. m.) oder psychische Störungen (z. B. Verstimmungen, psychotische Episoden) im Vordergrund.

Die Abklärung erfolgt mittels Anamnese, Anfallsbeschreibung, neurologischer (incl. bildgebender Verfahren und v. a. EEG) Untersuchung. Einmalige oder Gelegenheitsanfälle stellen keine Indikation für eine Langzeitbehandlung mit Antiepileptika dar. Die Auswahl des geeigneten anfallsunterdrückenden Medikamentes ist dem Facharzt vorbehalten. Moderne Medikamente schaffen im überwiegenden Teil der Fälle Anfallsfreiheit und weisen ein günstigeres Verhältnis von erwünschten/unerwünschten Wirkungen auf (Livanainen 1997). Je älter der/die Patient:in beim Auftreten des ersten Anfalles ist, desto wahrscheinlicher liegt eine symptomatische Form vor und muss eine Grundkrankheit wie Hirnentzündung, Blutung im Schädel, Hirntumor oder Tranquilizergewöhnung behandelt werden. Neuere bildgebende Verfahren wie CT und Kernspintomographie ermöglichen eine wesentlich realistischere Abbildung cerebraler Strukturen. Mittels der in großen medizinischen Zentren möglichen Magnetencephalographie können kleinste Störherde (entzündlicher oder tumoröser Natur) im Gehirn genauer ausgemacht, durch neurochirurgische Eingriffe nicht einstellbare Anfallsleiden mitunter gebessert oder zum Verschwinden gebracht werden.

Etwa 0,5 % der Bevölkerung leidet an Epilepsie; Kinder sind überproportional betroffen (Matthes 1984, 2 f.). Im Folgenden sollen nun jene psychosozialen Auffälligkeiten dargestellt werden, die dadurch bedingt werden können:

Reaktive Störungen

Es ist mitunter sehr schwierig mit der Epilepsie zu leben, v.a. dann, wenn sie mit häufigen und großen Anfällen einhergeht. Der Betroffene sollte ein regelmäßiges Leben führen und auf Alkohol, Discothekenbesuche, verschiedene Sportarten und exponierte berufliche Tätigkeiten verzichten. Überfürsorgliche Eltern können ein Kind zudem noch verunsichern, woraus eine gestörte Persönlichkeitsentwicklung oder reaktive Depressionen bzw. Kontaktunsicherheit resultieren können.

Akute episodische Störungen

Statt eines Anfalls, z.B. mit Bewusstlosigkeit und Krämpfen, treten hier psychische Veränderungen auf (Anfallsäquivalente), v.a. als Verstimmungen, Dämmerzustände (mitunter verbunden mit Aggressivität und dranghaften Handlungen wie Weglaufen, Pyromanie, Exhibitionieren oder Alkoholexzessen), aber auch als paranoid-halluzinatorische Psychosen, die klinisch kaum von einer schizophrenen Erkrankung zu unterscheiden sind, was die Bedeutung der körperlichen Abklärung incl. EEG bei allen psychotischen Zuständen verdeutlicht.

Psychosoziale Dauerstörungen

Wesensveränderungen oder – v.a. nach häufigen Anfällen mit Bewusstlosigkeit und damit verbundener Mangelversorgung des Gehirns mit Sauerstoff – intellektueller Abbau bis zur Demenz sind wesentlich seltener als früher angenommen. Solche Auffälligkeiten müssen vom Hospitalismus abgegrenzt werden, d.h. dem Rückzug der Betroffenen, der möglicherweise auch von einer zu ängstlichen Umgebung induziert wird. Häufig muss ein Kompromiss geschlossen werden zwischen den Risiken einer möglichst umfangreichen Teilnahme am sozialen Leben und der Sicherheit, deren ein:e Anfallskranke:r bedarf.

Ein gemeinsames Vorkommen von intellektueller Beeinträchtigung und Anfallskrankheiten ist mit ca. 20 % in der Lebenszeit (Lund 1985 a; b) häufig, v.a. unter jüngeren Personen. Die Abnahme mit höherem Lebensalter wird v.a. durch eine hohe Mortalitätsrate erklärt. Andererseits werden bei Demenzen auch Spätepilepsien beobachtet. Bei gehäuften generalisierten Anfällen, besonders bei status epilepticus, ist mit einer psychoorganischen Beeinträchtigung bis hin zur Demenz zu rechnen; verbesserte Behandlungsmöglichkeiten haben diese früher häufigen Folgen zwischenzeitlich deutlich seltener werden lassen.

Nach D'Amelio (2002) leiden bis zur Hälfte aller Kinder mit schwerer intellektueller Beeinträchtigung an Epilepsie. Auch Robertson und Team (2015) haben festgestellt, dass etwa 50 % aller Menschen mit schwersten Formen intellektueller Beeinträchtigung eine Epilepsie aufweisen.

Wie unter nicht behinderten Personen wurde auch unter intellektuell beeinträchtigten Menschen mit Epilepsie eine höhere Rate von Psychosen, Neurosen und Persönlichkeitsstörungen festgestellt (Lund 1985a). Die Zusammenhänge zwischen Epilepsie und psychischen Störungen sind komplex und werden durch eine Fülle von Faktoren beeinflusst (Matthes 1984), durch die genetische Disposition und die Konstitution, durch den Hirnschaden oder die Krankheit, die der Anfallskrankheit zugrunde liegt, durch die Anfälle selbst, die psychosoziale Umgebung und schließlich die anfallsunterdrückenden oder aus anderen Gründen indizierten Medikamente.

Eine fachgerechte Überwachung der Medikation ist sehr wichtig, haben doch Antiepileptika relativ häufig unerwünschte

Begleiterscheinungen. So kann eine Behandlung mit Valproat sowohl akut (Verwirrtheit, Koma) wie längerfristig (Gedächtnis- und Bewegungsstörungen) zu ernsten Komplikationen führen. Durch „forcierte medikamentöse Normalisierung" (s. Kasuistik) kann es bei Temporallappenepilepsie zu Psychosen kommen; Antidepressiva und Neuroleptika können die Krampfschwelle herabsetzen, also bei Disposition Anfälle provozieren. Gleiches gilt für Alkohol. Eine begleitende Beratung und wo möglich Psychotherapie sind geboten, um eine sekundäre Neurotisierung zu verhindern.

Kasuistik: Ein seit Jahren aufgrund psychomotorischer Anfälle mit Antiepileptika behandelter Mann wird auf eine neue Kombination von anfallsunterdrückenden Medikamenten eingestellt, worauf die Anfallsfrequenz zwar deutlich abnimmt, er in seiner Werkstätte jedoch durch erschrecktes und abwehrendes Verhalten auffällt. Es stellt sich heraus, dass er immer wieder „grausige Katzen" halluziniert. Nach erneuter Medikamentenumstellung verschwindet diese unerwünschte Begleitwirkung.

F1 – Psychische und Verhaltensstörungen durch psychotrope Substanzen

Auf Empfehlung der WHO soll der vieldeutige Begriff der „Sucht" durch den der „Abhängigkeit" ersetzt werden; unterschieden werden heute Alkohol, illegale Drogen, Medikamente und substanzungebundene Formen wie Sex-, Fernseh-, Internet-, Arbeits- oder Spielsucht. Prinzipiell kann jede Aktivität, die Missbehagen beseitigt oder Lust verschafft, der bewussten Kontrolle entgleiten. Diese Entgleisung geschieht häufig schleichend und unbemerkt, auch ist es nicht immer einfach, die Grenze zwischen einem noch kontrollierbaren Verhalten oder Konsum und einer beginnenden Abhängigkeit zu ziehen. Wird zu strikt unterschieden, dann haben fast alle als süchtig zu gelten; wird die Abgrenzung dagegen zu tolerant gehandhabt, dann werden leicht selbstzerstörerische und auch die Umgebung schwer belastende Entwicklungen übersehen (Gross 1990). Neben der unterschiedlichen „Suchtpotenz" der jeweils konsumierten Substanz oder der zur Befindlichkeitsverbesserung eingesetzten Aktivität, sind bei der Entstehung einer Abhängigkeit die Haltung der Gesellschaft sowie v. a. individuelle Faktoren von Belang. Häufig verdeckt ein Abusus eine aus einer Persönlichkeits- oder neurotischen Störung entstehende, oft auch sozial bedingte Depressivität, Kontaktangst oder Frustrationsintoleranz.

Unterschieden werden:

- Akute Vergiftungen (einfacher oder komplizierter Rausch),
- schädlicher Gebrauch (Überdosis bzw. Einnahme ohne Indikation),
- Abhängigkeitssyndrom (Gewöhnung an immer höhere Dosis),
- Entzugssyndrom (psychische und vegetative),
- psychotische Störung (z. B. Alkoholhalluzinose),
- amnestisches Syndrom (Merkfähigkeitsstörung, Konfabulationen),
- Restzustand (z. B. Wesensänderung, Demenz).

Je nach Problematik, etwa Grad und Stadium einer Abhängigkeit, sind verschiedene Behandlungs- oder Betreuungsschwerpunkte zu setzen (Zernig u. a. 2000a). Geht es um die körperliche Entgiftung und Erholung, dann muss der Suchtstoff entzogen, das Entzugssyndrom überwunden und müssen die organischen Beeinträchtigungen beherrscht werden; geht es um Entwöhnung, müssen drogenfreies Leben, Ich-Stärke und Selbstkontrolle geschult werden; geht es dagegen um Rehabilitation, muss die psychosoziale Problematik behandelt werden, wozu Freizeitgestaltung und Selbsthilfegruppen hilfreich sind.

Cerebral wirkende Genuss- oder Rauschmittel und Medikamente können auf verschiedene Weise gefährlich sein oder schädigend wirken – entweder bei akuter Vergiftung (Rauschzustände, mitunter kompliziert durch hochgradige Enthemmung, persönlichkeitsfremde Handlungen mit nachfolgender Amnesie), durch Abusus, d. h. einen schädlichen Gebrauch, der zu körperlichen oder psychischen Erkrankungen führt, oder durch Abhängigkeit, wenn ihr Konsum für den Betroffenen so wichtig wird, dass er alle anderen Verhaltensweisen, die ihm früher wichtig waren, vernachlässigt. Der starke, gelegentlich übermächtige Wunsch, Substanzen oder Medikamente (ob ärztlich verordnet oder nicht), Alkohol oder Tabak zu konsumieren, führt zu Kontrollverlust, zu körperlichen und seelischen Entzugssymptomen bis hin zu deliranten Störungen psychotischen Ausmaßes, und der Abhängige bedarf zunehmend höherer Dosen, um sich im Gleichgewicht zu halten. Andere Vergnügen oder Interessen werden immer mehr vernachlässigt; v. a. Alkohol führt mit der Zeit zu schweren körperlichen Schädigungen, insbesondere zu Leberzirrhose, Polyneuropathie und Hirnschwund.

Die wenigen Studien in Bezug auf *Menschen mit intellektueller Beeinträchtigung* ergeben, dass dieser Personenkreis bislang unterdurchschnittlich von einer Alkohol- und Drogenabhängigkeit betroffen ist (Theunissen 2004a). Bei 1.642 Aufnahmen von Menschen mit intellektueller Beeinträchtigung ins psychiatrische Krankenhaus fand sich die Diagnose Alkoholismus bei 4 % als Erst- und 9 % als Zweitdiagnose, Medikamenten/Drogenabhängigkeit bei unter 1 % als Erst- und 2 % als Zweitdiagnose (Lingg 1998). Bei der Untersuchung der weiteren Entwicklung entlassener Langzeitpatient:innen (Gassner et al. 1985) stellten wir keinen verstärkten Gebrauch von Genuss- oder Suchtmitteln fest. Nach einer kürzlich durchgeführten repräsentativen Vollerhebung in allen Einrichtungen der Behinderten- und Suchthilfe in Sachsen-Anhalt (Schubert & Theunissen 2005) können 6,7 % aller Erwachsenen mit intellektueller Beeinträchtigung als „alkoholgefährdet“ und 4,2 % als „alkoholabhängig“ eingeschätzt werden. Die Annahme, dass Alkoholkonsum bei Menschen mit intellektueller Beeinträchtigung in den letzten Jahren stark zugenommen habe, konnte im Rahmen dieser Untersuchung nicht bestätigt werden. Die Angaben zum Alkoholkonsum zu „vor 5 Jahren“ sowie zu „vor 10 Jahren“ waren in etwa gleich. Allerdings scheint mit der Deinstitutionalisierung und zunehmenden Gemeindeintegration das Risiko eines „kritischen“ Alkoholkonsums bei Menschen mit intellektueller Beeinträchtigung zuzunehmen (Longo 1997, 91). Als besonders betroffen und gefährdet gelten Menschen mit einer leichten intellektuellen Behinderung oder mit einer Doppel-Diagnose (intellektuell behindert und psychisch gestört), wenn sie weitgehend alleine wohnen und ein selbstbestimmtes Leben führen. Nichtsdestotrotz können aber auch andere Lebenswelten und Faktoren für eine Alkoholgefährdung befördernd sein, was in präventiver und therapeutischer Hinsicht beachtet werden muss (Theunissen 2004a).

Die Untersuchung aus Sachsen-Anhalt ergab, dass sich die befragten Einrichtungen (Mitarbeiter:innen) in erster Linie in Gesprächen mit den betroffenen Personen (81 %) und in Teamsitzungen (75 %) mit der Alkoholproblematik bzw. Thematik auseinandersetzen. Ferner gewinnen interne und externe Fortbildungen immer mehr an Bedeutung.

Bei einer diagnostizierten Alkoholabhängigkeit (nach ICD-10; DSM-IV) sowie bei Komorbidität ergibt sich die Notwendigkeit einer speziellen Behandlung. Im Rahmen eines interdisziplinären, multimodalen Gesamtkonzepts stellen dabei Pharmakotherapie und Psychotherapie die entscheidenden Behandlungssäulen dar, die mit sozialtherapeutischen und kontextorientierten Maßnahmen Hand in Hand gehen müssen (Zernig u. a. 2000a).

Eine *pharmakologische Behandlung dient der Unterstützung* (und nicht etwa als Ersatz!) der übrigen Maßnahmen. Sie bedarf eines sehr sorgfältigen Vorgehens, da mögliche Arzneiinteraktionen, Nebenwirkungen und Kontraindikationen beachtet werden müssen. Longo (1997, 63 f.) stellt drei Präparate heraus, die bei einer Alkoholabhängigkeit von Menschen mit geistiger Behinderung in Betracht gezogen werden (hierzu auch Degenhardt 2000, 140 f.):

1) Naltrexon gilt mit Acamprosat als vielversprechend und wirksam im Hinblick auf eine deutliche Verringerung eines Alkoholkonsums (Craving) bis hin zu einer völligen Abstinenz. Allerdings muss mit Nebenwirkungen (Übelkeit, Schwindel, Gewichtsverlust) gerechnet werden. Zudem ist Naltrexon bei einer akuten Hepatitis kontraindiziert.
2) Antabus (Disulfiram) gilt als ein „Klassiker" bei Alkoholkonsum, macht jedoch einen sehr sorgfältigen Gebrauch und eine Kontrolle notwendig, was aber Menschen mit intellektueller Beeinträchtigung allzu leicht überfordern kann. Zudem muss im Unterschied zu Naltrexon mit stärkeren Nebenwirkungen (Blutdruckabfall, erhöhter Puls, Übelkeit, Kopfschmerzen) sowie „mit dem Risiko einer im Extremfall potentiell tödlichen Arzneimittel-Alkohol-Interaktion" (Zernig et al. 2000b, 145) gerechnet werden.
3) Selektive Serotonin-Wiederaufnahmehemmer (Fluoxetin; Citalopram) werden besonders bei komorbider depressiver Störung empfohlen; sie gelten als relativ gut verträglich und wirksam im Hinblick auf Abbau eines Alkoholkonsums; an unerwünschten Wirkungen muss mit Übelkeit, Kopfschmerzen, Nervosität und Schlaflosigkeit gerechnet werden.

Was die *Psychotherapie* betrifft, so werden für die Arbeit mit alkoholabhängigen, intellektuell beeinträchtigten Personen individualisierte und vereinfachte tiefenpsychologisch-supportive, v. a. verhaltenstherapeutische (Problemlösungstraining), ressourcen- und körperorientierte (Entspannungsübungen), aber auch gesprächs- und systemtherapeutische Ansätze nahegelegt (Theunissen 2004a; dazu auch Kapitel 3).

Kasuistik: Ein heute 55-jähriger als „debil" eingestufter Mann wird nach über 30 Jahren psychiatrischer Anstalt, wo er in der Gärtnerei mithalf und ansonsten ein stilles Leben führte, im Zuge einer „Enthospitalisierungswelle" Anfang der 1980er-Jahre in ein kleines Versorgungsheim entlassen, wo er kaum Kontakt und v. a. keine befriedigende Beschäftigung findet. Die Psychiatrie sieht ihn wieder: Er wird mit Alkoholdelir zugewiesen und erholt sich nach Abklingen der organischen Psychose nur noch soweit, dass er hochgradig gedächtnisschwach in ein Pflegeheim entlassen werden kann. Im Nachhinein stellt sich heraus, dass er sich mit häufigen Wirtshausbesuchen und später mit „stillem" Trinken im Heim über seine Einsamkeit und Langeweile hinwegtröstete, was eine indolente Umgebung nicht zu Gegenmaßnahmen veranlasste.

F2 – Schizophrenie und sonstige wahnhafte/ psychotische Störungen

Es handelt sich um eine Gruppe in Schweregrad und Erscheinungsbild äußerst verschiedenartiger Krankheitsbilder. Lange als „dementia praecox", übersetzt „vorzeitige Verblödung", prognostisch resignativ (Hinterhuber & Fleischhacker 1997) eingeschätzt, stellte E. Bleuler (1911) diese mit einer Prävalenz von ca. 1 % relativ häufigen Störungen in ein anderes Licht, indem er mit dem Ausdruck „Schizophrenie" eine Spaltung der Persönlichkeit postulierte und neben konstitutionellen erstmals auch psychodynamische Faktoren berücksichtigte. Bleuler betrachtete viele Symptome als „Abwehr- und Rettungsversuch" der gesund gebliebenen Persönlichkeit. Noch heute sind zu diesen, wie aus transkulturellen Studien bekannt, weltweit in etwa gleicher Häufigkeit vorkommenden Psychosen die unterschiedlichsten Auffassungen anzutreffen. Ihre Existenz wurde von der Antipsychiatrie (Szasz 1962) geleugnet, dann wieder wird zu starkes Gewicht auf die Heredität gelegt oder eine einseitige Psychogenie (v. a. „die schizophrenogene Mutter" war ein unseliges Postulat) behauptet. Auch die „biologische Psychiatrie" kann bis heute keine endgültige Erklärung liefern. Im Mittelpunkt stehen Entgleisungen des dopaminergen Transmittersystems, mehrere Befunde weisen auf eine abnorm niedrige präfrontale Dopamin-Aktivität (Ursache der Minussymptome) hin, die zu einer exzessiven Dopamin-Aktivität in den mesolimbischen Dopamin-Neuronen (Ursache der Plussymptomatik) führt (Kenneth et al.1991). Zudem scheinen die Aminosäuren-Transmitter Glutamat und GABA bei der Erklärung der neurochemischen Grundlagen einer schizophrenen Störung eine wichtige Rolle zu spielen (Roth 2003b, 193 f.). Nach heutigem Stand der Forschung (Lenz & Küfferle 2002) wird keine einheitliche Ursache angenommen, sondern ein Zusammenwirken verschiedener Faktoren biologischer und psychosozialer Natur. Die Vorstellungen gehen in die Richtung, dass genetische Faktoren, zerebrale Schäden und psychosoziale Faktoren einen Einfluss auf die prämorbide Entwicklung haben, die zu einer besonderen Vulnerabilität als prädisponierendem Faktor für ein späteres Erkranken führen (Ciompi 1986; Dauwalder 1992). Zur psychotischen Dekompensation kommt es dann unter Stress, auf Drogenkonsum oder aufgrund körperlicher Erkrankung. Der weitere Verlauf hängt vom Grad der Labilität sowie dem Vorhandensein oder Fehlen stabilisierender (Neuroleptika, günstiges Umfeld, adäquate Selbsteinschätzung und Belastung) bzw. rezidivprovozierender Faktoren ab.

Im akuten Schub sind Gedächtnis, Intelligenz und Bewusstsein primär und im Unterschied zu den organischen Psychosen nicht gestört. Es kommt plötzlich oder schleichend zum Kontaktverlust mit der bisher vertrauten, normalen Welt und zum Einbruch einer fremdartigen, psychotischen Welt mit völlig neuen Erlebnissen. Die „natürliche Selbstverständlichkeit des Daseins" (Blankenburg 1971) geht verloren. Seit E. Bleuler unterscheiden wir Primärsymptome wie Störungen der Affektivität, des Denkens (v. a. Zerfahrenheit) und der Person (typisch v. a. das Gefühl der Fremdbeeinflussung) von Sekundärsymptomen, die als Resultate der psychodynamischen Auseinandersetzung gelten: Stupor, Faxen, Befehlsautomatie, Halluzinationen und Wahnideen. Typische Wahninhalte sind Verfolgung, Vergiftung und Beeinflussung; der Wahn kann flüchtig, aber auch zu einem ganzen System ausgebaut sein.

Eine modernere und hinsichtlich Therapieplanung pragmatischere Unterscheidung ist jene

- von positiven Symptomen (Halluzinationen, Wahnbildungen, Denkzerfahrenheit, Parathymie, psychomotorische Erregung und katatone Phänomene),
- von negativen Symptomen (Affektverflachung, Verarmung des Antriebs, der Sprache und des sozialen Kontaktes). Letztere sind von sekundären Krankheitsfolgen wie Hospitalismus, depressive Verstimmung oder Nebenwirkungen einer Neuroleptikatherapie (Parkinson) zu unterscheiden.

Je nach vorherrschender Symptomatik unterscheiden wir verschiedene Untergruppen schizophrener Psychosen, nämlich:

- paranoide (Sinnestäuschungen und Verfolgungswahn),
- hebephrene (Beginn in der Pubertät, schleichend-chronisch mit Persönlichkeitswandel),
- katatone (vorherrschend psychomotorische Phänomene wie Starre, Erregung, Stereotypie),
- undifferenzierte (keine Zuordnung zu den o. a. Typen möglich),
- postschizophrene Depression (nach Abklingen des Schubs, hohes Suizidrisiko),
- schizophrenes Residuum (nach Abklingen der positiven Symptome Passivität),
- Schizophrenia simplex (nur Negativsymptome, schleichender Verlauf),
- schizoaffektive (sowohl schizophrene wie manisch-depressive Episoden).

Die Diagnose einer schizophrenen Störung darf nur gestellt werden, wenn die Symptomatik mindestens über vier Wochen besteht, anderenfalls sprechen wir von einer schizophrenieformen Störung. Zu unterscheiden sind ferner:

- chronisch wahnhafte Störungen (ohne weitere positive Symptome wie Denkzerfahrenheit, Parathymie, Halluzinationen u.a.). Hierher gehören etwa der isolierte Liebes-, Eifersuchts- oder Erfinderwahn sowie
- induzierter (symbiotischer) Wahn, auch „Folie à deux“ genannt: ein Wahn überträgt sich bei enger emotionaler Bindung auf eine nahestehende Person, die nach Trennung vom kranken Partner wieder Distanz gewinnt.

Die schizophrene Erkrankung kann episodenhaft verlaufen, heilt in einem Drittel der Fälle sozial aus, rezidiviert in einem weiteren Drittel in Schüben und nimmt in etwa einem Drittel einen chronischen Verlauf mit Residualbildung. Letztere ist meist durch Kontaktangst, Rückzug, verminderte kognitive Belastbarkeit und Gefühlsunsicherheit charakterisiert. Mitunter ist es sehr schwierig, die Folgen der Erkrankung von Hospitalismus oder anderen Institutionalisierungseffekten zu unterscheiden.

Je nach Stadium und Schweregrad der Krankheit sind verschiedene Behandlungsschwerpunkte zu setzen. Im akuten Schub steht die neuroleptische Behandlung (Zielsymptome: Erregung, Halluzinationen, Wahn, Denkstörungen) im Vordergrund. Der Kranke braucht eher Abschirmung und Ruhe, er ist durch seine „Filterstörung“ verunsichert und würde durch zu frühe Stimulation weiter verunsichert. Seit Neuroleptika eingesetzt werden, ist eine wesentlich offenere Behandlung möglich, die Kranken kommen früher in die Lage, sich wieder anderen Personen und Rehabilitationsprogrammen aussetzen zu können. Häufig ist in der Akutphase eher ein nonverbaler Zugang möglich (Ergotherapie, angemessene Bewegungstherapie, Soziotherapie); die Psychotherapie ist zunächst stützend, auf die Verminderung der Angst und gegen die Verunsicherung durch Ich-Störungen gerichtet.

Nach Abklingen des akuten Stadiums ist ressourcenorientierte Aktivierung, Sozio- und Psychoedukation (siehe Kapitel 3; v.a. verhaltenstherapeutische und neuropsychotherapeutische Ansätze) angezeigt. Der Kranke hat seine psychotische

Dekompensation zu verarbeiten und bedarf häufig der sozialen Rehabilitation; Angehörigenberatung, mitunter auch Familientherapie können ein belastendes oder verunsichertes Umfeld stabilisieren. Im Falle häufiger oder schwerer Rezidive ist eine längerfristige neuroleptische Behandlung evtl. mittels Depot-Neuroleptikum angezeigt. Die Prognose lässt sich dadurch (Hogarty et al. 1974; Kissling 1993; Dose 1999) deutlich verbessern.

In der Psychiatrie herrscht breiter Konsens (Reid 1984), dass schizophrene Erkrankungen auch bei *Menschen mit intellektueller Beeinträchtigung* auftreten können und sie sich in ihrem Verlauf und im klinischen Bild nicht wesentlich von jenen Nichtbehinderter unterscheiden, in Ausgestaltung allerdings je nach Grad der Behinderung Besonderheiten aufweisen (Deb et al. 2001, 34 f.; Meadows et al. 1991). So sind die Wahnbildungen und Sinnestäuschungen häufig vergleichsweise „einfach" und selten systematisiert. Unter einem IQ von 45 kann die Diagnose aufgrund stark reduzierter Ausdrucksmöglichkeit nicht mit Sicherheit gestellt werden. In dieser Personengruppe werden häufiger „atypische" Psychosen diagnostiziert, die durch hyperaktives, destruktives, stereotypes oder selbstbeschädigendes Verhalten gekennzeichnet sind.

Lund (1985a) fand eine Prävalenzrate von 1,3 %, was der Verteilung in der Allgemeinbevölkerung entspricht. Deb u. a. (2001, 32) nennen hingegen einen Durchschnittswert von 3 %. Clarke (1999, 191) geht von Werten zwischen 2 bis 6 % aus, und Cooper u. a. (2007) haben 4,4 % ermittelt. Schon vor geraumer Zeit sah Turner (1989) ein dreifach erhöhtes Risiko und wies auf das Problem des „diagnostic overshadowing" bei dieser Personengruppe hin, indem die Unterscheidung der Auswirkungen der intellektuellen Beeinträchtigung von jenen einer schizophrenen Psychose erschwert sein kann, beispielsweise Amotivation, verlangsamtes Denken und Handeln sowie Sprach- und Affektarmut aus beiden Ursachen herrühren können. Auch sei die Differentialdiagnose depressiver Störungen und Minussymptomen bei Schizophrenie bei nicht verbal kommunizierenden Menschen mit Behinderung äußerst erschwert.

Die Sichtung von 1.642 Krankengeschichten von Menschen mit intellektueller Beeinträchtigung im L-KH Rankweil ergab Schizophrenie als Erstdiagnose in fast 4 %, als Zweitdiagnose in fast 16 % (Lingg 1998).

Kasuistik: Ein heute 32-jähriger Mann, der als mittelgradig geistig behindert eingestuft wurde, besuchte nur zwei Jahre die Grundschule, wurde als nicht weiter schulbar angesehen und in ein Behindertenheim gebracht. Dort galt er seit der Pubertät als „sehr schwierig" und schließlich als „propfschizophren", nachdem immer wieder Erregungszustände bis zum Raptus, visuelle Halluzinationen und faxenhaftes Verhalten aufgetreten waren. Er wurde über viele Jahre hochdosiert neuroleptisch behandelt, wurde dadurch ruhiger, jedoch passiviert und ausgesprochen stereotyp. Nach seiner Verlegung in ein psychiatrisches Krankenhaus wurden die frühere diagnostische Einschätzung und die neuroleptische Behandlung beibehalten. In einem geänderten Stationssetting mit „Enthospitalisierungsprogramm" (Erhellung der Biographie, Wiederaufnahme von Kontakten mit seiner Familie, Bezugspersonen-Betreuung, Bewegungstherapie, Desensibilisierung der Veränderungsängste) taute der Mann innerhalb relativ kurzer Zeit auf. Er hatte Freude an kreativen Beschäftigungen und war imstande, seine Körperpflege und einfachste Hausarbeiten zu erlernen, er konnte bis auf eine neuroleptische Schlafmedikation von Medikamenten abgesetzt werden, zeigte sein ungebremstes Verhalten nunmehr selten und minder ausgeprägt und konnte schließlich in eine heilpädagogische Wohngruppe entlassen werden.

Retrospektiv – durch Außenanamnese und Studium früherer Krankenakten – sowie als Resultat der Beobachtung vieler Jahre wurde seine Diagnose auf psychotische Episoden bei schwerer sozialer Depravation und Mangelförderung geändert.
Ein weiteres Beispiel: Ein 13-jähriges Mädchen wird notfallmäßig aus einem Skilager in ein psychiatrisches Krankenhaus gebracht, nachdem sie dort unter starken Angstanfällen, Stimmenhören und motorischer Unruhe litt. – Normal eingeschult, musste sie im zweiten Schuljahr wegen hochgradigen Konzentrationsstörungen, zunehmender Veränderungsangst – sie scheute den Schulweg wegen Furcht vor Tieren, litt, wie im Nachhinein festgestellt werden kann, unter Beziehungsideen und klagte ihrer Mutter „ein Durcheinander im Kopf" – in die Sonderschule versetzt werden und galt dort als „schwer lernbehindert". Im Krankenhaus konnte kein pathologischer organischer Befund, auch kein Hinweis auf Anfallserkrankung, erhoben werden. Sie entwickelte in der Folge eine schwere psychotische Störung mit massiver Angst, Verfolgungswahn und Stimmenhören; der weitere Verlauf gestaltete sich trotz fortgesetzter neuroleptischer Behandlung, Psychotherapie durch eine erfahrene Kinderpsychologin und Familientherapie über Jahre hinweg kompliziert. Es traten immer wieder schwere paranoid-halluzinatorische Schübe auf. Es darf angenommen werden, dass es sich bei den seit dem achten Lebensjahr bestehenden psychosozialen Auffälligkeiten schon um Auswirkungen einer (höchst seltenen) kindlichen Schizophrenie gehandelt hat. Das Mädchen zeigte übrigens eine durchschnittliche Intelligenz, sodass die prämorbiden Lernschwierigkeiten auf affektiven und kognitiven Störungen der Psychose beruhten.

F3 – Affektive Störungen (früher: Manisch-depressives Kranksein, MDK)

Die Lebenszeitprävalenz dieser Störung ist mit 6–10 % (Lenz & Küfferle 2002) weit höher als früher angenommen; v. a. eine Sensibilisierung der niedergelassenen Ärzt:innen und Psychotherapeut:innen und der Erfolg psychopharmakologischer Behandlungen hat zur verstärkten Beachtung auch leichterer, die Betroffenen jedoch erheblich beeinträchtigender Verstimmungszustände geführt. Sie kommen in rein depressiver oder manischer sowie in gemischter (agitierte Depression) Form vor. Am häufigsten sind rein depressive Verläufe, in etwa einem Viertel der Fälle handelt es sich um einmalige depressive Phasen, allerdings sind auch sehr häufige und rasch umschlagende Stimmungsumschwünge („rapid cycling": über vier Episoden/Jahr) möglich.

Für depressive Störungen liegen spezifische neurowissenschaftliche Erkenntnisse vor (Grawe 2004, 144 ff.; Jantzen 2001; Roth & Strüber 2021, 287 ff.). Werden Situationen aufgrund früherer Erfahrungen als belastend und nicht beherrschbar wahrgenommen und eingeschätzt, kommt es über die Amygdala als Teil des limbischen Systems zur Überaktivierung des rechten präfrontalen Cortex, die zugleich eine Unteraktivierung des linksseitigen sowie des anterioren cingulären Cortex (Areal für das Selbstwertgefühl, positive Lebensgefühl) nach sich zieht. Zudem werden zwei Gehirnzentren aktiviert: zum einen der Hypothalamus, in dessen Nervenzellen das Stressgen CRH in Gang gesetzt wird und eine Kettenreaktion auslöst, indem über die Hypophyse das Hormon ACTH in den Blutkreislauf geschickt und in der Nebenniere das Stresshormon Cortisol freigesetzt wird, was zur Schädigung des Hippocampus (Gedächtnisleistungen) führt; und zum anderen der Hirnstamm, wo Neuronen sowohl Noradrenalin als auch Acetylcholin ausschütten und Gene aktivieren, die für die Produktion der Botenstoffe zuständig sind (Bauer 2004, 89 f.; Kapitel 3 Neuropsychotherapie). Wiederholte depressive Episoden führen zu einer „biologischen Bahnung" und damit letztlich zur „Stabilisierung" dieses spezifischen Neuronetzwerkes. Balancestörungen bestimmter Transmitter (Serotonin, Noradrenalin) lassen sich hierbei als mitverursachend in Betracht ziehen. Zudem können genetische Faktoren eine Rolle spielen, was v. a. Zwillings- und Adoptionsstudien nahegelegen. Psychischer Stress, Beziehungsprobleme, Angst vor Bindungsverlust, Überforderungen oder Kränkungen im beruflichen Umfeld, abrupte soziale Veränderungen oder körperliche Krankheiten sind die häufigsten Auslöser. Stimmung und Antrieb sind v. a. betroffen; typisch ist ein phasenhafter Verlauf, wobei die Episoden Stunden bis viele Monate dauern können.

Manische Episoden

Für die Manie, die als reine Episode gegenüber einer bipolaren (manisch-depressiven) Störung eher selten ist, sind eine zumeist gehobene (selten auch gereizte) Stimmungslage, das Fehlen von Lebensängsten, eine kritiklos optimistische Sicht, psychomotorische Unruhe, Schlafverkürzung und Bewegungsdrang typisch. Die Kranken fühlen sich übergesund, leiden unter maßloser Selbstüberschätzung, kommen in Konflikt mit ihrer Umgebung, die sie zu korrigieren sucht, naturgemäß besteht keine Krankheitseinsicht. Probleme resultieren häufig auch aus Kauflust, riskanten bis ruinösen Geschäften und sexueller Zügellosigkeit. Auffällig sind ideenflüchtiges Denken, Logorrhoe, unter Umständen auch expansive Ideen bis hin zum Größenwahn. Neben der „heiteren" Manie kennen wir auch eine „Zornmanie" mit erhöhter Fremdaggressivität.

Manisch verstimmte Menschen profitieren von einer reizarmen und dabei klar strukturierten Umgebung, ihrem Bewegungsdrang sollte kanalisiert nachgegeben werden. In der Akutphase empfehlen sich Neuroleptika, aktuell werden auch schon sonst als Phasenprophylaxe verwendete Mood-Stabilizer wie Lithium oder verschiedene Antiepileptika eingesetzt. Bei rezidivierendem, v. a. bipolarem Verlauf (sowohl manische wie depressive Phasen) ist eine jahrelange Vorsorge mit Lithiumsalzen, Antiepileptika oder sogenannten atypischen Neuroleptika indiziert, wodurch der Verlauf in etwa zwei Dritteln aller Fälle positiv beeinflusst werden kann.

Depressive Episoden

sind durch den Verlust der Fähigkeit sich zu freuen, häufig Unruhe und Angst, Hemmung des Denkens, Handelns und der Psychomotorik charakterisiert. Sie kommen in den verschiedensten Schweregraden vor, sehr dezent, oft unbemerkt oder hinter vornehmlich körperlichem Unwohlsein maskiert, bis hin zu schwersten stuporösen Zuständen oder mit psychotischen Symptomen wie Wahn. Einen Hinweis auf das Vorliegen einer solchen Krankheit geben meist Tagesschwankungen mit Morgenpessimum bzw. der phasenhafte Verlauf.

„Rapid cycling"

Im Verlaufe eines Jahres treten mindestens vier manische oder depressive Phasen auf, etwa 15–20 % der Patient:innen mit affektiven Störungen fallen darunter; beim „ultra-rapid-cycling" wechselt die Stimmung gar innerhalb von Tagen oder Stunden.

Die Behandlung dieser Verlaufsform ist schwierig, die Kombination zweier Thymoprophylaktika wird empfohlen (Kaspar 1999).

Anhaltende affektive Störungen

Bei der „Dysthymie“ ist die Psychopathologie geringer ausgeprägt und fehlt der phasenhafte Verlauf, besteht jedoch häufig starker Leidensdruck. Früher war diese Störung unter den Persönlichkeitsstörungen (zykloide, hyperthyme, depressive Psychopathie) eingeordnet (Hinterhuber & Fleischhacker 1997).

Saisonale Affektstörungen („Winterdepression“)

Depressive Verstimmung, erhöhtes Schlafbedürfnis und Tagesmüdigkeit sowie gesteigerte Esslust in den lichtarmen Monaten legen diese Diagnose und eine Behandlung mit Licht (biologisch aktives Licht 2.500–10.000 Lux stark mittels entsprechenden Geräten über 1–2 Stunden täglich) nahe.

All diese Formen der Depressivität müssen von organisch verursachten Verstimmungen (z. B. bei Schilddrüsenunterfunktion, verminderter Hirndurchblutung bei Arteriosklerose, zahlreichen neurologischen Erkrankungen), erlebnisreaktiven Verstimmungen sowie depressiven Persönlichkeitsvarianten unterschieden werden. Eine entsprechende Abklärung, v. a. zum Ausschluss kausal angehbarer körperlicher Störungen mittels neurologischer und internistischer Untersuchung, Schilddrüsen- und Blutlabor, bei entsprechenden Hinweisen erweitert durch Hirn-CT oder EEG, ist angezeigt.

Bei Vorliegen des vitaldepressiven Syndroms ist ab einem gewissen Schweregrad und v. a. bei hartnäckigen Durchschlafstörungen, Appetitverlust und subjektiver Einengung bis hin zu Suizidalität eine antidepressive Kur indiziert, wobei die in den letzten Jahren eingeführten nebenwirkungsärmeren Mittel besser akzeptiert und demnach auch verlässlicher über die erforderliche Zeit (Monate bis Jahre) eingenommen werden. Bei Vorkommen psychotischer Symptome wie hypochondrischem oder Verarmungswahn werden zusätzlich hochpotente Neuroleptika, bei rezidivierenden Depressionen oder zyklischem Verlauf, wie bereits erwähnt, Thymoprophylaktika (Lithiumsalze, verschiedene Antiepileptika) verordnet.

Affektive Störungen haben, v. a. ungenügend behandelt, ein hohes Suizidrisiko (15 % der Betroffenen). Untersuchungen zufolge scheint bei einem Zusammenwirken ungünstiger Faktoren personaler und sozialer Art (Schulstress; häuslicher Stress; familiale Armut; broken-home-Situation; Eigenschaften wie Impulsivität; Gefühl der Einsamkeit; mangelndes Selbstwertgefühl; „unreife“ kognitive Bewältigungsstrategien und Problemlösungsmuster [coping]; fehlende Vertrauenspersonen …) Suizidgefährdung bei Jugendlichen mit einer Lernbehinderung oder leichten intellektuellen Beeinträchtigung weitaus höher zu sein als bei nichtbehinderten Gleichaltrigen (Bender, Rosenkrans & Crane 1999).

Die Psychotherapie depressiver Patient:innen hat sich an ihrem jeweiligen Zustand zu orientieren, kognitiv-behaviorale, interpersonelle, supportive und ressourcenorientierte Ansätze werden bevorzugt (siehe S. 106 ff.; auch Grawe 2004, 156 f.). Während der tiefen Verstimmung ist unbeirrbare Zuwendung, geduldiges Zuhören und Akzeptieren der Kranken – ohne jedoch Wahnideen zu übernehmen oder sich von Resignation anstecken zu lassen – wichtig. Erschöpfte Kranke brauchen zunächst Ruhe, später ressourcenorientierte Aktivierung. Nonverbale Zugänge wie Morgengymnastik, Bewegungsübungen, gemeinsame

Spaziergänge, Kunst-, Musik- oder auch geeignete Ergotherapie können sehr hilfreich sein. Präventiv und ebenso langfristig bedeutsam (z. B. im Anschluss an eine Akutbehandlung) sind regelmäßige sportliche Aktivitäten (vgl. Schulz, Meyer & Langguth 2012). Wesentlich ist auch die Arbeit mit den Angehörigen, die begreiflicherweise nur selten den richtigen Zugang finden, den Kranken einmal zu sehr bevormunden und damit weiter entmutigen, dann wieder überfordern, da sie bei ihm ja keine objektiv vorliegende Konfliktsituation erkennen.

Wenngleich es Untersuchungen gibt, die mit einer Prävalenzrate von 1,3 bis 3,7 % kein besonders häufiges Vorkommen von depressiven Störungen bei *intellektuell beeinträchtigten Personen* festgestellt haben (Deb et al. 2001, 47; Meins 1994; 1995), lässt die Zusammenschau einer größeren Anzahl an quantitativen und qualitativen Studien den Schluss zu, dass der prozentuale Anteil von Menschen mit intellektueller Beeinträchtigung, die an einer depressiven Störung erkranken, deutlich über dem der Durchschnittsbevölkerung liegt (Sovner & Pary 1993, 96 ff.; Crews et al. 1994, 727 f., 729; Došen 1997, 182 f.; Bender et al. 1999; Cooper et al. 2007; Sheehan et al. 2015; auch Theunissen 2003b). Diese Befunde gelten sowohl für Erwachsene als auch für Kinder und Jugendliche. Dem Anschein nach werden depressive Störungen bei Menschen mit intellektueller Beeinträchtigung nur viel zu selten erkannt und entsprechend diagnostiziert. Dies wird damit begründet, dass bei diesem Personenkreis häufig spezifische Verhaltensauffälligkeiten eine depressive Störung überlagern (Gaedt & Gärtner 1990; Sand 1990). Nicht selten würden Menschen mit geistiger Behinderung ähnlich wie Kinder und Jugendliche „*atypische*“, eher unspezifische Formen einer Depression zeigen, so z. B. aggressive Verhaltensweisen, Vereinnahmungstendenzen, Beschimpfungen und Beschuldigungen, Schreien, Jammern, starkes Anlehnungsbedürfnis, Rückzug, Regression, Schaukelbewegungen, Ernährungsprobleme, Einnässen, Einkoten, Müdigkeit, Spiel- und Lernhemmung, Konzentrationsprobleme, Schulversagen, somatische Beschwerden, delinquentes Verhalten, Mutismus, Weglauftendenzen, starker Bewegungsdrang, hypochondrisches Verhalten oder auch Clownerien, die nicht auf den ersten Blick eine depressive Störung vermuten lassen, aber entsprechende Inhalte verbergen (Sovner & Pary 1993, 127 ff.; Theunissen 2003b, 235 f.).

Von den genannten Auffälligkeiten auf eine depressive Störung zu schließen verlangt ein hohes Maß an diagnostischem Geschick, Empathie und Sensibilität; denn die Gefahr ist eklatant, dass z. B. depressive Inhalte hinter einer Aggressivität (Versagungsängste, schwaches Selbstbewusstsein ...) verkannt und Auffälligkeiten wie Schulunlust, Leistungsversagen oder schlechte Schulleistungen als vermeintliche Faulheit oder Bequemlichkeit fehlinterpretiert werden.

Konzepte der Kinder- und Jugendpsychiatrie führen uns vor Augen, dass es Sinn macht, die deskriptive Diagnostik (nach ICD-10) durch eine entwicklungsspezifische zu ergänzen (auch Došen 1997), um mögliche Fehlschlüsse zu vermeiden. Wie wichtig ein breiter angelegtes, auch lebensgeschichtlich orientiertes Assessment sein kann, wird daran sichtbar, dass es in Bezug auf Symptome einer depressiven Störung und Lernbeeinträchtigung deutliche Überschneidungen gibt. Auch in dem Zusammenhang besteht die Gefahr des *diagnostic overshadowing* (Crews et al. 1994, 724), indem eine depressive Störung auf dem Hintergrund des Erscheinungsbildes einer Person mit intellektueller Beeinträchtigung verkannt, möglicherweise als „wesensbedingt“ und als weniger wichtig erachtet wird.

Tabelle 4: Gemeinsame Symptome von Depression und Lernbeeinträchtigung (nach Hayes & Sloat 1988, 471)

Konzentrationsmangel
Kurze Aufmerksamkeitsspanne
Psychomotorische Probleme
Irritierbarkeit
Ruhelosigkeit und Unaufmerksamkeit oder Lethargie
Unzureichende Ausführung
Abnehmende Problemlösungsfähigkeit
Schwaches Selbstwertgefühl
Abnehmende Motivation
Rückzug oder Aggression
Schulverdruss
Schlafstörungen
Hilflosigkeit
Reduzierte Energie für Schularbeiten
Widerstand gegenüber Schulbesuch, Schulschwänzen
Schuldgefühle

Neben den depressiven Störungen ist gleichfalls das Vorkommen typischer zyklischer Psychosen bei intellektuell beeinträchtigten Menschen unbestritten (Lund 1985a; Gardner & Willmering 2001). Deb und Kollegen (2001, 60) nennen eine Prävalenzrate von 4 %, in anderen Arbeiten liegen die Angaben zwischen 1,2 bis 3,5 % (Sovner & Hurley 1983; Lund 1985a). Fraglos besteht auch im Falle bipolarer Störungen die Gefahr, dass das klinische Bild bei Menschen mit intellektueller Beeinträchtigung, die ihre subjektive Situation nicht oder nur verklausuliert verbalisieren können, häufig übersehen wird. So wurden in 1.642 Krankengeschichten des L-KH Rankweil in nur knapp 2 % manisch-depressive Störungen erst- und in wieder nur knapp 3 % sekundär diagnostiziert (Lingg 1998). Je nach Ausmaß der Behinderung und der damit verbundenen Einschränkung der sozialen und intellektuellen Kapazität kann ebenso eine Manie verschiedene (ungewöhnliche) Formen annehmen (Deb et al. 2001, 57 f.): Eine „manisch entgleiste“ Person mit intellektueller Beeinträchtigung ist selten euphorisch oder heiter verstimmt, häufig dagegen laut, gereizt aggressiv, mitunter auch vagabundierend. Einem hochgradig gehandikapten Menschen kann die Diagnose nur aufgrund sorgfältiger Beobachtung seiner veränderten Verhaltensweisen und vegetativen Funktionen (Schlaf, Essen, Sexualverhalten) gestellt werden.

Ein Beispiel: Ein 14-jähriger lernbehinderter Junge wird einer kinder- und jugendpsychiatrischen Abteilung als Notfall zugewiesen, nachdem sich sein Verhalten schon Monate zuvor schlagartig verändert hatte. Seinem Vater zufolge fiel er immer wieder anderen mit teils unsinnigen Bemerkungen ins Wort, wurde auffallend redselig und äußerte ebenso unrealistische wie häufig wechselnde Zukunftspläne. Er habe immer weniger geschlafen, sei zunehmend unruhig geworden, rief die Polizei zum Schutz vor Rockern zu Hilfe und drohte das Dorf in Brand zu stecken. – Erst nach mehreren Gesprächen mit den Eltern wurde bekannt, dass die Mutter wiederholt „verworrene Manien“ durchmachte und selbst bereits im 13. Lebensjahr erkrankt war. Aus Sorge um eine mögliche Vererbung der Krankheit hatten die Eltern dies zunächst verdrängt und verschwiegen. – Der Junge zeigte in der Klinik hochgradige psychomotorische Erregung und Ideenflucht, kam erst durch eine relativ hoch dosierte neuroleptische Behandlung zur Ruhe und kippte dann in eine gehemmte Depression. Er wurde in den folgenden Monaten noch wiederholt in einmal maniformen, dann wieder depressiven Zuständen zugewiesen; er hatte zunächst die Behandlung immer wieder vorschnell abgebrochen und die Medikamente abgesetzt. Eine Prophylaxe mit Lithiumsalz beruhigte den Verlauf schließlich soweit, dass er wieder die Schule besuchen und eine Lehre absolvieren konnte. Wesentlich war in diesem Fall die Einbeziehung der Eltern und Lehrkräfte in die Betreuung, da zunächst von allen Seiten die Tendenz bestand, die Verhaltensstörungen als bloß pubertäre Ausbrüche oder Trotzreaktionen misszuverstehen.

F4 – Neurotische, Belastungs- und somatoforme Störungen

Dabei handelt es sich um die bei Weitem häufigsten, vornehmlich umweltbedingten, psychosozialen Auffälligkeiten, einerseits um akute, meist kurzdauernde Fehlverarbeitungen eines Traumas, die sich von normalen Erlebnisreaktionen in Stärke und Dauer unterscheiden, und andererseits um Anpassungsstörungen von längerer oder langer Dauer, die bei höhergradiger Vulnerabilität und (oder) fehlender Unterstützung bzw. psychotherapeutischer Intervention chronisch werden können. Die Reaktion auf Belastung oder Verlust kann höchst unterschiedlich ausfallen, sie kann sich eher im Stimmungsleben (Labilität, Depressivität, Gereiztheit) oder körperlich (Schmerzen, Zittern, Ohnmachten, Tics), im sozialen Verhalten (Rückzug, Gehemmtheit, Phobien, Zwänge) oder im Selbsterleben (Depersonalisation, Selbsthass) ausdrücken, also in allen Bereichen menschlicher Verwirklichung.

Als neurotisch wurden bislang jene Reaktionen oder Entwicklungen bezeichnet, wenn (aus psychoanalytischer Sicht) meist in die Frühentwicklung zurückreichende, unbewusste und nicht gelöste Konflikte im späteren Lebensalter reaktiviert werden bzw. (aus lerntheoretischer Sicht) erlerntes Fehlverhalten vorliegt. Die Unterscheidung einfacher (Zusammenhang des Psychotraumas und seiner Auswirkungen ist dem Betroffenen bewusst) und komplexhaft-verdrängter (neurotischer) Fehlentwicklungen wurde mit ICD-10 aufgegeben, in der Praxis, insbesondere der analytisch orientierten Psychotherapie bleibt diese Differenzierung jedoch wichtig und wertvoll.

Die Prognose dieser Auffälligkeiten (Dilling & Reimer 1990, 136) wird als günstiger angesehen, wenn die Störung akut beginnt, mit starken Emotionen einhergeht und die prämorbide Persönlichkeit relativ stabil ist. Zur Chronifizierung neigen neurotische Symptome v. a. dann, wenn sich die Erkennung der Psychogenese und die Vermittlung einer adäquaten Therapie verzögern, wenn etwa ein neurotisch etikettierter Mensch „einen langen Marsch durch ärztliche Institutionen“ (nach verschiedenen Erhebungen fünf bis zehn Jahre) hinter sich bringen muss, bis eine adäquate Therapie eingeleitet wird. Häufig ist es schwer oder gar nicht zu entscheiden, inwieweit z. B. hysterisches Verhalten aus einer Beziehungsnot heraus als Appell um Aufmerksamkeit oder als Signal der Überforderung aufzufassen ist, ein schon angelerntes und fixiertes Fehlverhalten bedeutet oder den Bewältigungsversuch z. B. einer vitalen Depression darstellt.

Es gehört zu den eindrücklichsten Erfahrungen, wie plötzlich bei geänderten äußeren und v. a. interaktionellen Verhältnissen zuvor scheinbar „abnorm reagierende“ behinderte Menschen ihre Verhaltensauffälligkeit abbauen können. Der *Prävention* kommt daher eine besondere Bedeutung zu. Zahlreiche Belastungsreaktionen klingen spontan ab, bei heftigen Reaktionen gilt es allerdings, Komplikationen (wie Suizid oder Fremdaggressivität) zu beachten und abzuwehren. Nicht selten ist die Herausnahme aus einem belastenden Umfeld die wichtigste Maßnahme, die Psychotherapie hat sich an der aktuellen Situation zu orientieren, nicht selten ist soziale Beratung und Hilfe die entscheidende Intervention (Kapitel 4).

Eine medikamentöse Behandlung ist indiziert, wenn auf andere Weise nicht kupierbare Angst, Erregung oder Schlaflosigkeit (kurzfristig Tranquilizer, niederpotente Neuroleptika), eine auf chronischen Druck vitalisierte Depression (Antidepressiva bei hartnäckigen Durchschlafstörungen, Appetitverlust und weiteren Vitaleinbußen) oder Zwangsphänomene (höherdosiert SSRI, also serotoninanreichernde Antidepressiva zeitigen erstaunliche Besserungen) im Vordergrund stehen. Bei Erschöpfungszuständen ist an betreute Erholungskuren, bei vegetativen Fehlsteuerungen an Physiotherapie oder Entspannungsübungen zu denken.

Unterschieden werden (Lenz & Küfferle 2002) nach der beherrschenden Symptomatologie:

1) Angststörungen

bei denen Symptome einer Kampf/Fluchtreaktion auftreten, ohne dass eine reale äußere Bedrohung vorliegt, wobei Körper (Anspannung, hoher Puls, Blässe, verstärkte Atmung u. a.), Denken (Einengung, übertriebene Sorge bis Panik, Angst zu Ersticken u. ä.) und Verhalten (Vermeidungs- oder Fluchtreaktion) involviert sind. Die Prävalenz scheint bei Menschen mit intellektueller Beeinträchtigung bei 4 bis 6 % zu liegen (Cooper et al. 2007; Sheehan et al. 2015). Ätiologisch werden verschiedene Faktoren bzw. Erklärungsmodelle diskutiert, von neurobiologischen Fehlsteuerungen über Fehlkonditionierungen (Grawe 2004, 165 ff.) bis hin zum analytischen Konfliktmodell, welches die Projektion einer intrapsychischen Gefahrenquelle in die Außenwelt postuliert. Je nachdem, ob diese Angst diffus oder ungerichtet erscheint, differenzieren wir

- Panikstörungen: kommen für sich oder im Rahmen einer Phobie vor, dauern i. d. R. nur Minuten, sind jedoch subjektiv so eindrücklich, dass häufig notfallmäßig Hilfe gesucht wird – oft aus Furcht einen Herzinfarkt zu erleiden oder zu ersticken, werden leider häufig lange nicht ernst genommen und mit Hinweis auf fehlende somatische Befunde vertröstet, wonach sich die Störung fixiert. Selbstverständlich muss die körperliche Differentialdiagnose ernst genommen werden, auszuschließen sind v. a. coronare Herzkrankheit, Schilddrüsenfehlfunktion, Herzrhythmusstörungen, Entzugssymptome (Tranquilizer, Alkohol, illegale Drogen), Epilepsie, Unterzucker.
- Generalisierte Angststörungen dauern länger, nämlich Monate bis Jahre an, sind auch mit körperlichen Beklemmungsgefühlen, Schmerzen und Missempfindungen, ferner gestörtem Schlaf und Konzentrationsschwäche verbunden; die somatische Abklärung ist negativ, auszuschließen v. a. der Missbrauch psychotroper Substanzen.
- Agoraphobie bedeutet eine, zwar als unsinnig erkannte, jedoch gleichwohl nicht beherrschbare Angst, das Haus zu verlassen und sich offenen Plätzen (agora, altgriechisch Marktplatz) auszusetzen; häufig benötigen diese Personen „Begleitschutz", was ihre Partner:innen erheblich belasten kann.
- Soziale Phobie: der Kontakt mit fremden Menschen, v. a. in Gruppen, wird gemieden; befürchtet wird v. a. das

Erröten, Zittern oder Ohnmächtigwerden vor anderen Personen.
- Spezifische andere Phobien: übertriebene Furcht vor bestimmten Objekten oder Situationen (spitze Gegenstände, enge Räume, Wasser, Bakterien, Krebskrankheit u. v. a. m.), welche das Denken mehr und mehr vereinnahmt.

Behandelt werden Angststörungen und Phobien pharmakologisch (akut Tranquilizer mit stark anxiolytischer Komponente, längerfristig und spezifischer mit Antidepressiva) und psychotherapeutisch (v. a. verhaltensmodifizierend mit Desensibilisierung, paradoxer Intention). Das gilt sowohl für nichtbehinderte Patient:innen als auch für Menschen mit intellektueller Beeinträchtigung (Stavrakaki 1999, 183 f.). Sehr wichtig ist gerade auch hier die Beratung des Umfelds, da diese Störungen einerseits zu erheblicher Verunsicherung führen und andererseits der Reaktion der Umgebung im Sinne des Ein- wie Ausschleifens dieser Fehlsteuerungen große Bedeutung zukommt.

Kasuistik: Eine mittelgradig intellektuell beeinträchtigte Frau, die in einer Werkstätte über Jahre erstaunlich konstant und mit sichtlichem Stolz einfache Handarbeiten fertigte, gerät plötzlich immer wieder und zunächst ohne ersichtlichen Anlass in aufgeregte Verfassung. Einem Zivildienstleistendem fällt nach einiger Zeit auf, dass sie sich außerdem während eines Spazierganges – eines Hundes im Hof einer Landwirtschaft ansichtig geworden – an ihn klammert. Von ihrem Arbeitsplatz aus hatte sie Aussicht auf diesen Hof und geriet auch „aus sicherer Distanz" in starke Angst … Mittels „Desensibilisierung" gelang es in der Folge wenigstens die Phobie (überzogene Furcht) abzubauen, die (Real-)Angst vor Ort blieb bestehen. Der Grund für die Entwicklung der Phobie, am wahrscheinlichsten ein Schreckerlebnis, konnte nicht eruiert werden.

2) Zwangsstörungen

Schränken in Form von Zwangsgedanken und/oder Zwangshandlungen (z. B. Kontroll-, Wasch-, Sammel- und Putzzwang) die Betroffenen stark ein. Unter dieser Diagnose werden jene Zwangssyndrome subsumiert, bei denen keine organische, affektive oder schizophrene Psychose festgestellt werden kann und die auch nicht im Rahmen einer Persönlichkeitsstörung vorkommen (früher sprach man von Zwangsneurose). Neurobiologisch deuten Befunde aus nun möglichen PET-Untersuchungen auf eine funktionelle Störung im Zusammenspiel Basalganglien – Frontalhirn – limbisches System, hauptsächlich über serotoninerge Bahnen, hin (Grawe 2004, 171 ff.); daraus wird auch die häufig gute Wirkung einer Behandlung mit entsprechenden Antidepressiva erklärbar. Eine Psychotherapie, bei Zwangsstörungen früher meist frustran, wird dadurch oft erst möglich. Was die Häufigkeit von Zwangsstörungen betrifft, so liegt die Prävalenzrate in der Allgemeinbevölkerung bei 1 %, bei Menschen mit intellektueller Beeinträchtigung von 0,7 bis 3,5 % (Cooper et al. 2007; Deb et al. 2001, 70).

3) Reaktion auf schwere Belastungen und Anpassungsstörungen

Hier spielen – neben Art und Schwere der Belastung – individuelle Dispositionen und Bewältigungsstrategien sowie Fehlen oder Vorhandensein fremder Unterstützung eine besondere Rolle.

Akute Belastungsreaktionen

auf schwere körperliche oder seelische Belastungen hin treten nach anfänglicher Betäubung („psychischer Schock“) v. a. Angstsymptome und psychomotorische Phänomene (Erregung oder Starre), Schlafstörungen und Denkerschwernis auf. Sie dauern Stunden bis Tage. Hierunter fallen die als „traumatische Krisen“ bezeichneten Ausnahmezustände, für die ein bestimmter Ablauf mit unterschiedlichen Interventionsschwerpunkten (Schnyder & Sauvant 1993) typisch ist:

- Schockphase: mit Fernhalten der unerträglichen Wirklichkeit, Betroffene äußerlich oft scheinbar geordnet, innerlich (im Denken und Fühlen) jedoch chaotisch; mitunter zielloses Weglaufen oder Toben, dann wieder Starrezustand; in diesem Stadium darf die Person nicht allein gelassen werden, müssen Zwischenfälle verhütet werden; Diskussionen oder gut gemeinte Erklärungen kommen nicht an, im Vordergrund beruhigender Zuspruch, eventuell Körperkontakt, bei psychomotorischer Erregung Verabreichung eines Tranquilizers.
- Reaktionsphase: die Realität kommt wieder ins Blickfeld, die psychische Abwehr wird wieder aktiviert; eventuell auch im Sinne von Verleugnung, Verdrängung oder Rationalisierung des Geschehenen; gelegentlich selbstzerstörerische Tendenzen, u.a. durch Alkoholabusus, Medikamentenüberdosierung im Sinne einer „parasuizidalen Pause“ (einfach Ruhe haben wollen) oder aber auch als Kurzschluss-Suizidhandlung. Es besteht eine Fixierungsgefahr, wenn neurotisch reagiert wird oder Chronifizierungsgefahr, wenn Betroffene keine ausreichende soziale Unterstützung erfahren. In dieser Phase sollen sie die Möglichkeit haben, sich auszusprechen und auch ihre oft sehr stark wechselnden und widersprüchlichen Gefühle ausdrücken können. Ihre Belastbarkeit ist nach wie vor herabgesetzt.
- Bearbeitungsphase: Langsame Distanzierung vom Trauma, es tauchen wieder Interessen auf, eine Zukunftsperspektive wird zugelassen; nun Unterstützung in der konkreten Problemlösung, ggf. Vermittlung sozialer Hilfe, Beratung oder Psychotherapie.
- Neuorientierung: Das Selbstwertgefühl ist wieder aufgerichtet, neue Kontakte werden geknüpft, die Krise wird mitunter als „Gewinn von Lebenserfahrung“ angesehen.

Posttraumatische Belastungsstörungen

treten mit einer Latenz von Wochen nach einem schweren (Psycho-)Trauma auf, welches sich in Erinnerungen und Träumen ständig wieder aufdrängt; zusätzlich bestehen abnorme Empfindsamkeit, Schreckhaftigkeit, Schlafstörungen. Betroffene ziehen sich zurück und meiden die Exposition dem Trauma verwandter Situationen. „Knapp 8 % der Normalbevölkerung leiden“ – so Bauer (2004, 166) – „irgendwann im Laufe ihres Lebens unter posttraumatischen Stresssymptomen. Besonders stark betroffene Berufsgruppen sind Rettungssanitäter, Polizisten und Lokführer.“ Zudem zählen Soldaten zur Risikogruppe sowie Personen, die vergewaltigt oder schwer misshandelt wurden oder auch ein schweres Gewaltereignis als Zeug:innen miterleben mussten. Dass auch Menschen mit intellektueller Beeinträchtigung unter einer posttraumatischen Belastungsstörung mit ihren typischen Symptomen leiden können, ist unstrittig (Mitchell & Clegg 2005). So lassen sich z. B. den Studien von Hughes et al. (2012) und Jones et al. (2012) entnehmen, dass bei Menschen mit intellektuellen

Beeinträchtigungen ein weitaus höheres Risiko für zwischenmenschliche Gewalterfahrungen mit traumatischen Auswirkungen besteht als bei nicht behinderten Personen. Neurobiologisch gesehen bewegt sich das Neuronetzwerk bei der posttraumatischen Belastungsstörung in ähnlichen Bahnen wie bei der Depression (Jantzen 2001, 197; Grawe 2004, 158 ff.), allerdings mit dem Unterschied, „dass trotz erhöhtem CRH die Konzentration des Stresshormon Cortisol *erniedrigt*" ist (Bauer 2004, 173; auch Roth 2003b, 316). „Dies lässt darauf schließen, dass das Extremereignis einer Traumaerfahrung einen Zusammenbruch der normalen Regelkreise in der Stressachse zurücklässt" (Bauer 2004, 173). Mit Blick auf die Risiko-Berufsgruppen ist Prophylaxe wichtig und möglich, indem Menschen nach schweren Belastungen (z. B. Helfer:innen im Rettungswesen) gezielt, z. B. in Form eines bewährten „debriefing" Unterstützung zukommt. Andernfalls chronifizieren solche, früher als „Schreckneurosen" bezeichnete Störungen und führen etwa zu sozialem Rückzug und mitunter lebenslang verminderter Belastbarkeit.

Kasuistik: Ein 30-jähriger, leicht intellektuell beeinträchtigter und schwerhöriger Mann lebt bei seiner betagten und gehbehinderten Mutter, unterstützt diese im Haushalt, kauft für sie ein. Üblicherweise ruhig und wortkarg taucht er eines Tages im Einkaufsmarkt bei der ihm bekannten Verkäuferin auf, gestikuliert wild, vermag sich nicht verständlich zu machen und kauert dann mutistisch in einer Ecke. Bald stellt sich heraus, dass seine Mutter die Nacht zuvor einen Schlaganfall erlitten und ihr Sohn sie reglos im Badezimmer vorgefunden hatte. Der Betroffene ließ sich erst Stunden später und nach Eintreffen seines Bruders zum Mitgehen bewegen.

Anpassungsstörungen

sind Ausdruck der nicht geschafften Bewältigung einer psychosozialen Belastung, etwa des Verlusts einer Bezugsperson, anhaltenden Problemen in Familie, Wohngemeinschaft oder am Arbeitsplatz. Im Vordergrund stehen hier depressiver oder sozialer Rückzug oder übertriebene Angst mit entsprechendem Vermeidungsverhalten.

Im Vordergrund der Hilfestellung stehen bei diesen Problemstellungen Krisenintervention (Wüllenweber & Theunissen 2001; 2004), soziale Unterstützung und ggf. Psychotherapie meist direktiver Art.

4) Dissoziative Störungen (Konversionsstörungen)

Früher sprach man von „hysterischer Reaktionsbildung", also dem körperlichen Ausagieren eines unbewältigten und dabei unbewussten seelischen Konflikts in Form nicht organisch erklärbarer und vorübergehender Anfälle oder Lähmungen, Sinnesausfälle (v. a. Unfähigkeit zu sehen oder Schmerz zu empfinden). Diese Störungen sind seltener geworden, offenbar wird bei der besseren Aufklärung und Einsicht in psycho-dynamische Abläufe diese Form des Hilferufs seltener in Anspruch genommen; bei Menschen mit intellektueller Beeinträchtigung oder mit anderen Verständigungsproblemen (fremde Kultur oder Sprache) kommen sie jedoch noch relativ häufig vor.

Die sogenannte „multiple Persönlichkeit" gehört hierher: es handelt sich um eine Identitätsstörung, bei welcher Betroffene zwischen zwei oder mehr verschiedenen Persönlichkeiten wechseln, jede der Persönlichkeiten hat ihre eigene Vorgeschichte, eigene Lebensphilosophie etc. Daneben sind Stücke der echten Vorgeschichte nicht erinnerlich.

Zumeist werden eine analytische Aufarbeitung der zugrundeliegenden Komplexe (unter Affekt verdrängte Konflikte) angestrebt, mitunter auch suggestiv-hypnotische Verfahren eingesetzt.

In jüngster Zeit wird neben und in Verbindung mit der posttraumatischen Belastungsstörung häufig die Dissoziation als Folge von Traumen (Gewalt- oder Missbrauchserfahrungen) oder eklatanten Erziehungsmissständen (extreme emotionale Vernachlässigung; außerordentlich strikte Erziehungssituation mit hohem Anpassungsdruck) ins Gespräch gebracht (Bauer 2004, 178 ff.; Fiedler 1999, 188). Sie wird als ein spezifisches klinisches Bild sowie als Symptom anderer Störungsbilder (v. a. Persönlichkeitsstörung vom Borderline-Typus; bei Essstörungen, selbstverletzendem Verhalten) diskutiert (auch Butollo, Hagl & Krüsmann 1999, 41). Dissoziationen beziehen sich auf Prozesse einer zeitlich begrenzten (Ab-)Trennung von Bewusstseinszuständen bzw. der Abspaltung von ursprünglich zusammengehörigen emotionalen, kognitiven und physischen Informationen. Dieses Muster stellt in vielen Fällen für eine traumatisierte Person die einzige Möglichkeit dar, ihre aversiven Gefühle und Ängste abzuwehren, und daher sollte es nicht negativ konnotiert, sondern als eine subjektiv bedeutsame Bewältigungsstrategie betrachtet werden (Bauer 2004, 167). Biologisch steht eine hohe Ausschüttung von Endorphinen (körpereigene Opioide) in engem Zusammenhang mit dissoziativen Reaktionen. Da Endorphine als „Schmerzdämpfer" ähnlich wie Opiate wirken, kann die Gabe eines Opiat-Blockers wie Naltrexone hilfreich sein. Allerdings belegen einschlägige Studien (Bohus et al. 2000) nur eine relativ kurzzeitige Wirkung, sodass auf eine passgenaue Psychotherapie (ähnlich wie bei der posttraumatischen Belastungsstörung) nicht verzichtet werden kann. Dissoziationen werden bei Menschen mit intellektueller Beeinträchtigung bislang eher selten diagnostiziert, aber (v. a. bei schweren Beeinträchtigungen) häufiger vermutet (Meyer 2000; Theunissen 2003a, 176 f.).

5) Somatoforme Störungen

Für anhaltende körperliche Schmerzen oder Beschwerden finden sich aus der somatischen Abklärung keine Erklärung, die Betroffenen bleiben bei geringfügigen Dysfunktionen (Blähungen, Aufstoßen, Magendruck, Schwindel …) besorgt.

Von einer hypochondrischen Störung spricht man bei Anhalten übertriebener Sorge um die eigene Gesundheit (z. B. Krebsangst) über eine Dauer von mindestens sechs Monaten.

Nach entsprechender, angemessener Abklärung verspricht am ehesten verhaltensmodifizierende Psychotherapie Entlastung, die Betroffenen sind allerdings zumeist auf ihr somatisches Krankheitsverständnis fixiert, der Zugang ist somit schwierig. Balint-Gruppen können durch diese Störungen besonders herausgeforderte Allgemeinmediziner:innen und Internist:innen entlasten und ihnen einen neuen Zugang zur Problematik eröffnen.

6) Neurasthenie

wird häufig als Verlegenheitsdiagnose angesehen: ohne Erklärung durch somatische Befunde fühlen sich die Betroffenen anhaltend erschöpft, verspannt, schlafen schlecht und sind unfähig sich zu erholen. Nicht selten resultieren derartige Bilder aus langjähriger Überarbeitung oder können als Residuum eines schweren Psychotraumas angesehen werden, psychodynamisch werden sie mitunter als Appellversuch angesehen.

Häufigkeitsangaben (Day 1985) sind für diese – gerade bei *intellektuell beeinträchtigten Menschen* fast nur willkürlich von „normalen" Reaktionen abgrenzbaren – psychosozialen Auffälligkeiten fast unsinnig. K. Day stellte unter 357 über 40 Jahre alten langzeithospitalisierten Menschen mit intellektueller Beeinträchtigung in 30 % „psychiatrische Störungen" fest, wovon 50 % als Verhaltens- und nur knapp 4 % als neurotische Störungen qualifiziert wurden. Lund (1989) fand unter 302 über 20-jährigen behinderten Personen in 41 % „irgendeine Verhaltensauffälligkeit", eine „Verhaltensstörung" wurde hingegen bei nur 17 % diagnostiziert. Emerson (2003) fand v. a. eine höhere Rate von Angststörungen unter Kindern und Jugendlichen mit Behinderung. Fraglos wurden und werden diese psychoreaktiven Störungen bei Menschen mit Behinderung zu selten diagnostiziert und behandelt, stattdessen entsprechende Beschwerden, Klagen oder Verhaltensstörungen der Behinderung zugeschrieben und nicht im psychosozialen oder lebensgeschichtlichen Kontext gesehen.

Nach Enthospitalisierung wieder dem normalen Leben ausgesetzt, wäre v. a. eine Häufung von Angst- und phobischen Störungen zu erwarten, wenn sich diese Menschen, oft mehrfach gehandicapt, möglichst angepasst verhalten wollen. Schon alltägliche Situationen, wie Erledigungen auf der Post oder in Geschäften, führen so zu Stress, kleinere Reibereien oder Auseinandersetzungen zu Aufgeregtheit. Das beste soziotherapeutische Programm kann nicht auf alle Eventualitäten vorbereiten bzw. tiefgreifende Selbstzweifel kompensieren. Personen mit intellektueller Beeinträchtigung und Autismus oder autistischen Zügen gelten als besonders anfällig, leben sie doch anscheinend in einer subjektiv eingeengten und für sie missverständlichen Welt, haben sie doch nicht selten erhebliche Probleme, einen Sinn in vielen auf sie einprasselnden Reizen zu sehen. Letztlich findet sich das ganze Spektrum neurotischer Störungen, Zwangsstörungen sind besonders häufig, die Diagnose ist naturgemäß mit zunehmendem Behinderungsgrad schwerer zu stellen.

Kasuistik: Eine heute 30-jährige Frau, die nach dem Besuch einiger Klassen einer Sonderschule über viele Jahre in einer beschützten Werkstätte in Tagesbetreuung lebte und von ihren nun über 70-jährigen Eltern extrem überfürsorglich behandelt wurde, entwickelt wiederholt derart störende Auffälligkeiten (Schreien, Schlagen, Sachbeschädigungen), dass sie notfallmäßig ins psychiatrische Krankenhaus eingewiesen wird. Die pathologischen Interaktionsmuster sind offensichtlich, das Angebot einer Familientherapie wird von den Eltern zunächst zurückgewiesen; sie beharren auf ihrer Meinung, ihre Tochter sei „anfallskrank", müsse gründlicher untersucht und dann auf das richtige Medikament eingestellt werden. Nachdem mit den Eltern – über Hausbesuche eines Betreuers – ein entspannteres Verhältnis gefunden, der Anspruch auf eine mit „Verträgen" abgesicherte Familientherapie zurückgenommen und mehr in Richtung Stützung und gelöstere Kontaktformen gearbeitet wurde, war ihnen ein Einlenken möglich. Nun konnte die zuvor affektiv hoch aufgeladene Situation indirekt beeinflusst werden, insbesondere durch den Besuch einer Angehörigengruppe und die Vermittlung der Betroffenen in einen Patientenclub.

F5 – Verhaltensauffälligkeiten in Verbindung mit körperlichen Störungen und Faktoren

In dieser Kategorie werden im ICD-10 u. a. Ess- und nichtorganische Schlaf- sowie sexuelle Funktionsstörungen erfasst.

Essstörungen

treten in den letzten Jahrzehnten, auch als Folge gesellschaftlicher Vorgaben (Schlankheitsideal, „anorektisches Model", Stellenwert des Essens u. a. m.) gehäuft auf. Ein abnormer Umgang mit Nahrungsaufnahme und -verdauung geht in schweren Ausprägungsgraden in Erkrankungen über, die als Essstörungen bezeichnet werden und häufiger Frauen betreffen (Lenz & Küfferle 2002). Die Beurteilung des Körpergewichts wird zumeist am „Body Mass Index", auch Quetelets-Index genannt, festgemacht, wobei sich der BMI aus Körpergewicht in Kilogramm geteilt durch die Körperlänge in Meter zum Quadrat berechnet. Der wünschenswerte Bereich liegt zwischen 20 und 25, eine Anorexie wird bei unter 17,5, Übergewicht über 25 BMI diagnostiziert.

- Anorexia nervosa wird als multifaktoriell begründet angesehen, wobei genetische, organische (Dysfunktion hypothalamischer Zentren), soziale und psychogene Faktoren (Reifungskrisen, gestörte familiäre Interaktion a.), im Einzelfall unterschiedlich gewichtet, angenommen werden. Das Abmagern wird herbeigeführt durch Vermeiden von Nahrungszufuhr, selbst herbeigeführtem Erbrechen oder Abführen, forcierte körperliche Aktivität, Missbrauch von Appetitzüglern oder Abführmitteln. Fast immer werden schwere Körperschemastörungen und hormonelle Verschiebungen festgestellt. Zu 95 % sind Mädchen und Frauen betroffen, der Verlauf ist in etwa der Hälfte der Fälle langwierig, 5–10 % enden tödlich.
- Bulimia nervosa: das Denken kreist auch hier ständig um das Essen, Essattacken und anschließendes Erbrechen wechseln sich ab, weiters typisch sind eine krankhafte Furcht vor Dickwerden und Schuldgefühle oder Kontrollverluste. Bulimie tritt durchschnittlich zehn Jahre später auf als Anorexie, allerdings finden sich im Vorfeld nicht selten auch schon anorektische Episoden geringeren Ausmaßes.

Die Behandlung beider Störungen kann (ebd.)

- symptomorientiert über Förderung einer regelmäßigen und ausreichenden Nahrungszufuhr,
- kognitive, analytische oder systemische Psychotherapie,
- Einbeziehung des sozialen Kontextes in die Behandlung,
- psychopharmakologisch – v. a. bei Bulimie – zur Therapie von Heißhungeranfällen und Erbrechen sowie depressiver Co-Morbidität Antidepressiva vom SSRI-Typ erfolgen.

Unter Essstörungen können wie nichtbehinderte gleichfalls *intellektuell beeinträchtigte Menschen* leiden. Jenseits des Prader-Willi-Syndroms haben wir es dabei oftmals auch mit einem übermäßigen, dranghaften Essen zu tun, was zumeist der sozialen (bindungs- und anregungsarmen) Lebenssituation (Hospitalisierung, Systemzwängen …) geschuldet ist und häufig als vorübergehende Erscheinung nach einer Enthospitalisierung in eine neue Wohnform verstärkt zutage tritt. Restriktive (auch diätetisch verordnete) Maßnahmen können hier gegenüber einer verständnisvollen, am „normalen" häuslichen Leben und Wohnen orientierten Unterstützung i. d. R. nicht wie erhofft weiterhelfen.

Schlafstörungen

gehören zu den am häufigsten geklagten Beschwerden (Sturm & Clarenbach 1997). Unterschieden werden Ein- und Durchschlafstörungen, Klagen über schlechten, unzureichenden Schlaf, Schlafrhythmusstörungen mit Einschlafen am Tag, sowie Tagesbefindlichkeitsstörungen mit morgendlicher Müdigkeit, schlechtem Humor oder Reizbarkeit, verminderter Reizbarkeit und vorschneller Ermüdbarkeit.

Vorweg muss jeweils festgestellt werden, ob überhaupt eine Schlafstörung vorliegt oder etwa nur die Erwartungen (der Betroffenen oder Betreuer:innen!) an die Schlafdauer und -tiefe unangemessen sind. Mit zunehmendem Lebensalter braucht der Mensch deutlich weniger Schlaf, außerdem ist schon bei Gesunden der Schlaf häufiger unterbrochen.

Daneben gibt es *zahlreiche psychosoziale Faktoren*, die eine Rolle spielen können:

- Nicht wenige Menschen gehen aus Vereinsamung oder Langeweile zu früh ins Bett (mangelnde Freizeitangebote für Menschen mit intellektueller Beeinträchtigung, überforderte Eltern oder Helfer:innen, unphysiologische Bettzeiten in Institutionen).
- Die Furcht nicht einschlafen zu können verunmöglicht das Einschlafen erst recht.
- Schlaf untertags vermindert den Tiefschlaf nachts.
- Stimulierende Getränke wie Kaffee, Cola, Tee und Alkohol stören das Einwie Durchschlafen, allerdings profitieren wiederum Menschen mit niedrigem Blutdruck mitunter von Koffeingenuss und auch mäßiger Alkoholkonsum (bei nicht suchtgefährdeten Personen) kann dienlich sein.
- Schwere Mahlzeiten, Lärm, spätes Fernsehen, zu hohe Raumtemperatur oder fehlende Belüftung, ein unbequemer Schlafplatz oder
- geänderte Lebensumstände, Kümmernisse oder Konflikte wirken häufig irritierend.

Weiters können Schlafstörungen auch als Krankheitssymptom auftreten, daher ist eine dementsprechende medizinische Abklärung und Behandlung notwendig; wie etwa beim Schlafapnoe-Syndrom mit dem typisch explosionsartigen Schnarchen, unruhigem Schlaf, nächtlichen Atemstillständen, Tagesmüdigkeit und Gereiztheit, morgendlichem Kopfschmerz, häufig Übergewicht. Hier ist eine Schlaflabor-Abklärung angezeigt. Häufig sind internistische Ursachen wie Schmerzen bei rheumatischen Erkrankungen oder degenerativen Gelenksveränderungen, übersäuertem Magen, Herzschwäche mit nächtlichem Blutdruckabfall oder Luftnot, Lungenüberblähung oder chronischer (häufiger Raucher-)Bronchitis, Zuckerkrankheit mit den typischen nächtlichen Beinschmerzen, Zahnschmerzen u. a. m.

Bei neuropsychiatrischen Ursachen: Depressionen, Angsterkrankungen, Panikstörungen, Psychosen; Parkinson mit nächtlichen Verkrampfungen, demenzielle Entwicklungen mit nächtlichen Verwirrtheitszuständen (Sundown-Syndrom) bis hin zur Tag-Nacht-Umkehr. Zu denken ist immer auch an *pharmakologische Ursachen* bzw. *Genuss- und Rauschmittel*: Nikotin, Koffein und Alkohol, Aufputschmittel, aktivierende Antidepressiva, aber auch harntreibende Mittel, solche gegen Bluthochdruck, Parkinson (etwa auch zur Behandlung von Nebenwirkungen einer

Neuroleptikabehandlung), Cortison oder Schilddrüsen-Medikamente sind hier anzuführen.

So unterschiedlich die Ursachen für gestörten Schlaf sind, so unterschiedlich auch die empfohlenen Maßnahmen:

- Gegebenenfalls muss eine Grundkrankheit behandelt werden oder müssen Störfaktoren ausgeschaltet werden.
- Der Aufklärung (falsche Erwartungen u. ä.) und Beratung kommt hoher Stellenwert bei.
- Entspannungsübungen können hilfreich sein.
- Schlafen Betroffene aufgrund ihrer tristen Lebenssituation oder belastender, ungelöster Konflikte schlecht, muss wo immer möglich die entsprechende Problematik angegangen werden (Streit in der Wohngruppe, Aktivierung, Aufarbeitung einer neurotischen Entwicklung nach Traumatisierung etc.).
- Paradoxe Intention kann das Einschlafen erleichtern: Statt mit der Vorstellung ins Bett zu liegen, nun sicher wieder nicht schlafen zu können, nimmt man sich das Gegenteil vor, nun ganz gewiss nicht zu schlafen – und durchbricht so den Teufelskreis der Erwartungsangst, überlistet sich sozusagen.
- Schlafanstoßende Beruhigungsmittel und eigentliche Schlafmittel: Da bei Schlafstörungen häufig starke Ängste, Spannungszustände oder innere Unruhe beteiligt sind, werden diese Medikamente vorübergehend oder auch längerfristig eingesetzt. Die Verschreibung sollte allerdings stets nach ärztlicher Untersuchung erfolgen und regelmäßig auf ihre Sinnhaftigkeit überprüft werden, da Schlafmittel nie eine kausale, also ursächliche Behandlung darstellen und ggf. eine gezieltere und damit längerfristig auch wirksamere Behandlung an deren Platz treten muss; dies gilt v. a. für depressive Störungen, die durch ein Schlafmittel allein nie gebessert werden können, sondern spezifischere medikamentöse (antidepressive) bzw. psychotherapeutische oder soziale Unterstützung erfordern. Eine Niedrigdosisabhängigkeit muss in manchen Fällen in Kauf genommen werden, bei einer Toleranzentwicklung mit steigenden Dosen und damit auch riskanteren Nebenwirkungen (Hochdosisabhängigkeit) hingegen ist eine Entwöhnungsbehandlung indiziert. Als Nebenwirkungen sind bei hirnorganisch vorgeschädigten Menschen v. a. erhöhte Sturzgefahr, Tagesmüdigkeit und paradoxe Aufgeregtheit oder Verwirrtheit zu beachten. Als Alternative zu den Tranquilizern oder schlafanstoßenden Antidepressiva (keine Suchtgefahr) können bei leichten Schlafstörungen auch pflanzliche Stoffe versucht werden. Eine positive Bewertung der Kommission des deutschen Gesundheitsamtes haben derzeit etwa: Johanniskraut mit milder stimmungsaufhellender Wirkung, Hopfen mit beruhigender und schlaffördernder, Melissenblätter mit leicht dämpfender und beruhigender, Passionsblumenkraut mit leicht sedierender und Baldrian mit beruhigender und schlaffördernder Wirkung. Zu bedenken ist, dass diese Substanzen häufig in Tropfenform und damit mit hochprozentigem Alkohol versetzt, angeboten werden; problematisch sind ferner Kombinationspräparate, die sich als „Pflanzenheilmittel" präsentieren und mit Brom, barbiturathaltigen Substanzen oder wieder Alkohol versehen werden.
- Wesentlich ist die *Schlafhygiene*, ließen sich doch Schlafstörungen sehr häufig durch geänderte Lebensweisen verhindern: So mangelt es heute vielen an ausreichender Bewegung und Licht, wird häufig abends üppig gegessen oder

stundenlang ferngesehen usw. Der Tag-/Nachtrhythmus von betreuten Menschen mit intellektueller Beeinträchtigung war lange Zeit mehr durch die Dienstpläne des Pflegepersonals als die Bedürfnisse der Betroffenen bestimmt, Schlafmittel wurden dann nicht selten und ungenügend ärztlich kontrolliert eingesetzt. Diese Zustände sollten der Vergangenheit angehören, der heute in einer Wohngruppe oder zuhause untergebrachte Mensch mit Behinderung dürfte größtenteils den allgemein verbreiteten schlafirritierenden Faktoren unseres modernen Lebens ausgesetzt sein, daneben gelten die gleichen Kautelen für Abklärungsbedarf und möglichst zielgerichtete Maßnahmen.

F6 – Persönlichkeits- und Verhaltensstörungen

Seit etwa 15 Jahren mehren sich Stimmen aus dem Lager der Behinderteneinrichtungen, dass immer häufiger Personen mit einem „uneindeutigen" Bild einer intellektuellen Beeinträchtigung, familialen Sozialisationsdefiziten und einer schwierigen, unklaren Verhaltensproblematik „aufgenommen" würden. Beobachtungen lassen den Schluss zu, dass es sich hierbei um Personen handelt, die früher zumeist als „Psychopathen" oder „psychopathische Persönlichkeiten" bezeichnet wurden (Kraepelin 1915; Heller 1925; Schneider 1973). Mit diesen (Ober-)Begriffen sollten sämtliche Formen eines „abnormen Charakters", z. B. Eigenschaften wie leichte Erregbarkeit, Haltlosigkeit, Faulheit, Geltungssucht, Gemütskälte, Beziehungsunfähigkeit oder „krankhaftes Lügen", „seelische Abnormitäten", „abnorme Varianten menschlichen Lebens", „Entartungen", „Abartigkeiten" und insbesondere „Querulantentum", soziale Verwahrlosung, sexuelle Triebhaftigkeit, Asozialität und Delinquenz (Kriminalität) erfasst werden. Ursächlich wurde dabei auf Vererbungsfaktoren oder disharmonische Anlagen, häufig in Verbindung mit intellektuellen und moralischen Schwächezuständen, verwiesen; und es wurde davon ausgegangen, dass solche „psychischen Entartungen" bei „Schwachsinn" nicht oder kaum beeinflussbar seien (Schneider 1973, 67, 70; auch Fiedler 2001, 21).

Diese Vorstellungen, die den Nazis allzu willkommen waren und die nicht nur in der Psychiatrie, sondern ebenso in der Heilpädagogik weit verbreitet waren (Theunissen 2008), wirken bis heute nach (Huber 1994, 398 ff.; 2005, 425 ff.; 583). Noch Ende der 1970er-Jahre gingen Weitbrecht und Glatzel (1979, 150) davon aus, dass nicht nur „Schwachsinnige" mit „psychopathischen Wesenszügen" vor gesellschaftlichen Gefahren (z. B. sexuellem Missbrauch) geschützt, sondern dass ebenso die Gesellschaft und ihre Bürger:innen vor diesen Personen geschützt werden müssen,

„zumal v. a. leicht Schwachsinnige einen beträchtlichen Prozentsatz der Dis- und Antisozialen stellen. Dabei handelt es sich je nach Temperament bei männlichen Jugendlichen um arbeitsscheue Bummler und Landstreicher, um Gelegenheitsdiebe, aber auch um willfährige Handlanger bei schweren Verbrechen; außerdem werden von Schwachsinnigen nicht selten Sexualdelikte und -verbrechen … begangen. Hinzutretender chronischer Alkoholismus spielt eine erhebliche Rolle. Weibliche schwachsinnige Jugendliche leichteren Grades stellen bei einigermaßen passablem Aussehen einen hohen Anteil der Prostituierten niedrigen Ranges."

Diese dunklen Seiten des Psychopathie-Konzepts, v. a. auch die Verquickung der Diagnose „Psychopathie" mit gesellschaftlichen Normen und Werten sowie dem Normanwendungsprozess, wurden vonseiten der Anti- und Sozialpsychiatrie in den 1960er-Jahren schonungslos aufgezeigt. Ihre ablehnende Haltung ging allerdings der etablierten deutschen Psychiatrie zu weit, die

z. T. „die sozialwertende und moralisiernde Verbindung von Psychopathie mit Minderwertigkeit und Gesellschaftsfeindlichkeit“ (Fiedler 2001, 17) weithin leugnet, indem sie die Wertfreiheit des Psychopathie-Begriffs verteidigt (Haring 2004, 153; Huber 2005, 425); durch ihren Einfluss wurde zudem in der forensischen Begutachtung an der traditionellen Begrifflichkeit, Denk- und Handlungsfigur lange Zeit festgehalten (Fiedler 2001, 5); und bis heute stoßen wir in deutschen Gesetzestexten (§§ 19–21 StGB) auf eine Terminologie, die sich in ähnlichen Bahnen bewegt und uns einen Veränderungsbedarf vor Augen führt.

In den 1980er-Jahren wurden die grundsätzlichen Bedenken zugunsten eines Perspektivenwechsels „von den Persönlichkeits*eigenschaften* in Richtung Persönlichkeits*störung*“ (Fiedler 2001, 6) allmählich aufgegeben. Dies führte zur Einführung des Begriffs der „Persönlichkeitsstörungen“ (*personal disorders*) in DSM-IV und ICD-10, wo zwar Ähnlichkeiten mit den klassischen Symptombeschreibungen der „psychopathischen Persönlichkeiten“ zutage treten, doch kommt – wie schon eingangs erwähnt – mit dem Schlüsselbegriff der Störung eine neue Dimension ins Spiel, indem Entwicklungs- und Interaktionsaspekte für die Einschätzung eines Persönlichkeitsstils und spezifischer Persönlichkeitsprobleme im Erwachsenenalter besondere Beachtung finden. Persönlichkeitsstörungen gelten diesbezüglich vorrangig als „Störungen des zwischenmenschlichen Beziehungsverhaltens“ (Fiedler 2001, 30), die sich auf vielfältige Bereiche des Verhaltens und der psychischen Funktionen beziehen, mit spezifischen Störungen der Emotionalität, der Realitätswahrnehmung, der Selbstwahrnehmung und Selbstdarstellung sowie der Impuls- und Selbstkontrolle eng verknüpft sein (ebd., 538 f.) und zu beruflichen Anpassungsschwierigkeiten führen können (Rahn & Mahnkopf 2005, 475). Solche Verhaltensmuster sind meistens stabil (dazu auch Roth 2003b, 352, 411; Roth & Strüber 2021, 298 ff.) und gehen häufig mit persönlichem Leiden und gestörter sozialer Funktionsfähigkeit einher. Sie beginnen nicht selten in der Kindheit oder Adoleszenz und dauern im Erwachsenenalter an. Mit fortschreitendem Alter ist oft eine Abschwächung der Merkmalsakzentuierung festzustellen (Dilling & Reimer 1990, 156).

Unterschieden werden später erworbene Persönlichkeitsänderungen infolge schwächerer oder anhaltender Belastungen von extremer, umweltbedingter Deprivation, ernstzunehmenden psychiatrischen Störungen und Hirnerkrankungen oder -verletzungen. Nach dem heutigen Stand der Forschung wird eine multikonditionale Entstehung aufgrund genetischer Faktoren, erworbener dezenter Hirnschäden oder ungünstiger Entwicklungsbedingungen („Charakterneurose“) angenommen (Bohus u. a. 1999; Bronisch 2001; Rahn & Mahnkopf 2005). Ein Erklärungsmodell, das zur Zeit viel Zuspruch erfährt, ist das schon mehrfach erwähnte *Vulnerabilitäts-Stress-Bewältigungs-Modell* (Fiedler 2001, 156 ff.; Rahn & Mahnkopf 2005, 476).

Da einerseits Übergänge von Persönlichkeitsstörungen zu einer psychischen Erkrankung nicht ausgeschlossen werden dürfen und andererseits „zwischen normalen Persönlichkeiten und Persönlichkeitsstörungen ein gradueller und kein grundsätzlicher Unterschied besteht“ (Fiedler 2001, 544), lassen sich Persönlichkeitsstörungen häufig nicht exakt bestimmen. Zudem ist die Einschätzung eines Verhaltens und Erlebens als Ausdruck einer „gestörten Persönlichkeit“ in starkem Maße norm- und kulturabhängig (Keupp 1999, 613). Hinzu kommt die Schwierigkeit, dass sich oftmals nicht etwa Betroffene über ihr Verhalten und Erleben beklagen (Fiedler 2001, 7, 35 f.), sondern die Gesellschaft (Lehrkräfte, Betreuer:innen, Geschäftsleute, Arbeitgeber:innen) ein bestimmtes Verhalten als leidvoll erlebt und als dysfunktional wahrnimmt. Die (Verdachts-)Diagnose Persönlichkeitsstörungen sollte daher

„erst gestellt werden, wenn sich die zwischenmenschlichen Beziehungsstörungen der Betroffenen in der Weise extremisieren, dass die berufliche und private Leistungsfähigkeit erheblich beeinträchtigt ist und wenn diese Beeinträchtigungen zu subjektiven Beschwernissen führen" (Fiedler 2001, 36).

Klassifiziert werden spezifische Persönlichkeitsvarianten (paranoid, dissozial, emotional instabil, impulsiv, hysterisch, anankastisch usw.), „abnorme" Gewohnheiten und Störungen der Impulskontrolle (pathologisches Spielen, Pyro-, Kleptomanie u. a.) sowie Störungen der Geschlechtsidentität oder Sexualpräferenz. Anzuführen wären etwa (Lenz& Küfferle 2002):

- Paranoide Persönlichkeit: übertriebenes Misstrauen bis hin zum Gefühl, ständig hintergangen zu werden, hochgradige Empfindlichkeit und Neigung zur Streitsucht
- Schizoide Persönlichkeit: herabgesetztes affektives Mitschwingen, kühl-distanziert im Kontakt, Einzelgängertum, Insensibilität gegenüber gesellschaftlichen Regeln
- Dissoziale (antisoziale) Persönlichkeit: Bindungsschwäche, herabgesetztes Verantwortungsgefühl, geringe Frustrationstoleranz, Schuldprojektion auf andere, gewalttätiges Verhalten
- Emotional instabile Persönlichkeit
  - vom *impulsiven Typ*: emotional labil, impulsiv und mitunter gewalttätiges Verhalten;
  - vom *Borderline-Typus*: nach dem Psychoanalytiker Otto Kernberg durch folgende Symptome charakterisiert: chronische, diffuse, freischwebende Angst – Polyphobien, Zwangs- oder bizarre Konversionssymptome, dissoziative Phänomene wie hysterische Dämmerzustände, Hypochondrie, paranoide oder hypochondrische Züge – Polymorphperverse Tendenzen im Sexualverhalten – Vorliegen einer paranoiden, schizoiden oder hypomanen Persönlichkeit – Impulsneurosen oder Süchte – sogenannte Charakterstörungen auf niederer Ebene, infantile oder narzisstische Persönlichkeiten, „Als-ob"-Persönlichkeiten und antisoziale Persönlichkeiten. Durch eine grundsätzlich vorhandene Fähigkeit zur Realitätsprüfung unterscheiden sich nach O. Kernberg Borderline-Patient:innen von Patient:innen mit einer psychotischen Struktur.

Martin Bohus (1999) verweist auf die besonderen Probleme dieser chronisch suizidalen Patient:innen, v. a. auch die häufige Angst der Therapeut:innen, sich

„daran die Finger zu verbrennen, stehen doch Borderline-Patienten noch immer im Ruf zu manipulieren, therapeutische settings zu sprengen und Hilfsangebote zu missbrauchen. Viele Therapeuten sehen sich zunächst fasziniert von der Wucht freigesetzter Emotionen, bald jedoch gefangen in einem Beziehungsgeflecht, schwankend zwischen Angst vor Suizid und Therapieabbruch. Konfrontiert mit Phänomenen wie flashbacks, szenischen Halluzinationen und beängstigenden Selbstverletzungen, wird nicht selten auf die stationäre Behandlung zurückgegriffen, die wiederum ihren eigenen Beitrag zur Chronifizierung der Symptomatik leistet."

Nach DSM-IV werden folgende diagnostische Kriterien genannt, welche die o. a. Schwierigkeiten plausibel machen und die Notwendigkeit einer überlegt und immer auch das Beziehungsnetz einschließende, verhaltenstherapeutisch ausgelegte und zumindest abschnittsweise häufig auch psychopharmakologisch gestützte Behandlung verdeutlichen:

1. Verzweifeltes Bemühen, ein reales oder imaginäres Alleinsein zu verhindern;
2. Muster von instabilen und intensiven zwischenmenschlichen Beziehungen, das sich durch einen Wechsel zwischen extremer Idealisierung und Abwertung auszeichnet;
3. Identitätsstörungen: eine ausgeprägte und andauernde Instabilität des Selbstbildes oder des Gefühls für sich selbst;
4. Impulsivität in mindestens zwei potenziell selbstschädigenden Bereichen (z. B. Geldausgeben, Sex, Substanzmissbrauch, rücksichtsloses Fahren, Fressanfälle);
5. wiederkehrende Suiziddrohungen, -andeutungen oder -versuche oder selbstschädigendes Verhalten;
6. affektive Instabilität, die durch eine ausgeprägte Orientierung an der aktuellen Stimmung gekennzeichnet ist;
7. chronisches Gefühl der Leere;
8. unangemessene, starke Wut oder Schwierigkeiten, Wut oder Ärger zu kontrollieren;
9. vorübergehende, stressabhängige paranoide Vorstellungen oder schwere dissoziative Symptome.

Zwischenzeitlich wird eine Reihe von Entstehungsmodellen (M. Bohus 1999) diskutiert und diese Störung psychoanalytisch als Aufrechterhalten frühkindlicher psychischer Organisationsformen gesehen, den affektiven oder schizotypischen Störungen oder jenen mit abnormer Impulskontrolle zugeschlagen, als multifaktoriell biosozial oder psychotraumatisch entstanden angesehen. Zu Letzterem gilt zwischenzeitlich als gesichert, dass körperliche Gewalt, emotionale Vernachlässigung und sexueller Missbrauch im Kindesalter bei Patient:innen mit Borderline-Störung überproportional häufig vorkommen.

- Histrionische (früher hysterische): theatralisches, die Umgebung beeindruckendes Verhalten, oberflächliche und labile Affektivität, unangemessen verführerisch in Erscheinung und Verhalten;
- anankastische (zwanghafte) Persönlichkeit: behindernder Perfektionismus, übermäßige Gewissens- und Skrupelhaftigkeit, ständiges Beschäftigen mit Regeln und Details, Rigidität und Eigensinn, wodurch es zur Vernachlässigung zwischenmenschlicher Beziehungen kommt;
- ängstlich vermeidende Persönlichkeit: dauerndes Gefühl der Anspannung und Besorgtheit, mangelndes Selbstbewusstsein, Gefühl, unbeholfen oder unattraktiv zu sein, eingeschränkter Lebensstil aus körperlichem Sicherheitsbedürfnis, Vermeidungsverhalten;
- abhängige Persönlichkeit: Schwierigkeiten eigene Wünsche zu äußern und durchzusetzen, Abstellen auf das Urteil anderer, daraus folgende Abhängigkeit, Angst verlassen zu werden und Alltagsentscheidungen zu treffen;
- narzisstische Persönlichkeit (aus DSM-IV): Neigung zu Grandiosität, dem Bedürfnis bewundert zu werden, dabei mangelnde Empathie.

Je nach vorherrschender Problematik, unter der Voraussetzung eines Leidensdrucks und damit Veränderungswillens aufseiten des Betroffenen, werden verschiedene therapeutische Ansätze gewählt: eine Borderline-Störung bedarf einer intensiven, v. a. auch auf Ich-Stärkung abzielenden Psychotherapie, zudem scheinen sich bei Menschen mit intellektueller Behinderung und Borderline-Störung kombinierte psychiatrisch-medizinische und behaviorale Therapieformen zu bewähren (Mavromatis 2000; Wilson 2001); bei ängstlich vermeidenden Persönlichkeiten haben sich Selbstsicherheits- und Angstmanagementtraining, mitunter auch

Antidepressiva bewährt, Dissozialität lässt sich am ehesten durch psychagogisch-soziotherapeutische Methoden angehen, Impulsivität mit schwerwiegenden Folgen kann durch Antiepileptika oder Lithiumsalze, paranoide Störungen durch Neuroleptika gemildert werden.

Die Behandlung einer dissozialen Persönlichkeitsstörung ist allerdings alles andere als einfach, wenn es sich um Personen handelt, die zum „harten Kern" von antisozialen Persönlichkeiten" (Roth 2003b, 352; Roth & Strüber 2021, 337 ff.) zählen. Neurobiologisch sind Zusammenhänge zwischen einem erhöhtem Adrenalin-, Noradrenalin- und Testosteron-Spiegel, einem signifikant erniedrigten Serotonin-Spiegel und einer starken Neigung zu aggressivem Verhalten und Gewalt festgestellt worden (ebd., 344 ff.). Dabei wird davon ausgegangen, dass ein niedriger Serotonin-Spiegel ein Gefühl allgemeiner Bedrohung und Ängstlichkeit erzeugt, das aggressiv macht (345). Ursächlich ist eine genetisch bedingte verminderte affektiv-emotionale Erregbarkeit und Angstbereitschaft, die mit einer verminderten Erregbarkeit des serotonergen Systems einhergeht, ebenso denkbar wie eine Entwicklung und ein Leben unter (v. a. frühen) sozial isolierenden oder hospitalisierenden Bedingungen, die zu einem erniedrigten Serotoninspiegel führen (346). Des Weiteren werden Fehlfunktionen von Spiegelneuronen im Hinblick auf mangelnde Empathie und Gewalt (Bauer 2005, 114 f.), Schädigungen und eine Unterfunktion des orbifrontalen Cortex im Zusammenhang mit mangelnder Impulskontrolle, leichter Erregbarkeit und erhöhter Aggressivität (Roth 2003b, 347) sowie frühkindliche seelische (traumatische) Verletzungen (v. a. durch sexuelle Misshandlungen, familiale Gewalt) als Ursache für eine „antisoziale Persönlichkeitsstörung" angenommen und diskutiert. Das damit verknüpfte Fehlen von Bindungserfahrungen und Schutzfaktoren korreliert mit erhöhter Vulnerabilität, geringer Frustrationstoleranz und aggressiven Bewältigungsmustern, sodass insgesamt hohe Anforderungen an eine Therapie bestehen, welche oft schwierig und mühselig ist und sich nicht selten mit geringen Erfolgen zufrieden geben muss. Grundsätzlich sollten alle therapeutischen Maßnahmen Bestandteil einer lebensweltbezogenen Behindertenarbeit (Kapitel 4) sein.

Angesichts der Beurteilungsproblematik ist es nahezu unmöglich, verlässliche epidemiologische Angaben zu machen. Zudem stimmen ICD-10 und DSM-IV hinsichtlich Anzahl, Einteilung und Bezeichnungen von Persönlichkeitsstörungen nicht völlig überein. In der Allgemeinbevölkerung scheint einschlägigen Studien zufolge die Prävalenz von Persönlichkeitsstörungen zwischen 5,9 und 17,9 % zu liegen (Bronisch 2005, 1604). Bei Menschen mit intellektueller Beeinträchtigung (IQ unter 75) werden zumeist höhere Werte angegeben (Khan, Cowan& Roy 1997, 324). Unter hospitalisierten, leicht bis mittelgradig intellektuell beeinträchtigten Erwachsenen fanden z. B. Reid und Ballinger (1987) bei 56 % Hinweise auf eine gestörte Persönlichkeitsentwicklung, in 22 % vom Schweregrad einer Persönlichkeitsstörung. Day (1985) erhob Persönlichkeitsstörungen als die häufigste psychiatrische Diagnose bei Menschen mit intellektueller Beeinträchtigung, welche erstmals auf eine psychiatrische Abteilung eingewiesen wurden. Deb und Kollegen (2001, 98) gehen davon aus, dass bei intellektuell beeinträchtigten Menschen die Prävalenz von Persönlichkeitsstörungen bei 22 bis 27 % liegt. Insgesamt scheint der Anteil an Personen aus einem sozial schwachen bzw. benachteiligten Milieu recht hoch zu sein. Zudem wird diesbezüglich nicht selten auf eine enge Verbindung zur anti- oder dissozialen Persönlichkeitsstörung verwiesen (Dickson, Emerson & Hatton 2005, 823), wenngleich bei Menschen mit intellektueller Beeinträchtigung genauso wie bei nichtbehinderten Personen alle Varianten an Persönlichkeitsstörungen auftreten können (Lidher et al. 2005, 847). Leygraf (1988) fand im Rahmen seiner bundesweiten Untersuchung zur Häufigkeit intellektuell beeinträchtigter Menschen im psychiatrischen Maßregelvollzug heraus, dass die Diagnose „intellektuelle Behinderung mit deutlichen Verhaltensstörungen" in 68,3 % der Fälle in den Kliniken geändert wurde. Meistens lautete dann die Diagnose „Persönlichkeitsstörung mit Minderbegabung" (Knapheide 2000, 7).

Grundsätzlich erschweren Symptomüberlappungen bei Persönlichkeitsstörungen, Verhaltensauffälligkeiten und intellektueller Beeinträchtigung die Diagnostik (Deb et al. 2001, 98 f.). Nach Khan, Cowan & Roy (1997, 328) sei es besonders schwierig, die „dependente Persönlichkeitsstörung" von „behinderungsspezifischen Erscheinungsformen" abzugrenzen. Zudem lässt sich bei Menschen mit schweren kognitiven Beeinträchtigungen die Diagnose „Persönlichkeitsstörungen" nach gängigen psychiatrischen Diagnosekriterien nicht bzw. kaum stellen (Fraser 1997; Alexander & Cooray 2003, 28, 30).

Kasuistik: Ein heute 32-jähriger Mann lebt seit seinem 18. Lebensjahr in einem heilpädagogischen Wohnheim, wo er von jeher eine Sonderstellung einnahm, die lange Zeit zwar erkannt, jedoch nicht korrigiert wurde: So erklärte er jeweils eine:n Mitarbeiter:in des Betreuungsteams zu seinem Liebling. Er entzog sich ihm nicht genehmen Aktivitäten (Abwaschen, Ausflüge, Informationsgruppen) unter Hinweis auf seine (höchst seltenen) epileptischen Anfälle oder seine Behinderung. Als letztes Argument machte er seine akademisch gebildeten Brüder geltend. Neben dieser Selbstbezogenheit gaben v. a. seine übertriebene Empfindlichkeit, sein beharrliches Bestehen auf Sonderrechten, seine Eifersucht und sein Misstrauen bis hin zu paranoiden Verdrehungen zu häufigen Konflikten Anlass. Solche Verhaltensweisen wurden schon aus seiner Kindheit und Jugend, die er noch bei seiner Familie verbrachte, berichtet. In der Wohngruppe eskalierte die Situation mitunter soweit, dass er auch gegen seinen Willen ins Krankenhaus eingewiesen wurde. Unter anderem hatte er sich vor Jahren in einen Erhöhungswahn verstrickt, den die überforderte Umgebung sich „mitzuspielen" bemühte, was jedoch nicht durchzuhalten war und eine erneute Hospitalisierung nach sich zog. Erst in einer nun personell konstanten, ambulanten Psychotherapie gelang schließlich eine Auflockerung und Korrektur rigider Einstellungen, wodurch sich die Gruppenfähigkeit und Zufriedenheit des Mannes soweit besserten, dass ihm ein konfliktfreieres Leben möglich war. Wesentlich dabei waren eine biografische Analyse und die Aufarbeitung vieler früherer Versagungen, was wiederum nur durch die zeitweilige Einbeziehung wichtiger familiärer Bezugspersonen in die Behandlung möglich war. Seine Tendenz zu histrionischem Verhalten und paranoider Erlebnisverarbeitung unter Druck behielt er allerdings bei.

Sexuelle Auffälligkeiten und Störungen durch Misshandlung

Die sexuellen Bedürfnisse intellektuell beeinträchtigter Menschen wurden lange Zeit missachtet und noch heute herrscht vielerorts Ratlosigkeit, welche Form sexueller Betätigung welchem Entwicklungsniveau adäquat sei. Die Normalisierung ist auf diesem Gebiet noch kaum verwirklicht.

Seine i. d. R. normale körperliche Reifung mit den entsprechenden Bedürfnissen und Triebansprüchen bringt einen Menschen mit intellektueller Beeinträchtigung nicht selten in Konflikte mit seiner Umgebung (Walter 2005).

In der psychiatrischen Lehre und Praxis wurde die Sexualität behinderter Menschen meist einseitig als defizient betrachtet, und der psychosoziale Kontext wurde auch hier vernachlässigt. Im Bleuler'schen Lehrbuch (1972, 581) wird das Thema in einem Absatz abgehandelt:

„Sexuelle Gefühle und Triebe sind verschieden ausgeprägt. Oft erscheinen sie gegenüber der Norm vermindert, ja fehlend, besonders bei Schwachsinnigen, die auch körperlich infantil sind. In anderen Fällen ist ein ausgeprägter Sexualtrieb durch Ängstlichkeit und scheues Wesen gehemmt; es kann dann zu häufiger Onanie kommen. In wieder anderen Fällen tritt der Sexualtrieb in roher und hemmungsloser Art in Erscheinung; uneheliche Geburten oder Absinken in Prostitution sind bei schwachsinnigen Mädchen häufiger als bei Vollsinnigen; allerdings braucht die gesteigerte Sexualität nicht immer daran Schuld zu sein, vielmehr können sich auch Verführbarkeit und mangelnde Bildung sittlicher Begriffe im selben Sinne auswirken. Einzelne Perversionen (Exhibitionismus, Pädophilie, Sodomie) sind bei Schwachsinnigen häufiger als sonst."

Es fehlt hier jegliches Verständnis für die aus der Art der Behinderung und dem Vorhandensein oder Fehlen der Möglichkeit sexueller Aktivität resultierende Spezifizität psychosexueller Entwicklung und Orientierung, ferner jeglicher Hinweis auf die nicht nur in Institutionen unterdrückte, mitunter auch ausgebeutete Sexualität intellektuell beeinträchtigter Menschen. Dem ansonsten für ziemlich unmündig erklärten behinderten Menschen wird unvermittelt die Verantwortung für Abweichungen, ungewollte Schwangerschaften und Haltlosigkeit aufgebürdet.

Hier soll nur festgehalten werden, dass erwachsene Menschen mit leichter intellektueller Beeinträchtigung sehr wohl in der Lage sind, partnerschaftliche Beziehungen einzugehen, wenn eine angemessene Unterstützung garantiert wird. Auch schwerer behinderte Menschen haben sexuelle Bedürfnisse, obwohl die genitalen weniger im Vordergrund stehen. Sie benötigen in erster Linie Akzeptanz, Zärtlichkeit, Geborgenheit und sinnerfüllte Lebensformen (Strasser-Hui 1992; Walter 2005).

Mit den Störungen der Geschlechtsidentität, mit Sexualpräferenz, sexueller Entwicklung und Orientierung verhält es sich wie bei nichtbehinderten Menschen. Die durch mangelnde Förderung oder je nach Art der Behinderung erschwerte Sozialisation kann in vergleichsweise „unreifen" Sexualpraktiken ihren Ausdruck finden, was zu Konflikten führen kann.

Personen mit intellektueller Beeinträchtigung fällt es besonders schwer (Buddeberg 1983), ihre sexuellen Bedürfnisse so auszuagieren, dass es von ihren Bezugspersonen, Familien oder im Heim akzeptiert wird. Häufig wird übersehen, dass autoerotische Verhaltensweisen für intellektuell beeinträchtigte Menschen eine wichtige Funktion haben und dass sie darin stellvertretend ihre Unzufriedenheit oder emotionale Überforderung zum Ausdruck bringen. Und dies bedeutet, dass nicht nur das individuelle Verhalten einer/eines Betroffenen, sondern auch die Interaktion mit seinen/ihren Bezugspersonen exploriert werden muss. U. Strasser-Hui (1992, 4 ff.) zufolge laufen geistig behinderte Kinder, Jugendliche und Erwachsene mit intellektueller Beeinträchtigung größere Gefahr, in ihren sexuellen Bedürfnissen unterdrückt und ausgebeutet zu werden. Denn ihre Sexualität ist nicht so sehr behindert, sie wird vielmehr verhindert. Viele sexuelle Fehlverhaltensweisen hätten ihre Ursache nicht in der intellektuellen Beeinträchtigung, sondern in den äußeren Umständen – in rigoroser Geschlechtertrennung, in einem abhängigen und isolierten Leben, in der Intoleranz gegen Individualität und Intimsphäre, in der Repression der Sexualität oder der repressiven Toleranz der Umgebung.

Dass die Sexualität von Menschen mit intellektueller Beeinträchtigung ausgebeutet wird, wurde lange Zeit noch stärker tabuisiert als das Thema der sexuellen Misshandlung überhaupt (Nelder 1993; Noack & Schmid 1994; Gerdtz 2003; Hughes et al. 2012; Jones et al. 2012); die Dunkelziffer ist hoch. Weil sich Personen mit intellektueller Beeinträchtigung oft nicht artikulieren können oder es nicht wagen, Anzeige zu erstatten, laufen die Täter wenig Gefahr, zur Verantwortung gezogen zu werden. Es muss daher verstärkt auf indirekte Hinweise geachtet werden, wie z. B. körperliche Auffälligkeiten (unklare Infektionen oder Verletzungen im Genital-, Blasen- oder Analbereich, Schwangerschaft), unklare Schmerzen im Unterleib, vegetative Veränderungen wie Schlaf- oder Essstörungen, auf Verhaltensänderungen wie Rückzug oder Weglaufen, Promiskuität, auffallende Scham oder sexuell provozierendes Verhalten, dazu auf Selbstverletzungen, Suizidversuche, Ohnmachten oder Depressivität (Fürniss & Phil 1986).

Sexuelle Belästigungen oder Misshandlungen können gerade bei Menschen mit intellektueller Beeinträchtigung schwere Leiden und Funktionsstörungen auslösen, v. a. Kontaktstörungen, sexuelle Neurotisierung, Selbsthass und Selbstverletzung, dazu psychosomatische Störungen.

Diesem Thema wird noch viel zu wenig Aufmerksamkeit zuteil. In Ausbildung, Supervision und Angehörigenarbeit müssen sie verstärkt behandelt werden (z. B. Fegert & Wolff 2006), denn einerseits gibt es wohl keinen Bereich, in dem Vorurteile derart unreflektiert herrschen, während andererseits gerade Menschen mit intellektueller Beeinträchtigung auf besondere Achtung und Toleranz angewiesen sind. Die spektakulären Hochrechnungen und drastischen Szenarien (vgl. Elliger & Schöttensack 1991) allerdings, mittels derer der weit verbreitete sexuelle Missbrauch in der aktuellen Diskussion dargestellt wird, lassen jedoch befürchten, dass langfristig das Gegenteil dessen bewirkt wird, was eigentlich beabsichtigt war, dass Gleichgültigkeit an die Stelle der notwendigen Sensibilisierung tritt. Manche Helfer:innen, viele Eltern und Therapeut:innen sind verunsichert und können nicht mehr zwischen den vertretbaren Formen des Körperkontakts, vertrautem Umgang und der Befriedigung der Bedürfnisse nach Körpergefühl, Zuneigung und Geborgenheit einerseits, Unterdrückung oder Ausbeutung andererseits unterscheiden. Daher bedarf es der Selbstkritik, der Reflexion und einer möglichst großen Transparenz.

Aus eigener Erfahrung wissen wir, dass es gerade in Umbruchphasen zu nachhaltigen Verunsicherungen kommen kann: Auf einer früher klassisch psychiatrisch geführten Behindertenstation, auf der nicht oder nur anekdotisch von der Sexualität der „Patienten“ die Rede war, sollten rehabilitative Programme eingeführt werden. Dafür war in erster Linie eine holländische Krankenschwester mit entsprechenden Spezialkenntnissen verantwortlich. Das Pflegepersonal empfand diese Veränderungen trotz intensiver Information und Aufklärung jedoch als Bedrohung oder Abwertung seiner bisherigen Arbeit. Man denunzierte die Krankenschwester, sie verhalte sich distanzlos und rege die sexuellen Bedürfnisse der behinderten Menschen an, obwohl sie deren Bedürfnissen nach Körperkontakt und Geborgenheit nur mittels absolut vertretbarer Mittel nachkam. Wie sehr das ausschließlich aus Hilfspfleger:innen bestehende Personal überfordert war und wie sehr es daher zur Projektion neigte, wurde offensichtlich, als dem ärztlichen Leiter, der sich hinter die Krankenschwester stellte, ein intimes Verhältnis mit ihr nachgesagt wurde. Eine grundlegende Verbesserung der Situation wurde erst möglich, als man das überforderte Personal durch besser ausgebildete und aufgeschlossenere Fachkräfte ersetzte.

Autismus-Spektrum

Bis vor Kurzem wurde zur Identifikation und Beschreibung von Autismus, dessen Ursachen nach wie vor ungeklärt und uneindeutig sind, i.d.R. auf ICD-10 oder DSM-IV zurückgegriffen. In beiden Systemen wird Autismus als *tiefgreifende Entwicklungsstörung* ähnlich klassifiziert. Während die ICD-10 unter dem Schlüssel F84 in Frühkindlicher Autismus (F84.0), Asperger Syndrom (F84.5), atypischer Autismus (F84.1) und Rett-Syndrom (F84.2) unterscheidet, werden im DSM-IV unter dem Schlüssel 299 zwei Kategorien, Autistische Störung (299.00) und Asperger Syndrom (299.80), aufgeführt. Ferner weisen beide Systeme eine „nicht näher bezeichnete tiefgreifende Entwicklungsstörung" (F84.9 nach ICD-10 und 299.80 nach DSM-IV) aus, die gleichfalls als eine atypische Form in Betracht gezogen wird.

Die im ICD-10 und DSM-IV vorgenommene Unterteilung in frühkindlichen und Asperger-Autismus geht zurück auf die Erstbeschreiber L. Kanner (1943) und H. Asperger (1944), die unabhängig voneinander auffällig zurückgezogene und einzelgängerische Kinder als „autistisch" beschrieben. Aus den von ihnen herausgestellten Auffälligkeiten sind dann in der Folgezeit drei zentrale Bereiche als *the triad of impairments* für die Diagnostizierung von Autismus hervorgegangen:

1. Beeinträchtigungen der sozialen Interaktion und zwischenmenschlichen Beziehungen,
2. Beeinträchtigungen der (verbalen) Kommunikation,
3. ein eingeschränktes Repertoire an Interessen und Aktivitäten, verbunden mit repetitiven oder stereotypen Verhaltensweisen.

In Ergänzung zu den oben genannten Klassifikationen fand (v.a. im angloamerikanischen Sprachraum) eine Differenzierung in einen sogenannten *high-functioning-autism* und *low-functioning-autism* Anwendung. Beide Beschreibungen gelten als Subkategorien des „frühkindlichen Autismus" im ICD-10 bzw. der „autistischen Störung" im DSM-IV. Als *low-functioning* (niedrigfunktional) werden all jene autistischen Personen bezeichnet, die die Symptomatik des frühkindlichen Autismus (bzw. der autistischen Störung) und v.a. sehr geringe sprachliche Fähigkeiten zeigen und deren Intelligenz im Bereich einer intellektuellen Beeinträchtigung (IQ < 70) angenommen wird. Sogenannten *high functioning autistics* (hochfunktionalen Autist:innen) werden hingegen gute verbale Fähigkeiten und eine überdurchschnittliche Intelligenz nachgesagt. Zudem gilt der hochfunktionale Autismus im Erwachsenenalter als eine leichte Erscheinungsform, die sich vom sogenannten Asperger-Syndrom durch das Fehlen motorischer Auffälligkeiten unterscheidet, ansonsten jedoch frappierende Ähnlichkeiten aufweist.

Die Tatsache, dass in der Vergangenheit nicht wenige autistische Personen im Laufe ihres Lebens mehrfach unterschiedliche Autismus-Diagnosen erhielten (vgl. Theunissen & Paetz 2011, 12; Wing 1991), führte dazu, dass v.a. in der US-amerikanischen Autismusforschung die bisherigen Einteilungen infrage gestellt wurden.

Von hier aus war der Schritt nicht weit, eine Rekonzeptionalisierung des Autismusbegriffs vorzunehmen. Mit dem DSM-5 liegt nunmehr ein entsprechendes System vor, das unter dem neuen Begriff *Autism Spectrum Disorder* (Autismus-Spektrum-Störung) die bisherigen Merkmale und Symptombeschreibungen der unterschiedlichen Autismus-Bilder aufgehoben und eingearbeitet hat (APA 2013).

Im Unterschied zum DSM-IV und zu der bisherigen Übereinkunft, zwischen drei Kernbereichen von Funktionsstörungen (*triad of impairments*) zu differenzieren, werden im DSM-5 mit der Zusammenfassung der ersten beiden Bereiche nur noch zwei Hauptkategorien unterschieden (die folgenden Punkte wurden von G. Theunissen aus dem US-amerikanischen DSM-5 ins Deutsche übersetzt):

Anhaltende Defizite in der sozialen Kommunikation und sozialen Interaktion in unterschiedlichen Kontexten

(Diese Defizite müssen in allen drei Unterkategorien nachweisbar sein):

1. Defizite in der sozial-emotionalen Wechselseitigkeit (z. B. im Rahmen einer „normalen" Konversation; reduzierter Austausch von Interessen, Emotionen oder Affekten; reduzierte oder fehlende Initiative oder Reaktion im Hinblick auf soziale Interaktionen),
2. Defizite in der nonverbalen Kommunikation im Rahmen sozialer Interaktionen (z. B. schlechte integrierte verbale und nonverbale Kommunikation; fehlender Blickkontakt, schwache Körpersprache, Mimik oder Gestik; Defizite im Verständnis und Gebrauch nonverbaler Kommunikation),
3. Defizite in der Entwicklung und Aufrechterhaltung von Beziehungen, entsprechend dem Entwicklungsstand (z. B. Schwierigkeiten bei der Aufrechterhaltung von Interaktionen in verschiedenen sozialen Kontexten; Schwierigkeiten beim gemeinsamen Phantasiespiel und bei einer Schließung von Freundschaften; scheinbares Desinteresse an anderen Personen).

Eingeschränkte, repetitive Verhaltensmuster, Interessen oder Aktivitäten

(Hier müssen die Symptome in mindestens zwei von vier Unterkategorien nachweisbar sein):

1. Stereotype oder repetitive motorische Bewegungen, Verwendung von Objekten oder Sprache (z. B. einfache, motorische Stereotypien; Echolalie, repetitiver Umgang mit Objekten; idiosynkratische [eigensinnige] Sätze),
2. Beharren auf Gleichförmigkeit, unflexibles Festhalten an Routine, ritualisierte Muster von verbalem oder nonverbalem Verhalten (z. B. extremer Disstress bei kleinen Veränderungen, Schwierigkeiten mit Übergängen oder Veränderungen, rigide Denkmuster oder Begrüßungsrituale, Beharren auf Routine, gleiche Wegstrecke oder gleichförmige Nahrung),
3. stark eingeschränkte, fixierte Interessen, die mit „abnormer" Intensität oder Fokussierung einhergehen (z. B. starke Bindung an ungewöhnliche Objekte; eng umschriebene, exzessive, sich wiederholende Beschäftigung mit ungewöhnlichen Dingen oder Interessen),
4. Hyper- oder Hyporeaktivität auf sensorische Reize oder ungewöhnliches Interesse an sensorischen Reizen der Umwelt (z. B. scheinbare Gleichgültigkeit gegenüber sensorischen Reizen wie Schmerz, Hitze, Kälte; ablehnende Reaktion in Bezug auf bestimmte Geräusche oder Gewebe; übermäßiges Beschnuppern oder Berühren von Objekten; Faszination über leuchtende oder sich drehende Objekte).

Die genannten Symptome werden durch ihren Ausprägungsgrad (Schwere der Symptomatik) näher erfasst. Ferner sollten sie in der frühen Kindheit zutage treten, sie müssen aber noch nicht voll ausgebildet sein. Sie können sich auch erst später voll manifestieren, wenn hohe soziale Anforderungen bestehen. Ebenso können sie mitunter im Erwachsenenalter kompensiert werden. Ferner wird im DSM-5 davon ausgegangen, dass die Gesamtheit der autistischen Merkmale das Alltagsverhalten (z. B. Verrichtungen im Haushalt, Lebensführung) erschweren oder beeinträchtigen kann. Außerdem werden Codes für zusätzliche Beeinträchtigungen (z. B. „Intelligenzminderung“) oder psychische Begleiterscheinungen (z. B. Depressionen, Angststörungen, Essstörungen, Epilepsie, ADHS) berücksichtigt.

Das Klassifikationssystem DSM-5 wurde zunächst kontrovers diskutiert. Während eine Gruppe von Autismusforscher:innen eine unüberschaubare Zunahme an Diagnosen unter dem neuen Leitbegriff Autismus-Spektrum-Störung befürchtete, sahen andere die Gefahr, dass zukünftig viele Personen, die bisher als Asperger- oder hochfunktionale Autist:innen diagnostiziert wurden, nicht mehr durch das DSM-5 erfasst werden. Beide Befürchtungen scheinen sich jedoch (nach persönlichen Mitteilungen) nicht zu bestätigen. Allerdings gibt es Anzeichen dafür, dass die im DSM-IV ausgewiesene „PDD-NOS“-Diagnose (Tiefgreifende Entwicklungsstörung – nicht näher spezifiziert), die sich auf eine atypische Autismusform bezieht, nunmehr mit gut 30 % seltener im Zusammenhang mit Autismus, sondern eher zu einer Diagnose als „soziale Kommunikationsstörung“ aufbereitet wird (Kim et al. 2014; Rudy 2022).

Begrüßt wird die Neuerung von einer großen Gruppe an Eltern autistischer Kinder aus jenen US-Staaten, in denen sogenannte Asperger-Autist:innen gegenüber anderen autistischen Personen bislang eine unzureichende staatliche Unterstützung erfahren (Theunissen 2014).

Ebenso findet die Rekonzeptualisierung von Autismus im DSM-5 im Lager des Autistic Self-Advocacy Network (ASAN) Zuspruch, das als weltweit größtes Selbstvertretungsnetzwerk zu Neuerungen angestiftet und auf den Veränderungsprozess Einfluss genommen hat. Allerdings war es der Betroffenen-Bewegung ASAN nicht um eine defizitfokussierte Sprache zu tun. Diese Sicht gilt als einseitig und wird nicht dem gerecht, was bereits in den „Erstbeschreibungen“ zutage tritt (Theunissen 2022d). Das betrifft z. B. Stärken, Spezialbegabungen oder besondere Fähigkeiten. Zudem wird davon ausgegangen, dass Autismus nicht per se eine psychische Krankheit oder Störung darstellt, sondern Ausdruck eines menschlichen Seins. Daher wird der neue Fachausdruck „Autismus-Spektrum-Störung“ abgelehnt. Stattdessen werden der neutrale Begriff des *Autismus-Spektrums* sowie Bezeichnungen wie Autist:innen oder autistische Personen bevorzugt. Manche der international bekannten und führenden Autismusforscher:innen (Baron-Cohen u. a.) haben auf diese Kritik reagiert, indem sie nunmehr von *autism spectrum condition* sprechen (Theunissen 2020, 26).

Des Weiteren gilt Autismus aus der Betroffenen-Sicht (ASAN) als eine *neurological variation* in Form eines menschlichen Seins (*neurodiversity*), die bei etwa 1 % der Bevölkerung in Erscheinung tritt und als „Behinderung“ (*developmental disability*) klassifiziert wird. Diese Prävalenzrate wird durch mehrere US- und internationale Studien bestätigt (Beyer 2015; Tebartz van Elst 2015) und gleichfalls für Deutschland vermutet (Bölte 2010, 11).

Zudem wurde aufgrund von Untersuchungen zur „autistischen Intelligenz“ festgestellt, dass Personen mit „klassischem Autismus“ bislang häufig in ihrer Intelligenz unterschätzt und fälschlicherweise als „geistig behindert“ diagnostiziert wurden, weil u. a. anstelle sprachfreier Intelligenztests (z. B. Raven) herkömmliche (sprachgebundene) Instrumente (z. B. Wechsler) genutzt wurden. Diese Beobachtung wird von Betroffenen gestützt, die ursprünglich als „geistig behindert“ und erst im Erwachsenenalter als Asperger- oder hochfunktionale Autist:innen diagnostiziert wurden (Theunissen & Paetz 2011, 12). Heute wissen wir, dass nicht wie früher behauptet 75 % aller Autist:innen zugleich geistig behindert seien, sondern dass bei etwa 30 % bis 50 % aller autistischen Menschen mit einer zusätzlichen intellektuellen Beeinträchtigung gerechnet werden kann (Theunissen 2015; 2022a). Bei Menschen mit einer diagnostizierten Intelligenzminderung wird der Anteil an Personen mit einem zusätzlichen Autismus auf 8 % bis 12 % geschätzt, wobei manche Studien auch höhere Werte angeben (Cooper et al. 2007; Theunissen 2015).

All die zuvor skizzierten Vorbehalte und Erkenntnisse haben mit dazu beigetragen, dass aus dem US-amerikanischen Lager der Selbstvertretung autistischer Menschen ein eigener Merkmalskatalog über Autismus erstellt wurde, der von ASAN (2012) vertreten und auf dem Hintergrund vieler autobiographischer Schriften und der „Erstbeschreibungen“ ausgearbeitet und zu einem Autismus-Spektrum-Konzept weiterentwickelt wurde (Theunissen 2020; Theunissen & Sagrauske 2019). Unterschieden werden im ursprünglichen Ansatz sieben zentrale Merkmale, die von Theunissen (2022a; 2022d; Theunissen & Sagrauske 2019) um einen achten Aspekt ergänzt wurden:

1) Unterschiedliche sensorische Erfahrungen

Dieser Aspekt lenkt den Blick auf das breite Feld an Wahrnehmungsbesonderheiten, die bei autistischen Personen beobachtbar sind und von Betroffenen immer wieder herausgestellt werden, v. a. eine hoch- oder überentwickelte, hypersensitive Wahrnehmung, z. B. gegenüber Geräuschen, Lichtverhältnissen, Temperaturen, Schmerzen, Textilien, Körperberührungen oder Geschmacksstoffen. Weitere Wahrnehmungsbesonderheiten beziehen sich auf eine Hyposensitivität, Synästhesie, Reizfilterschwäche, Überselektivität, mangelnde zentrale Kohärenz wie aber auch eine „beachtliche Beobachtungsgabe für Details“ (Schuster 2007, 24). Welche Funktion ein Verhalten auf bestimmte Reize und ihre sensorische Verarbeitung haben kann, machen zwei kleine Beispiele deutlich: Die hohe Sensibilität im Hinblick auf Quietschgeräusche der Schuhe beim Gehen kann dazu führen, dass sich eine Person weigert, Schuhe anzuziehen. Das Beschnuppern von Gegenständen kann dazu dienen, sich in Anbetracht einer Hyposensibilität im Nachsinnbereich verstärkt Reize zu verschaffen und die Konsistenz oder Eigenschaften von Dingen anzueignen.

2) Unübliches Lernverhalten und Problemlösungsverhalten

Berichten und Beobachtungen zufolge hat es den Anschein, dass viele Autist:innen beim Lernen angesichts ihres „anderen Denkens“ und kreativen Potenzials „weitgehend auf sich selbst gestellt“ (Seng 2011, 30) sind, sich selbst Wege erarbeiten und selbstentwickelte Strategien nutzen, um Aufgaben zu lösen. Darüber hinaus gilt es, Schwierigkeiten im Rahmen exekutiver Funktionen (planen und zielgerecht umsetzen) sowie Probleme bei der Bewältigung von Aufgaben zu beachten, die verbale Fähigkeiten und polytropistische Aufmerksamkeit abverlangen (Lawson 2011). Andererseits können Autist:innen mit Leistungsstärken im Bereich der „flüssigen Intelligenz“ (Schnelligkeit bei der Erfassung von Zeichen, Mustern oder beim Puzzlen), mit besonders kreativen kognitiven Leistungen oder anderen Verstandesleistungen imponieren, indem sie sich beispielsweise wie Grandin (1997, 171) der Visualisierung und Logik (Denken in Bildern) bedienen. Die Wertschätzung eines eigenen Lernstils und das Beharren auf selbstentwickelte Lösungswege sind Ausdruck von Selbstbestimmung und unterstützen die Selbstwirksamkeit eigener Handlungen sowie die Kontrolle über die eigenen Lebensumstände.

3) Fokussiertes Denken und Spezialinteressen

Wenngleich schon Kanner (1943) und Asperger (1944) auf Sonderinteressen, sogenannte Inselbegabungen oder spezifische Stärken als autismustypische Merkmale hinweisen, erfährt dieses Thema erst seit etwa 15 Jahren die Wertschätzung, die ihm für *alle* Personen im Autismus-Spektrum zukommen sollte (ASAN 2012b; Lawson 2011; Sacks 1995; 1997; Theunissen 2020; 2022c). Immer wieder wird vonseiten Betroffener berichtet, dass die Beschäftigung mit eigenen, speziellen Themen nicht nur der Wissensbereicherung und Steigerung von Lebensqualität (Seng 2011, 35), sondern ebenso der Entspannung, Beruhigung oder Kompensation stresshafter Situationen dient und zudem ein Gefühl von Sicherheit, Vertrautheit und Vorhersehbarkeit bietet (Preißmann 2012, 67).

4) Atypische, manchmal repetitive Bewegungsmuster

Hierunter werden alle Verhaltensweisen gefasst, die als motorisch auffällig gelten, wie beispielsweise mit dem Oberkörper schaukeln, Zehengang, auf den Füßen wippen, mit den Händen flattern, bizarre oder verkrampfte Armbewegung, steife Körperhaltung u. a. m. Nicht selten handelt es sich hierbei um ein selbststimulierendes, stereotyp wirkendes, repetitives Verhalten, das für die Person funktional bedeutsam ist:

„Ich selbst reagiere sensibler auf die Einstellungen der Leute. Wenn ich weiß, dass jemand mich voller Neugier beobachtet, fühle ich mich unwohl. Mein Körper reagiert sofort darauf. Ich werde hyperaktiv und wedele mit den Händen, um meinen Stress wenigstens teilweise abzureagieren" (Mukhopadhyay 2005, 103).

Darüber hinaus lassen sich unter diesem vierten Aspekt „Handlungsstörungen" (Zöller 2016) fassen, bei denen ein Konflikt zwischen „Wollen aber Nicht-Können", Schwierigkeiten bei der Ausführung von Tätigkeiten (assoziiert mit einer Apraxie, Dyspraxie oder dissoziativ anmutenden Störung) zutage treten. Der Vollständigkeit halber sollten aber motorische Stärken (hohes Geschick) nicht unerwähnt bleiben.

5) Bedürfnis für Beständigkeit, Routine und Ordnung

Dieser Aspekt spielt im Leben autistischer Menschen oftmals eine zentrale Rolle und verweist auf potenzielle Ängste, die entstehen können, wenn sich Betroffene in veränderten oder unbekannten Situationen zurechtfinden müssen. Routine oder ein vorab festgelegter Ablaufplan mit eingebauten alternativen Lösungswegen können ein Gefühl von Sicherheit, Vertrautheit und Vorhersehbarkeit bieten. „Wenn etwas nicht genau an seinem Platz stand, musste ich es gerade rücken; und diese Tätigkeit, das Wiederherstellen von Ordnung, gab mir das Gefühl von Sicherheit" (Williams 1992, 121). Ferner erstreckt sich dieser fünfte Aspekt auf Kompetenzen eines Organisierens, Erstellens von Zeitplänen oder Tagesabläufen, an denen alltägliche Handlungen ausgerichtet werden.

6) Schwierigkeiten, Sprache zu verstehen und sich sprachlich auszudrücken, so wie es üblicherweise in Kommunikationssituationen (Gesprächen) erwartet wird

Einerseits lassen sich unter diesem sechsten Bereich das Ausbleiben einer verbalen Verständigung, Verzögerungen oder Besonderheiten in der Sprachentwicklung (das Vertauschen von Personalpronomina), spezielle Sprachphänomene (z. B. Echolalie, Neologismen, auffällige Intonation) sowie andere Verständnisschwierigkeiten (wörtliches Verstehen, Ironie missverstehen) wie auch Schwierigkeiten, Emotionen oder Befindlichkeiten auszudrücken, erfassen. Andererseits sollten außergewöhnliche sprachliche Leistungen (Neologismen als kreative Leistung, Verfassen von Gedichten oder autobiographischen Texten, enzyklopädische Wortschatzsammlungen, Verständigung in mehreren Fremdsprachen) nicht unberücksichtigt bleiben.

Autist:innen, die sich sprachlich verständigen können, berichten, dass es häufig sehr anstrengend sei, die Modulation der Stimme adäquat zu beherrschen sowie in Gesprächssituationen gleichzeitig zu sprechen und auf Gestik, Blicke oder Mimik der Gesprächspartner:innen zu achten (Lawson 2011, 115, 124 f.). Zudem können Wörter oder Zahlen, die im Rahmen einer Kommunikation wahrgenommen werden, unmittelbar als (sensorische) Reize zu Assoziationen, zur Kreation von Strukturen, Systemen, Reimen oder Gedichten verleiten (Mukhopadhyay 2005, 37), sodass dem eigentlichen Gespräch nicht mehr gefolgt werden kann und Verständnisprobleme auftreten. Solche Situationen erzeugen Stress, und um ihn zu vermeiden, wird der Situation ausgewichen und/oder geschwiegen. Was die Echolalie betrifft, die vielen Autist:innen nachgesagt wird, so gibt es hierzu viele unterschiedliche Gründe oder Erklärungen. Für Williams (1992, 292) ist sie beispielsweise ein Mittel, „sich anderen zu nähern und zu zeigen, dass sie eine Beziehung herstellen können, wenn auch nur als Spiegel".

7) Schwierigkeiten, typische soziale Interaktionen zu verstehen und mit anderen Personen zu interagieren

Dies betrifft u. a. Umgangsformen, soziale Konventionen wie Begrüßung, Small Talk oder andere Formen der Kontaktaufnahme mit fremden Personen sowie die Aufrechterhaltung sozialer Beziehungen. Zudem fällt es nicht wenigen autistischen Personen schwer, sich anderen (nicht-autistischen) Menschen in Form einer „geteilten Aufmerksamkeit" zuzuwenden, mit anderen Interessen zu teilen oder auszutauschen, zusammenzuarbeiten oder zusammenzuleben. Vor diesem Hintergrund kommt es v. a. im Kindes- und Jugendalter seltener zur Bildung von Freundschaften und eher zur Meidung sozialer Situationen und zu einem sozialen Rückzug. Kommt es v. a. im Jugendalter zu Hänseleien, Mobbing, sozialen Ausgrenzungen und Diskriminierungen durch nicht-autistische Peers, führt dies bei nicht wenigen Autist:innen zu einem Leidensdruck und zur Entwicklung psychischer Störungen (depressive oder Angst-, Ess-, Zwangsstörungen). Manche versuchen, über ein selbstbewusstes, non-konformes Auftreten und Aussehen zu imponieren oder über Spezialinteressen soziale Kontakte oder Freundschaften anzubahnen.

Abschließend sei erwähnt, dass trotz der genannten Schwierigkeiten autistische Personen oftmals ein feines Gespür für soziale Beziehungen entwickeln. Hierzu genügen ihnen bereits augenblickhafte Beobachtungen sozialer Situationen und anderer Personen.

8) Emotionale Besonderheiten

Wenngleich einige emotionale Besonderheiten im Rahmen der beiden zuvor genannten Merkmale mitberücksichtigt werden, macht es angesichts der Bedeutsamkeit und Komplexität dieses Aspekts (z. B. wahrnehmungs-, sozial- und beziehungsbedingt) Sinn, ihn explizit aufzugreifen. Dieser Schritt lässt sich durch neurowissenschaftliche Theorien begründen, die eine „erhöhte Emotionalität" bei autistischen Personen annehmen und nahelegen, zwischen einer „kognitiven Empathie", der Fähigkeit, sich in den mentalen Zustand einer anderen Person hineinzuversetzen (Theory of Mind) und einer „affektiven Empathie", die die direkte Reaktion auf ein Gefühl eines anderen Menschen bezeichnet, zu differenzieren (Smith 2009; Seng 2011, 16 ff., 50; Schuster 2007, 111 f.; Theunissen 2020). Über emotionale Besonderheiten autistischer Kinder und Jugendlicher stoßen wir zudem schon in den „Erstbeschreibungen" über Autismus (Theunissen 2022d). Das betrifft z. B. eine schwach ausgeprägte emotionale Bindung an Personen und eine nicht selten stark ausgeprägte emotionale Bindung an Objekte oder Tiere, ferner „abgeflachte" Gefühle gegenüber nicht-autistischen Personen oder Schwierigkeiten, eigene Gefühle zu erkennen, einzuschätzen und damit umzugehen. Des Weiteren berichten Betroffene häufig über erhöhte Ängste, erhöhte emotionale Sensitivität und mitunter über eine leichte emotionale Erregbarkeit, über explosive Gefühlsäußerungen mit mangelnder Impulskontrolle oder Affektregulation (*meltdown*). Dieses Submerkmal emotionaler Besonderheit kann allerdings ebenso ein Symptom für ADHS sein. Im Falle von Autismus wird es im Zusammenhang mit erhöhter Reizempfindlichkeit und Stressanfälligkeit (Vulnerabilität) sowie Versagungsängsten (durch einen „Überperfektionismus") diskutiert.

Was die Lesart dieser acht Aspekte betrifft, so können sie bei einer Person in abgeschwächter oder stark ausgeprägter Form in Erscheinung treten. Dies bedeutet, dass die einzelnen Charakteristika nur individuell erschlossen werden können. Dabei darf jedoch ihr Zusammenspiel und -wirken nicht aus dem Blick geraten, wenn eine Einschätzung im Hinblick auf Autismus vorgenommen werden soll. Allerdings ist der skizzierte Ansatz im Unterschied zum DSM-5 nicht operationalisiert worden, weshalb er aus wissenschaftlicher (klinischer) Sicht kritisch betrachtet wird.

Einen prominenten Stellenwert hat im Autismus-Spektrum-Konzept neben der Beachtung eines spezifischen Lernstils v. a. die Berücksichtigung von Wahrnehmungsbesonderheiten, der Stärken-Perspektive und Spezialinteressen. Gestützt werden diese Merkmale durch neurowissenschaftliche Forschungen in Bezug auf Autismus (Theunissen 2020). Dennoch bietet die Fokussierung auf Stärken auch Anlass zu Kritik.

So wird ihr z. B. vorgeworfen, dass sie (schwere) Verhaltensprobleme oder psychische Störungen ausklammern und nicht wenige autistische Personen überfordern würde. Zudem würden längst nicht alle Autist:innen mit Spezialinteressen oder Stärken imponieren, weshalb die Gefahr bestünde, dass vielen von ihnen ein notwendiges Maß an Förderung, Therapie und Hilfe vorenthalten würde. Tatsache ist, dass alle Personen im Autismus-Spektrum, wie schon bei Kanner (1943) angedeutet, Stärken aufweisen können, das entsprechende Verhalten muss nur in seiner subjektiven Bedeutsamkeit (funktional) erkannt werden. Ferner werden von Vertreter:innen der Stärken-Perspektive keinesfalls Probleme bei Verrichtungen des alltäglichen Lebens, Verhaltensauffälligkeiten oder psychische Störungen bei Menschen im Autismus-Spektrum geleugnet.

Bislang gibt es kaum verlässliche Prävalenzstudien und Daten, die sich auf psychische Begleitstörungen und Verhaltensauffälligkeiten bei Autismus beziehen. An anderer Stelle (Theunissen 2022a, 181) haben wir auf der Grundlage aktueller Studien Prävalenzangaben zusammengestellt, die z. T. von recht niedrigen bis hohen Werten reichen: Angststörungen (12 % bis 84 %), depressive Störungen (etwa 30 %), ADHS (30 % bis 80 %), Schlafstörungen (44 % bis 83 %), Essstörungen (etwa 25 %), Zwangsstörungen (20 % bis 37 %), Epilepsie (22 % bis 35 %), Persönlichkeitsstörungen (12 % bis 21 %), Schizophrenie/psychotische Störungen (3 % bis 28 %), Verhaltensauffälligkeiten/herausforderndes Verhalten (35 % bis 94 %) und Traumafolgestörungen (16 % bis 26 %). Expert:innen gehen davon aus, dass v. a. Angst- und depressive Störungen im Erwachsenenalter autistischer Menschen von zentraler Bedeutung sind (Tebartz van Elst 2012).

Während eine Reihe von psychischen Störungen psychiatrisch (medikamentös) behandelbar sind, bietet es sich beim autistischen Verhalten an, vom Leidensdruck der Person und ihrem Umfeld auszugehen und nicht von vornherein eine Psychopharmakotherapie oder Psychotherapie anzusetzen (Broadstock & Dougthy 2003; Noterdaeme 2015). Die Stärken-Perspektive lehrt, dass es fruchtbarer ist, an dem anzusetzen, was Betroffene können, als ihnen ständig Defizite oder Fehlverhalten vor Augen zu führen. Damit korrespondiert sie mit der modernen (Neuro-)Psychotherapie (Grawe 2004), nach der gleichfalls wie bei der Positiven Verhaltensunterstützung (dazu später) Stärken und Spezialinteressen genutzt werden, um psychische Störungen, Problemverhalten oder herausfordernde Verhaltensweisen zu beeinflussen und abzubauen.

Des Weiteren dürfte auf dem Hintergrund der Skizze des Autismus-Spektrum-Konzepts unschwer zu erkennen sein, dass eine funktionale Betrachtung der Charakteristika zum Verstehen einer autistischen Person wesentlich beitragen kann. Zugleich signalisieren die Ausführungen, dass es wichtig ist, zwischen typischen autistischen Verhaltensweisen und zusätzlichen Verhaltensauffälligkeiten oder psychischen Störungen zu differenzieren (Theunissen 2022d), die aus Situationen hervorgehen, in denen Autist:innen mit ihrem Verhalten missverstanden werden oder in denen autistisches Verhalten unterdrückt bzw. aversiv unterbunden (bestraft) wird. Diese Differenzierung wird häufig ignoriert oder eingeebnet, indem beispielsweise selbstverletzendes oder impulsives, aggressives Verhalten unmittelbar mit einem Autismus in Verbindung gebracht wird. In Wirklichkeit handelt es sich hierbei aber nicht um ein typisches autistisches Verhalten, sondern – wie viele Betroffene berichten – um ein stressreduzierendes, reaktives Signalverhalten, das durch unpassende Situationen und soziale Reaktionen (Verstärkung) aufrechterhalten wird. Von dieser Erkenntnis aus lässt sich unschwer eine Brücke zum Vulnerabilitäts-Stress-Bewältigungsmodell (Dauwalder 1992; Fiedler 2001) schlagen, welches zum Verständnis von psychischen Störungen oder Verhaltensauffälligkeiten bei Personen im Autismus-Spektrum beitragen kann und wertvolle Anregungen für die Praxis bietet, die in soziotherapeutischen, kontextverändernden, behavioralen und psychoedukativen Ansätzen Eingang gefunden haben und darüber hinaus für die Entwicklung einer „verstehenden" Unterstützung von Personen im Autismus-Spektrum hilfreich sind (Tebartz van Elst 2012; Theunissen 2022a; 2022d).

Kasuistik: Herr Z. (geb. 1958), Diagnose „frühkindlicher Autismus", wurde mit 12 Jahren in eine psychiatrische Einrichtung eingewiesen. Dort wurde er aufgrund massiver Fremdaggressionen mit Sachbeschädigungen hoch sediert und überwiegend am Bauchgurt im Bett gehalten. 1980 wurde der Behindertenbereich der Klinik zum eigenständigen heilpädagogischen Heim verselbstständigt. Auch hier zeigte er herausfordernde Verhaltenswesien wie z. B. ständiges systematisches Zerschnipseln von Papier zu „Konfetti", Verblasen der Papierschnipsel, Ignorieren der Anforderungen des Personals, systematisches Zerkleinern von Wandbildern, Tischplatten und Schrankbrettern, lautes Umherrennen, Abkapselung, Kontaktverweigerung, panikartige Reaktionen auf geringfügige Veränderungen der Alltagssituation, Nahrungsverweigerung und Hundephobie mit ziellosem Wegrennen, lautes Aufschreien und Beißen in die Handgelenke.
Daraufhin wurde ein umfassendes pädagogisch-therapeutisches Konzept erstellt: Bezugsassistenz durch zwei Mitarbeiter:innen; verhaltenssteuernde Interventionen im Falle der Zerstörung von Gegenständen im Sinne eines „Wiederherstellungsverfahrens" (vgl. Kapitel 3 über verhaltenstherapeutische Methoden); Stärkenorientierung durch Umlenken der „Konfettiproduktion" zu „Knubbelbildern" und Collagen; behutsame, im Niveau gesteigerte Entwicklung ästhetischer Aktivitäten wie Malen, Legen von Puzzeln, Bauen und Werken; körperliche Aktivierung durch Spaziergänge und später durch „Jogging" zu dritt (angesichts der Panikreaktion auf Hunde waren zwei Begleitpersonen zum Festhalten erforderlich); schrittweise und kontinuierliche Integration in eine intramurale Tagesförderstätte, in der lebenspraktisch-hauswirtschaftliche Tätigkeiten im Vordergrund standen. Darüber hinaus wurde ein dreijähriger Besuch der örtlichen Schule für geistig Behinderte bewilligt. Während dieser Zeit veränderte sich sein Verhalten signifikant: Herr Z. wurde aufgeschlossener, reagierte immer häufiger auf die Ansprache der Mitarbeitenden, beteiligte sich an alltäglichen Hausarbeiten und konnte kleine hauswirtschaftliche Aufträge selbstständig ausführen. Zugleich ließen die Fremdaggressionen immer mehr nach, und die Fixierung mittels Bauchgurt wurde aufgegeben. Die medikamentöse Therapie konnte erheblich reduziert werden. Nach der Schule wurde Herr Z. in die Schwerstbehindertengruppe der örtlichen Werkstatt für behinderte Menschen aufgenommen. Aufgrund einiger spezifischer Auffälligkeiten (z. B. Unberechenbarkeit beim Essen, lautes Schreien und Beißen ins Handgelenk bei verzögerter Essensausgabe, plötzliches lautes Schreien und Hin- und Herrennen, panikartige Fluchtreaktionen durch die Werkstatträume), konnte die Eingliederung nur behutsam und unter Einbeziehung der Bezugsassistenten erfolgen. Als Herr Z. etwa ein Jahr später in kürzeren Abständen einige z. T. große epileptische Anfälle hatte (einige Jahre später wurden keine Anfälle mehr beobachtet) änderte sich sein Verhalten grundlegend. Seine Hundephobie war von heute auf morgen völlig verschwunden und sein Essverhalten war problemlos, stattdessen zeigte er überhaupt kein Interesse mehr an den Arbeitsangeboten (WfbM) und beteiligte sich ebenso wenig an den hauswirtschaftlichen Tätigkeiten in seiner Gruppe. Er kapselte sich eher ab und reagierte vermehrt mit einem „Stimming" (Hin- und Herschaukeln, bizarre Handbewegungen, langanhaltendes Klopfen mit Fingern oder Gegenständen auf den Tisch). Auf Versuche, ihn wieder an seine gewohnte Arbeit in der Werkstatt heranzuführen, reagierte er impulsiv aggressiv, indem er sich und andere schlug. Die selbstverletzenden Verhaltensweisen (Kopfschlagen) nahmen derart zu, dass er nicht mehr in der Werkstatt bleiben konnte. In seiner Wohngruppe wurde ein umfassendes Unterstützungskonzept durchgeführt, das neben einer Medikalisierung Elemente aus körperorientierten Arbeitsformen, aus entwicklungspsychologischen, handlungstheoretischen

und behavioralen Modellen verband. Die pädagogische Arbeit bewirkte einen Rückgang des selbstverletzenden Verhaltens und eine erneute kommunikative und emotionale Öffnung, zugleich nahm jedoch die Hundephobie wieder zu.

ADHS (Aufmerksamkeitsdefizit-Hyperaktivitätssyndrom)

Lange Zeit nur als typische Verhaltensauffälligkeit des Kindesalters (s. Heinrich Hofmanns Zappel-Philipp) gesehen, kann sich dieses Störungsmuster (früher auch als Minimale Cerebrale Dysfunktion oder Psychoorganisches Syndrom bezeichnet) in die Adoleszenz fortsetzen und bildet sich ebenso im Erwachsenenalter bei vielen Betroffenen nicht oder nur teilweise zurück (Mannuzza et al. 1993). In den USA (Kessler et al. 2006) wurde eine Prävalenz bei Erwachsenen von 4 %, in Europa (Kooij 2005) eine deutlich niedrigere mit 1–2,5 % erhoben. Im Kindes- und Jugendalter und weltweit kam eine Zusammenschau auf eine Prävalenz von 5,3 % (Polanczyk et al. 2007). In fast allen Studien überwiegt das männliche Geschlecht v. a. bei Kindern um den Faktor 2–3.

Für die Diagnostik wesentlich ist die Trias Unaufmerksamkeit – Impulsivität – Hyperaktivität. Im Erwachsenenalter kommen nach den Utah-Kriterien (Wender 1995) noch Desorganisation, Affektlabilität, emotionale Übererregbarkeit und spezielle Temperamentseigenschaften dazu. Weitere wichtige Symptome des Erwachsenenalters (Rösler et al. 2008) wären ferner geringes Selbstvertrauen und Probleme bei der Bewältigung von persönlichen Pflichten. In den letzten Jahren wurden verschiedene Selbst- und Fremdbeurteilungsskalen entwickelt, welche zwischenzeitlich auch in deutscher Sprache und mit deutscher Validierung vorliegen.

Die 18 diagnostischen Kriterien nach DSM-IV (314.01) und ICD-10 (F90.0) sind:

Zur Aufmerksamkeitsstörung:

- Sorgfaltsfehler
- Ausdauerprobleme
- scheint nicht zuzuhören
- schließt Aufgaben nicht ab
- Organisationsprobleme
- vermeidet Aufgaben mit langer Aufmerksamkeitsbelastung
- verliert Sachen
- leicht ablenkbar
- vergesslich

Zur Überaktivität und Impulsivität:

- Zappeln mit Händen und Füßen
- kann nicht lange sitzen bleiben
- fühlt sich unruhig
- kann nicht leise sein
- immer in Bewegung, wie aufgezogen
- kann nicht abwarten, bis andere ausgesprochen haben
- ungeduldig, kann nicht warten
- stört andere in ihrer Beschäftigung
- exzessives Reden

Komorbide Störungen sind im Erwachsenalter häufig, fast die Regel; Rösler et al. (2008) führen etwa an:

- Persönlichkeitsstörungen (antisoziale, emotional instabile, zwanghafte, negativistische, selbstunsichere) bis 60 %
- Alkohol- und Drogensucht bis 60 %
- Depressive/bipolare Störungen bis 40 %
- Angststörungen ca. 20 %
- Restless legs geschätzte 5–10 %
- Essstörungen (Frauen) ca. 4 %

Folgende Faktoren werden für die Entstehung eines ADHS verantwortlich gemacht:

- Eine genetische Verankerung wird durch die hohe Konkordanz eineiiger Zwillinge von 0,6–0,9 nahegelegt und auch bereits die Existenz von Subtypen wie für ADHS vergesellschaftet mit Störungen des Sozialverhaltens oder mit Bipolarität (Faraone 1998; 2004)

angenommen. Diese genetischen Variablen sollen v. a. auf die Dopamin- und Serotonin-Transporter Einfluss haben. Doch entscheiden auch Gen-Umwelt-Interaktionen, welche Einflüsse auf die Entwicklung Betroffener nehmen (Thapar et al. 2007).
- Vor allem als Rückschluss von positiven Behandlungsergebnissen mit Noradrenalin- bzw. Dopamin-Inhibitoren wird bei ADHS eine Fehlregulation des katecholaminergen Transmittersystems angenommen (Pliszka 1996), die zu einer Dysfunktion fronto-striataler Regelkreise führt.
- Ungünstige Entwicklungsbedingungen wie familiäre Instabilität, negative Eltern-Kind-Beziehung, mütterlicher Alkohol- oder Nikotinabusus und niedriges Geburtsgewicht dürften weitere Mitursachen darstellen.

Therapeutisch liegt, häufig kritisiert, das Hauptgewicht auf einer medikamentösen Behandlung mit Methylphenidat, vorzugsweise in retardierter Form, um Reboundphänomene und eine Abhängigkeit zu verhindern. Bei Erwachsenen sind für die Pharmakotherapie des ADHS des Erwachsenenalters zwei retardierte Methylphenidat-Präparate sowie Atomexetin zugelassen und verordnungsfähig (Ebert et al. 2003), wenn eine exakte Diagnostik durchgeführt wurde, die Lebensqualität der Betroffenen nachhaltig beeinträchtigt ist und es keine Behandlungsalternative gibt. Die Behandlung muss langfristig durchgeführt werden, verlässliche Verlaufskontrollen sind gefordert. Häufige Nebenwirkungen sind Appetitverlust, Schlafstörungen, Kopfschmerzen, Erhöhung von Blutdruck und Puls. Kontraindikationen stellen bekannte affektive oder schizophrene Störungen und nicht behandelte Abhängigkeitserkrankungen dar.

Bei oraler Gabe wird das Suchtpotenzial als gering angesehen, Missbrauch kommt etwa bei Politoxikomanen vor, die sich die Substanz dann meist spritzen („Speed“); zu erinnern ist ferner, dass der Missbrauch von Weckaminen als Appetitzügler und Aufputschmittel zeitweilig sehr verbreitet war.

Alternativ zu Methylphenidat werden, v. a. bei gleichzeitigem Vorliegen einer Depression, noradrenerg wirksame Antidepressiva eingesetzt, ihre Wirksamkeit ist geringer, der Wirkantritt im Vergleich deutlich verzögert.

Psychotherapie, die störungsspezifische Elemente beinhalten soll, wird als (zusätzlich) hilfreich angesehen, leiden Betroffene doch meist unter den psychosozialen Folgen der Störung oder geringem Selbstwert. Sinnvoll scheint auf jeden Fall ein multimodaler Ansatz zu sein. Wesentlich sind Aufklärung und Beratung der Eltern, Betreuer:innen und Lehrpersonen, Elterntraining und Familientherapie, wenn etwa hyperaktives Verhalten in einem überkontrollierenden und verhärtenden Erziehungsverhalten (mit) begründet ist. Frühförderung in Kindergarten und Schule helfen, Chronifizierungen zu vermeiden. Betroffene können von (kognitiver) Verhaltenstherapie (verbaler Selbstinstruktion, Selbstmanagement, Verstärkerprogrammen), einem Konzentrationstraining, einem Autogenen Training, Entspannungsübungen, Psychomotorik/Motopädagogik oder der Ausübung von Sport sowie durch ein Coaching (Unterstützung durch eine Vertrauensperson) profitieren. Bemerkenswert ist die Empfehlung, im Rahmen eines multimodalen Konzepts grundsätzlich vorhandene (ausgeprägte) Stärken und Ressourcen von Menschen mit ADHS (z. B. Begeisterung für Sport, Kreativität, Empathie, Gerechtigkeitsempfinden) zu beachten und zu nutzen (Heßlinger 2004).

Zunehmend werden Bedenken laut, ADHS werde zu häufig diagnostiziert, die „Krankheit ADHS“ sei ein kulturelles Artefakt (Wenke 2006), die Diagnoserealität des ADHS ernüchternd, die geforderten Leitlinien kämen kaum zur Anwendung, eigentlich notwendige Verhaltensbeobachtungen würden beinahe niemals praktiziert, die Diagnosekriterien unterschiedlich ausgelegt und bewertet, v. a. der Belastungsgrad der Beziehungspersonen der Kinder gemessen (Hopf 2003). Medikation wird dann auch als „Korrektur einer Abweichung" gesehen und die Frage gestellt, wem die Medikation denn diene (Pozzi 2004); man habe lieber „kranke" als infolge überforderter Eltern, Reizüberflutung und zunehmender Strukturlosigkeit in Familie, Schule und Gesellschaft unglückliche Kinder. Wieder nach Hopf (2003, 9 f.) spricht vieles dafür, dass die biologisierende Diagnose „ADHS" dazu dient, im psychoanalytischen Sinne bedrohliches Verhalten abzuwehren, „(…) dass die Gesellschaft durch das Label (…) wohl einen Sicherheitsabstand zum nervenaufreibenden Nachwuchs geschaffen und eine Diagnose zwischen sich und ihre Kinder gelegt (hat)".

Zweifelsfrei ist angesichts der horrenden Zunahme der Diagnose ADHS bei Kindern und inzwischen auch Erwachsenen Skepsis am Platz und allgemein die Re-Medizinalisierung psychosozialer Störungen nicht zu übersehen, werden vieldeutige Befunde der Hirnforschung nicht selten kurzschlüssig als allein konstitutionierendes Moment von Befindlichkeits- und Verhaltensstörungen genommen. Auf der anderen Seite ist der Wert pharmakologischer Beeinflussung bei auf andere Weise kaum beeinflussbarer ADHS immer wieder offensichtlich. Einen Ausweg aus diesem Dilemma bietet – und wir leiten nun zur Frage des Vorkommens und angemessener Vorgangsweise bei ADHS von Menschen mit intellektueller Beeinträchtigung über – eine differenzierte „Verstehens-Diagnostik", wie in anderen Kapiteln erläutert.

Bis vor Kurzem wurde ADHS bei Menschen mit intellektueller Beeinträchtigung nicht diagnostiziert, seine (tatsächlich) vieldeutigen Symptome wie mangelnde Ausdauer, Impulsivität, Sprunghaftigkeit oder überschießende Aktivität in direktem Zusammenhang mit der Behinderung gesehen. Möglicherweise haben daher Cooper und Team (2007) mit 1,5 % einen niedrigen Prävalenzwert ermittelt. Nach Dykens und Hodapp (2001) soll hingegen epidemiologischen Studien zufolge ADHS bei Menschen mit Behinderung etwa dreimal so häufig vorkommen wie bei nicht behinderten Kindern; und Faraone et al. (2017) konstatieren gleichfalls ein erhöhtes Risiko bei Menschen mit intellektueller Beeinträchtigung gegenüber nicht behinderten Personen.

In den Leitlinien der Deutschen Gesellschaft für Kinder- und Jugendpsychiatrie und -psychotherapie (Döpfner et al. 2007) heißt es wiederum unter Ausschlussdiagnose:

- Wenn bei Personen mit intellektueller Beeinträchtigung …

„hyperkinetische Symptome vorliegen, dann müssen diese deutlich stärker ausgeprägt sein, als dies bei Menschen mit diesem Grad an Retardierung üblicherweise der Fall ist. Bei Patienten mit einem IQ unter 50 und extremer Unruhe sowie repetitivem Verhalten muss die Diagnose einer überaktiven Störung mit Intelligenzstörung und Bewegungsstereotypien (F 84.4) erwogen werden.

Tiefgreifende Entwicklungsstörungen (F 84) sind nach ICD-10 und DSM-IV Ausschlussdiagnosen. Allerdings zeigen nicht alle Kinder und Jugendlichen mit einer tiefgreifenden Entwicklungsstörung auch die Symptome einer hyperkinetischen Störung, und eine Doppeldiagnose bei Patienten, welche die Kriterien beider Störungen erfüllen, setzt sich sowohl in der Forschung als auch in der Praxis zunehmend durch …"

Hinsichtlich weiterer Ausschlussdiagnosen wird auf den in den Leitlinien enthaltenen Entscheidungsbaum verwiesen: zu denken wäre v. a. an medikamenteninduzierte oder mit einer psychischen Störung verbundene, dem ADHS-Syndrom ähnliche Auffälligkeiten. An dieser Stelle gilt zu beachten, dass nach DSM-5 sich ADHS und Autismus nicht mehr ausschließen, sondern gemeinsam diagnostiziert und somit auch bei intellektueller Beeinträchigung als Komorbiditäten in Erscheinung treten können. Umso wichtiger ist das Bemühen, trotz erschwerter Umstände beim Erheben und Zuordnen der doch vieldeutigen Symptome eine möglichst differenzierte Diagnostik anzustreben, um zielführende Maßnahmen zu setzen, ggf. auch die Indikation für eine medikamentöse Behandlung stellen zu können.

Psychiatrische Therapie

Voraussetzungen

Das Gelingen einer psychiatrischen Therapie setzt die möglichst weitreichende Analyse des Bedingungsgefüges der jeweils vorliegenden psychosozialen Auffälligkeit (siehe „multidisziplinäres Assessment" und „Verstehende Diagnostik") voraus. Schon beim Erstkontakt und bei der Untersuchung und Exploration werden die Weichen gestellt, die über Vertrauen und Mitarbeit der Betroffenen und ihrer Umgebung entscheiden. Während dem insbesondere in der psychotherapeutischen Forschung und Ausbildung heutzutage im Allgemeinen Rechnung getragen wird, mangelt es den im psychiatrischen Bereich tätigen Ärzt:innen, Pflegekräften und Therapeut:innen noch häufig an den Grundlagen eines angemessenen Umgangs mit intellektuell beeinträchtigten Menschen. Gerade hier können sich aus einer intensiveren Zusammenarbeit mit heilpädagogisch versierten Fachleuten neue Impulse ergeben.

Hennicke (1990; 1994) sieht diagnostisch und therapeutisch eine besondere Herausforderung hinsichtlich spezieller Frage- und Erklärungstechnik, notwendiger Einbeziehung von Angehörigen und professionellen Helfer:innen als „Übersetzer", dem Erkennen höchst unterschiedlicher Anpassungsprozesse der Familien mit der Gefahr pathologisierender Etikettierung vonseiten der Ärzt:innen (z. B. Überbehütung, Symbiose ...), welche oft als Schuldzuweisung verstanden werden, häufigem *doctor-shopping* der Eltern, bis eine ihnen genehme Diagnose (z. B. frühkindlicher Autismus oder Entwicklungsverzögerung statt geistiger Behinderung) gestellt wurde, dem nötigen Zeitaufwand und Aushalten affektiver Reaktionen (Angst, Ekel, Mitleid, Scham, Hilflosigkeit), dem Zulassen einer Triade (Betroffene:r – Betreuer:in/Angehörige:r – Arzt/Ärztin) statt der gewohnten Arzt-Patient-Dyade, der speziellen Verantwortung des Verschreibenden von Psychopharmaka.

Die für die Regelversorgung zuständigen sozialpsychiatrischen Einrichtungen haben mit einer einzig medizinischen Ausrichtung zumeist schon gebrochen, während sich die von der Biologie faszinierte Universitätspsychiatrie und die häufig nicht minder statistisch ausgerichtete psychologische Lehre einer zunehmenden Kritik zu stellen haben (Heimann 1991; Kuhn 1991), die ihnen vorwirft, die Individualität der Patient:innen in Forschung und Praxis zu vernachlässigen.

Wie Kisker (1976, 122) voraussagte, ist die „bio-psycho-soziale-Drillings-Praxis" der Psychiatrie nicht in Personalunion durchzuhalten, d. h., dass die moderne psychiatrische Behandlung auf die Zusammenarbeit von Ärzt:innen, Therapeut:innen, Pädagog:innen und soziotherapeutisch versiertem Pflegepersonal angewiesen ist. Das Programm der Teamarbeit mit je nach therapeutischer Priorität unterschiedlicher Verantwortlichkeit darf kein Lippenbekenntnis bleiben, denn nur so können Einseitigkeiten vermieden werden. Das besondere Augenmerk hat dem möglichst gemeindenahen, flächendeckenden und benutzerfreundlich organisierten Angebot psychosozialer Dienste zu gelten. Die Barrieren zwischen den voll- und teilstationären sowie den ambulanten Angeboten, die nur Schwellenängste auslösen, sind abzubauen, indem es durch Sektorversorgung garantiert wird, dass die Kontakte mit dem Primärmilieu und den professionellen Helfer:innen nicht unterbrochen werden, ambulante Therapien auch während des Aufenthalts im Krankenhaus fortgesetzt und im Fall einer psychiatrisch/psychotherapeutischen Behandlung Spezialambulanzen mit personeller Kontinuität geschaffen werden. Außerdem bewähren sich Konsiliarbetreuungen in Wohngruppen oder Werkstätten, welche den Vorteil eines „Arbeitens vor Ort" und zeitökonomisch realisierbaren Einschlusses der Bezugspersonen, mitunter auch eines ganzen Teams (z. B. fallbezogene Supervision) haben (Lingg & Feurstein 2001).

Der Traum von einer „Psychiatrie ohne Bett" ist zwischenzeitlich ausgeträumt, wenngleich sich in den letzten Jahrzehnten der Schwerpunkt der Versorgung in den extramuralen Bereich verlegen ließ. Ansprüche z. B. von Mitarbeiter:innen einer Wohngruppe, eine Krankenhauseinweisung bzw. „Psychiatrisierung" eines Bewohners um jeden Preis verhindern zu wollen, gehen zulasten des Betroffenen und auch der Mitbewohner:innen, diesbezügliche Fortbildungen und gute Kontakte zur regional zuständigen Klinik können hier unsinnige Reibungsverluste verhindern. Leider wird z. T. immer noch zu lange gewartet und muss bei Eskalation der Problematik dann zu häufig eine Notfall- oder Zwangseinweisung verfügt werden.

Eine Sichtung von 1.642 Zuweisungen von Menschen mit intellektueller Beeinträchtigung (81 % leicht, 10 % mittel, 4 % schwer oder schwerstbehindert) in den Jahren 1980–1995 ins Landeskrankenhaus Rankweil/Vorarlberg (Lingg 1998) ergab 13 % Zwangseinweisungen, 39 % durch Allgemeinärzte, 11 % durch Nervenärzte, 12 % durch andere Krankenhäuser, 5 % aus der Spezialambulanz, 17 % Selbsteinweisungen. Als unmittelbarer Grund wurden angegeben: 21 % psychotische Symptome, 20 % Fremdaggressivität, 17 % Depressivität, 11 % Sucht, 6 % Autoaggressivität, 4 % Verwahrlosung, 3 % dissoziales Verhalten, 3 % Hyperaktivität, 2 % Sachbeschädigung, 1 % sexuelle Auffälligkeit. Zwischenzeitlich und nach nun jahrelang konsequenter Nachbetreuung früher asylierter Menschen mit intellektueller Beeinträchtigung nahmen Häufigkeit und Dauer stationärer psychiatrischer Behandlungen drastisch ab und weist die Jahresstatistik 1998 72 Aufnahmen mit durchschnittlicher Aufenthaltsdauer von 18,3 Tagen für ein Einzugsgebiet von 350.000 Personen auf.

Das psychiatrische Behandlungsteam stützt sich auf Sozio-, Psycho- und Körpertherapie, andere Dienste wie Ergo-, Kunst-, Musik- und Bewegungstherapie sowie Arbeitstraining sind eine wichtige Ergänzung, in gewissen Fällen oder bestimmten Betreuungsabschnitten eine wesentliche Hilfe.

Soziotherapie

Soziotherapie bedeutet die praktisch therapeutische Anwendung sozialpsychiatrischer Theorien (Dilling & Reimer 1990). Sie umfasst milieugestalterische oder psychotherapeutische Verfahren, die der sozialen (Wieder-)Eingliederung dienen, d. h. auf die Annahme von Eigenverantwortung hinarbeiten. In der Soziotherapie sehen Dörner und Plog (1980, 350 f.) die Basis, die andere Techniken erst ermöglicht. Sie bietet „das, was Psychotherapie und Somatotherapie nicht liefern, (die) Möglichkeit der

Auseinandersetzung mit dem Normalen, mit dem, was in mir und Anderen gesund ist".

Die Soziotherapie enthält Prinzipien der „Normalisierung" (Nirje), derer die psychiatrische Arbeit – nicht nur im stationären Bereich – dringend bedurfte! Es geht ihr um die Befähigung zur sozialen Selbstbehauptung, um das Verhindern von Sekundärschäden, das Training sozialer Fertigkeiten, um die Darstellung des „Gesunden an Normalität" in einem angemessenen Milieu und um den Abbau diskriminierender Einschränkungen. Durch unterschiedlich angelegte Gruppenaktivitäten und die Übernahme von alltäglichen Aufgaben werden Probehandeln und Reflexion möglich; dadurch werden „ideale" therapeutische Inseln vermieden bzw. auf ihr natürliches Maß zurückgeschraubt (Dilling & Reimer 1990, 216 f.).

Die Einbeziehung von Bezugspersonen in die therapeutische Arbeit wird zentral, was in unterschiedlicher Form und mit verschiedenen Ansprüchen (Angehörigengruppen, Familienberatung oder -therapie) geschehen kann. Mit Hilfe von Tages- und Wochenplänen werden mit einem möglichst gemeinsam erarbeiteten Programm, das Aktivität und Muße balanciert, jene Zeiten sinnvoll ausgestaltet, in denen der Patient keine individuelle Zuwendung erfährt.

Ein vielfältiges und am normalen Leben orientiertes, d. h. nicht künstlich entfremdendes Therapie-, Aktivierungs- und Freizeitangebot, das auf die spätere Annahme von Eigenverantwortung zielt (Sport, Krankengymnastik, kreatives Arbeiten usw.), vermag nicht nur das Selbstvertrauen und die Gruppenfähigkeit zu bessern, sondern es ist auch eine Brücke zu mehr oder weniger selbstständigem Leben außerhalb des Krankenhauses oder nach der ambulanten Behandlung.

Psychopharmakotherapie

Psychopharmakotherapie spielt in der heutigen psychiatrischen Therapie eine zentrale Rolle. Die Möglichkeit, mittels Medikamenten Einfluss auf „das Seelenleben", auf Stimmung, Wachheit und Antrieb, auf Vitalität, Wahrnehmung und Denken zu nehmen, wird allerdings sehr konträr bewertet. Die oft unkritische Verordnungspraxis wird zurecht bemängelt; gleichwohl ist die plakative Berichterstattung der Medien, die von „chemischen Zwangsjacken", „verordneter Anpassung" oder von der „Pillenkeule" spricht, zu undifferenziert (dazu auch Bauer 2004, 128 ff.). Viele Menschen frönen jedoch einer gewissen Psychopharmaka-Euphorie, und so häufen sich Berichte über Missbrauch und Abhängigkeit (Laux 1992, 4 f.). Andererseits ist der Nutzen dieser Substanzen für die Beherrschung schwerer und akuter psychotischer Dekompensationen unbestreitbar, und so werden sie eine bedeutsame Rolle bei der Entwicklung einer offenen psychiatrischen Versorgung spielen (Möller, v. Zerssen 1986; Hippius 1985; Katschnig 1989).

Laux (1992, 126 f.) stellt „Zehn Gebote" für den richtigen Umgang mit Psychopharmaka auf:

1. Psychopharmaka dürfen nur dann verwandt werden, wenn eine gezielte Indikation besteht. Ihrer Gabe hat eine sorgfältige Untersuchung und Diagnosestellung voranzugehen.
2. Evtl. medikamentöse Vorbehandlungen müssen eruiert und die Suchtanamnese geklärt werden.
3. Die Wahl des Psychopharmakons hat sich nach seinem Wirkprofil sowie der Berücksichtigung möglicher Interaktionen, Nebenwirkungen und Kontraindikationen zu richten.

4. Die Dosierung hat i. d. R. einschleichend und individuell zu geschehen. Während der Akuterkrankung dürfen keine größeren Mengen verschrieben werden; Alterspatient:innen bedürfen einer besonderen Dosisanpassung.
5. Tranquilizer und Hypnotika sollten möglichst niedrig, aber ausreichend dosiert werden. Die Dosisreduktion und der Übergang auf eine diskontinuierliche Gabe (Bedarfsmedikation) sollten möglichst früh einsetzen und langsam vollzogen werden.
6. Die Patient:innen müssen über Wirkungen, mögliche Nebenwirkungen und Wechselwirkungen mit anderen Medikamenten, insbesondere mit Alkohol (der möglichst ganz gemieden werden sollte), genau aufgeklärt und informiert werden.
7. Die längerfristige Kombination mehrerer Psychopharmaka sollte möglichst vermieden werden.
8. Psychopharmaka müssen persönlich verordnet und dürfen nur unter Verlaufskontrollen (Dosisanpassung) gegeben werden. Dies wiederum fordert den Aufbau einer tragfähigen Beziehung zwischen Ärzt:in und Patient:in (Compliance).
9. Ein Gesamtbehandlungsplan muss erstellt werden, der auch andere Therapieformen (ärztliches Gespräch, Psychotherapie, physikalische Maßnahmen) oder soziale Interventionen und Hilfen (Angehörigenarbeit, Kontextveränderungen) umfasst.
10. Langzeitmedikation nur in Kooperation mit dem/der Fachärzt:in (Indikationsstellung, Dosierung, Behandlungsdauer). Hier bedarf es der gesonderten Aufklärung über die möglichen Nebenwirkungen einer Langzeitmedikation (Spätdyskinesien); es empfiehlt sich, einen „Pass" für Lithium, Antiepileptika, Clozapin (Blutbildkontrollen) und Depot-Neuroleptika zu führen. Die Beendigung der Behandlung sollte grundsätzlich auf dem Weg einer langsam ausschleichenden Dosisreduktion vollzogen werden.

Ch. Gaedt (Došen 1997) führt als wichtigste Besonderheiten der Psychopharmakotherapie bei Menschen mit intellektueller Beeinträchtigung an:

1. Die diagnostische Unschärfe mit entsprechend erschwerter Indikationsstellung;
2. die Ausdehnung der Indikationsliste bei Menschen mit intellektueller Beeinträchtigung auf nicht krankheitsbedingte störende Verhaltensweisen;
3. eine Unreife der psychischen Strukturen und Funktionen, besondere Abwehrmechanismen, welche auch die durch Psychopharmaka erzielten Veränderungen einzuordnen und zu verarbeiten erschweren können;
4. durch ihre herabgesetzte Fähigkeit, sich von Spannungen und Stimmungen in ihrer Bezugsgruppe abzusetzen, werden Menschen mit intellektueller Beeinträchtigung leicht zum/zur Symptomträger:in, ein medikamentöses Angehen dieser Auffälligkeiten hätte dann den falschen Ansatzpunkt;
5. in wenig bedürfnisgerechter Umgebung und unter häufig unzumutbaren Belastungen reagieren die Betroffenen oftmals mit Verhaltensauffälligkeiten – die Anwendung von Psychopharmaka müsste unter diesen Umständen als Missbrauch angesehen werden.
6. Es entstehen leicht unübersichtliche Verhältnisse, wenn Menschen mit intellektueller Beeinträchtigung und z. B. Epilepsie mit mehreren zentralnervös angreifenden Substanzen behandelt werden müssen; Nebenwirkungen und Wechselwirkungen sind bei der Indikationsstellung zu beachten.
7. Hirnorganische Störungen beeinflussen die Wirkungen von Psychopharmaka in einer nicht vorhersehbaren Weise; das betrifft sowohl die erwünschten wie unerwünschten Wirkungen. Manchmal findet sich eine erhöhte Ansprechbarkeit, dann wieder Therapie-

resistenz, häufig eine erhöhte Empfindlichkeit gegenüber Nebenwirkungen. Ein vorgeschädigtes Nervensystem dürfte weniger in der Lage sein, Störfaktoren auszugleichen.
8. Nebenwirkungen wie Gewichtszunahme unter neuroleptischer Behandlung fallen in dieser Personengruppe auch mehr ins Gewicht, da ihnen Essen und Trinken häufig – aus verschiedenen Gründen – besonders viel bedeuten.
9. Mehr als der psychopathologische Befund und das objektiv beschreibbare Verhalten wiegt häufig die Einschätzung der Belastung der Mitarbeitenden bzw. Angehörigen in der Indikationsstellung für eine psychopharmakologische Behandlung. Das Wohlergehen der Betroffenen wird damit nur in zweiter Linie bedacht.
10. Vonseiten der häufig emotional intensiv und widersprüchlich mitagierenden Bezugspersonen werden oft überzogene Erwartungen in die Hilfestellung durch Psychopharmaka gesetzt. Es können sich der Wunsch nach Hilfe für die Betroffenen und nach eigener Entlastung mit unbewussten Entwertungs- und Bestrafungstendenzen vermischen …

Die Verantwortung der Ärzt:innen, Betreuenden oder Unterstützenden bei der psychopharmakologischen Behandlung, insbesondere hochgradig intellektuell beeinträchtigter Menschen, ist also besonders hoch. Die gedankenlose und automatische Verordnung schwerer (v. a. soziotoxischer) Beruhigungsmittel mit vielen Nebenwirkungen an wehrlose behinderte Menschen kommt einer Folter gleich. Beruhigungsmittel derart zu verabreichen stellt „eine Scheinlösung“ oder einen „Gesprächsersatz“ dar. Diese Medikamente waren und sind oft nur ein „Beziehungsersatz“ im psychiatrischen Umgang mit intellektuell beeinträchtigten Menschen; sie okkupieren den Ort, den eigentlich andere Möglichkeiten der Intervention und Hilfestellung einnehmen müssten.

Aber auch hier muss sorgfältig differenziert werden, denn wohl jede:r erfahrenere Assistent:in (Betreuer:in) oder Therapeut:in wird schon einmal erlebt haben, wie behinderte Menschen, die von schweren Verstimmungen, epileptischen Dämmerzuständen oder wahnhaft halluzinatorischen Störungen geplagt werden, von einer überlegt indizierten und fachmännisch überwachten psychopharmakologischen Behandlung profitiert haben, die sodann andere Möglichkeiten des Zugangs und der Therapie eröffnet. Die *interdisziplinäre Zusammenarbeit* hat zu einem Erfahrungsaustausch geführt, der viele, früher hartnäckig vertretene Vorurteile zurechtgestutzt hat. Nicht nur die Therapeut:innen lernten dazu, auch die Psychiater:innen begriffen, wie scheinbar nur medikamentös beherrschbare Ausnahmezustände und psychotische Erlebnisweisen durch soziotherapeutische Maßnahmen gelindert oder zum Verschwinden gebracht werden können. Da sehr viele Menschen mit intellektueller Beeinträchtigung psychopharmakologisch behandelt werden (Meins 1988; Dose 1999; Došen 1997; Lingg 1998; Hennicke 2008), ist es dringend geboten, dass sich auch Heilpädagog:innen, Sozialarbeiter:innen, Psycholog:innen oder andere professionelle Helfer:innen um Information und Fortbildung bemühen, weil sie erst dann im Austausch mit dem:der Konsiliarpsychiater:in die positiven wie negativen Effekte einer medikamentösen Behandlung berichten und hinterfragen können. Alle professionellen Helfer:innen oder Assistent:innen, die regelmäßig Medikamente verabreichen, müssen deren Wirk- und Nebenwirkungsprofil kennen, damit sie rechtzeitig reagieren können. Die Vorbehalte gegen die Behandlung mit Psychopharmaka müssen in Team- und Fallbesprechungen offen zur Sprache kommen, damit zumindest ein „Konsens über den Dissens“ (Ernst 1981) erzielt werden kann (auch Hennicke 2008, 16). Schon im Interesse der Psychohygiene ist dies allemal unterdrückten Ressentiments vorzuziehen.

In einigen Ländern wurden „Qualitätsstandards der psychopharmakologischen Behandlung geistig Behinderter" erarbeitet (Dose 1999), etwa die „OBRA-Richtlinien" (Omnibus Budget Reconciliation Act) in den USA, welche die Verschreibung von Neuroleptika in Pflegeheimen und das verlässliche Dokumentieren der Nebenwirkungen regeln. Daneben ermutigen diese Richtlinien auf psycho- und milieutherapeutischem Gebiet zu verhaltensbezogenen Interventionen (Kapitel 4), zu supervidierter Auseinandersetzung mit der Interaktion des Pflegepersonals mit den Betroffenen und zur Anpassung des Milieus der Institution an die Bedürfnisse der Bewohnerinnen und Bewohner. Nach ersten Auswertungen der Auswirkungen solcher Richtlinien ging der Neuroleptikagebrauch um 36 % zurück.

Die einzelnen Substanzgruppen werden hier im Überblick dargestellt:

Neuroleptika

wirken beruhigend und antipsychotisch, sie dämpfen psychomotorische Erregungszustände und affektive Spannungen, beeinflussen psychotische Denk- und Verhaltensstörungen, Trugwahrnehmungen und Ich-Störungen, ohne dass sie die intellektuellen Fähigkeiten und das Bewusstsein wesentlich beeinflussen (Laux 1992, 236 f.).

Sie wirken unterschiedlich auf verschiedene Zentren des Gehirns, insbesondere auf dopaminerge Strukturen; Gleichgewichtsstörungen durch Unter- oder Überfunktion präfrontaler und limbischer Strukturen werden über Rezeptorblockaden beeinflusst.

Neuroleptika werden (Dose 1999) nach ihrer chemischen Struktur und ihrem Wirkungsmechanismus, d. h. nach erwünschten und unerwünschten körperlichen und psychischen Wirkungen eingeteilt.

- Als „hochpotent" gelten solche, die mit geringer Dosierung eine starke Wirkung auf wahnhaftes und halluzinatorisches Erleben sowie weitere positive psychotische Symptome haben, beruhigen und Angst mildern, ohne dabei ausgesprochen müde zu machen. Bekanntestes Beispiel dafür wäre Haldol, seit Jahrzehnten in Verwendung. Substanzen dieser Art haben häufiger extrapyramidalmotorische (EPS – siehe später), hingegen weniger vegetative Nebenwirkungen. Hierher gehören etwa Haloperidol, Fluphenazin, Perphenazin.
- Als „niederpotent" werden demgegenüber jene Neuroleptika bezeichnet, die eine starke und erwünschte Sedierung (Beruhigung, Schlafanstoß), hingegen schwächere antipsychotische Wirkung, weniger EPS, hingegen stärkere vegetative (Herz-Kreislauf) Nebenwirkungen zeigen. Seit Jahrzehnten in Gebrauch gehören auch etwa Thioridazin, Chlorprothixen oder Levomepromazin hierher.
- In den letzten Jahren wurden zahlreiche neue, sogenannte „atypische" Neuroleptika entwickelt und eingeführt, die sich i. d. R. durch bessere Verträglichkeit auszeichnen, allerdings hinsichtlich Indikationsstellung und Beachten von möglichen Begleitwirkungen gleiche Sorgfalt vom Verschreiber voraussetzen. Beispiele sind Clozapin und Olanzapin.

Angeboten werden die verschiedenen Substanzen in unterschiedlicher Darreichungsform: als intravenöse oder intramuskuläre Injektion, Tropfen, Saft und Tabletten. Bewährt haben sich auch Depotinjektionen, welche ein bis vier Wochen einen wirksamen Medikamentenspiegel garantieren und für Langzeitbehandlungen zur Verfügung stehen.

Verschiedene Studien haben ihre Wirksamkeit in der Rezidivprophylaxe schizophrener Störungen belegt (Müller 1982, Kissling 1993), indem das Rückfallsrisiko im ersten Jahr unbehandelt gegen 80 %, depotneuroleptisch abgeschirmt hingegen um 20 % beträgt! Aufgrund mitunter nicht unbeträchtlicher Nebenwirkungen (v. a. herabgesetzter Lebensqualität, subjektiven Gefühls des „Eingemauertseins“) wird bei guter Compliance der Betroffenen heute oraler neuroleptischer Behandlung der Vorzug gegeben, in Fällen gehäufter Rezidive und ungünstiger Betreuungsbedingungen profitieren jedoch auch Betroffene noch heute von Behandlung mit Depotpräparaten.

Sollen Neuroleptika nach langer Behandlung wieder abgesetzt werden, so muss – obwohl eine Abhängigkeit im Sinne einer Gewöhnung, wie etwa bei Tranquilizern möglich, nicht vorliegt – vorsichtig, d. h. über Monate ausgeschlichen, die Dosis langsam und unter Beachtung möglicher Hinweise auf Exazerbation der Psychose reduziert werden.

In erster Linie werden Neuroleptika zur Behandlung akuter Psychosen (schizophrener, manischer oder hirnorganischer Natur) und zur Rückfallprophylaxe chronischer oder immer wieder rezidivierender Psychosen eingesetzt, niedriger dosiert werden sie auch als unspezifisches Schlafmittel (Vorteil: keine Abhängigkeitsentwicklung) und bei sonst nicht beherrschbaren Erregungszuständen oder in der Entzugsbehandlung benutzt.

Vor allem in höheren Dosen haben sie z. T. gravierende unerwünschte Wirkungen, hirnorganisch vorgeschädigte Menschen reagieren häufig besonders sensibel, dann aber auch wieder kaum; die individuelle Ansprechbarkeit ist höchst unterschiedlich. Zu den Nebenwirkungen zählen bei den „typischen“ Neuroleptika v. a. die Frühdyskinesien wie Zungen-Schlundkrampf, Augenmuskelkrämpfe, periphere Spasmen oder Sprechstörungen sowie der Parkinsonismus (Bewegungsarmut, Rigidität, Zittern, Speichelfluss und Salbengesicht), die allerdings mit Antiparkinsonmitteln i. d. R. rasch zu beheben und reversibel sind. Weiterhin können Neuroleptika Spätdyskinesien (Zungenwälzbewegungen, Mümmeln, grobes Zittern) und Sitzunruhe zur Folge haben, die medikamentös kaum zu beeinflussen sind, dazu vegetative Symptome wie Mundtrockenheit, Schwitzen, einen hohen Puls und Speichelfluss. Andere Nebenwirkungen sind die Provokation epileptischer Anfälle, die Überempfindlichkeit auf Sonnenlicht, Ausschläge und Blutbildschädigungen, die allerdings seltener vorkommen und durch regelmäßige Laborkontrollen i. d. R. vor Auftreten gefährlicher Komplikationen entdeckt werden können. Bei Clozapin sind derzeit über zunächst 16 Wochen wöchentliche, dann für die Dauer der Anwendung monatliche Leukozytenkontrollen vorgeschrieben. Ferner ist v. a. bei den moderneren, „atypischen“ Neuroleptika Süssigkeitshunger und Gewichtszunahme häufig zu beobachten, welche neben den damit verbundenen gesundheitlichen Problemen auch die Lebensqualität und damit die Compliance herabsetzen können. Moderne, sog. atypische Neuroptika brachten zwar entscheidende Therapieverbesserungen in der Behandlung psychotischer Erkrankungen, haben allerdings auch häufig ausgeprägte metabolische Veränderungen als unerwünschte Begleitwirkungen: starke Gewichtszunahme, Fettstoffwechselveränderungen, Diabetes Typ II. Vor allem bei Risikopatient:innen (mit erblicher Belastung mit Herz-Kreislauferkrankungen, Nikotinabusus) sollte darauf Bedacht genommen werden und müssen regelmäßige Kontrollen von Körpergewicht, Bauchumfang, Blutdruck sowie Blutzucker- und Blutfettwerten erfolgen, um ernste Folgekrankheiten zu vermeiden.

Tranquilizer (Anxiolytika)

sind Beruhigungsmittel, die nicht antipsychotisch, sondern zusätzlich angstdämpfend, antiepileptisch und muskelentspannend wirken. Zur Kupierung akuter Angstanfälle oder zur Unterbrechung anhaltender epileptischer Anfälle stellen Tranquilizer das Mittel der Wahl dar. Sie haben die früher verbreiteten Barbiturate als Schlafmittel abgelöst. Weil sie die Gefahr einer Abhängigkeitsentwicklung bergen, sollten sie nach Möglichkeit nur kurzfristig eingesetzt werden. Wir unterscheiden eine relativ harmlose *low-dose-Abhängigkeit*, bei der das Absetzen eines über Jahre bis Jahrzehnte eingenommenen Schlafmittels Probleme macht von einer bedenklichen *high-dose-Abhängigkeit*, welche mit Dosissteigerung und oft schweren Entzugserscheinungen (epileptische Anfälle, Entfremdungserlebnisse, Halluzinationen) einhergeht. Heute sind praktisch nur noch Benzodiazepine (Diazepam und Chlordiazepoxid waren die ersten) als Tages-Tranquilizer (als Angstlöser) oder Schlafmittel in Gebrauch. Es sind also solche mit stärker angstlösender und dabei wenig sedierender Wirkung (Alprazolam, Lorazepam) von solchen mit gewollt schlafanstoßender (Triazolam, Flunitrazepam) zu unterscheiden. Je nach Halbwertszeit (der Ausscheidung aus dem Körper) werden sie auch als Ein- oder Durchschlafmittel verwendet.

Im Vergleich zu den früher gebräuchlichen Beruhigungs- und Schlafmitteln (v. a. Barbiturate wurden häufig als Suizidmittel gebraucht und hatten eine starke Suchtpotenz) sind Tranquilizer mit weniger Risiken belastet.

Die unerwünschten Wirkungen bestehen v. a. in Konzentrationsminderung, Tagesmüdigkeit und Muskelschwäche. Letztere ist v. a. bei älteren und häufig schon gehunsicheren Menschen zu beachten. Außerdem wirken sie bei hirnorganisch beeinträchtigten Personen oft paradox und produzieren Erregung, Unruhe und Schlaflosigkeit statt Beruhigung. Sie können zu Gleichgültigkeit und Antriebsverlust führen, ein Effekt, der bei Langzeiteinnahme als „Abstumpfung der Persönlichkeit“ bekannt ist.

Antidepressiva

sind stimmungsaufhellende und antriebsnormalisierende Mittel, die v. a. einen positiven Einfluss auf die „vitalen Einbußen“ haben, d. h. auf Druck- und Schweregefühle, auf Appetitlosigkeit, Libidoverlust und Schlafstörungen sowie auf weitere körperliche Symptome einer tiefgehenden Depression. Bei Gesunden haben sie keinen Einfluss auf die Stimmung, sind also nicht euphorisierend wie etwa Alkohol oder Cannabis. Vor allem seit Einführung der spezifischer wirksamen Mittel (v. a. SSRI – selective Serotonin reuptake inhibitors) hat sich das Indikationsgebiet auf Zwangs- und phobische Störungen erweitert.

Die Antidepressiva sind eine Klasse chemisch unterschiedlicher, auf verschiedene Transmittersysteme unterschiedlich wirkende Medikamente. Klinisch unterscheidet man je nach der Hauptwirkungskomponente einerseits die psychomotorisch aktivierenden, antriebsteigernden und depressionslösend-stimmungsaufhellenden, andererseits die psychomotorisch-dämpfenden, sedierend-auslösenden Antidepressiva. Ihre Wirkung tritt i. d. R. erst nach ein bis zwei Wochen ein; sie sind also kurmäßig einzunehmen. Abhängigkeitsentwicklungen sind nicht bekannt.

Die älteren Substanzen (wie Amitryptilyn, Maprotilin, Clomipramin) hatten eine Reihe unerwünschter Wirkungen, v. a. auf das Vegetativum (Kreislauf, Herzrhythmus, Süßigkeitshunger mit nachfolgender Gewichtszunahme, Mundtrockenheit und Verschwommensehen), die in den letzten

Jahren entwickelten, spezifischer auf Serotonin- und/oder Noradrenalin wirksamen Substanzen (wie Citalopram, Fluoxetin, Paroxetin, Sertalin, Mirtazapin) sind nach den bisherigen Erfahrungen besser verträglich, jedoch auch nicht ohne unterschiedliche Begleitwirkungen, je nach betont serotoninerger (Unruhe, Zittern, Übelkeit) oder noradrenerger Wirkung (Gewichtszunahme). Häufiger Grund für das Absetzen der Antidepressiva sind ferner Libidoverlust und Potenzschwächung.

Thymoprophylaktika/Mood-Stabilizer

haben phasenunterdrückende oder -abschwächende Wirkung bei zyklischen Verstimmungen sowohl manischer wie depressiver Art sowie bei Gereiztheit und Erregungszuständen. Die prophylaktische Wirkung ergibt sich erst nach längerer (monate- bis jahrelanger) Einnahme, in den letzten Jahren wurden v. a. Lithiumsalze und Valproinsäure auch als Mittel für akute Manien empfohlen; bei Menschen mit intellektueller Beeinträchtigung wird Lithium auch bei aggressivem oder selbstverletzendem Verhalten und Hyperaktivität aufgrund unten beschriebener Begleitwirkungen eher zurückhaltend (Došen 1997) verordnet.

Zu den Thymoprophylaktika zählen Lithiumsalze und einige Antiepileptika wie Valproinsäure und Lamotrigin. Vor allem die Lithiumsalze haben eine geringe therapeutische Breite, daher muss der Blutserumspiegel regelmäßig kontrolliert werden, außerdem ist wie bei den Antiepileptika eine sichere Antikonzeption wegen möglicher teratogener Wirkung bzw. ein Abwägen der Risiken erforderlich. An unerwünschten Nebenwirkungen sind zu Beginn der Lithiumbehandlung Müdigkeit, feinschlägiges Handzittern sowie Übelkeit zu nennen, bei Langzeitanwendung Gewichtszunahme und eine mögliche Vergrößerung der Schilddrüse. Bei Anwendung all dieser Substanzen sind regelmäßige Laborkontrollen (Blutbild, Leberfunktion) angezeigt.

Interaktionen verschiedenster Arzneimittel

Vor allem Menschen mit Mehrfachbehinderung oder Epilepsie benötigen häufig mehrere mitunter viele Medikamente; deshalb muss sorgfältig auf mögliche Interaktionen der verschiedenen Arzneimittel (nicht nur Psychopharmaka!) geachtet werden. So kann der Spiegel des einen Medikaments durch ein anderes erhöht oder erniedrigt werden, was demnach sowohl zu Wirkverlust wie Vergiftungszeichen führen kann. Menschen mit erschwerter Kommunikations- wie Mitteilungsfähigkeit sind so besonders auf die Wachheit ihrer Unterstützer:innen (Betreuer:innen) und Sorgfalt des/der verschreibenden Ärzt:in angewiesen.

Untersuchungen zur Häufigkeit und zu den Auswirkungen der psycho-pharmakologischen Behandlungen *intellektuell beeinträchtigter Menschen* wurden zunächst hauptsächlich in angloamerikanischen und nur vereinzelt in deutschsprachigen Ländern durchgeführt (Aman & Singh 1986). In den USA sollen in den 1980er-Jahren 40 bis 50 % aller institutionalisierten Menschen mit intellektueller Beeinträchtigung regelmäßig Psychopharmaka erhalten haben, hauptsächlich Neuroleptika. In kleineren, gemeindenahen Einrichtungen oder zuhause lebende Menschen mit intellektueller Beeinträchtigung bekamen dagegen seltener Neuroleptika verordnet, aber immerhin doch noch in einer Häufigkeit zwischen 26 und 36 % (Hill 1985; Intagliata 1985). In Dänemark ergab eine an einer repräsentativen Stichprobe intellektuell beeinträchtigter Menschen (IQ unter 86) durchgeführte Untersuchung eine Psychopharmako-Prävalenz von 19 % (vgl. Lund 1986). Diese im internationalen Vergleich niedrige Rate dürfte nach Meins (1988) zumindest teilweise durch die Einbeziehung von Lernbehinderten bedingt sein. Meins untersuchte den Psychopharmaka-Gebrauch bei 1.154 institutionalisierten Erwachsenen mit intellektueller Beeinträchtigung (in den Alsterdorfer-Anstalten in Hamburg sowie in Dauerwohneinrichtungen für intellektuell beeinträchtigte Menschen aller Schweregrade), wobei sich eine Prävalenz von 21,7 % ergab, d.h. eine um ca. 50 % niedrigere Rate als in anderen Untersuchungen. Es bestand eine signifikante Abhängigkeit von Alter, Geschlecht und Wohnform. Ein Vergleich der Psychopharmako-Behandlung zwischen 1980 und 1986 zeigte v.a. eine deutlich seltenere Verordnung von Tranquilizern und Hypnotika sowie eine Abnahme der Mehrfachmedikation für 1986. Wie auch in anderen Untersuchungen wurden Antidepressiva relativ selten verordnet; es fiel die fast ausschließliche Verwendung von Substanzen mit einer dämpfenden Wirkung auf – möglicherweise ein Hinweis darauf, dass Depressionen, die sich v.a. in Rückzugstendenzen und Antriebsarmut äußern, diagnostisch verkannt werden. Die bei Männern zwischen 19 und 40 Jahren recht häufige Anwendung von Lithium weist auf die Konzentration aggressiver Verhaltensstörung in dieser Gruppe hin, da Lithium nicht nur als Antimanikum, sondern v.a. auch zur Abschwächung aggressiver Verhaltensstörungen eingesetzt wird. Die im Jahr 1986 häufigere Verordnung von Antidepressiva dürfte Ausdruck der sich seit einigen Jahren zunehmend durchsetzenden Kenntnis sein, dass bei Menschen mit intellektueller Beeinträchtigung das volle Spektrum der affektiven Störungen vorkommt (Sovner & Hurley 1983).

Eine weitere Reduktion des Psychopharmakogebrauches, einschließlich der zwar rückläufigen, aber immer noch häufigen Mehrfachmedikation, könnte durch ein konsequentes *Drugmonitoring* zu erreichen sein (James 1983). Auch ist zu vermuten, dass durch eine lebensweltorientierte pädagogische Praxis (Theunissen 2021a) sowie durch eine qualitative und quantitative Verbesserung der psychotherapeutischen Versorgung von Menschen mit intellektueller Beeinträchtigung in etlichen Fällen auf eine Behandlung mit Psychopharmaka verzichtet werden kann.

Aus 1.642 Krankengeschichten zwischen 1980 und 1995 stationär im L-KH Rankweil behandelten Menschen mit intellektueller Beeinträchtigung (Lingg 1998) war erhebbar, dass nur ein Fünftel kein Psychopharmakon erhielt, die übrigen zur Hälfte eine Monotherapie oder Kombination zweier Substanzklassen, nur 4,2 % eine Dreierkombination. Wie im Vorfeld wurden auch im Krankenhaus vornehmlich sedierend-antipsychotische Medikamente (Neuroleptika) verschrieben, wieder auffallend selten (5,2 %) Antidepressiva verabreicht. An Nebenwirkungen der Psychopharmaka wurden in 8,9 % akute Dyskinesien, in 3,7 % persistierende Dyskinesien, in weiteren 3,8 % eine Kombination beider, in 0,1 % Blutbildveränderungen in den Krankenakten vermerkt. Die hohe Rate von medikamenteninduzierten Bewegungsstörungen ist erschreckend. Von der heute gängigen Verordnung neuentwickelter Neuroleptika („atypische“) ist diesbezüglich eine entscheidende Verbesserung zu erwarten bzw. bereits eingetreten; Restriktionen der Verschreibungsmöglichkeiten dieser wesentlich teureren Medikamente müssen bekämpft werden.

Eigene Erfahrungen, v.a. mit der Gruppe der vorher langzeithospitalisierten und nun entlassenen Personen, zeigen nach längerer Katamnese, dass viele Menschen mit intellektueller Beeinträchtigung und psychischer Störung (hier zumeist Psychose) unter für sie deutlich gebesserten Rahmenbedingungen weiterhin einer psychopharmakologischen Behandlung bedürfen, ein Teil mit niedrigen

Dosen von Neuroleptika zurechtkommt und Einzelne von der früheren Medikation abgesetzt werden konnten.

Abschließend sei noch eine Untersuchung von Hennicke (2008) über den Einsatz von Psychopharmaka erwähnt, die sich auf 16 Berliner Wohnstätten mit insgesamt 547 Bewohner:innen bezieht. „Durchschnittlich erhielten 34,4 % der Bewohner Psychopharmaka mit einer erheblichen Schwankungsbreite in den einzelnen Wohnstätten von 7 % bis 62,3 %" (ebd., 7). Diese insgesamt hohe Pharmakaprävalenz mit extremen Schwankungen belegt die Bedeutung von Psychopharmaka im Rahmen der Alltagsarbeit in der stationären Behindertenhilfe und lässt – so Hennicke –, aber auch „Zweifel an gesicherten Indikationen und Behandlungsstrategien zu" (10). Als besonders problematisch werden 1) fehlende formelle, strukturelle und organisatorische Standards der Durchführung der Therapie, 2) Unsicherheiten und Unklarheiten der Zuständigkeiten und Verantwortlichkeiten über Einsatz, Verlauf und Kontrolle der Therapie und 3) mangelhafte Einhaltung professioneller Standards eingeschätzt. Alles in allem führen uns die Ergebnisse noch einmal vor Augen, dass nur auf der Basis einer engen Zusammenarbeit zwischen dem Personal der Behindertenhilfe und den konsiliarischen Diensten (v. a. Facharzt/Fachärztin für Psychiatrie, Psychotherapeut:in) sowie einer multidisziplinären Gesamtkonzeption ein sinnvoller und verantwortungsbewusster Umgang mit Psychopharmaka bei Menschen mit intellektueller Beeinträchtigung und psychosozialen Auffälligkeiten erzielt werden kann.

3

3 Psychotherapeutische Konzepte

Einleitende Bemerkungen

Menschen mit intellektueller Beeinträchtigung, die sich in einer schweren psychischen Krise oder psychosozialen Problemlage befinden, haben wie alle anderen Personen ein *Recht auf Psychotherapie*. Unter einer Psychotherapie verstehen wir eine Behandlungsmethode, die „sich *psychologischer Mittel* bedient, um ihre Behandlungsziele zu erreichen" (Grawe, Donati & Bernauer 2001, 10). Ihr zentrales Anwendungsgebiet sind psychische und/oder psychisch bedingte körperliche Störungen (Caspar 2004, 769), wobei nicht zuletzt aufgrund der eingangs skizzierten Abgrenzungsprobleme zu Verhaltensauffälligkeiten fließende Übergänge zu Konzepten der Heilpädagogik und Sozialen Arbeit (Kapitel 4) bestehen. Wohl wissend, dass ein rein normatives Bezugssystem problematisch ist (Stahl 2003, 625), folgen wir der international verbreiteten Geflogenheit, zwischen einem speziellen pädagogisch dimensionierten Unterstützungskonzept im Falle pädagogischer oder sozialer Verhaltensprobleme und einer Psychotherapie im Falle psychischer Störungen „mit Krankheitswert" zu differenzieren.

Das Recht, beim Vorliegen einer psychischen Störung angemessen behandelt zu werden, wurde Menschen mit intellektueller Beeinträchtigung lange Zeit abgesprochen. Zwar werden schon seit Jahrzehnten verhaltenstherapeutische Methoden in der Arbeit mit intellektuell beeinträchtigten Menschen angewandt, doch fehlte zunächst jegliches therapeutische Interesse vonseiten der Tiefenpsychologie und den „humanistischen" Therapieschulen, deren Gebrauchswert für eine Psychotherapie bei Menschen mit intellektueller Beeinträchtigung und psychischen Störungen erst im Verlauf der letzten 30 Jahre erkannt worden ist.

Trotzdem besteht noch ein Mangel in der psychotherapeutischen Versorgung von Menschen mit intellektueller Beeinträchtigung (Hennicke 2004a; Stahl 2007). Nicht wenige Psychotherapeut:innen, v. a. aus dem Lager der Tiefenpsychologie und Gesprächspsychotherapie, scheinen nach wie vor Klient:innen mit intellektueller Beeinträchtigung zu meiden, weil sie mit ihnen angesichts eingeschränkter Verbalisierungs- oder Kommunikations-, Introspektions- und Reflexionsfähigkeiten kaum zurecht kommen „oder ihnen nicht gerecht zu werden glauben" (Seidel & Behrend 1998, 10; auch Kittmann 1999, 166; Bütz, Bowling & Bliss 2000, 46; Lynch 2004, 401). Diese Menschen mit intellektueller Beeinträchtigung nachgesagte „mangelnde Ansprechbarkeit" auf eine Psychotherapie ist „allerdings nur noch historisch verständlich ... Eine Kontraindikation zur Psychotherapie bei ihnen ist daraus heute nicht mehr ableitbar" (Stahl 2003, 628).

Unstrittig ist, dass der zeitliche und methodische Aufwand einer Psychotherapie bei Menschen mit intellektueller Beeinträchtigung umfänglicher als bei nichtbehinderten Personen ist (Hurley 1989, 271 ff.). So müssen z. B. aufgrund der erhöhten sozialen Abhängigkeit (Hahn 1981) und Institutionalisierung vieler Klient:innen mit intellektueller Beeinträchtigung (Theunissen 2021a) häufig psychotherapeutische Hilfen vor Ort in der realen Lebenswelt (z. B. Heim) arrangiert werden, und es müssen zumeist die wichtigsten Bezugspersonen mit einbezogen werden. Durch derlei Modifikationen, zu denen ebenso klientenbezogene Anpassungen durch ein *individualized assessment* (Lynch 2004, 401) zählen, befürchten Kostenträger oder Krankenkassen, die in Deutschland für die Finanzierung einer Psychotherapie zuständig sind (dazu Hennicke 2004b), einen „Mehraufwand" und zusätzliche Kosten, weshalb manche Instanzen den Wert einer Psychotherapie bei Menschen mit intellektuellen Beeinträchtigungen und psychischen Störungen in Zweifel ziehen (dazu Hohn & Janssen 2004, 35). Wer aber als Entscheidungsträger so denkt und handelt, muss sich den Vorwurf gefallen lassen, Menschen mit intellektueller Beeinträchtigung im Hinblick auf Psychotherapie gegenüber anderen Personen zu benachteiligen.

Allerdings gibt es erst wenige wissenschaftliche Evaluationsstudien (fast ausschließlich aus dem angloamerikanischen Sprachraum), deren Ergebnisse belegen, dass Menschen mit intellektueller Beeinträchtigung von einem psychotherapeutischen Angebot profitieren können (z. B. Beail 1998; 2003; Bütz, Bowling & Bliss 2000; Buchner 2006; Hartmann 1986; Hurley 1989; Kahng, Iwata & Lewin 2002; Matson & Senatore 1981; Nezu & Nezu 1994; Prout & Nowak-Drabik 2003; Rohmann & Elbing 1990; Taylor et al. 2002; Willner 2005). Die meisten deutschsprachigen Beiträge zur Psychotherapie bei Menschen mit intellektueller Beeinträchtigung genügen kaum wissenschaftlichen Standards, nicht selten handelt es sich um anekdotische Einzelfalldarstellungen oder um euphemistische Artikel mit konfessionellem Charakter, die sich allenfalls in einem vorwissenschaftlichen Stadium bewegen.

Mit dieser Problematik wird ebenso die allgemeine Psychotherapieforschung konfrontiert, die zwischen wissenschaftlich anerkannten, gut erforschten und fundierten, weniger fundierten und völlig unzureichend erforschten und ungeprüften Therapieformen unterscheidet (Grawe, Donati & Bernauer 2001). Die in der Psychotherapieforschung (u. a. von Grawe und Kollegen 2001) angewandten Prüf- oder Analysekriterien und damit auch ihre Ergebnisse und Folgerungen sind jedoch umstritten. Stichwortartig seien einige grundsätzliche Einwände gegenüber der Psychotherapieforschung genannt (dazu Roth & Strüber 2021, 346 ff.; v. Schlippe & Schweitzer 1996, 279 ff.; Schiepek 1994; 1999):

- Nicht selten ist das Untersuchungsdesign unzureichend (z. B. nur eine geringe Zahl an Klient:innen; ungenaue Angaben in Bezug auf Altersgruppen, Behinderungsform, Vorgehen etc.);
- Abweichen von dem (theoretisch) vorgegebenen Ansatz (Manual, Vorgehensweise, Praxisleitfaden);
- Auswahl von Personen, bei denen ein größerer Erfolg erwartet wird (Ausklammerung von Personen mit besonders schweren Beeinträchtigungen oder bestimmten Persönlichkeitsstörungen);
- ungenaue Beschreibung von (Klient:innen mit) spezifischen Verhaltensproblemen, was eine Vergleichbarkeit der Ansätze erschwert;
- „Therapie-Abbrecher:innen" bleiben unberücksichtigt;
- „Spontanremissionen" bleiben unberücksichtigt;
- Kriterien für den Erfolg der Therapie werden so zusammengestellt, dass sich eine hohe Wirksamkeit ergibt (dadurch ist eine Vergleichbarkeit der Ansätze erheblich erschwert);
- letztlich gibt es (noch) keine standardisierten Erfolgskriterien, die auf allgemeine Zustimmung stoßen (jede:r Therapeut:in ist darum bemüht, dass sein Ansatz gut abschneidet. Das hängt dann nicht selten von den angelegten Kriterien oder angestrebten Zielen ab.);
- qualitative Forschungen und Methoden werden gegenüber quantitativen kaum berücksichtigt;
- je nach Auswahl der Kriterien schwan-

ken die Wirksamkeitsquoten zwischen 8 % und 80 %.
- Viele Betroffene benötigen nach etwa einem Jahr wieder eine Therapie. Es gilt bis heute die sogenannte „Drittel-Theorie“: bei 30 % hoher Erfolg (Besserung, Problemauflösung), bei 30 % mäßiger Erfolg (z. B. „Rebound-Effekt“), bei 30 % kein/kaum Erfolg.

Davon abgesehen werden nach wie vor Menschen mit intellektueller Beeinträchtigung im Rahmen der (hiesigen) Psychotherapieforschungen stark vernachlässigt (Grawe, Donati & Bernauer 2001, 59). Ein Grund dafür besteht darin, dass sich z. B. mit der Gesprächspsychotherapie und den Methoden aus dem kognitiv-behavioralen Spektrum, die aus Grawes Sicht (ebd.) zu den wirksamsten Verfahren zählen, kaum intellektuell beeinträchtigte Menschen mit schweren sprachlichen, kommunikativen und intellektuellen Beeinträchtigungen (IQ 55) erreichen lassen. Anders sind hingegen körper- oder gestalttherapeutische Methoden einzuschätzen, für die nach Grawe und Kollegen (2001, 736) entweder noch zu wenig kontrollierte Studien oder überzeugende Wirksamkeitsnachweise mit einem eher beschränkten Anwendungs- und Wirkungsbereich vorliegen. Gerade diese Gruppe an Verfahren hat in der Arbeit mit intellektuell schwer(st) und mehrfach beeinträchtigten Menschen

„erheblich an Bedeutung gewonnen. Allerdings wird sie i. d. R. gerade von jenen praktisch tätigen Experten angewandt, die selten Zugang zu Universitätsinstituten mit den entsprechenden Forschungsmöglichkeiten für Therapiestudien haben“ (Stahl 2003, 626 f.).

Diese Anmerkung signalisiert zum einen die dringende Notwendigkeit einer systematischen Forschung auf dem Gebiet der Psychotherapie bei Menschen mit intellektueller Beeinträchtigung. Zum anderen führt sie uns zurück zu der Frage nach der Definition und Indikation einer Psychotherapie in Abgrenzung zu heilpädagogischen, pädagogisch-therapeutischen Verfahren oder zu Methoden mit psychotherapeutischem Anspruch.

Unseres Erachtens sollten die Grenzen zwischen Heilpädagogik/Sozialer Arbeit und Psychotherapie nicht vorschnell oder unreflektiert verwischt werden, und erst recht sollten nicht alle speziellen Ansätze in der Heilpädagogik (dazu die Übersicht in Theunissen 2021 b) als Psychotherapie ausgewiesen werden. Denn dies würde nicht nur „Risiken von Kompetenzverwischung und konkurrierendem Handeln“ (Seidel & Behrend 1998, 7) zwischen pädagogischen und therapeutischen Berufen erzeugen, sondern auch eine Scharlatanerie befördern, wie es z. B. im Bereich der Kunsttherapie zu beobachten ist. Hier können wir einerseits eine pädagogische Kunsttherapie (Richter 1999; Theunissen 2013 b) ausmachen, die v. a. allgemeine entwicklungsfördernde, identitätsstiftende und -stabilisierende Prozesse im Blick hat (z. B. der Kontaktaufnahme, der Herstellung von Erfolgserlebnissen, dem Selbsterleben, dem Vertrauen in eigene Fähigkeiten, der Kompensation sensorischer Beeinträchtigungen), und die im Rahmen eines kunst- oder heilpädagogischen Studiums oder einer Zusatzausbildung für pädagogische Berufe angeboten werden kann. Andererseits gibt es deutungsorientierte Kunsttherapien, die als psychotherapeutische Verfahren eingesetzt werden oder die ergänzend zu einer „klassischen“ Psychotherapie zum Einsatz kommen (dazu Grawe, Donati & Bernauer 2001, 735 f.) und dabei „die Symbolizität der ästhetischen Produkte [benutzen, d. A.], um die hier unbewusst abgebildeten, verborgenen Botschaften zu entschlüsseln und gemeinsam mit dem Produzenten die biographische Bedeutung der bildnerischen Gestalten ins Bewusstsein zu befördern“ (Domma 1993, 16). Solche Verfahren bedürfen spezieller Kenntnisse und einer Professionalisierung, die den üblichen Rahmen einer heilpädagogischen Ausbildung weit überschreiten. Wer dies ignoriert, begibt sich in die Gefahr, verantwortungslos zu handeln. Das lässt sich am Beispiel der drei Repräsentationsebenen verdeutlichen, die es bei einer „verstehenden Bildanalyse" im Rahmen einer Kunsttherapie zu beachten gilt (Theunissen 2004, 95; 2013b, 86 f.):

1. Ebene des „einfachen" Bildes (z. B. Schiff = Schiff),
2. Ebene der „narrativen" Symbolik (z. B. Schiff als Symbol für Wunsch nach Abenteuer, Freiheit),
3. Ebene der Tiefensymbolik (z. B. Schiff als Symbol einer übermächtigen Vaterfigur).

Während die beiden ersten Ebenen mit kunst- und heilpädagogischem Wissen weitgehend erschlossen und somit im Rahmen einer pädagogischen Kunsttherapie nutzbar gemacht werden können, unterliegt die dritte Ebene Mechanismen der Verschiebung und Verdichtung, die nur vor dem Hintergrund eines profunden tiefenpsychologischen Bezugssystems (tiefenhermeneutisch) aufbereitet werden kann (Richter 1999, 56 ff.; Theunissen 2022c, 148 f.). Die Erschließung dieser dritten Ebene wäre dann psychotherapeutisches Metier, was allerdings nicht zu der Auffassung verleiten sollte, dass eine deutungsorientierte Kunsttherapie gleichfalls wie einige andere Ansätze (z. B. Musik-, Tanz-, Reit-, tiergestützte-, körperorientierte oder videogestützte Therapien, Entspannungsverfahren, Achtsamkeitstraining)

„gleichrangig neben den großen, wissenschaftlich anerkannten Therapieformen gestellt werden [dürfen, d. A.]. Sie kommen nur als eine spezielle Zugangsweise in Frage, die keine Alternative, sondern nur eine Ergänzung zu anderen, besser fundierten Therapien sein können" (Grawe, Donati & Bernauer 2001, 735).

Dieses Beispiel führt uns nochmals vor Augen, dass es über alle Überlappungen hinweg aus pragmatischen Gründen sinnvoll erscheint, zwischen einem speziellen pädagogischen Unterstützungskonzept oder einer „Therapie im weiteren Sinne" und einer Psychotherapie als „Therapie im engeren Sinne" zu differenzieren.

Solche Entscheidungen können natürlich am besten in interdisziplinärer Kooperation getroffen werden. Damit stellen wir zugleich klar, dass nicht sämtliche Verhaltensprobleme mit pädagogischen oder lebensweltbezogenen Konzepten aufgelöst werden können. Vielmehr müssen Heilpädagogik und Soziale Arbeit ihre Grenzen kennen und anerkennen; und sie dürfen sich einer *multidisziplinären Zusammenarbeit* mit Psychotherapie und Psychiatrie nicht dogmatisch verweigern. Die Notwendigkeit einer engen und guten Zusammenarbeit ergibt sich v. a. aus folgendem Grund: Menschen mit intellektueller Beeinträchtigung und psychischen Störungen zeigen oftmals kein klares „psychiatrisches" Störungsbild. Um zu einer angemessenen Einschätzung der Problematik zu gelangen, reicht daher die übliche psychiatrische Diagnostik (Kapitel 2) häufig nicht aus. Deshalb schlagen wir im Sinne einer „verstehenden Diagnostik" ein *multidisziplinäres Assessment* vor.

Von hier aus ist der Schritt nicht weit zu einem *Gesamtkonzept*, in dem pädagogische, lebensweltbezogene und therapeutische Maßnahmen miteinander abgestimmt und verzahnt werden müssen (Prout & Nowak-Drawbik 2003). Nur dann ergibt sich die Chance, eine Behandlung mit Psychopharmaka mit einer Psychotherapie oder auch mit einer pädagogischen Maßnahme sinnvoll zu verknüpfen. Wird ein Gesamtkonzept zugrunde gelegt, wird zugleich auch der Erkenntnis Rechnung getragen, dass „das enge Paradigma der Psychotherapie" (Keupp 1990, 117; auch Saleebey 1997; Wieseler & Hanson 1999a,

VII) v. a. bei Menschen mit intellektueller Beeinträchtigung, die sich in einem „Mehr an sozialer Abhängigkeit" (Hahn 1981) befinden, zu kurz greift. Daher sollte es durch ein lebensweltbezogenes Bezugskonzept, in dem „Individuum und Umgebung nicht [wie in den ‚klassischen' tiefenpsychologischen oder verhaltenstherapeutischen Verfahren, d. A.] getrennt voneinander definiert, sondern ‚konstruktimmanent-interaktionell' zueinander in Beziehung gesetzt werden" (Grawe, Donati & Bernauer 2001, 8), zumindest ergänzt, wenn nicht abgelöst werden.

Hinzu kommt, dass mehrere wissenschaftliche Evaluationsstudien wie aber auch Berichte aus der Praxis (z. B. Sand, Gärtner-Peterhoff, Badelt, Pörtner) zu dem Schluss führen, dass es in der Arbeit mit intellektuell beeinträchtigten Menschen keine „klassische" Psychotherapie geben kann, sondern dass Modifikationen der „regulären" Konzepte, kombinierte Verfahren und insbesondere ein flexibler und kreativer Methodeneinsatz unabdingbar sind (Hurley 1989, 265; Nezu & Nezu 1994, 35; Prout & Nowak-Drabik 2003). Eng gestrickte, isoliert angewandte Psychotherapien scheinen ähnlich wie psychodynamische, klientenzentrierte oder „kognitiv-behaviorale" Verfahren bei Menschen mit intellektueller Beeinträchtigung weniger geeignet bzw. nur „moderat" wirksam zu sein gegenüber einem Breitbandkonzept, in dem nachweislich effektive „behavioral-pragmatische" Verfahren mit anderen therapeutischen (auch psychiatrischen) oder pädagogischen Angeboten (Kapitel 4) kombiniert und kontextuell eingebunden werden (dazu Matson & Senatore 1981; Hurley 1989, 269 ff.; Nezu & Nezu 1994; Prout & Nowak-Drabik 2003; Beail 2003).

Im Folgenden werden nunmehr sechs Ansätze für die psychotherapeutische Arbeit mit intellektuell behinderten Menschen (z. T. unter Einbeziehung von Angehörigen) vorgestellt. Die Auswahl bezieht sich dabei einerseits auf die „klassischen" Konzepte, die nach dem deutschen Psychotherapiegesetz zugelassen sind. Andererseits werden psychotherapeutische Ansätze aufgegriffen, die vor dem Hintergrund ihrer Veröffentlichungen im Bereich der Unterstützungssysteme für Menschen mit intellektueller Beeinträchtigung großen Zuspruch finden. Ferner wird mit der Neuropsychotherapie ein Konzept aufgegriffen, das zum Kursgewinner zeitgemäßer Psychotherapie zählt und der Arbeit mit intellektuell beeinträchtigten Menschen fruchtbare Impulse geben kann. Selbstverständlich erheben wir mit unserer Auswahl keinen Anspruch auf Vollständigkeit, und wir sind uns darüber bewusst, dass unsere Konzeptdarstellungen aus äußeren Gründen nur skizzenhaft sein können. Dabei waren wir bemüht, nicht allgemeine Beschreibungen psychotherapeutischer Modelle vorzunehmen, sondern spezifische Erkenntnisse und Erfahrungen in der Arbeit mit intellektuell beeinträchtigten Menschen zu fokussieren.

Psychoanalytisch orientierte Therapie

Viele Jahre wurden Wege, Menschen mit intellektueller Beeinträchtigung auf psychoanalytische Weise zu helfen, kaum in Betracht gezogen. In Anlehnung an Sigmund Freud (1933, 165 ff.; 1937, 77) wurde davon ausgegangen, dass die Psychoanalyse erhebliche Ansprüche an Klient:innen stelle, so beispielsweise in Bezug auf kommunikative und kognitive Fähigkeiten, denen Menschen mit intellektueller Beeinträchtigung nicht gewachsen seien.

Mittlerweile gibt es jedoch mehrere Schriften oder Beiträge (z. B. Becker & Niedecken 1999; Ciobanu-Oberegelsbacher 1995; Fröhlich 1994; Görres 1994; Heinemann & Groef 1997; Müller-Hohagen 1987; Niedecken 1998; Schnoor 1996; Sinason 1992), die sich der psychoanalytischen Arbeit mit intellektuell behinderten Menschen verschrieben haben. Eine herausragende Stellung haben die Arbeiten von Gaedt und Kollegen (1987a; 1990; 1994; 1998), denen das Verdienst zukommt, die Möglichkeiten einer psychoanalytisch orientierten, *psychodynamischen Therapie* bei Menschen mit intellektueller Beeinträchtigung lebensweltbezogen, praxisnah und exemplarisch eruiert und aufgezeigt zu haben.

Gaedts Ansatz stützt sich im Wesentlichen auf Schriften und Erkenntnisse der sogenannten Ich-Psychologie und *psychoanalytischen Entwicklungspsychologie* (z. B. Blanck & Blanck 1980; 1981; Mahler et al. 1980; 1983), nach denen sich – so der Autor – eine Vielzahl psychischer Störungen bei Menschen mit intellektueller Beeinträchtigung erklären lassen. Mahlers Modell der frühen Entwicklung legt die Annahme nahe, dass Säuglinge noch nicht zwischen Es und Ich, Libido und Aggression, Selbst und Umwelt unterscheiden können und sich deswegen in einem *Stadium der Objektlosigkeit* befinden, das auch als *normale autistische Phase* bezeichnet wird. Vom zweiten Lebensmonat an bildet das Kleinkind mit seiner Mutter eine sehr enge, nach außen abgegrenzte symbiotische Beziehung, aus der es sich in der Folgezeit physisch und psychisch zu lösen versucht. Allmählich wird sich das Kleinkind seiner physischen Getrenntheit von der Mutter bewusst, die Umwelt wird zusehends interessanter (*Phase der Loslösung*). Aber das Neue ist auch bedrohlich, und dagegen hilft wiederum die Präsenz und Liebe der Mutter. So kommt es zu einer widersprüchlichen Strebung; *Wiederannäherung und Autonomie* stehen in widersprüchlicher Wechselwirkung. Danach folgt eine *Konsolidierungsphase zur Ausbildung eigener Identität.* Solche frühen Entwicklungs- und Interaktionsprozesse stehen im Fokus der psychoanalytisch orientierten Therapie, indem sie in Bezug auf Störungen untersucht werden.

Über Frühstörungen und gestörte Dialoge

Grundsätzlich lässt sich sagen, dass Kinder bei Risikoschwangerschaften oder Risikogeburten störungsanfälliger sind, wenn auch Frühgeburt oder Untergewicht nicht notwendigerweise spätere Verhaltensstörungen, psychische oder allgemeine Entwicklungsbeeinträchtigungen determinieren (Schmücker & Buchheim 2002, 185 ff.). Wenn z. B. eine Mutter feinfühlig und richtig auf Besonderheiten oder Signale ihres frühgeborenen oder behinderten Kindes reagiert, wird das betreffende Kind mit hoher Wahrscheinlichkeit „eine sichere Bindung mit ihr aufbauen" (Grossmann & Grossmann 2002, 298) und damit einen wichtigen Schutzfaktor (emotionale Resilienz) gewinnen, der der Bewältigung psychosozialer Belastungen dient. Nichtsdestotrotz haben es andere Kinder mit günstigen Startbedingungen sicher leichter, entwicklungsfördernde Dialoge zu erfahren.

Säuglinge mit „genetischer Vulnerabilität" oder neurologischen Besonderheiten, hirngeschädigte oder frühgeborene Kinder zeigen schon häufig Auffälligkeiten im Schlaf- und Wachzustand oder im motorischen Ausgangsverhaltensrepertoire (Reflexe), weswegen sie „schwierigere Startbedingungen" (Rauh 1982,136) als andere Kinder haben.

„Kinder, bei denen in der Folgezeit infantiler Autismus diagnostiziert wird, fallen häufig schon kurz nach ihrer Geburt durch Verhaltensweisen auf, die von ihren Müttern als unangenehm und unverständlich empfunden

werden, nämlich Versteifen des Körpers bei Körperkontakt und Abwehr von selbst vorsichtig dosierter Stimulation" (ebd., 142).

Eine intellektuell beeinträchtigten Säuglingen oftmals nachgesagte „Frühstörung" kann sich z. B. aus ihrer vermeintlichen Passivität ergeben, wenn es ihnen nicht gelingt, die Aufmerksamkeit ihrer Bezugspersonen auf sich zu lenken (z. B. durch fehlende, reduzierte oder veränderte Vokalisation, durch mangelnde motorische Aktivität [ebd. 141]). In diesem Falle bleiben grundlegende Interaktionserfahrungen aus, was sowohl die kognitive als auch affektive Entwicklung (mangelndes Urvertrauen) erheblich beeinträchtigt.

Aus einer Untersuchung von Papousek et al. geht hervor, dass Kinder mit zwei Monaten mit unmissverständlichem Unbehagen reagieren, wenn die Mütter auch nur einen Moment durch Schließen ihrer Augen ihre Aufmerksamkeit für kindliche Äußerungsformen reduzieren, wegschauen oder mit starrem, ausdruckslosen Gesicht einfach nur dasitzen. Zunächst versuchen die Kinder, dem Blick der Mutter zu begegnen, um die Interaktionen zu normalisieren und zu kontrollieren. Gelingt dies nicht, kann ein typisches Protestverhalten oder eine „depressiv getönte Abwendung" (Papousek 1989, 119) die Folge sein. Eine resignative Haltung zeigt sich anscheinend eher bei Kindern depressiver Mütter. Es wird angenommen, dass diese Kinder das (passive) Verhalten der depressiven Mütter widerspiegeln. Solche Beziehungsstörungen, die die Entwicklung der fundamentalen Bedürfnisse nach Wertschätzung, Zugehörigkeit, Kontrolle und Verfügbarkeit (auch Juli 1989) hemmen, können langfristig eine geringere Aktivität und Fähigkeit, Beziehungen zu regulieren, bewirken sowie mangelnden Blickkontakt, negative Stimmungen, Gefühle von Hoffnungslosigkeit und Hilflosigkeit befördern.

Bei weniger reagiblen (stillen) wie auch intellektuell schwerst beeinträchtigten Kindern können ähnliche Prozesse ablaufen, v. a. dann, wenn die kommunikativen Botschaften des Kindes schwer zu entschlüsseln oder zu beobachten sind und eventuell übersehen werden. Folglich sollte die Menschen mit (schwerer) intellektueller Beeinträchtigung häufig nachgesagte Passivität oder auch Apathie nicht einzig und allein als unmittelbarer Ausdruck einer hirnorganischen Schädigung ausgelegt, sondern im Kontext gestörter Interaktionsprozesse betrachtet und beurteilt werden.

Dies gilt ebenso für andere psychosoziale Auffälligkeiten, die schon im frühen Lebensalter auftreten können, wenn der Dialog zwischen Kind und Mutter entgleist. So ist beispielsweise der frühe Interaktionsprozess *„auf die Initiative des Säuglings angewiesen. Es ist leicht vorstellbar, dass diese Initiative und auch die Feinabstimmung des Austausches mit der Mutter aufgrund von motorischen und kognitiven Einschränkungen von intellektuell beeinträchtigten Säuglingen nicht optimal geleistet werden kann. Die Schwierigkeiten entstehen insbesondere in der Loslösungs- und Individuationsphase, in der die Mütter in Anpassung an die Bedürftigkeit der behinderten Kinder eine viel aktivere Rolle in der Interaktion übernehmen, als sie es bei nicht geistig behinderten Kindern tun würden. […] Die Kinder lernen die Welt von vornherein über eine dominante Mutter kennen" (Gaedt 1994, 133).*

Hinzu kommt, dass sich normalerweise Kinder während der Übungsphase durch das Erleben eigener Fähigkeiten und Kompetenzen, die von ihren Eltern bestätigt (bewundert) werden, ein notwendiges Maß an Selbstachtung, Stolz, Selbstvertrauen und Lebenszuversicht aufbauen und aneignen, das für die Entwicklung von Autonomie wichtig ist. Bei Kindern mit intellektueller Beeinträchtigung werden dagegen „die Aktivitäten vorwiegend von den Eltern initiiert und geleitet" (ebd., 133), sodass diese Entwicklungschance weithin entfällt.

Findet darüber hinaus gerade in diesem Entwicklungsabschnitt eine Therapie oder heilpädagogische Übungsbehandlung statt,

„die nach dem gleichen unerbittlichen direktiven Interaktionsmuster verlaufen, [...] muss sich das Kind als ein reparationsbedürftiger Gegenstand erleben, von dem ein besseres Funktionieren erfordert wird" (133), nicht aber Entscheidungs- und Handlungsautonomie, d. h. Kompetenzen für gelingende Entwicklung. Es besteht die Gefahr, dass solche Störungen des Selbst sich dauerhaft verfestigen und „auch die Entwicklung anderer psychischer Strukturen [erschwert, d. A.]. So bleibt insbesondere das Über-Ich unreif, was die Selbstwertproblematik und die Schwierigkeiten mit einer autonomen Handlungskompetenz noch verschärft" (134).

Natürlich können nicht nur die Verhaltens- oder Erlebensweisen des Säuglings Fehldeutungen, kritische Interaktionen, Kommunikations- und Entwicklungsprozesse auslösen, ebenso bedeutsam für Frühstörungen sind auch spezifische Einstellungen, Reaktionen und kommunikative Botschaften der Bezugspersonen, die für das Kind schwer verständlich, uneindeutig, irritierend oder nicht „passend" sein können (Spitz 1967). Werden z. B. vor dem Hintergrund einer Verdrängung oder eines Nichtwahrhaben-Wollens der Behinderung wie aber auch eines strengen Normalitätsmaßstabs zu hohe Leistungsansprüche gestellt, ist die Gefahr groß, dass sich betreffende Kinder überfordert fühlen und mit Ängsten oder Versagungsgefühlen reagieren, die zu einer Neurotisierung (Einkoten, zwanghaftes Verhalten, Aggressionshemmung, Aggressionsdurchbrüche, autoaggressives Verhalten) und oftmals auch zur Blockierung der sensomotorischen und kognitiven Handlungskompetenz führen können. Schuldgefühle und Überbehütung können demgegenüber eine Unterforderung oder mangelnde Risikobereitschaft des Kindes, Abhängigkeiten und narzisstisch-aggressive Tendenzen begünstigen sowie den Ich-Findungs- und Autonomieprozess erschweren.

Alles in allem können wir festhalten, dass ein behinderter Mensch, bei dem solche Frühstörungen vermutet werden,

„als Erwachsener Schwierigkeiten haben [wird, d. A.], mit seiner sozialen Umwelt kompetent umzugehen, und [er, d. A.] wird wegen seiner entstehenden so genannten ‚Verhaltensstörungen' zum Problem seiner Betreuer und dies nicht nur wegen der mangelhaft ausgereiften Ich-Funktion, sondern auch wegen der in dieser frühen Lebensphase entwickelten emotionalen Grunderfahrungen wie Misstrauen, Enttäuschung und Wut. So wirken verzögerte kognitive Entwicklung, mangelhafte Reifung psychischer Strukturen, die der Anpassung dienenden Lernprozesse und eine reagierende und agierende Umwelt in unentwirrbarer Weise zusammen. Resultat ist eine Persönlichkeit, der man Eigenschaften, wie z. B. Ängstlichkeit, geringe Frustrationstoleranz, Impulsivität, erhöhte Ablenkbarkeit, unrealistisches Selbstkonzept und Ähnliches zuschreibt – Eigenschaften, die sich unter ungünstigen Lebensbedingungen zu klassifizierbaren Krankheiten verdichten" (Gaedt 1987 b, 118 f.).

Um diese entwicklungsbezogene Psychopathologie aus psychoanalytischer Sicht noch besser zu verstehen, zwei Beispiele:

1. Herr M. S., IQ 40, kann sich „relativ gut und komplex sprachlich ausdrücken. (Er) sitzt auf einer Bank im Flur der Wohngruppe, hält sich die Ohren mit hohlen Händen zu (sodass vermutlich ein Rauschen entsteht) und produziert Zischlaute. Er wirkt völlig abwesend und ist nicht von außen ansprechbar. Diese Situation stellt einen regressiven Rückgriff des jungen Mannes auf den objektlosen Zustand dar" (Garzmann 1987, 28).
2. Den Begriff der „Ungleichzeitigkeit von Entwicklungen" prägte Spitz. So ist es z. B. bei Kindern mit intellektueller Beeinträchtigung nicht selten, dass die motorische Reifung

die Fortbewegung erlaubt (eigentlich Übungsphase), während noch keine Fähigkeit zur Aufrechterhaltung einer Bindung an das primäre Objekt über Entfernung vorhanden ist (also z. B. Stand der symbiotischen Phase). Wenn das Kind dann laufen kann und ein Stück fortgelaufen ist, so findet es sich plötzlich von der Mutter getrennt wieder. Angst wegen dieses Objektverlusts ist unausweichlich und wird beim Fortbestehen dieser Situation zum Trauma" (ebd., 33).

Zur diagnostischen und therapeutischen Vorgehensweise

Gaedt und Kollegen nehmen an, dass ein breites Spektrum an psychischen Störungen bei Erwachsenen mit intellektueller Beeinträchtigung solchen Frühstörungen zuzuordnen ist. Um deren Genese zu rekonstruieren und zu analysieren, um die traumatischen Erfahrungen der frühen Kindheit zu erfassen und die Entstehung psychosozialer Auffälligkeiten zu erklären, muss daher einem sorgfältig angelegten *diagnostischen Prozess* besondere Aufmerksamkeit gewidmet werden (Sand u. a. 1990). Dazu zählen neben der (reflektierten) Erfassung der emotionalen Entwicklung (dazu Sappok & Zepperitz 2016) die Erarbeitung, „Würdigung" (Gaedt 1994, 125) und *psychoanalytisch orientierte Auswertung der Lebensgeschichte* unter Beachtung „kritischer" Lebensereignisse sowie die *Beschreibung und Analyse der gegenwärtigen Situation* unter Berücksichtigung aktueller Belastungsmomente. Zudem sind (chronische) negative Übertragungs- *und Gegenübertragungsreaktionen* in der realen Lebenswelt (Wohngruppe) zu beachten, was sichtbar werden lässt, dass die psychoanalytisch orientierte Denkweise zur Erhellung und Verbesserung der Beziehungen zwischen den Betroffenen und ihren Unterstützer:innen, „zur Humanisierung der Lebensbedingungen psychisch kranker Menschen mit einer geistigen Behinderung und der Arbeitssituation ihrer Betreuer" (ebd., 124), beitragen kann. Insofern ist auch zu prüfen, welche Emotionen ein Problemverhalten beim Analytiker auslöst. Am Ende steht dann eine Beschreibung der Grundstörung und der Persönlichkeit des behinderten Menschen.

Auf die *diagnostische Bewertung* (Gaedt) folgt die psychotherapeutische Konzeption, die sich, wie schon der diagnostische Prozess selbst, von „dem klassischen psychoanalytischen Setting" (ebd., 128) erheblich unterscheiden muss, ist doch beispielsweise die Freiwilligkeit der Klient:innen als Voraussetzung der psychoanalytischen Therapie bei psychisch gestörten Menschen mit intellektueller Beeinträchtigung häufig nicht gegeben. Daher besteht eine der Kinderpsychotherapie vergleichbare Situation:

„Der Entschluss zur Analyse geht nie von dem kleinen Patienten aus, sondern immer von den Eltern oder der sonstigen Umgebung. Das Kind wird nicht um sein Einverständnis gefragt. […] Auch das Leiden ist in vielen Fällen gar nicht das des Kindes, dieses spürt oft gar nichts von seiner Störung; nur seine Umgebung leidet unter seinen Symptomen. […] So fehlt uns in der Situation des Kindes alles, was in der des Erwachsenen unentbehrlich scheint: Die Krankheitseinsicht, der freiwillige Entschluss und der Wille zur Heilung" (A. Freud 1973, 15f.).

Umso mehr kommt es zu Beginn der Psychotherapie darauf an, eine Atmosphäre des Vertrauens und der Zusammenarbeit zu schaffen, und es bedarf einiger *Flexibilität*, um der Situation, dem Niveau und den Bedürfnissen der Klient:innen zu entsprechen:

„Bei einem Patienten mit einer schwach ausgebildeten Objektkonstanz und gleichzeitiger Angst vor zu großer Nähe wird es vorteilhaft sein, zunächst einmal häufige, kurze Kontakte anzubieten, bei einem anderen Patienten mit höher entwickelter Struktur, aber starken

besitzergreifenden Tendenzen wird ein Angebot von einer Stunde pro Woche den therapeutischen Notwendigkeiten besser gerecht. [...] Groß ist die Variabilität auch bezogen auf Ort und Inhalt der Therapiestunde. Bei Patienten mit ausgeprägter Kontaktangst wird es z. B. unfruchtbar sein, die Therapie von vornherein in einem speziellen Therapieraum anzusetzen. Hier kann es notwendig sein, die ersten Sitzungen im Bereich der Wohngruppe durchzuführen oder aber erst sozialtherapeutische Aktivitäten einzuplanen, wie z. B. gemeinsames Kaffeetrinken oder Einkaufen" (Gärtner-Peterhoff u. a. 1989, 17f.).

Aber Flexibilität ist alles andere als Beliebigkeit, denn Planung und Strukturierung der therapeutischen Situation sind ebenso unverzichtbar wie Regelmäßigkeit. Sowohl die Sprachbarrieren wie das Bedürfnis nach Konkretheit, nach „handelndem Lernen", lassen es notwendig werden, auf weitere *zusätzliche Angebote* wie z. B. nonverbale Kommunikationsformen, kreative Verfahren, musik- oder und kunsttherapeutische Methoden zurückzugreifen (hierzu die Übersicht in Theunissen 2021b; auch Theunissen & Großwendt 2006; Theunissen 2013). Auch Aktivitäten wie gemeinsames Kochen oder Backen, Ball- oder Puppenspiele und (problemzentrierte) Rollenspiele sind im Rahmen der psychoanalytischen Arbeit möglich.

An dieser Stelle werden die Gemeinsamkeiten mit einer heilpädagogischen Arbeit (Förderung) sichtbar. Der Unterschied liegt darin, dass die pädagogischen Aktivitäten, die die psychodynamische Therapie mit intellektuell beeinträchtigten Menschen anwendet, unter tiefenpsychologischen Aspekten so aufbereitet werden, dass die Bearbeitung der psychischen Störung schon während der Aktivitäten stattfinden kann. Die pädagogischen Angebote sind insofern nur Strukturen, „in denen sich pathologische Einstellungen und Verhaltensweisen zeigen und damit bearbeitbar werden" (Gärtner-Peterhoff u. a. 1989, 18). Das verlangt seitens des Therapeuten fundierte psychoanalytische Kenntnisse, die Fähigkeit, schwere (Beziehungs-)Konflikte auszuhalten, sich als Real-Objekt auf die Reinszenierung früher Lebenserfahrungen einzulassen sowie die Rolle eines stellvertretenden Ichs zu übernehmen.

Gerade in diesem Zusammenhang kommt der Übertragung eine besondere Bedeutung zu. Während Analytiker:innen normalerweise die Übertragung reflektieren und distanziert deuten, lassen sie sie hier solange zu, wie es die Bearbeitung der psychischen Störungen erfordert. Auch die relevanten Bezugspersonen werden einbezogen, u. a. deshalb, weil sie stellvertretend für die Klient:innen über deren Therapiebedürftigkeit entscheiden. Gleichwohl garantiert die „therapeutische Situation" allein noch nicht, dass sich behinderte Klient:innen im Alltagsleben anders verhalten. Die Arbeit mit den Bezugspersonen gilt hier im Wesentlichen der Deutung der Übertragung und der Abwehrmechanismen sowie den Formen der Krisenverarbeitung. All dies prägt auch Müller-Hohagens Konzept (1987; 1989), das v. a. die psychoanalytische Aufbereitung des Gefühlslebens der Eltern von Menschen mit intellektueller Beeinträchtigung bezweckt (auch Görres 1994). Hier stehen die Verleugnung der Behinderung (Wegwünschphantasien) und die Abwehr von Gefühlen, Phänomene der Über- oder Unterforderung, Aktivismus und Lethargie, Ablösungsprozesse, Trauma und Druck im Zentrum (1987, 65 ff.). Es empfiehlt sich allerdings, mit Deutungen und Konfrontationen behutsamer als in der regulären Analyse zu verfahren, um das Vertrauensverhältnis nicht aufs Spiel zu setzen. Nicht selten wünschen sich die Eltern in ihrer Verzweiflung konkrete Ratschläge, was der Therapeut berücksichtigen müsse (ebd. 1989, 23). Angesichts traumatischer Gewalt-, Diskriminierungs- oder Entwertungserfahrungen mancher Menschen mit intellektueller Beeinträchtigung in ihrer (frühen) Kindheit hat die Arbeit mit Eltern einen zurecht wichtigen Stellenwert.

Resümee

Eine psychoanalytisch orientierte Therapie, deren wissenschaftlicher Entwicklungsstand insgesamt positiv eingeschätzt werden darf (Grawe, Donati & Bernauer 2001, 197), kann einen wichtigen Beitrag zum Verständnis psychosozialer Prozesse und Auffälligkeiten leisten.

Das betrifft insbesondere theoretische Erkenntnisse und aktuelle Forschungen auf dem Gebiet der *Bindung* (*attachment*) – eine Kategorie, die vor dem Hintergrund der klassischen Hospitalismusforschung quasi parallel zum Begriff des Dialogs nach R. Spitz von Bowlby (2001; 2002) psychodynamisch aufbereitet und von Ainsworth und Kolleginnen (1978) verhaltenspsychologisch weiterentwickelt wurde. Unter Situationen der Trennung und Wiedervereinigung untersuchte Ainsworth das Verhalten von etwa ein- bis zweijährigen Kindern zu ihrer Mutter. Auf der Grundlage dieser Studien werden vonseiten der Bindungsforschung (Strauß, Buchheim & Kächele 2002) vier immer wieder zu beobachtende Bindungsstile herausgestellt:

1. Ein sicherer Bindungsstil, bei dem Kinder mit Beruhigung auf eine Trennung von ihrer Mutter reagieren. Hier haben wir es mit einem guten Urvertrauen (Erikson) zu tun;
2. ein unsicherer-vermeidender Bindungsstil, bei dem Kinder nach einer Trennung mit der Mutter ihre Nähe zu meiden versuchen. „Der Preis dafür ist eine schlechte positive Befriedigung des Bindungsbedürfnisses" (Grawe 2004, 194);
3. ein unsicherer-ambivalenter Bindungsstil, bei dem Kinder bereits während der Trennung verängstigt sind und nach der Rückkehr der Mutter „zwischen einer aggressiven Ablehnung des Kontaktes und der Suche nach Nähe" (ebd., 194) wechseln. In dem Falle befürchten Kinder bei Nähe ihrer Mutter, diese zu verlieren; und bei fehlender Nähe bilden sich nicht selten Ängste vor dem Alleinsein;
4. ein desorganisierter-desorientierter Bindungsstil, bei dem Kinder auf Trennung und Wiederkehr der Mutter mit bizarrem und stereotypem Verhalten reagieren, was als Signal einer schweren seelischen Verletzung (z. B. durch fehlende oder missbrauchende Beziehung) betrachtet wird.

Ainsworths Studien sind in mehrfacher Hinsicht bedeutsam. Zunächst einmal stützen sie die Annahme eines grundlegenden Bindungsbedürfnisses (dazu Bauer 2005, 61 f., 169), die Bedeutung des frühkindlichen Dialogs (Spitz) und die Notwendigkeit eines Urvertrauens (Erikson 1974) im Hinblick auf eine positive Objektbesetzung und stabile Identitätsentwicklung. Zudem führen sie zu der neurobiologischen Erkenntnis, dass frühe Bindungserfahrungen sich im „impliziten Gedächtnis" (unbewussten, limbischen Erfahrungsgedächtnis) niederschlagen (Schore 2003) und die Grundlage für intrinsische Motivationsmuster bilden, die auf das weitere Bindungsverhalten sowie auf die psychische Entwicklung Einfluss nehmen (Trevarthen & Aitken 1994, 601 f., 620 ff.; Trevarthen 2001; Braun u. a. 2002; Roth 2003a, 37; 2003b, 373, 409 f., 541; 2014, 194 f.). Wie verheerend (frühe) ungünstige Bindungserfahrungen sein können, wissen wir aus der Hospitalismusforschung bzw. aus Untersuchungen an

Tieren, die sich unter „isolierenden Bedingungen" zurechtfinden müssen. Bekanntlich kommt es bei schweren Verletzungen des Bindungsbedürfnisses im frühkindlichen Alter zu massiven psychischen Störungen. Es können aber auch schon „relativ milde" Störungen der Bindungsbeziehung zu einer starken Ausschüttung von Stresshormonen und „langfristig erhöhten Stressanfälligkeit" (Grawe 2004, 200) führen. Alles in allem scheint neben ungünstigen vorgeburtlichen (intrauterinen) Einflüssen und schweren traumatischen Erfahrungen (Roth & Strüber 2021) ein unsicherer Bindungsstil unzweifelhaft ein großer Risikofaktor für die Ausbildung einer psychischen Störung zu sein. Bei (frühen) sicheren Bindungserfahrungen und positiven Bindungsinteraktionen, die durch feinfühlige, responsible und verlässliche Bezugspersonen (v. a. Mütter und Väter) befördert werden, kommt es hingegen zu einer Ausschüttung von Neuropeptiden, die eine beruhigende Wirkung haben, zu einer guten Emotionsregulation beitragen und aggressives Verhalten hemmen.

Ein zweiter, allgemeiner Aspekt, der durch neurobiologische Erkenntnisse gestützt wird, bezieht sich auf einige Grundaussagen S. Freuds zum „psychischen Apparat" (Roth & Strüber 2021, 347 ff.; Roth 2003b, 433 ff.; auch 2014, 299 ff.):

1. auf die Bedeutung des Unbewussten, welches das Bewusstsein stärker kontrolliert als umgekehrt;
2. dass in der Entwicklung des Individuums das Unbewusste lange vor dem Bewusstsein entsteht „und entsprechend frühzeitig die Grundstrukturen des Psychischen festlegt" (435);
3. dass sich Unbewusstes bzw. unbewusst gewordene Konflikte v. a. aus der frühen Kindheit später in „verkleideter" Form auf der Bewusstseinsebene äußern und
4. dass das „bewusste Ich" „keine oder nur geringe Einsicht in die unbewussten Determinanten des Erlebens und Handelns hat" (434), weshalb eine „Aufdeckung" oder Bewusstmachung zwar sinnvoll erscheint, aber – da das Unbewusste entgegen Freuds Annahme dem Bewusstsein nicht völlig zugänglich ist – durch andere therapeutische Fokussierungen (z. B. Vermittlung positiver Gefühle) ergänzt werden muss, wenn stabile Verhaltensänderungen erzielt werden sollen (hierzu das Kapitel Neuropsychotherapie, S. 152).

Diese Befunde und Anregungen aus der Bindungsforschung und Neurobiologie sollten allerdings nicht darüber hinwegtäuschen, dass aus der Sicht der Psychotherapieforschung die Wirksamkeit einer psychoanalytischen Therapie „in mancher Hinsicht zu wünschen übrig" (Grawe, Donati & Bernauer 2001, 197) lässt. So gibt es z. B. „keine positive Indikation für eine Langzeitpsychoanalyse" (ebd., 185). Ferner sind *„die guten Effekte einer Kombination von medikamentöser und psychodynamischer Therapie [...] zum größeren Teil auf die Wirkung der jeweiligen Medikamente als auf den Einfluss der psychodynamischen Therapie zurückzuführen" (233).*

Wenngleich nach Roth und Strüber (2021) diese Aussagen in Zweifel gezogen werden können, greifen psychodynamische Therapien dann zu kurz, wenn sie neben der Beziehungsgestaltung und „interpretativen Aufdeckungsarbeit" keine pragmatische Unterstützung (z. B. durch stärkenorientierte Aktivitäten und Einübung neuer Verhaltensweisen) anbieten, wie es die sogenannte zweite Therapiephase (das langfristige Arbeiten) nahelegt (dazu ebd. 2014, 361 ff.).

Unsere kritische Anmerkung gilt insbesondere für die psychoanalytische Arbeit mit Menschen. So ist z. B. das Entwicklungsmodell von Mahler nicht unumstritten (Schüssler & Bertl-Schüssler 1989), was im Prinzip ebenso von Gaedt gesehen wird (1994, 131). Daher macht es Sinn, andere entwicklungspsychologische oder psychodynamische

Erklärungsansätze (z. B. Došen 1999) mit in den Blick zu nehmen. Auf jeden Fall scheint nach heutiger Erkenntnis die These vom „primären Narzissmus" (Freud) oder vom undifferenzierten, objektlosen Zustand des Säuglings unmittelbar nach der Geburt (Spitz) oder auch die Annahme einer normalen „autistischen Phase" (Mahler), in der das Verhalten Neugeborener dem psychotischer Kinder ähneln soll, unhaltbar. Schüssler und Bertl-Schüssler zufolge (1989, 278) hat sich selbst Mahler davon distanziert und diese Phase als *awakening* bezeichnet. Ebenso problematisch ist die Behauptung einer „symbiotischen Phase" vom zweiten bis zum vierten Lebensmonat, die der neueren Verhaltens- und Säuglingsforschung zufolge so nicht aufrechterhalten werden kann.

Zudem tendiert die Psychoanalyse (ähnlich wie die Individualpsychologie) dazu, psychosoziale Auffälligkeiten weithin nur als „Frühstörungen" zu betrachten, was zur Vernachlässigung oder Unterbewertung von „Pubertäts- und Ablöseproblemen" (dazu Theunissen 2001; Hennicke 2004c) sowie von aktuellen lebensgeschichtlichen Ereignissen und Belastungen führen kann (Hoffmann 1986). Wenngleich Gaedt zu Recht davon ausgeht, „dass ein großer Teil der Verhaltensauffälligkeiten, die man bei geistig behinderten Menschen findet, gelernt sind" (1994, 128), sollten Zusammenhänge zwischen psychischen Störungen und isolierenden, hospitalisierenden Bedingungen in Institutionen (Goffman 1972; Theunissen 2000; 2021a) explizit beleuchtet und benannt werden und nicht durch die Annahme sogenannter Frühstörungen in den Hintergrund treten.

Ein weiteres Problem des psychoanalytischen Konzepts ergibt sich, wenn Menschen mit intellektueller Beeinträchtigung hilflos der therapeutischen Analyse ausgeliefert werden. Denn die meisten können nicht zur Interpretation des Analytikers Stellung nehmen, die Deutung ablehnen oder sich der Psychotherapie widersetzen. Damit hat die Psychoanalyse gleichfalls wie die Verhaltenstherapie oder die „klientenzentrierte Psychotherapie in Verbindung mit Prä-Therapie" (Pörtner) darauf zu achten, dass mit ihr kein Machtmissbrauch getrieben wird. Allerdings verfügt die psychoanalytische Therapie über ein prominentes Mittel, sich dieser Gefahr zu wehren, denn mit den Konzepten der Übertragung und Gegenübertragung ist die Selbstreflexion sozusagen ins therapeutische Geschehen immer schon eingebaut. Das Problem, sich angesichts der fehlenden intellektuellen Mitarbeit der Klient:innen in tiefenpsychologischen Spekulationen oder Hypothesen zu verlieren, bleibt davon jedoch unberührt.

Der psychoanalytisch orientierte Ansatz beansprucht viel mehr Zeit als die anderen psychotherapeutischen Konzepte, was nicht unbedingt zum Vorteil des behinderten Menschen gereichen muss und lange (dauerhafte) therapeutische Abhängigkeiten erzeugen kann. Das schmälert letztlich die Effektivität der psychoanalytisch orientierten Therapie und sie scheint vergleichsweise zu sinken, wenn die Arbeit mit Bezugspersonen oder kontextbezogene Interventionen und Veränderungen unterbleiben. Andererseits denkt Gaedt (1998, 32) realistisch, wenn er schreibt, dass nicht nur von langen Zeiträumen ausgegangen, sondern „die Hoffnungen auf eine vollständige Kompensierung der Entwicklungsstörungen auch im Hinblick auf die beschränkten personellen und finanziellen Ressourcen nicht zu hoch" angesetzt werden sollten. Zudem hat er Recht: „Manchmal muss man lernen und lehren, mit Problemen zu leben (ebd.)."

Was das Konzept von Gaedt und Kollegen trotz der genannten Probleme attraktiv werden lässt, ist einmal das Bemühen, alle Menschen mit intellektueller Beeinträchtigung in die Psychotherapie einzubeziehen. Ferner wird ein Weg einer „integrativen Therapie" (Luxen 2006, 458) beschritten, wenn verschiedene Angebote aus anderen therapeutischen oder heilpädagogischen Ansätzen konzeptionell mit einbezogen werden. Zudem wird der Erkenntnis Rechung getragen, dass ohne Zusammenarbeit mit dem Bezugsfeld und Beratung von Mitarbeiter:innen oder Angehörigen eine erfolgreiche psychoanalytische Arbeit mit intellektuell beeinträchtigten Menschen nicht gedeihen kann.

Zu guter Letzt sei erwähnt, dass einschlägige Psychotherapieforschungen aus dem angloamerikanischen Sprachraum zumeist die Überlegenheit behavioraler Psychotherapieformen bei Menschen mit intellektueller Behinderung dokumentieren, dennoch nicht in Abrede stellen, dass gleichfalls psychodynamische Therapien erfolgversprechend sein können (Beail 1998; 2003; Willner 2005, 73 ff.). Gegenüber allgemeinen behavioralen Interventionen (z. B. *social skills training*) scheint jedoch in der Arbeit mit intellektuell beeinträchtigten Menschen der Erfolg sowohl der kognitiv-behavioralen Methoden (z. B. Selbstmanagement) als auch der psychodynamischen Ansätze „bescheiden" (Beail 2003, 471) zu sein (auch Matson & Senatore 1981). Nun gibt es mit der *supportiven Psychotherapie* (Wöllner, Kruse & Alberti 1996; Wöllner & Kruse 2002) einen neueren allgemeinen Behandlungsansatz, der vor dem Hintergrund psychoanalytischer Erkenntnisse therapierichtungsübergreifende (moderne) Behandlungstechniken und Aspekte wie Problemaktivierung, Lösungsorientierung, Ressourcenaktivierung und -stärkung, Bewältigungsstrategien, Ich-Stützung oder konkrete Anleitungen bei Problemen der Impulskontrolle fokussiert, um u. a. Personen mit einer mangelnden Introspektionsfähigkeit, geringer Motivation, geschwächter Ich-Struktur und Objektbeziehung zu erreichen. Möglicherweise kann dieses tiefenpsychologisch fundierte Verfahren gleichfalls für die Arbeit mit intellektuell beeinträchtigten Menschen geeignet sein; und in Anbetracht der pragmatischen, subjektzentrierten Ausrichtung und spezifischen Techniken ist die Wahrscheinlichkeit groß, dass mit der supportiven Psychotherapie eine bessere Wirksamkeit erzielt werden kann als mit psychoanalytisch orientierten Therapieformen, die in erster Linie nur konfliktaufdeckend ausgerichtet sind und mit Rekonstruktionen der frühen Psychogenese zu imponieren versuchen.

Individualpsychologische Psychotherapie

Die Individualpsychologie hat der Psychotherapie mit intellektuell beeinträchtigten Menschen bislang kaum Beachtung geschenkt, obwohl die Lehre Alfred Adlers in der allgemeinen pädagogischen und heilpädagogischen Arbeit mit verhaltensauffälligen Kindern und Jugendlichen ein beachtliches Echo gefunden hat. Dieses äußerst geringe Interesse für die Psychotherapie mit intellektuell beeinträchtigten Menschen hing vermutlich mit Adlers Ansicht zusammen, dass den „Schwachsinnigen [...] die Ausgestaltung eines Lebensstils" fehle (zit. nach Ansbacher & Ansbacher 1975, 157). Überhaupt urteilte er äußerst negativ und zudem wenig überzeugend über Menschen, denen eine intellektuelle Beeinträchtigung nachgesagt wurde:

„Der Schwachsinnige hat keinen Lebensstil, seine Lebensformen sind durchaus von dem Verständnis eines Zusammenhangs entfernt. So können wir bei einem Schwachsinnigen, wenn wir ihn in eine neue Situation versetzen, nicht erraten, was er, abgesehen von mechanisierten Bewegungen, machen wird, weil ihm das planmäßige Vorgehen fehlt. [...] Wir vermissen

auch den Respekt vor dem common sense, der bei primitiver Intelligenz immer noch in Entschuldigungen, Rechtfertigungen, Vergleichen usw. eine Rolle spielt. Der Schwachsinnige zeichnet sich durch seine Kälte und Respektlosigkeit gegenüber der Vernunft aus. Er steht nicht unter den Gesetzen des common sense und hat auch nicht die Intelligenz, die sich in einem Ziel der persönlichen Überlegenheit ausspricht" (zit. nach ebd., 157).

Damit lag Adler ganz auf der Linie der traditionellen deutschen Psychiatrie, die mit ihrem nihilistisch-biologistischen Menschenbild der Behindertenpolitik der Nazis zugearbeitet hatte (Theunissen 2021a, 36).

W. Spiel (1967, 94) war einer der ersten Individualpsychologen, der sich vehement gegen das Dogma von der „Therapieunfähigkeit" aussprach:

„Es war eine der traurigsten und unmenschlichsten Entwicklungen in den theoretischen Überlegungen der Psychotherapieforschung, dass man sich von vornherein auf den Standpunkt stellte, dass ein Oligophrener keine Fähigkeit hätte, psychogene Mechanismen zu erkennen und sie zu korrigieren. Die Vorstellung, dass sich bei Bestehen einer Oligophrenie Psychotherapie verbiete, ist falsch. Andere Methoden und Verfahrenswege müssen erfunden werden, das ist richtig, aber von einer Unfähigkeit, in seine intrapsychische Problematik einzugreifen oder diese ‚erhellen' zu können, kann beim Oligophrenen keine Rede sein."

Vor dem Hintergrund dieser Auffassung wird eine individualpsychologische Psychotherapie in der Arbeit mit intellektuell beeinträchtigten Menschen als Übung *in Kooperation* (Dannöhl 1992) angeboten.

Nach Adler entwickeln Kinder, „die infolge angeborener Organminderwertigkeit schwächlich, ungeschickt, kränklich, im Wachstum zurückgeblieben, hässlich oder entstellt sind" (Adler 1973, 212) und sich Erwachsenen gegenüber hilflos und unterlegen fühlen, sehr leicht ein Minderwertigkeitsgefühl, das durch elterliche Ablehnung, Feindseligkeit oder Vernachlässigung noch verstärkt wird. Dieses Gefühl versucht das betreffende Kind „mit allen Mitteln" zu überwinden, indem es kompensatorische Leistungen erbringt und um Anerkennung ringt. Gelingt dies nicht, kommt es zu einer „Überkompensation", die sich als Entwicklungs- oder Beziehungsstörung, als sozial unverträglicher Macht- und Geltungsdrang, als neurotische Symptombildung oder psychosomatische Erkrankung manifestieren kann. Während es die Überwindung der Mangellage erstrebt oder seine Minderwertigkeit erlebt, setzt sich das Kind fiktive Ziele, die sich innerhalb der ersten fünf Lebensjahre zu einem unbewussten *Lebensstil* ausbilden, der für das weitere Leben eine sinnstiftende, handlungsbestimmende Funktion hat und der nur durch eine tiefenpsychologisch-therapeutische Bewusstmachung verändert werden kann. Wenn sich dieser Lebensstil auf der Basis einer gelungenen Kompensation ergibt, dann wird ein positives Gemeinschaftsgefühl möglich, das als „angeborene Disposition" das ganze Leben prägt. Die Behauptung allerdings, „dass es bei geistig Zurückgebliebenen kein Gemeinschaftsgefühl geben könne, da zu dessen Entwicklung schöpferische Anteilnahme und Intelligenz nötig sei" (Alexandra Adler 1976, 227), ist mehr als fragwürdig.

Demgegenüber versucht Dannöhl das Werk Adlers so zu interpretieren, dass nicht nur sozial auffällige Kinder oder verwahrloste Jugendliche, sondern auch Erwachsene mit intellektueller Beeinträchtigung durch Erziehung und Therapie zu Gemeinschaft und Kooperation befähigt werden können (Antoch 1989). Dannöhl ist davon überzeugt, dass viele dieser Menschen nie zwischenmenschliche Beziehungen erfahren, in denen sie als gleichwertig anerkannt würden. Ihr Leben sei durch „totale Versorgung" und „Verwöhnung" gekennzeichnet, was letztlich nur zu Unselbstständigkeit, mangelndem Selbstwertgefühl und

Unmündigkeit führen könne. Viele Verhaltens- oder Gefühlsstörungen bei Menschen mit intellektueller Beeinträchtigung seien daher als „Kompensationsversuche eines tiefen Gefühls der Minderwertigkeit" zu interpretieren (ebd. 1992, 42).

Für die individualpsychologische Behandlung folgt daraus, an der (Wieder-)Herstellung der Kooperationsbereitschaft und -fähigkeit zu arbeiten, d. h. den unbewussten Lebensstil aufzudecken, eine Leistung, die im Ergebnis einer gelungenen therapeutischen Beziehung von den Klient:innen selbst erbracht wird. Die Lebensstilanalyse gilt v. a. dem Selbstbild und der Selbsteinschätzung, dem Umgang mit anderen, den Zielen und Motiven des Handelns.

Die individualpsychologische Behandlung von Menschen mit intellektueller Beeinträchtigung unterscheidet sich von der „regulären" psychotherapeutischen Arbeit mit nichtbehinderten Klient:innen dadurch, dass die Mitarbeit durch Betroffene nicht einfach vorausgesetzt werden kann. Wenn es dem Therapeuten nicht möglich ist, seine Arbeit auf eigenanamnestische Angaben, auf Mitteilungen über früheste Kindheitserinnerungen, Träume und Phantasien sowie auf Material über die Familie und das Leben seiner Klient:innen zu stützen, dann muss er sich selbst durch die Beobachtung seiner alltäglichen Lebensführung, gestützt auf die Berichte der Bezugspersonen und Aktenstudien ein hypothetisches Bild über den Lebensstil verschaffen. Weil es sich dabei immer um subjektive Wirklichkeitskonstruktionen handelt, sollte er sich ihrer „Vorläufigkeit" bewusst sein.

Ein weiterer Unterschied liegt darin, dass die Erarbeitung des Lebensstils durch eine differenzierte Entwicklungsdiagnostik (hierzu Eggert 1997) ergänzt werden sollte, um das Niveau genau zu kennen, von dem aus die Kooperation entfaltet werden kann.

Ein fundamentales Prinzip ist die *Ermutigung*, die „den Patienten anspornt, all seine verschüttete schöpferische Kraft verfügbar zu machen zur Überwindung der Irrtümer der Vergangenheit, zu neuer Selbstwahrnehmung und zu Mut zu neuer, gelungenerer sozialen Bindung" (Schmidt, zit. nach Dannöhl 1992, 45). Das kann, weil gerade Menschen mit intellektueller Beeinträchtigung oft zu den Entmutigten zählen, gar nicht hoch genug veranschlagt werden. Und es ist dies mehr als nur eine verstärkende Technik der Psychotherapie, sondern vielmehr eine Kunst, die Einfühlung, innige Anteilnahme und praktische Solidarität verlangt.

„Mit Sicherheit findet keine Ermutigung statt, wenn der Patient aufgemuntert oder zu etwas überredet wird oder wenn ihm Ratschläge erteilt werden. In solchen therapeutischen Handlungen wird die Verwöhnung mitsamt ihren entmutigenden Nebenwirkungen weiter geführt" (ebd., 45).

Auch die Bezugspersonen werden in die individualpsychologische Psychotherapie einbezogen, um die spezifischen Verstrickungen von Menschen mit intellektueller Beeinträchtigung aufzulösen. Alles in allem vermittelt dieser revidierte individualpsychologische Ansatz aufgrund seiner sozialpsychologischen Orientierung eine interessante Perspektive in Bezug auf psychotherapeutisches Arbeiten mit Menschen. Jedoch hat die ursprüngliche Lehre Adlers nicht nur einen nihilistischen Zug, sondern auch einige theoretische Schwächen, was z. B. an der Beschreibung des Säuglings und Kleinkindes als „hilfloses Mängelwesen" und an der unzureichenden Darstellung der Dynamik der psychosozialen Entwicklung deutlich wird. Damit ist die Reichweite des „klassischen" individualtherapeutischen Konzepts begrenzt, was manche Vertreter der Individualpsychologie (z. B. Dannöhl) veranlasst hat, bei anderen Methoden oder psychotherapeutischen Richtungen Anleihen zu machen. Hinzu kommt, dass viele Aspekte der Individualpsychologie „heilpädagogisches

Denken“ zum Ausdruck bringen, weshalb der Ansatz stärker im Kontext psychologischer Erziehungsberatung denn tiefenpsychologischer Psychotherapie Verbreitung und Wertschätzung erfährt.

Zu guter Letzt sei erwähnt, dass in Anbetracht einer zu geringen Anzahl an wissenschaftlichen Evaluationsstudien der Psychotherapieansatz nach Adler „nicht zu den empirisch bewährten Therapieverfahren gezählt“ wird (Grawe, Donati & Bernauer 2001, 238). Zudem fehlen Erfahrungsberichte in Bezug auf die Arbeit mit intellektuell beeinträchtigten Menschen. Wenn wir trotzdem Dannöhls Anregungen aufgegriffen haben, liegt dies daran, dass der individualpsychologische Ansatz als eine Alternative oder Ergänzung zur psychoanalytischen Therapie betrachtet werden kann und Anhaltspunkte bietet, die ein Wirkungsspektrum im Hinblick auf zwischenmenschliche Beziehungen, psychisches Wohlbefinden und Persönlichkeitsentwicklung nicht von vornherein ausschließen.

Klientenzentrierte Gesprächspsychotherapie

Die Möglichkeiten der klientenzentrierten Gesprächspsychotherapie mit intellektuell beeinträchtigten Menschen sind insbesondere von Peters (1984), Schneider (1989) und Badelt (1988; 1994; 2004) dokumentiert worden. Das originäre Konzept stammt von Carl Rogers (1974), der als Vertreter der „humanistischen Psychologie“ von der Annahme ausgeht, dass die Persönlichkeit eines Menschen sich nach Maßgabe einer im Organismus angelegten Tendenz zur *Selbstaktualisierung* im Rahmen von sozialen Beziehungen entwickle, in denen er dieses sein Selbstwerden erfährt. Die Selbstentfaltung gilt als gelungen, wenn ein Individuum sein Wachstumspotenzial ausschöpft, ohne dies auf Kosten anderer Personen zu tun. Der Mensch sei ebenso positiv auf sich selbst bezogen, d. h. an Selbsterhaltung interessiert, wie sozial auf andere Personen orientiert, was ihn zu ethischem Handeln bewegt. Dieses ist eine höhere Form von Egoismus, entspricht es doch seinem Bedürfnis, von anderen Menschen geliebt oder geachtet zu werden. Diese Wertschätzung gilt als notwendige Voraussetzung eines positiven Selbstwertgefühls wie einer erfolgreichen Selbstdarstellung. Für die Psychotherapie folgt daraus, eine therapeutische Atmosphäre des Vertrauens und der Annahme zu schaffen, in der der Einzelne sein Selbst-, Welt- oder Fremdbild bzw. seine Einstellungen und die Probleme, die er bislang geleugnet hat, entdecken und durch die Entwicklung neuer Wahrnehmungen in Bezug auf sein Selbst, auf andere und seine Umwelt verändern kann (Rogers 1972; 1973). Rogers nimmt hierbei an, dass Menschen, die eine Psychotherapie aufsuchen, grundsätzlich Fähigkeiten haben, konstruktiv mit Lebensproblemen umzugehen und neue Lebenskraft zu finden, die es in der therapeutischen Beziehung freizusetzen gilt (auch Gerl 1983, 98 ff.). Dazu bedarf es keiner speziellen Diagnostik, sondern einer bestimmten Grundhaltung der Therapeut:innen (Rogers 1973, 34 ff., 42 ff.), durch die die therapeutische Atmosphäre bestimmt sein sollte:

1. Es soll dem Klienten eine *bedingungslose Akzeptanz* vermittelt werden, sodass diese sich als Person angenommen fühlt, emotionale Wärme und positive Wertschätzung erfährt;
2. soll die therapeutische Haltung von *Empathie, Authentizität und Selbstkongruenz* geprägt sein und
3. soll auf dieser Grundlage ein empathisches Verstehen im Sinne einer *Verbalisierung emotionaler Erlebnisinhalte* des Klienten statthaben (Tausch 1970).

Spezielle methodische Aspekte

Diese „humane Grundhaltung […], die alles Besserwissen, alles Beraten, alles Dirigieren und Belehren in Frage stellt – aus einem großen Respekt vor dem Klienten heraus, mag dieser auch noch so hilfsbedürftig sein“, sei – so Stahl (2003, 610) – „für die Übertragung dieses klientenzentrierten Ansatzes auf die Arbeit mit geistig behinderten Menschen so unschätzbar wichtig“. Um den Personenkreis mit der klientenzentrierten Gesprächspsychotherapie zu erreichen, müssen allerdings weitere methodische Aspekte berücksichtigt werden:

- Sehr häufig scheint es nach Badelts langjährigen Erfahrungen notwendig zu sein, eine *vertrauensstiftende Phase* zur Motivierung für die Gesprächspsychotherapie vorzuschalten. „Sie ist häufig nötig, um v. a. bei schwerer behinderten Menschen eine Beziehung überhaupt erst einmal aufzubauen und einen psychologischen Kontakt zu finden“ (Badelt 1994, 145). Hierzu kann sich der Therapeut sozialpädagogisch gelagerter Aktivitäten bedienen (Ausflug; Spiel; Malen, gemeinsames Musik hören …).
- Therapeut:innen sich intensiver durch verbale und nichtverbale Angebote einbringen, denn

  „bei Menschen mit schwerer geistiger Behinderung kommt es noch mehr auf das Einfühlungsvermögen an. Ich muss versuchen, wie ein guter Übersetzer [kursiv, d. A.] nonverbale Äußerungen wie Mimik, Verhalten, Symptome einfühlend zu verstehen und versuchen, auf die Wünsche und Bedürfnisse wenn möglich einzugehen, sie in jedem Fall aber ernst zu nehmen“ (Badelt 1988, 27).
- Der/die Therapeut:in bedarf ganz besonderer *Geduld*, weil sich Menschen mit intellektueller Beeinträchtigung häufig stereotyp und redundant äußern.
- *Konfliktlösungsstrategien* sollten als Beitrag zur „Hilfe von Selbsthilfe“ *gemeinsam* erarbeitet werden. Da Menschen mit intellektueller Beeinträchtigung häufig nicht gelernt haben, wie sie sich in kritischen Lebenslagen verhalten sollen, fehlen ihnen grundlegende Kenntnisse, Probleme zu lösen oder schwierige Situationen zu meistern. Die Aneignung eines grundlegenden „Know-how in Konfliktsituationen“ (ebd. 1994, 149) kann am besten durch Rollenspiele und Übungen vor Ort (*in-vivo*) erreicht werden.
- Da Menschen mit intellektueller Beeinträchtigung i. d. R. „mehr abhängig von ihrer Umwelt als Nichtbehinderte“ (ebd., 149) sind, sollten die *nächsten Bezugspersonen* auf jeden Fall in den therapeutischen Prozess einbezogen werden, um Konflikte mit dem sozialen Umfeld zu vermeiden und zum Verständnis für die Lebenslage Betroffener sowie für mehr Lebensautonomie intellektuell beeinträchtigter Menschen zu sensibilisieren.
- Schließlich sollten Therapeut:innen eine *Stellvertreter- oder „Hilfs-Ich“-Funktion* bei der Lösung spezifischer Probleme einnehmen, denn Menschen mit intellektueller Beeinträchtigung können häufig wegen ihrer reduzierten kognitiven Lernbasis „kein übergreifendes Konzept aus einer sich wiederholenden Situation oder einem Ereignis abstrahieren, und dies hat Konsequenzen für ihre Fähigkeiten, Lebensskripte, Selbstkonzepte und Verhalten zu verändern“ (ebd. 1988, 27 f.).

Resümee

Badelt zufolge (2004, 19) kann ein derart differenzierter klientenzentrierter Ansatz sowohl als Einzel-, Partner und Gruppentherapie durchgeführt werden als auch für eine Krisenintervention hilfreich sein. Wenngleich die klientenzentrierte Gesprächspsychotherapie in der hier anskizzierten Form nicht nur bei leichten Auffälligkeiten im Sozialverhalten, bei Kommunikations- oder Interaktionsproblemen, sondern ebenso bei schweren Verhaltensauffälligkeiten, neurotischen und psychotischen Störungen Anwendung findet (Badelt 1994, 141), hängt ihre Praktikabilität doch von einer gewissen Verbalisierungs- und Reflexionsfähigkeit der Klient:innen ab, was letztlich bedeutet, dass viele Menschen mit intellektueller Beeinträchtigung auf zusätzliche therapeutische oder heilpädagogische Angebote angewiesen sein werden.

Nichtsdestotrotz gebührt Badelt das Verdienst, einen *subjektzentrierten Ansatz* entwickelt und in ihrer Praxis verifiziert zu haben, der dem Einzelnen

„genügend Freiraum [lässt, d. A.], um überhaupt ein Bewusstsein für sich selbst zu entwickeln, die eigenen Bedürfnisse besser kennenzulernen, sich mehr zu akzeptieren und ihm durch ein stabileres Selbstwertgefühl ein befriedigenderes Leben zu ermöglichen" (1988, 33; auch Senckel 1998, 69ff.).

Außerdem ist ihr Konzept für andere therapeutische oder pädagogische Arbeitsformen wie z. B. Rollenspiele zur Einübung sozialer Verhaltensweisen offen, was nicht zuletzt der Integration dieses Ansatzes in ein Gesamtkonzept einer Alltagsarbeit (Theunissen 2021b; 2022d) nützt.

Damit die klientenzentrierte Gesprächspsychotherapie nicht ins Visionäre entgleitet, ist zu beachten, dass Therapeut:innen nicht als bloße „Agent:innen der Institution" agieren oder dementsprechend instrumentalisiert werden. Wichtig ist es, sich nicht nur die Wünsche und Vorstellungen der Klient:innen, Bezugspersonen oder Helfer:innen anzuhören, sondern auch konkrete Realisierungsmöglichkeiten zu erkunden, was nicht selten (Mit-)Veränderungen des Umfeldes als notwendig erscheinen lässt (dazu Badelt 2004, 19). Insofern werden hohe Anforderungen an die Therapeut:innen gestellt, die gegenüber Klient:innen nicht nur offen und ehrlich sein müssen, sondern als deren Advokat:innen den Konflikt mit anderen (z. B. Institution) nicht scheuen dürfen.

Alles in allem ist die klientenzentrierte Methode ein einfaches psychotherapeutisches Verfahren, weil es auf einem recht unkomplizierten Persönlichkeitskonzept beruht; und darin mag auch der Grund liegen, weshalb sie im Bereich der Heilpädagogik und Sozialen Arbeit so beliebt ist.

Vonseiten der allgemeinen Psychotherapieforschung wird der Gesprächspsychotherapie „eine sehr überzeugend nachgewiesene Wirksamkeit" bescheinigt (Grawe, Donati & Bernauer 2001, 134). In Bezug auf die Arbeit mit intellektuell beeinträchtigten Menschen gibt es jedoch keine gesicherten Ergebnisse, wohl aber ermutigende Beispiele von Badelt sowie eine Metaanalyse von Hurley (1989, 289 f.), der zu entnehmen ist, dass eine Tendenz zu positivem Verhalten durch eine klientenzentrierte Therapie bei Schüler:innen mit intellektueller Beeinträchtigung und psychischen Auffälligkeiten erreicht werden kann.

Die Wertschätzung der Gesprächspsychotherapie bezieht sich v. a. auf positive Veränderungen im Persönlichkeits- und zwischenmenschlichen Bereich (Grawe, Donati & Bernauer 2001, 741). Das ist der klientenzentrierten Grundhaltung und Gesprächsführung geschuldet, die „als ein sehr wirksames therapeutisches Mittel angesehen werden kann" (140) – auch jenseits der Gesprächspsychotherapie im Rahmen anderer Therapien oder heilpädagogischer Konzepte. Für Grawe und Kollegen (2001, 140) ist es daher „wissenschaftlich nicht haltbar, dass die von der gesprächspsychotherapeutischen Forschung gefundenen Ergebnisse über die Bedeutung der Gesprächsführung von anderen therapeutischen Ansätzen ignoriert werden" (140).

In diesem Sinne stoßen wir mit Pörtners personenzentrierter Therapieform (1999; 2001) auf einen über die Gesprächspsychotherapie hinaus gehenden Ansatz, der auf der Basis der sogenannten *Prä-Therapie* (Prouty) „gleichsam als Vorform der eigentlichen Psychotherapie" (Luxen 2006, 454) an Menschen adressiert ist, denen eine „Nicht-Therapierbarkeit" angesichts schwerer intellektueller und psychischer Beeinträchtigungen nachgesagt wird (auch Badelt 2004, 15; Hurley 1989, 263; Senckel 1998, 75 f.; Stahl 2003, 612).

Auf Grundlage einer klientenzentrierten Sichtweise und persönlichen Echtheit (Kongruenz) sollen Methoden wie aufmerksames Zuhören, Beobachten von Mimik, Gestik und Bewegungen, einfühlendes Verstehen und Ernstnehmen den Blick in die „Welt des Klienten" öffnen und zu einem besseren Verständnis führen (Pörtner 1999, 25; Senckel 1989, 70). Der Prä-Therapie kommt dabei mit Hilfe sogenannter *Kontaktreflexionen* eine Art „Türöffner" für weitere therapeutische und pädagogische Maßnahmen zu (Prouty, Pörtner & Van Werde 1998; Pörtner 1999, 130 ff.):

- Ein Ansprechen der äußeren Situation (Situationsspiegelung) soll den Kontakt zur Realität herstellen und bezieht sich auf unmittelbare Dinge im Umfeld (z. B. „das Zimmer ist groß"; „draußen scheint die Sonne"; „die Lampe brennt").
- Eine (verbale) Spiegelung der Körperhaltung dient der Anregung des Kontakts zu sich selbst und zum eigenen Körper (z. B. „Du wippst mit den Füßen").
- Eine (verbale) Spiegelung des Gesichtsausdrucks soll dem Klienten den Kontakt zu einem Gefühl erleichtern, das er vielleicht aufgrund von Angst oder fehlendem Vertrauen nicht frei äußert (z. B. „Du lächelst"; „Du legst die Stirn in Falten").
- Durch ein Ansprechen auftretender Handlungen können Beziehungen zu Dingen oder Menschen sowie das eigene Tun vor Augen geführt werden (z. B. „Du malst ein Bild").
- „Wort-für-Wort-Wiederholungen" (Imitation der Laute) dienen ebenfalls der Herstellung eines Kontakts und können v. a. dann sinnvoll sein, wenn die Betroffenen Probleme mit der sprachlichen Verständigung haben.

Übergreifend dient das „Prinzip des Wiederaufgreifens" der Wiederholung von Reflexionen, bei denen ein Kontakt geglückt ist. Hierdurch soll das Erleben der Klient:innen immer wieder neu angeregt und weiterentwickelt werden (Wolff 2007, 55). Letztlich kommt es darauf an, dass eine Person durch derlei Bemühungen um Kontaktreflexionen und Kommunikation, die angesichts der zutiefst wertschätzenden Grundhaltung „hohe Anforderungen an die Toleranz der Bezugspersonen" stellen (Stahl 2003, 612), zumindest ansatzweise dazu angeregt wird, aus ihrem Kokon, ihrer „autistischen" oder psychotischen Welt, herauszutreten und soziale Beziehungen aufzunehmen. Bemerkenswert ist, dass der Kunstgriff des „Spiegelns" neurobiologisch gesehen bereits eine wertvolle „Behandlungsmethode" (Bauer 2005, 134) darstellt und zudem als eine *Spiegelungspsychotherapie* (ebd., 144) weitergeführt werden kann, um „Spiegelungsfähigkeiten" bei Personen aufzubauen oder zu fördern, „die besonders gravierende Schwierigkeiten haben, eigene Gefühle zu spüren oder die Emotionen anderer wahrzunehmen" (144).

Wenngleich Pörtners Ansatz in der Literatur zur Psychotherapie bei Menschen mit intellektueller Beeinträchtigung Zuspruch erfährt und im Einzelfall hilfreich sein kann (Senckel 1998, 75 f.; Stahl 2003, 612; Luxen 2006, 454 f.), muss kritisch gesehen werden, dass er ebenso wie Badelts Konzept oder auch andere psychotherapeutische Ansätze keine Gesamtkonzeption ersetzen kann und sich nur auf ein enges Anwendungsgebiet bezieht. Ferner fehlen klientenzentrierten Verfahren zum Verstehen schwerst intellektuell beeinträchtigter Menschen wie die von Pörtner in Anspruch genommene Prä-Therapie eine von Spekulationen bereinigte funktionale Problemanalyse und verstehende Sicht sowie empirisch gesicherte Wirksamkeitsnachweise – letztlich bis auf die Beziehungsgestaltung wichtige Kriterien „dafür, dass man von einer wissenschaftlich fundierten Therapieform sprechen kann" (Grawe, Donati & Bernauer 2001, 735).

Verhaltenstherapeutische Ansätze

Unter verhaltenstherapeutischen Ansätzen fassen wir über alle Differenzierungen hinweg zwei zentrale Strömungen an Therapieformen:

1. „Klassische" Verfahrensweisen unter den Begriffen der *Verhaltenstherapie* oder *Verhaltensmodifikation* und
2. neuere Methoden unter der Bezeichnung *kognitiv-behaviorale Therapien* (dazu auch Grawe, Donati & Bernauer 2001, 244 ff.).

Nach Benson und Havercamp (2001, 262) spielt in den USA die Gruppe der „klassischen" behavioralen Interventionen seit den 1960er-Jahren in der psychotherapeutischen Arbeit mit intellektuell beeinträchtigten Menschen eine prominente Rolle. Die „klassischen" Verfahren sind aus der experimentellen Lernpsychologie hergeleitet und beruhen auf der *lerntheoretischen Annahme*, dass alle Verhaltensweisen, erwünschte wie auch unerwünschte, erlernt seien und bestimmten Lerngesetzmäßigkeiten gehorchen (Bergold & Selg 1970; Kuhlen 1973; Fliegel u. a. 1998). Daher könnten Verhaltensauffälligkeiten oder psychische Störungen, die durch Konditionierungsvorgänge (z. B. Belohnung; Bestrafung) entstünden, mittels bestimmter verhaltenssteuernder Techniken wieder verlernt werden. Metaanalysen und empirischen Untersuchungen ist zu entnehmen, dass Menschen mit intellektueller Beeinträchtigung von „klassischen" verhaltenstherapeutischen Methoden profitieren können (Hurley 1989, 269 ff.; Kahng, Iwata & Lewin 2002, 215 ff:, Prout & Nowak-Drabik 2003, 85 f.). Deshalb wird die behaviorale Intervention (Verhaltenstherapie, Verhaltensmodifikation) als „via regia der amerikanischen Förderung geistig Behinderter bezeichnet" (Bächthold 1990, 32; König 1987).

Ihre Popularität verdankt sie einerseits dem Ruf, zur Verselbstständigung von Menschen mit intellektueller Beeinträchtigung besser als jede andere Technik beitragen zu können (Matson 1990; Westling & Fox 2004). So gibt es „hunderte an Studien" (Benson & Havercamp 2001, 262), die die Effektivität behavioraler Interventionen im Hinblick auf den Erwerb von lebenspraktischen Fähigkeiten und Fertigkeiten zur Bewältigung des alltäglichen Lebens, eines Selbsthilfe-Verhaltens sowie sozialer Kompetenzen dokumentieren. Andererseits scheint sie bei der Behandlung stark ausgeprägter Verhaltensauffälligkeiten wie z. B. massiven Aggressionen und selbstverletzendem Verhalten, bei Selbststimulationen und stereotypen, zwanghaften Verhaltensmustern in relativ kurzer Zeit besonders wirksam zu sein (vgl. Kahng, Iwata & Lewin 2002, 217 ff.).

Allgemein ist die empirische Befundlage über verhaltenstherapeutische Ansätze ausgesprochen reichhaltig, sodass gut gesicherte Aussagen über die verschiedenen Verfahren gemacht werden können (Grawe, Donati & Bernauer 2001, 307 ff., 448 ff., 502 ff.). Eine Zusammenschau aller Befunde lässt den Schluss zu, dass behaviorale Methoden, die auch in der Arbeit mit intellektuell beeinträchtigten Menschen hoch im Kurs stehen (z. B. soziale Kompetenztrainingsprogramme, Methoden der Reizkonfrontation, Verstärkungstechniken, Verhaltenskontrakte, Selbstsicherheitstraining, Problemlösungstherapie), als erfolgversprechend eingeschätzt werden dürfen. In den USA werden derlei Verfahren oder Interventionen unter dem Oberbegriff *Applied Behavior Analysis* (ABA) gefasst (Theunissen & Sagrauske 2019, 96 ff.). Als wirksam gelten zudem behaviorale „Breitbandkonzepte“, wenn verschiedene Verfahren personenbezogen (subjektzentriert) kombiniert werden. Zugleich ist aber festgestellt worden, dass ein guter Therapieerfolg immer von der „therapeutischen Allianz“ (Roth & Strüber 2021, 450) und auch davon abhängt, „dass die richtige Technik auf das richtige Problem angewendet wird“ (Grawe, Donati & Bernauer 2001, 512). Nichtsdestotrotz scheinen „Breitbandkonzepte“ zukunftsträchtig zu sein, v. a. dann, wenn sie „den konventionellen Rahmen von Verhaltenstherapien verlassen und klärungs- und beziehungsorientierte Vorgehensweisen einbeziehen, wie sie im Rahmen anderer Therapieformen entwickelt wurden“ (ebd., 513).

Eine scharfe Kritik und Abfuhr erfahren hingegen verhaltenstherapeutische Ansätze, die aversiv (bestrafend) ausgerichtet sind (z. B. Timeout, Fixierungen) und damit „jenseits der Grenze des ethisch Vertretbaren liegen“ (ebd., 394). Auf ihre Anwendung sollte zumindest aus drei Gründen verzichtet werden:

„1. Es werden z. T. außerordentlich fragwürdige Therapieziele angestrebt ohne eine gründliche Auseinandersetzung mit den dadurch aufgeworfenen Wertfragen.
Das psychische und soziale Umfeld der jeweiligen Störung wird ausgeklammert und der diesbezügliche Erkenntnisstand bleibt unberücksichtigt.
Es wird ignoriert, dass es zu all diesen Störungen bereits Behandlungen gibt, die im Symptombereich eine mindestens ebenso gute, oft sogar bessere Wirkung erzielen, die zusätzlich aber auch in anderen Bereichen positive Veränderungen bewirken, in denen sie von den Autoren der Studien zu Aversionstherapien offenbar nicht einmal angestrebt wurden“ (394).

Alles in allem stellen aversive Methoden „ein höchst unerfreuliches Kapitel“ (ebd.) der psychotherapeutischen Arbeit dar, was wohl nicht nur die scharfe Zurückweisung dieser Methoden, sondern generell Vorbehalte und eine ablehnende Haltung gegenüber der gesamten Verhaltenstherapie oder Verhaltensmodifikation befördert hat.

Kritik, Bedenken und Zurückhaltung gegenüber dem Einsatz behavioraler Interventionen sind insbesondere auch im deutschen Lager der Pädagogik bei Menschen mit intellektueller Beeinträchtigung spürbar. Zwar dominierten hierzulande vor etwa 40 Jahren zunächst ähnlich wie in den USA verhaltenstherapeutische Techniken in der psychotherapeutischen wie auch heilpädagogischen Arbeit mit intellektuell beeinträchtigten Menschen, doch mit dem Aufkommen alternativer therapeutischer und heilpädagogischer Konzepte und Zugänge verloren die verhaltenstherapeutischen Methoden allmählich an Bedeutung.

Daran hat sich in Deutschland bis heute im Prinzip nichts geändert. Dies kann in zweierlei Hinsicht kritisiert werden: Zum einen entstand durch die ablehnende Haltung im Lager der Heilpädagogik eine

Blindheit gegenüber jeglichen Bemühungen um eine Weiterentwicklung auf dem Gebiete der behavioralen Interventionen im Bereich der Behindertenhilfe. So wird z. B. das in den USA weit verbreitete Konzept der Positiven Verhaltensunterstützung (*Positive Behavior Support*), welches aversive Methoden vermeidet und durch funktionale Problemanalysen und Interventionen Schwächen der Verhaltensmodifikation zu überwinden verspricht (Carr, Robinson & Palumbo 1990; Horner et al. 1990; Repp & Singh 1990; Carr, Reeve & Magito-Mclaughlin 2001, 405 f.; Kahng, Iwata & Lewin 2002, 213; LaVigna & Willis 2012; IJPBS 2016), hierzulande erst ansatzweise umgesetzt (dazu Kapitel 4).

Zum anderen wurde die *„kognitive Wende in der Verhaltenstherapie"* (Stahl 2003, 614) im Bereich der Unterstützungssysteme für Menschen mit intellektueller Beeinträchtigung und Heilpädagogik weithin ignoriert, die für die zweite Strömung behavioraler Therapieformen wegbereitend war und das heutige Erscheinungsbild der verhaltenstherapeutischen Ansätze wesentlich prägt. Nach Grawe und Kollegen (2001) muss gerade den kognitiv-behavioralen Therapieformen eine gute Wirksamkeit bescheinigt werden. Im Unterschied zur „klassischen" Verhaltenstherapie spielen in den kognitiv-behavioralen Therapieformen nicht mehr Lernprinzipen wie das klassische, operante oder instrumentelle Konditionieren die dominierende Rolle, sondern Aspekte wie Wahrnehmen, Denken, Informationsaufnahme und -verarbeitung, die mit der Entwicklung psychischer Störungen in Verbindung gebracht werden und ihre theoretischen Bezugspunkte in der kognitiven Psychologie und Informationsverarbeitungsforschung haben (Steinebach 2006c, 181 ff.; Meichenbaum 1977; Mahoney 1979). Zudem wird in den neueren Ansätzen dem Erleben der Person, Emotionen, Intentionen, der „inneren Bereitschaft" bzw. Motivationen ein bedeutender Stellenwert zugesprochen (Grawe, Donati & Bernauer 2001, 243; Groeger 1982, 439 ff.; Parfy 1999, 141 ff.; Huf 1992, 70 f.; Scholz 2001).

Alles in allem bieten somit verhaltenstherapeutische Ansätze heutzutage weitaus mehr als nur an behavioristischen Lerntheorien orientierte symptomzentrierte Methoden, obwohl sie gerade als solche in der Arbeit mit intellektuell beeinträchtigten Menschen nach wie vor dominieren (kritisch hierzu Gaedt 1998, 28 f.). Daher möchten wir zunächst in Anlehnung an Benson und Havercamp (2001) die traditionellen methodischen Instrumente der Verhaltenstherapie (ABA) bezüglich der Arbeit mit intellektuell beeinträchtigten Menschen kurz vorstellen. Daran anknüpfend folgen kritische Bemerkungen, die zu der Frage nach den Einsatzmöglichkeiten der modernen Ansätze in der Arbeit mit intellektuell beeinträchtigten Menschen überleiten.

Techniken der Verstärkung und „klassische" Verfahren

In der traditionellen Verhaltenstherapie oder Verhaltensmodifikation, die v. a. für den schulischen Bereich adaptiert wurde (Kuhlen 1973; Thompson & Grabowski 1976; Eisert & Barkey 1979; Martin & Pear 1996; Miltenberger 1997; Westling & Fox 2004), zählen Techniken der Verstärkung auf der Grundlage des „operanten Konditionierens" (Skinner) eine zentrale Rolle. Im Unterschied zum „klassischen Konditionieren" (Pawlow) wird davon ausgegangen, dass sich Reaktionen nicht nur auf auslösende Reize beziehen, sondern ebenso auf Konsequenzen, die Antworten auf das Verhalten darstellen. Durch die gezielte Manipulation (Veränderung) von Konsequenzen (instrumentelles Konditionieren) soll die Auftrittswahrscheinlichkeit eines Verhaltens beeinflusst werden. Folgt einem Verhalten eine angenehme Konsequenz (z. B. positive Zuwendung), erhöht sich die Auftretenswahrscheinlichkeit des Verhaltens. In dem Falle haben wir es mit einer *positiven Verstärkung* zu tun, die sich *positiver Verstärker* bedient. Eine solche Verstärkung kann zum Aufbau eines erwünschten Verhaltens strategisch beabsichtigt sein oder unbeabsichtigt erfolgen, indem z. B. ein unerwünschtes, selbstverletzendes Verhalten durch Zuwendung oder Wundbehandlung verstärkt wird. Um dieses abzubauen, besteht die Möglichkeit der *Nichtbeachtung* oder des gezielten Einsatzes *negativer Verstärker*, wie es für aversive Methoden charakteristisch ist. Darüber hinaus gibt es Situationen einer *negativen Verstärkung*, die sich dadurch ergeben, dass ein unerwünschtes Verhalten durch Verzicht oder Reduktion eines unangenehmen Reizes gestoppt wird. Dies ist z. B. dann der Fall, wenn jemand bei Arbeitsanforderungen, die ihm unangenehm sind, mit Wutanfällen reagiert und daraufhin den Raum verlassen muss und zugleich von der Arbeit befreit wird. Eine negative Verstärkung erfolgt gleichfalls in aller Regel unbeabsichtigt und wird als Technik kaum angewandt.

Positive Verstärkung durch positive Verstärker

Ein weit verbreitetes, geradezu klassisches Prinzip zum Aufbau von Verhalten ist die positive Verstärkung durch den gezielten Einsatz positiver Verstärker. Diese Technik setzt freilich voraus, dass eine Person bereits über positive Verhaltensweisen verfügt, die durch Verstärkung weiter aufgebaut und gefestigt werden können. Die Palette möglicher positiver Verstärker ist breit:

- Soziale Verstärker (z. B. Zuwendung, Lob, Anerkennung, Umarmung, Ermutigung),
- positive natürliche Konsequenz (wenn jemand eine Aufgabe schnell erledigt, hat er anschließend mehr Zeit für eine Lieblingsbeschäftigung),
- materielle Verstärker (z. B. Süßigkeiten, Getränke, Token, Gutscheine, Lieblingsspielzeug),
- Aktivitätsangebote (z. B. sportliche Spiele, Gesellschaftsspiele, backen).

Token-Systeme gelten als besonders effektiv. Im Rahmen eines bestimmten Zeitabschnitts erhalten Betroffene beim Auftreten eines erwünschten Verhaltens unmittelbar Wertmarken o. Ä., die sie dann später gegen begehrte Dinge, Nahrung oder Aktivitäten eintauschen kann.

Wurden früher in der Arbeit mit intellektuell beeinträchtigten Menschen vorrangig materielle Verstärker wie Süßigkeiten (Smarties, Schokolade) im Rahmen eines systematischen Kontingenzmanagements eingesetzt, kommen heute soziale Verstärker (Lob, gemeinsame Aktivitäten) und kombinierte Verstärkungsformen bevorzugt zum Einsatz, um u. a. Rigidität, extrinsische Motivationsabhängigkeit oder auch Fixierungen auf bestimmte Nahrungsmittel zu minimieren oder zu vermeiden. Wenngleich die Methoden der positiven Verstärkung möglichst immer im Rahmen alltäglicher Situationen (in-vivo) eingesetzt werden sollten (Schucker 1994, 160; Westling & Fox 2004), werden isolierte Einzelsituationen zu Beginn einer verhaltenstherapeutischen Maßnahme nicht prinzipiell ausgeschlossen (Maurice 1993).

Shaping (Verhaltensformung)

Wenn ein erwünschtes Verhalten nicht zum Verhaltensrepertoire einer Person zählt, bedarf es einer Methode, jemandem neues Verhalten beizubringen. Dafür steht die Shaping-Technik, die darauf zielt, ein Verhalten, das dem anvisierten Verhalten am nächsten kommt, positiv zu verstärken. Diese Prozedur soll solange erfolgen, bis das erwünschte Verhalten zutage tritt. Danach soll durch Verstärkung des erwünschten Verhaltens dessen Stabilisierung bewirkt werden (Benson & Havercamp 2001, 264).

Differenzielles Verstärken

Die Technik des differenziellen Verstärkens dient dazu, die Häufigkeit von unerwünschtem Verhalten zu reduzieren. Sie wird während eines Zeitraums angewandt, in dem das unerwünschte Verhalten gar nicht auftritt. Zum Beispiel kann jegliches Verhalten positiv verstärkt werden, was nicht in einem Zusammenhang mit dem unerwünschten steht. Ferner kann gezielt ein Verhalten verstärkt werden, was mit dem unerwünschten inkompatibel ist. Denkbar ist auch bei einer niedrigen Auftretungsrate des Problemverhaltens, jene Faktoren zu verstärken, die auf die niedrige Rate positiven Einfluss üben (Benson & Havercamp 2001, 264).

Löschung (Extinction)

Nicht selten wird angenommen, dass Verhaltensauffälligkeiten, wie z. B. Aggressionen einer Person, durch die Aufmerksamkeit und die Zuwendungen ihrer Umwelt verstärkt und aufrechterhalten werden. Daher sollen sie konsequent ignoriert werden. Wenn ihre Verstärkung ausbleibt, sollen sie abnehmen und tendenziell verschwinden (Benson & Havercamp 2001, 264 f.).

Die Problematik dieses Verfahrens liegt darin, dass Fremdaggressionen mit Sachbeschädigung oder Autoaggressionen mit Verletzungsgefahr nicht so einfach ignoriert werden können; zudem sind es oft gerade die angegriffenen Personen, die das Verhalten verstärken (Kane 1978, 99 ff.); und außerdem haben Menschen mit schweren (intellektuellen) Beeinträchtigungen, die in Pflegegruppen, Heimen oder Anstalten leben, häufig schon so wenig adäquate Anreize und Sozialkontakte (Seifert 2002), dass durch das Prinzip des Ignorierens die Gefahr befördert wird, die hospitalisierenden und isolierenden Bedingungen zu erhöhen. Deswegen ist die Technik der Löschung nur als Intervention im Rahmen eines Gesamtkonzepts (z. B. PVU; dazu Kapitel 4) legitim.

Wutreduzierungsverfahren

Diese Methode zielt insbesondere auf den Abbau aggressiven oder selbstverletzenden Verhaltens. Weil solches Verhalten häufig im Zustand einer Erregung auftritt, soll zu Beginn einer (kontrollierten) Therapiesitzung außerhalb des realen Lebensraumes (Wohngruppe) eine wutauslösende Situation hergestellt werden (Burkart & Krech 1985, 282 ff.). Sobald die Person auf diese Provokation mit (auto-)aggressivem Verhalten reagiert, soll sie durch die Einübung einer inkompatiblen, positiven Verhaltensweise daran gehindert werden, sich weiterhin auffällig zu verhalten. Treten während der Sitzungen keine (Auto-)Aggressionen mehr auf, wird die Therapie ins Alltagsleben überführt, damit es zur Generalisierung des neu erworbenen Verhaltens kommen kann. Dabei sollen auch die Begleitpersonen einbezogen werden.

Stimulationsverfahren

Es ist eine der Folgen sensorischer Deprivation (z. B. durch Hospitalisierung), dass Menschen mit schwerer intellektueller Beeinträchtigung ihre Lustempfindungen und Bedürfnisse häufig nur mit Hilfe stereotyper, selbststimulierender oder selbstverletzender Verhaltensweisen mitzuteilen vermögen. Das Stimulationsverfahren bezweckt deshalb die Vermittlung angenehmer taktiler Reize und Empfindungen für diejenigen (Körper-)Zonen, denen das selbstverletzende Verhalten vornehmlich gilt (Burkart & Krech 1985, 271 ff.). Während etwa halbstündiger Sitzungen, die mehrmals wöchentlich stattfinden sollen, soll ein gezieltes, behutsam im Niveau gesteigertes Stimulationsprogramm durchgeführt werden, das sich in Dauer und Intensität ganz nach der Aufnahmebereitschaft, Aufmerksamkeit und Akzeptanz der Person zu richten hat. Die Wirksamkeit dieser Methode kann dadurch erhöht werden, dass weitere Aktivitäten, die den Interessen der Person entsprechen, in das Programm eingebaut werden.

Aversive Methoden

Unter aversiven Methoden werden Formen einer Bestrafung gefasst, bei denen unangenehme Konsequenzen auf ein unerwünschtes Verhalten folgen, durch die zukünftig die Auffälligkeiten unterbunden werden sollen (Kuhlen 1973, 54 ff.). Interventionen, die die Intention einer Bestrafung haben, sind z. B. Verbote, Arrest, Fixierungen, unangenehme Aufgaben oder Reize wie unangenehme Gerüche, kaltes Abduschen, körperliche Schmerzzufuhr oder Elektroschock. Einer Studie von Scotti und Kollegen (1991) ist zu entnehmen, dass aversive Methoden in ihrer langfristigen Wirkung fragwürdig sind und am ehesten dann eine Wirksamkeit haben, wenn sie mit anderen Techniken der Verstärkung kombiniert werden (dazu auch später). Jedoch ist erwiesen, dass Techniken der positiven Verstärkung und insbesondere die Unterstützung erwünschter Verhaltensweisen effektiver sind als aversive Methoden (Grawe, Donati & Bernauer 2001, 394).

Wie schon gesagt, sollten sie aufgrund der Gefahr des Missbrauchs sowie der ethischen Probleme vermieden werden (Repp & Singh 1990; Horner et al. 1990). Bei aversiven Methoden handelt es sich letztlich um die primitivsten Formen einer psychotherapeutischen Behandlung oder pädagogischen Maßnahme. Nicht selten kommt es bei einer Bestrafung zu kritischen „Nebeneffekten“ wie z. B. zu einer Symptomverschiebung, zu Ängsten, zu subtilen Formen an Gegengewalt und zu einer langfristigen Beschädigung der Identität (Kuhlen 1973, 57 ff.; Axelrod & Apsche 1983). Daher sind z. B. auch „Erziehungscamps“, in denen aversive Methoden redlich gepflegt werden, ein untaugliches Mittel zu tragfähigen Verhaltensänderungen. Hinzu kommt, dass Bestrafungen ein gewisses Maß an Einsicht erfordern, was bei kognitiv beeinträchtigten Menschen nicht so einfach vorausgesetzt werden kann. Insofern haben wir es beim Einsatz aversiver Stimuli als Form einer Bestrafung oftmals mit einer Zwangsmaßnahme, Unterwerfung und reinen Dressur zu tun.

Ausschlussverfahren (Timeout)

Wenn es auch umstritten ist, so wird das Ausschlussverfahren doch immer wieder benutzt, wenn alle anderen therapeutischen Bemühungen weithin versagen (Kane 1978, 108; Lachmann 2007; Brown et al. 2008; Theunissen 2021a, 197). Agiert ein intellektuell beeinträchtiger Mensch in seinem vertrauten Lebensraum extrem unerwünscht, dann wird er daraus entfernt und für relativ kurze Zeit in einen Timeout-Raum („Isolierzelle“) gebracht. Die Isolation endet nicht mit dem auffälligen Verhalten (z. B. Toben) selbst, sondern erst dann, wenn sich der Betreffende beruhigt hat.

Kane (1978, 108) hält das Timeout für „weniger restriktiv“ als eine medikamentöse

Sedierung, Elektroschocktherapie oder den Gebrauch von Fixiergurten oder Zwangsjacken, weil Betroffene noch eine gewisse Bewegungsfreiheit haben. Dennoch ist das Timeout kaum zu rechtfertigen – selbst wenn es passgenau eingesetzt und streng überwacht wird (vgl. LaVigna & Willis 2012; IJPBS 2016; Theunissen 2022d, 239 ff).

Korrekturverfahren

Die Korrekturmethode will die unerwünschten Verhaltensweisen dadurch aufheben, dass sozial angepasste aufgebaut und stabilisiert werden (Burkart & Krech 1985, 237 ff.; Benson & Havercamp 2001, 265); dazu benutzt sie die Verfahren der Wiederherstellung und der Übung.

Bei der *Wiederherstellung* werden Personen, die Sachobjekte beschädigt oder in ihrer Wohngruppe alles durcheinander gebracht haben, dazu angehalten, den ursprünglichen Zustand wieder herzustellen, indem sie z. B. die Tische und Stühle wieder aufstellen, den Boden von Scherben oder Blumenerde säubern und sich bei den Geschädigten entschuldigen. Der Erfolg hängt v. a. vom richtigen Zeitpunkt ab: „Grundsätzlich ist der Lerneffekt umso größer, je enger die zeitliche Beziehung zwischen Reaktion und Konsequenz ist" (Redlin, zit. nach König 1987, 160).

Eine Variante der Wiederherstellung ist die *Überkorrektur* (*overcorrection*), bei der z. B. nicht nur der umgekippte Stuhl aufgehoben und richtig platziert werden soll, sondern zugleich alle anderen Stühle im Raum zurechtgerückt werden sollen (Benson & Havercamp 2001, 265).

Das Übungsverfahren ist eine Art Training in Haushaltsordnung – wenn z. B. jemand ständig Betten umkippt und die Bettwäsche zerreißt, dann muss er nicht nur alles wieder in Ordnung bringen, sondern die Betten auch noch beziehen (Burkart & Krech 1985, 242). Ein geistig behinderter Mensch, der einen anderen immer wieder tritt, kneift oder schlägt, wird dazu angehalten, ihn durch behutsames Streicheln jener Stellen zu beruhigen, die am meisten schmerzen. Weil dies ein der körperlichen Attacke unmittelbar konträres Verhalten ist, soll es eine positive soziale Kontaktaufnahme anbahnen. Insofern kommt es sowohl beim Wiederherstellungs- als auch beim Übungsverfahren darauf an, positive Handlungen anzuweisen, die in unmittelbarem Bezug zum jeweiligen auffälligen Verhalten stehen (ebd., 239). Überdies soll „inkompatibles Verhalten" (ein-)geübt werden, d. h. wünschenswerte Verhaltensweisen, die beim Auftreten der Auffälligkeiten sofort an die Stelle des Problemverhaltens treten.

Die Wirksamkeit der Korrekturverfahren hängt v. a. davon ab, dass zu Beginn der Therapie ständig eine Fachkraft anwesend ist, die gezielt interveniert (ebd., 240). Die Korrekturverfahren sollen Teil eines durchstrukturierten Tagesablaufs sein, sodass in einem sinnvollen Zusammenhang geübt werden kann. Die Auswahl der Übungen hat sich an den Fähigkeiten und am Verhaltensrepertoire der Klient:innen zu orientieren. Kritisch muss jedoch vermerkt werden, dass insbesondere die Überkorrektur sanktionierenden Charakter hat und dem Zwang zur Disziplin verpflichtet ist. Sie ähnelt einer Dressur, was vielleicht den Tatbestand erklärt, dass Korrekturmethoden häufig zu unerwünschten Nebenwirkungen wie z. B. Symptomverschiebungen führen (Kane 1978, 113).

Kombinierte Methoden

Häufig ist es angezeigt, mehrere Verfahren miteinander zu kombinieren (Benson & Havercamp 2001, 266), was als ein verhaltenstherapeutisches „Breitbandkonzept" gilt (Burkart & Krech 1985, 165).

Ein Beispiel: Im Rahmen einer stationären Behandlung sollte das selbstverletzende Verhalten eines Kindes mit dem sogenannten Lesch-Nyhan-Syndrom, das sich auf die Lippen biss und mit den Fingern daran riss, das sich mit den Armen auf Mund und Kopf haute und seinen Kopf gegen die Schulter oder harte Gegenstände schlug, soweit wie möglich reduziert und durch neue Verhaltensweisen ersetzt werden. „Beim ersten Behandlungsversuch wurde das Kind für kurze Zeit losgebunden, für verletzungsfreie Zeitintervalle durch seine Lieblingsspeisen verstärkt und für selbstverletzendes Verhalten vom Therapeuten ermahnt und anschließend ignoriert (Zuwendungsentzug). Dieser Versuch musste abgebrochen werden, da selbstverwundende Handlungen vom Kind in zu starkem Maße beibehalten wurden. Erst nach dem Abheilen der durch diese Reaktion geschädigten Wunde konnte die Therapie fortgesetzt werden. [...] Das Kind wurde in einem Therapieraum, vier Mal täglich 15 Minuten lang in seinem Wagen sitzend losgebunden. In selbstverletzungsfreien Zeiten fütterte der Therapeut das Kind, blickte es dabei an und sprach zu ihm. Er sprach es auch dann beruhigend an, wenn es Verhaltensweisen zeigte, die dem Lippe-Reißen häufig vorausgingen, wie z. B. erhöhte motorische Unruhe. Sobald jedoch die selbstverletzende Tätigkeit auftrat, sagte der Therapeut energisch Nein und drehte das Kind mit seinem Wagen von sich weg. Gleichzeitig unterbrach er jeden sozialen Kontakt und das Füttern für 30 bis 60 Sekunden (Ausschlussverfahren)." [...] Der Kontakt wurde danach zuerst durch soziale Zuwendung, etwas später durch das Füttern wieder hergestellt. Das selbstverletzende Verhalten des Kindes sollte dadurch hinausgezögert werden. Nach zwei Monaten wurde ein Generalisierungsprozess eingeleitet, indem zuerst eine, später mehrere Krankenschwestern die Essenstherapie übernahmen. Auch die Eltern des Jungen wurden in das Ausschlussverfahren eingewiesen. Sie wurden im Weiteren ebenfalls an den Mahlzeiten beteiligt, was den Übergang nach Hause erleichtern sollte. [...]
Des Weiteren wurde der Aufbau von Alternativverhalten versucht, das mit den selbstdestruktiven Handlungen des Jungen nicht vereinbar war. So sollte er neue Aktivitäten mit den Händen erlernen, die eine Bewegung zu den Lippen hin ausschlossen. Eine derartige Übung wurde „zusätzlich zu den beschriebenen Sitzungen ein- bis zwei Mal täglich 15 bis 20 Minuten lang im Behandlungsraum durchgeführt. Wieder wurde der Junge in seinem Rollstuhl losgebunden. Er sollte zunächst durch Imitation eine bessere Kontrolle der Armmotorik erlernen. Der Therapeut machte bestimmte Armbewegungen vor wie Arme heben, strecken usw., und der Junge sollte diese Bewegungen nachmachen. [...] Wegen des Schwierigkeitsgrades dieses Verfahrens für den Jungen wurde er bereits bei richtigen Ansätzen mit Süssigkeiten verstärkt. Geübt wurden weiterhin darauf aufbauend, selbstständiges Trinken sowie die Sprachfunktionen des Kindes [...]" (ebd., 171 f.).

Kritische Anmerkungen und Zwischenbilanz

Die vorangegangen Methoden zählen zu den klassischen Interventionen der Verhaltenstherapie oder ABA (Angewandten Verhaltensanalyse). Obwohl sie heute kritisch gesehen werden, kommen sie in der verhaltenstherapeutischen Arbeit mit intellektuell beeinträchtigten Menschen nach wie vor zum Einsatz. Dabei sollten sich die Praktiker:innen der Fülle an Risiken bewusst sein.

So besteht z. B. die Gefahr, dass das „individualistisch-disziplinierende Behandlungsprinzip“ (Theunissen 2021a, 37) des traditionellen, psychiatrischen Modells, welches Menschen zu Objekten von Maßnahmen degradiert, durch den rigiden Einsatz verhaltenstherapeutischer Techniken perpetuiert wird. Zugleich geht dadurch – insbesondere durch die implizite Fixierung auf einzelne Symptome – der Sinn für die „Ganzheitlichkeit“, die Lebensautonomie (Freiheit, Selbstbestimmung) und den Lebensstil der betroffenen Person verloren. Die bloße Konzentration auf Symptome stumpft den Blick auf die Komplexität psychischer Krisen oder Verhaltensprobleme ab, denn sie blendet die biografische und kontextuelle Dimension ebenso aus wie die emotionale Befindlichkeit, die motivationalen Prozesse und die Beziehungsstörungen. Verhaltenstherapeutische Methoden unkritisch angewandt können dazu führen, dass die „Freiheitsräume für individuelle, kreative Gestaltungen des eigenen Lebens“ (Speck 1984, 180) so weit verplant werden, dass sie gänzlich verschwinden.

Auch die an sich schon fragwürdige Unterscheidung zwischen unangepasstem bzw. unerwünschtem und angepasstem, sozial erwünschtem Verhalten eignet das Risiko der Dressur und Disziplinierung, die sich nicht mehr um die konkreten Bedingungen kümmert, unter denen eine betroffene Person leben muss. Unterscheidet man – wie in der klassischen Verhaltenstherapie üblich – *„zwischen angepasstem und unangepasstem Verhalten und wählt als Bezugspunkt der Beurteilung die kulturellen Vorstellungen der Umwelt des Individuums, ohne diese einer kritischen Reflexion zu unterziehen, so verfällt man tatsächlich einer ‚Anpassungstherapie'“ (Ringler 1975, 254).*

Hinzu kommt, dass es auf dem Gebiet der klassischen Verhaltenstherapie oder Verhaltensmodifikation bei Menschen mit intellektueller Beeinträchtigung Gepflogenheit ist, die Interventionstechniken über die Köpfe der betroffenen Personen hinweg anzuwenden (kritisch dazu Weiss & Knoster 2008). Eine Mitsprache oder gemeinsame Zielplanung ist nicht vorgesehen, und zumeist heute wird sie nur dort als sinnvoll erachtet, wo die betreffende Person „auch tatsächlich“ mitreden kann (Awiszus-Schneider 1996, 152). Dass durch eine „advokatorische Assistenz“ (Theunissen 2022b, 65) im Einzelfall Vermittlungshilfe geleistet werden kann, kommt dem Anschein nach vielen Therapeut:innen ebenso wenig in den Sinn, wie die Entwicklung eines Interventionsplans im Rahmen eines Unterstützungskreises oder einer persönlichen Lebensstilplanung (dazu später Kapitel 4). Folglich ist die Gefahr eines subtilen, verdeckten Missbrauchs therapeutischer Macht, wie er auch für die psychoanalytische Therapie gilt, eklatant. Unzweifelhaft zeichnet sich die klassische Verhaltenstherapie durch manipulative Methoden und eine zweckrationale Praxis aus. Hiermit ergibt sich zugleich das Problem, dass ein:e Verhaltenstherapeut:in tendenziell zum/zur Techniker:in wird, der/die seine/ihre Methoden „aus der Retorte eines rein wissenschaftlichen Kalküls“ (Bittner 1973, 320) bezieht und kaltlächelnd, ohne emotionale Wärme und positive Wertschätzung der Person anwendet. Dadurch aber gehen Empathie und Authentizität verloren, und eher sind Kommunikationen und Interaktionen zu vermuten, die widersprüchliche Botschaften (*double-bind*) vermitteln.

Darüber hinaus besteht die Gefahr, dass Therapeut:innen, die sich unreflektiert der klassischen Verhaltenstherapie bei Menschen mit intellektueller Beeinträchtigung verschrieben haben, zu Agent:innen der Institutionen werden und blind den herrschenden Interessen dienen, nicht aber den Bedürfnissen und Perspektiven der Betroffenen. Denn wenn „grundsätzliche pädagogische Erfahrungen wie Beziehung, Dialog, persönlicher Bezug, Vertrauen und Geborgenheit" ausgeschlossen werden, dann lassen sich Techniken, die auf diesem Ausschluss aufbauen, nicht mehr mit der „humanen Gestaltung der Lebenssituation geistig Behinderter vermitteln" (Bächthold 1990, 32).

Immer wieder fällt an der klassischen Verhaltenstherapie oder ABA der naive Standpunkt unangenehm auf, dass das, was messbar und effektiv, auch gut und richtig ist. Dieser Glaube scheint im angloamerikanischen Sprachraum weit verbreitet zu sein (König 1987, 167). Bezeichnend ist etwa Ellis' Vorwort zu einem Handbuch der Verhaltensmodifikation bei Menschen mit intellektueller Beeinträchtigung:

„Verhaltensmodifikation ist ein pragmatischer Ansatz: Was sich als erfolgreich erweist, ist auch gut und richtig! Der Therapeut fragt nicht, ob der Organismus die für die Durchführung einer bestimmten Fähigkeit erforderlichen mentalen Prozesse besitzt. Es werden dagegen so lange verschiedene Techniken benutzt, bis eine sich als erfolgreich erweist. Falls keine gefunden wird, schließt der Therapeut daraus, dass der erfolgversprechende Ansatz oder ein wirksamer Verstärker noch nicht hat gefunden werden können" (zit. nach ebd.).

Vieles spricht daher gegen den Einsatz der klassischen Verhaltenstherapie als psychotherapeutisches Angebot für Menschen mit intellektueller Beeinträchtigung, und auf jeden Fall ist die Nutzung der aversiven Methoden ethisch höchst bedenklich. Gleichwohl muss eingeräumt werden, dass es Situationen gibt, in denen alle anderen psychotherapeutischen Methoden oder auch Konzepte moderner Psychiatrie (Kapitel 2), Heilpädagogik und Sozialer Arbeit (Kapitel 4) nicht weiterführen. Aber nur bei Wahrung der Persönlichkeitsrechte und Bedürfnisse betroffener Personen ist es unseres Erachtens legitim, auf klassische verhaltenstherapeutische Methoden zurückzugreifen – und dann nur als Bestandteil einer *lebensweltbezogenen Gesamtkonzeption*, die der Person genügend Handlungs- und Entscheidungsspielraum gewährt (Klein 1987, 180; auch Geisenberger-Samaras 2007, 216; Theunissen 2021b; 2022d).

Das scheint auf den ersten Blick ein Widerspruch in sich selbst zu sein, weil ein solches Konzept die Integration ganz unterschiedlicher Menschenbilder und Persönlichkeitstheorien erfordert. In der Tat ein gewagtes Unterfangen! Realistisch und tragfähig ist es nur, wenn es jene Impulse aus dem Lager der Verhaltenstherapie aufgreift, die die klassische individuumzentrierte Symptombehandlung und Beseitigung sozial unerwünschter Verhaltensweisen überschreiten, indem sie verstärkt den Aufbau wünschenswerten Verhaltens in den Blick nehmen und auch Veränderungen von Umfeldbedingungen konzeptionell mit einbeziehen (Kanfer & Phillips 1975; Benson & Havercamp 2001; Magito-McLaughlin et al. 2011).

Kennzeichnend für diese Weiterentwicklung ist zudem, dass eine „angewandte Verhaltensanalyse" (ABA) im Rahmen der Verhaltensmodifikation (dazu Martin & Pear 1996; Miltenberger 1997) beachtet werden sollte, die nicht nur auslösende Bedingungen für das Problemverhalten, die Verhaltenssymptome und die Konsequenzen für einen Interventionsplan erfassen, sondern sich darüber hinaus auch einem „biopsychosozialen Zugang", d. h. „biologischen Einflüssen auf das Problemverhalten, als auch individuellen Fähigkeiten und Bedürfnissen sowie dem ökologischen und sozialen Umfeld" (Benson & Havercamp 2001, 263) öffnen soll (dazu auch Redlin 1992, 155 f.; Hohn & Janssen 2004, 39 f.). Hierzu führt Geisenberger-Samaras (2007, 207 f.) das sogenannte SORCK-Schema an, welches auf Kanfer und Mitarbeiter zurückgeht und zum funtionalen Assessment (S-A-B-C-Schema) der Positiven Verhaltensunterstützung (dazu auch später) eine Affinität aufweist:

S Situation (externe situative Auslöser; interne körperliche Auslöser wie z. B. Schmerzen; gedankliche Auslöser wie „ich sollte")

O Organismus (organische Befunde)

R Reaktion „Problemverhalten" (gedankliche Auswirkung des Problemverhaltens wie „ich bin halt ein Versager"; physiologische Auswirkung wie z. B. Herzrasen; emotionaler Gefühlszustand wie z. B. Wut; motorische Reaktion wie z. B. Treten)

C Konsequenzen (kurzfristig wie z. B. unmittelbare Aufmerksamkeit; langfristig wie z. B. Verfestigung der Symptomatik)

K Kontingenz (beschreibt das Muster zwischen R und C, z. B., dass R immer eine bestimmte Konsequenz folgt)

Des Weiteren geht es um Berücksichtigung jener Ansätze, in denen kognitive und persönlichkeitsspezifische Aspekte fokussiert werden. Dies gilt v. a. für Vertreter:innen des sogenannten Modelllernens (Bandura) oder der kognitiv-behavioralen Therapieformen (Meichenbaum; Beck; Ellis).

Ihre Repräsentant:innen haben z. T. erkannt (dazu Steinebach 2006c, 187), dass menschliches Verhalten nicht von außen konstruktiv determinierbar ist.

„A kann nicht einseitig bestimmen, was B tun, erleben oder denken möge: ‚Instruktive Interaktion' ist nicht möglich. Welche Zwangsmaßnahmen man auch immer anwenden mag, man kann einen Menschen etwa nicht dazu zwingen, einen anderen zu lieben oder ‚freiwillig und gern' mit ihm zusammenzuleben" (Schlippe & Schweitzer 1996, 69).

Vor- und nachgeburtliche Erfahrungen bestimmen wesentlich den Kern der Persönlichkeit und das psychische Erleben, welche hintergründig auf kognitive Prozesse und Verhaltensweisen Einfluss nehmen (Roth & Strüber 2021). Eine Person ist zudem Akteur und (Mit-)Gestalter ihrer eigenen Entwicklung und Veränderung – eine Sicht, die in Programmen einer Selbstinstruktion, durch Kontrakte oder eine Bewältigungsperspektive, die die aktive Mitarbeit verlangen, zum Tragen kommt.

Kognitiv-behaviorale Methoden

Kognitiv-behaviorale Verfahren, die auf Selbstinstruktion, Selbstkontrolle oder Selbstmanagement hinauslaufen (Meichenbaum & Goodman 1971; Meichenbaum 1977; Kanfer, Reinecker & Schmelzer 1991) haben heutzutage im Kontext der allgemeinen verhaltenstherapeutischen Ansätze einen zentralen Stellenwert. Sie finden allerdings in der Arbeit mit intellektuell beeinträchtigten Menschen weitaus geringere Beachtung, da bestimmte Voraussetzungen wie z. B. „eine gewisse Entscheidungsfähigkeit, soziale Kompetenz, reflexive kognitive Strukturen und verbale Ausdrucksmöglichkeiten" (Schucker 1994, 160) erforderlich sind, die bei vielen Betroffenen nur selten wahrgenommen werden. Daher betrachten Jaeggi (1979, 75) sowie Petermann und Kollegen (1987, 148 f.) kognitiv-behaviorale Methoden bei Menschen mit intellektueller Beeinträchtigung als kaum anwendbar. Nichtsdestotrotz gibt es v. a. aus dem angloamerikanischen Sprachraum Studien, die den Nachweis erbringen, dass Menschen mit leichten oder mäßigen Formen einer intellektuellen Behinderung (IQ 55 bis 75) sehr wohl von modifizierten (vereinfachten) kognitiv-behavioralen Therapieformen profitieren können (Code, Gardner & Karan 1985; Lindsay, Howells & Pitcaithly 1993; Taylor et al. 2002; Whitaker 2002; Willner 2005; Hurley et al. 1989, 270 f.; Fiedler 2007, 51 ff.). Wenngleich die Wirksamkeit z. T. „moderat" eingeschätzt wird (Beail

2003, 471), ist die hiesige psychotherapeutische und heilpädagogische Praxis zu kritisieren, wenn sie die Möglichkeiten ungenutzt lässt, die Arbeitsformen wie ein Selbstmanagement, Problemlösungstraining, soziales Kompetenztraining oder Selbstsicherheitstraining Menschen mit intellektueller Beeinträchtigung bieten können (dazu die Übersicht in Theunissen 2021b; auch Fiedler 2007). Ein Vorteil, der sich im Rahmen kognitiv-behavioraler Ansätze gegenüber der traditionellen Verhaltenstherapie ergibt, besteht v. a.

„in der Einbeziehung betroffener Personen bei der Entwicklung eines Therapieplans, was dem gegenwärtigen Zeitgeist entspricht, Empowermentprozesse bei Menschen mit intellektueller Beeinträchtigung zu fördern“ (Benson & Havercamp 2001, 273).

Lernen am Modell

Diese Konzeption bricht mit der Idee einer strikten Determination des menschlichen Verhaltens durch äußere Reize und spricht von einem wechselseitigen Austausch, von einer reziproken Interaktion zwischen Mensch und Umwelt (Bandura 1979). Menschen können ihr Verhalten und ihre Lebensbedingungen kontrollieren und beeinflussen; sie beobachten und werten das Verhalten anderer, und sie richten sich nach (positiven oder negativen) Vorbildern (ebd., 31 ff.). Die Theorie des Modelllernens erlaubt es, über die „klassische“ (operante) Verhaltenskonditionierung hinaus weitere Variablen zu berücksichtigen, die das Lernen beeinflussen, wie z. B. Emotionen und Dispositionen, Motive und soziale Aspekte, dazu die Rolle der Bezugspersonen. Daher gilt die Wahrscheinlichkeit einer wirksamen Verhaltensänderung dann am größten, wenn die Bezugsperson (das Vorbild) „sympathisch“ ist und emotional ansprechend, d. h. zu Identifikation und Imitation einlädt. In dem Zusammenhang erfährt das „Lernen am Modell“ aus neurobiologischer Sicht Beachtung – kann es doch „Spiegelungsfähigkeiten“ (Empathie, Nachempfinden, Intuition u. a. m.) aktivieren und wirksam befördern (Bauer 2005, 122 f.).

Die therapeutische Anwendung dieses Konzepts entwickelt den *Alltag zum „Ort der Therapie“*, in dem Therapeut:innen mit dem behinderten Menschen gemeinsam arbeiten. Die Kooperation mit vertrauten Bezugspersonen wie z. B. den Gruppenmitarbeiter:innen kann sodann wirksame Generalisierungseffekte bewirken.

Selbstinstruktion und Selbstmanagement

Methoden der Selbstinstruktion oder des Selbstmanagements (dazu Fliegel a. 1998, 57 ff., 181 ff.) gehen davon aus, dass misslungene Problemlösungen oder auffällige Verhaltensweisen mit falschen oder einseitigen Denkmustern, negativer Selbstindoktrination und problematischen Emotionen einhergehen. Auf dem Wege der Selbstinstruktion sollen alternative Gedanken etabliert werden, die – fast wie ein Gewissen – jede Handlung begleiten und kommentieren, dadurch Stress abbauen und erfolgreiche Problemlösungen initiieren (Baade u. a. 1980, 128 ff.).

Wie ein Selbstinstruktionstraining in Form von Rollenspielen bei Menschen mit leichten intellektuellen Beeinträchtigungen erfolgreich zur Anwendung kommen kann, zeigen Lauth und Dornauf (1980) auf. Sie schreiben:

„Das Selbstinstruktionstraining ist eine Möglichkeit, Individuen komplexe Verhaltensweisen zu vermitteln. Es beruht auf Prinzipien des Modelllernens und der verbalen Handlungsregulation. In der Anwendung demonstriert ein Modell erfolgreiches Verhalten und legt durch seine Selbstverbalisierungen die zum Verhaltenserwerb notwendigen Kognitionen

dar. Dieses Modellverhalten soll vom Kind in mehreren Schritten übernommen werden."

Eine Selbststeuerung des Verhaltens muss in dem Zusammenhang nicht nur eine verbale Angelegenheit sein, sondern ebenso denkbar sind Selbstinstruktionen und Steuerungsprozesse auf non-verbaler Ebene, so beispielsweise mit Hilfe von Symbolen, Kärtchen mit „Signalbildern" oder dgl. (z. B. Karte mit einem Stopschild heißt „Warten" [Willner 2005, 76; Schucker 1994, 161]). Weitere zusammenfassende Anregungen zu einem verhaltenstherapeutisch orientierten Selbstinstruktions- und Sozialtraining enthalten die Arbeiten von Willner (2005, 76) und Fiedler (2007, 51 ff.).

Selbstmanagement zielt darauf ab, Fähigkeiten wie Selbstbeobachtung, Selbsteinschätzung und das Abwägen der eigenen Konsequenzen durch ein Trainingsprogramm zu verbessern, um zu angemessenen Formen sozialer Kommunikation und eines Bewältigungsverhaltens (Coping) zu gelangen (Benson & Havercamp 2001, 272). Wie Aggressionen, Wutanfälle oder Führungsprobleme durch ein Selbstmanagement-Training erfolgreich abgebaut werden können, ist den Beiträgen von Cole, Gardner und Karan (1985), Taylor und Kollegen (2002), Whitaker (2002) und Willner (2005) zu entnehmen. Kernaspekte eines solchen Programms beziehen sich zumeist auf eine „kognitive Problemaktualisierung", eine „Reduktion von Erregungszuständen" und ein „Einüben angemessener Verhaltensweisen" (Taylor 2002, 157 ff.).

Selbstsicherheits- und Selbstbehauptungstraining

Eine andere Anwendung sind gruppenorientierte soziale Lernprogramme, konfliktzentrierte Rollenspiele oder Selbstsicherheits- und Selbstbehauptungstraining (Petermann u. a. 1987), wie z. B. das Assertiveness-Training (ATP) von Ullrich und Ullrich (1976). Dieser im klinischen Bereich entwickelte Ansatz (hierzu auch Theunissen 2021b, 301 ff.), der insbesondere bei mangelndem Selbstwertgefühl, fehlendem Durchsetzungsvermögen und depressiven Reaktionen sowie bei Ängsten, mangelhafter Kooperationsbereitschaft und aggressivem Sozialverhalten Anwendung finden soll, zielt auf die „Einübung von Selbstvertrauen und sozialer Kompetenz". Ein wesentlicher Grundsatz der Methode besagt, dass es „nicht die Probleme und Schwierigkeiten sind […], die ‚krank' machen, sondern die fehlenden Lösungsmöglichkeiten" (Ullrich & Ullrich 1976, 56). Die planmäßige Auseinandersetzung mit unangenehmen Situationen soll das bisher erworbene Vermeidungsverhalten überwinden und zu neuen Verhaltensmustern führen, die es dem Individuum ermöglichen, seine Bedürfnisse zu erkennen und seine Interessen zu verwirklichen, ohne gegen die Notwendigkeiten der Gemeinschaft zu verstoßen. Das Therapieprogramm umfasst „vier Hauptgebiete sozialer Störungen", die durch Fragebögen ermittelt, in gelenkten Rollenspielen thematisiert und in in-vivo-Übungen aufgegriffen werden sollen. Die Verhaltensänderung zielt darauf, *„sich Fehler erlauben und Kritik ertragen zu können, Forderungen stellen zu können, sich eigene Wünsche erlauben und sie auch durchsetzen können, Kontakte herzustellen und zu erhalten, und ohne negative Gefühle unberechtigte Bitten abschlagen zu können" (ebd., 18).*

Ein solches Programm kann nahezu überall praktiziert werden, auf der Straße und in den öffentlichen Verkehrsmitteln, gegenüber Nachbar:innen, Arbeitskolleg:innen oder der Familie. Unterstützt wird es durch weitere therapeutische Techniken wie operantes Konditionieren, Video-Feedback und Instruktion, „Lern-Verlern-Listen", Therapiekontrakte, Selbstinstruktion oder Modelllernen.

US-amerikanischen Studien und Erkenntnissen zufolge (Nezu, Nezu & Arean 1991,

377 f.; Wehmeyer, Agran & Hughes 1999, 218 ff.) lässt sich das anskizzierte Therapieprogramm nicht nur in der allgemeinen Klinik, sondern gleichfalls in modifizierter und vereinfachter Form (z. B. im Hinblick auf soziale Situationen, Sprachinstruktion, Körpersprache) bei Menschen mit intellektueller Beeinträchtigung einsetzen. Besonders günstig scheint eine Kombination des ATP mit einem Problemlösungstraining zu sein. Diesbezüglich konnten Nezu und Kollegen (1991) bei einer Stichprobe von 28 eher leicht intellektuell beeinträchtigten Erwachsenen mit unterschiedlichen Formen psychosozialer Auffälligkeiten (z. B. Ängste, Anpassungsprobleme, Persönlichkeitsstörungen) signifikante positive Verhaltensänderungen nachweisen.

Konklusion

Alles in allem lässt sich festhalten, dass sich unter dem Stichwort der Verhaltenstherapie oder ABA eine breite Palette an Techniken und Verfahren verbirgt, bei denen erhebliche Risiken zutage treten als auch Chancen sichtbar werden, die es nicht gestatten, behaviorale Interventionen gegenüber anderen Therapien zu ignorieren. Im Gegenteil: In Anbetracht zahlreicher empirischer Untersuchungen verdienen insbesondere die neueren Ansätze aus dem Bereich der Verhaltenstherapie weitaus mehr Beachtung, als es derzeit in Deutschland der Fall ist. Hinzu kommt, dass Vorbehalte, wie sie gelegentlich pauschal gegenüber der Verhaltenstherapie geäußert werden, nicht dem Entwicklungsstand auf dem Gebiete der behavioralen Therapieformen entsprechen.

Klärungsbedürftig erscheint das Verhältnis von Verhaltenstherapie und pädagogischer Verhaltensmodifikation zu sein, die in den USA mit dem sogenannten „funktionalen Assessment" (Benson & Havercamp 2001, 270 ff.; Kahng, Iwata & Lewin 2002, 213) inzwischen in Richtung Positive Behavioral Support (dazu Kapitel 4) weiterentwickelt wurde. Ohne Zweifel gibt es hier fließende Übergänge (wie z. B. die Ausführungen von Geisenberger-Samaras 2007 zeigen), sodass sich die Frage stellt, wann von einer Verhaltenstherapie in Abgrenzung zu einer pädagogischen oder auch psychologischen Einzelhilfe im Sinne der Positiven Verhaltensunterstützung gesprochen werden sollte. Wir halten uns hier an die US-amerikanische Gepflogenheit, indem wir pragmatisch argumentieren: Geht es um Verhaltensauffälligkeiten ohne Krankheitswert (*challenging behaviors*), ist die Positive Verhaltensunterstützung angezeigt, geht es um psychische Störungen (*dual diagnosis*), ist ein multidisziplinäres Gesamtkonzept geboten, in dem medizinische (psychiatrische), psychotherapeutische, kontextuelle und pädagogische Hilfen miteinander verknüpft Eingang finden sollten. Eine Verhaltenstherapie im Sinne einer Psychotherapie greift in dem Falle psychische Störungsbilder nach ICD-10 oder DSM-5 auf und macht sie zu ihrem Gegenstand (z. B. Behandlung von Ängsten durch Desensibilisierung), indem sie dabei profundes therapeutisches Wissen und Handeln einzubringen weiß (Benson und Havercamp 2001, 267 ff.). Dies gilt übrigens auch bei spezifischen Hirnschädigungen wie z. B. dem Frontalhirn-Syndrom, das Konzentrations- und schwere Verhaltens- oder Anpassungsstörungen (Impulsivität, Perseverationen …) zur Folge haben kann (Heubrock & Petermann 1997). Die Behandlung psychischer Störungen sowie bestimmter Symptombildungen bei klinischen Syndromen bedarf einer speziellen Qualifizierung (Psychotherapieausbildung), welche den Rahmen einer heilpädagogischen, wie sie für die Positive Verhaltensunterstützung abverlangt wird, übersteigt.

Körperorientierte Psychotherapieformen

In der Psychotherapie bei intellektueller Beeinträchtigung hat sich in den letzten Jahren ein deutlicher Zuspruch für körperorientierte Verfahren abgezeichnet. Das hängt nicht zuletzt mit der alltäglichen Erfahrung zusammen, dass viele Menschen mit intellektueller Beeinträchtigung kaum sprachlich-kognitiv angesprochen werden können oder erhebliche Schwierigkeiten haben, ihre Gefühle und Bedürfnisse zu verbalisieren. Gerade in der Arbeit mit intellektuell schwerst- und mehrfach beeinträchtigten Menschen üben körperorientierte Angebote (z. B. Entspannungstechniken, basale Kommunikation, Massage) eine enorme Sogwirkung aus. Wenn wir einmal von jenen Verfahren absehen, die unmittelbar aus der therapeutischen oder heilpädagogischen Arbeit mit intellektuell schwerst und mehrfachbehinderten Menschen hervorgegangen sind, müssen auch hier die üblichen Techniken personenzentriert modifiziert bzw. angepasst werden. Nehmen wir z. B. das Entspannungstraining, welches

„zu einer Gruppe an Techniken zum Abbau von Ängsten zählt. Die Methoden reichen von progressiver Muskelentspannung, bei der verschiedene Muskelgruppen durch Anspannen und Entspannen beansprucht werden, bis hin zu imaginativen Verfahren und Meditation. Jede für sich hat das Ziel, Spannung abzubauen und eine innere körperliche und mentale Ruhe herzustellen … Bei der Anwendung von Entspannungstechniken mit intellektuell beeinträchtigten Menschen sind Modifikationen wie der Gebrauch von leichter Sprache, körperliche Hilfestellungen und Anweisungen, Verhaltensformung (shaping), Biofeedback und positive Verstärkung zu berücksichtigen. Ein zusätzliches Vormachen (modelling), eine Körperführung und Anleitung für die Körperhaltung helfen Menschen mit schwerer geistiger Behinderung, den Unterschied zwischen Anspannung und Entspannung zu spüren und zu erkennen" (Benson & Havercamp 2001, 267).

Wenngleich durch ein Entspannungstraining (als erste Intervention) allgemeine Angstzustände gemindert werden können, ist, wie schon eingangs erwähnt, eine isoliert angewandte körperorientierte Arbeitsform zur Behandlung psychischer Störungen oder sozialer Verhaltensprobleme „*per se* unzureichend" (Willner 2005, 77). Ihre Effektivität gewinnt sie nur im Vereine mit anderen positiven Angeboten bzw. als Bestandteil eines lebensweltbezogenen Gesamtkonzepts.

Die meisten dieser Verfahren sind relativ leicht zugänglich und werden im Rahmen einer Fort- oder Weiterbildung für pädagogische Mitarbeiter:innen in der Behindertenhilfe angeboten (Fikar 1987, 16). In der Regel gehören sie eher zur *Therapie im weiteren Sinne* und zum Metier pädagogisch ausgebildeter Fachkräfte. Da ihre Möglichkeiten und Grenzen schon an anderer Stelle kritisch beleuchtet wurden (Störmer 1989; Fikar 1987; Theunissen 2021b), soll hier nur ein kurzer Einblick in jene Ansätze gegeben werden, die weitere spezielle Qualifikationen verlangen und damit zur *Therapie im engeren Sinne* zählen.

Ob die sogenannte *Festhaltetherapie* (Welsch 1984; Prekop 1984; 1989) darunter eingruppiert werden kann, sei einmal dahingestellt. Da ihre Grundzüge an anderer Stelle aufgegriffen und reflektiert wurden (Theunissen 2021b, 239 ff.), möchten wir hier nur einige kritische Aspekte anmerken (dazu Maurice 1993; Biermann 1985; Dalferth 1988; Rohmann & Elbing 1990). Bekanntlich wurde von Prekop (1989) vor geraumer Zeit die Festhaltetherapie als die „wirksamste Hilfe" bei autistischem Verhalten und Verhaltens- oder psychischen Störungen wie z. B. bei massiven Ängsten, Essensverweigerung und Autoaggressionen, Schlafstörungen, Schulangst oder Wutausbrüchen angepriesen. Tatsächlich aber birgt dieses Verfahren schwerwiegende Probleme, so z. B. die eklatante Gefahr von Beziehungsstörungen, die in „Double-bind-Situationen" münden und Persönlichkeits- oder schizophrenieforme Störungen zur Folge haben können. Der Wille autistischer oder intellektuell beeinträchtigter Menschen wird wie bei der aversiven Verhaltenstherapie gewaltsam und autoritär gebrochen, was zur Zerstörung der Ich-Funktionen und zu Ängsten oder negativen Emotionen führen kann. Zudem produziert das „erzwungene Halten" Anpassung, körperliche Disziplin, Unterwürfigkeit und Passivität. Schon durch die aggressive Reklame mit Buchtiteln wie „Hättest du mich festgehalten" (Prekop 1991) werden betroffenen Müttern Schuldgefühle und Versagensängste eingeflößt (Maurice 1993; Burchard 1989); und der Titel „Der kleine Tyrann" (Prekop 1989) setzt nicht nur Stigmata oder Vorurteile, sondern auch Mystifikationen in Umlauf wie die, das (behinderte) Kind „ginge den Weg des Bösen" (ebd., 113). Diese Rede von „Bösewichten" (ebd., 114) und „Tyrannen" erinnert an die Zeiten der „schwarzen Pädagogik" (Rutschky 1980).

All dies lässt es geradezu verantwortungslos erscheinen, die Festhaltetherapie als Allheilmittel oder gar als „Lebensform" (Prekop) anzupreisen (Burchard 1989, 15; Rohmann & Elbing 1980, 152 ff.). Gewiss gibt es Situationen, in denen dem Anschein nach alle „üblichen" pädagogischen oder therapeutischen Angebote versagen (ebd., 154) – aber das legitimiert noch keine aversiven Methoden wie das „erzwungene Halten", sondern allenfalls eine *modifizierte Festhaltetherapie*, die sich deutlich von der ursprünglichen Form unterscheidet (ebd., 67 ff.). Bei diesem psychotherapeutischen Angebot wird von Anfang an versucht, über spezifische Kommunikationsmittel wie Laute, Mimik und Sprache, später auch über Musik

„einen Dialog bzw. Austausch zwischen Therapeut und gehaltenem Kind aufzubauen. Wesentliches Ziel aber ist es, so schnell wie möglich aus der Haltesituation in eine non-direktive Interaktionstherapie zu finden" (ebd., 170 f.).

Das verbindet die modifizierte Haltetherapie mit anderen körperorientierten Verfahren wie z. B. der *Integrativen Therapie* (Petzold 1991) oder *Gestalttherapie*, die in der psychotherapeutischen Arbeit mit intellektuell beeinträchtigten Menschen sehr verbreitet ist und in verschiedenen Formen vorliegt (Hansen 1992; 1996; Wernet 1994; Besems & v. Vugt 1977; 1983; 1985; 1988; 1989a; b; 1994), die sich in aller Regel auf die *sechs Grundprinzipien* der Gestalttherapie nach Fritz Pearls (1980) beziehen:

1. Einheit von Leib, Seele und Geist
   Der Mensch ist eine untrennbare Einheit von Leib, Seele und Geist, diese Momente stehen miteinander in einem intimen Wechselverhältnis. Jede geistige Aktivität bewirkt Veränderungen des Körpers und der Seele; und umgekehrt können sich psychische Probleme körperlich (muskuläre Panzerung) oder geistig (Leistungsausfall, mangelnde Aufmerksamkeit) auswirken. In der Gestalttherapie steht die körperliche Ebene im Vordergrund, weil sie „konkret und fassbar, also wahrnehmbar ist" (Besems & v. Vugt 1985, 251; 1994, 194).
2. Hier und Jetzt-Prinzip
   Die Gestalttherapie setzt immer am konkret vorhandenen und aktuellen Verhalten an; es enthält alle Erinnerungen und Hoffnungen.
3. Prinzip von Figur und Grund
   Eine Figur ist nur erkennbar, wenn sie sich von einem Hintergrund abhebt, d. h., dass

ein Mensch nur zu würdigen ist, wenn seine Lebensumstände berücksichtigt werden.

4. Kontakt
   „Wesentlich für die menschliche Existenz ist der Kontakt mit sich selbst und mit anderen" (Besems & v. Vugt 1988, 2). Da gerade (auto-)aggressives Verhalten häufig auf frühere Beziehungsstörungen (kommunikative Verletzungen) zurückgeht, will die Gestalttherapie „den Kontakt zur sozialen und materiellen Umwelt optimieren helfen" (Hansen 1992, 50; Besems & Vugt 1988, 12 ff.).
5. Eigenverantwortung und Selbstbestimmung
   Jeder Mensch ist für sein Handeln selbst verantwortlich, und dies setzt wiederum voraus, dass er freie Entscheidungen treffen kann – ein Recht, das vielen Menschen mit intellektueller Beeinträchtigung bislang abgesprochen und verweigert wurde (hierzu Theunissen 2021a; 2022b). Die Psychotherapie soll ihnen helfen, sich ihrer Möglichkeiten und Kräfte bewusst zu werden.
6. Selbstheilungskräfte
   Wie die humanistische Psychologie nach Rogers glaubt auch die Gestalttherapie an die Wachstumspotenziale, Selbstverwirklichungsbestrebungen und Selbstheilungskräfte eines jeden Menschen – und zwar unabhängig von einer psychischen Störung oder geistigen Behinderung. Die therapeutische Arbeit zielt daher „weniger auf das vermeintlich Defizitäre" (Hansen 1992, 49), sondern in erster Linie auf die positiven Kräfte, die freilich im Verlauf einer langen Hospitalisierung pervertiert oder unterdrückt worden sein können (Theunissen 2021a).

Zur Gestalttherapie nach Besems und v. Vugt

Diese sechs Leitprinzipien sind die Grundlage der gestalttherapeutischen Arbeit, die mit geistig behinderten Klient:innen dann etwa so umgesetzt werden kann (nach Besems & v. Vugt 1983):

1. Schritt: Körperkontakt herstellen, Gefühle wahrnehmen und ansprechen
Zunächst geht es um einen behutsamen Vertrauensaufbau. Der behinderte Mensch soll die Nähe des Therapeuten akzeptieren und einfache Körperkontakte wie z. B. die Hand des Therapeuten zulassen und annehmen. Je nach dem Grad der Akzeptanz wird der Körperkontakt allmählich intensiver und ein behindertes Kind schaukelt dann beispielsweise im Schoß des Therapeuten oder wird auf einer Matte hin- und hergerollt. Auf diese Weise sollen Gefühle wachgerufen und wahrgenommen werden, die mit der Körpererfahrung zusammenhängen; dazu gehört auch die Kompensation defizitärer Erfahrungen: Es sollen Situationen hergestellt werden, in denen der behinderte Mensch nachholen kann, was ihm bisher versagt wurde.

2. Schritt: Den eigenen Körper kennenlernen
Eine „Körperreise" soll mit dem Leib und seinen Fähigkeiten vertraut machen: „Wir legen unsere (warme!) Hand auf einen Körperteil, benennen ihn, lassen unsere Hand die Form des Körperteils annehmen und drücken ein wenig. Dann nehmen wir die Hand weg und legen sie auf das nächste Körperteil" (ebd., 40), beginnend dort, wo Berührungen am wenigsten Angst erzeugen.

3. Schritt: Körperspannungen wahrnehmen und entspannen
Danach richtet sich die Aufmerksamkeit auf diejenigen Körperzonen, die verspannt oder verkrampft sind. Durch behutsames Streicheln, bis hin zu

kräftigem Massieren, sollen physische Entspannung bewirkt und zugleich neue, positive Gefühle vermittelt werden. Nach Besems und v. Vugt kommt es dabei häufig zu Abwehrhaltungen oder Widerstand, die überwunden werden müssen. Dabei darf jedoch keine „kämpferische Haltung" eingenommen werden.

4. Schritt: Fließende, harmonische Bewegungen, Korrektur verschließender Haltungen und eckiger Bewegungen
Jetzt praktizieren Therapeut:in und Klient:in gemeinsame Bewegungen, an jene anknüpfend, die bereits vertraut sind und seiner/ihrer aktuellen Kompetenz entsprechen. Dies sind meist kurze, eckige und unausgeglichene Bewegungen, die einfühlsam in große, kreisförmige und harmonische verwandelt werden sollen. Die Übung sollte einen immer wiederkehrenden Zyklus aus eigener, spontaner und fremd gesteuerter fließender Bewegung bilden, um den/die Klient:in zu motivieren, selbst zu neuen Formen zu finden.

5. Schritt: Kräfte entdecken und entwickeln
Nun geht es um das Erkennen und die Entwicklung der eigenen Kräfte, um Angebote, die zur Mobilisierung und zum gezielten Einsatz der Körperkraft beitragen. Denn gerade Menschen mit intellektueller Beeinträchtigung können – so die These – häufig ihre Kräfte nicht adäquat steuern. Besems und v. Vugt schlagen hierzu verschiedene Übungen vor: Sich gegenseitig an den Händen festhalten, einander ziehen, wegschieben und die Schulter drücken; auf dem Boden liegen und sich mit den Füßen wegschieben. Jeder Kraftübung folgt eine Entspannungsphase, in der Gefühle deutlicher spürbar werden sollen. Später sollen nicht mehr die Therapeut:innen, sondern die Klient:innen die Kraftübung bestimmen.
„Bei allen hier beschriebenen Aktivitäten ist es von großer Bedeutung, dass wir die Rollen auch tauschen. Das bedeutet, dass das Kind [oder der Erwachsene, d. A.] auch uns massiert, dass es uns auch rollt, mit uns Kreise macht, uns wegzieht usw. Dadurch wächst das Selbstwertgefühl des Kindes, seine Versorgungshaltung nimmt ab" (ebd., 46).

6. Schritt: Bewusstmachen und Anwenden von Gewicht und Gleichgewicht
Mit all dem eng verbunden sind das Bewusstsein des eigenen Gewichts und der Gleichgewichtssinn, denn auch hier haben Menschen mit intellektueller Beeinträchtigung erhebliche Defizite. Hierzu werden sie zunächst passiv bewegt, z. B. durch das Anheben und Fallenlassen des Arms, überdies werden Gleichgewicht, Standfestigkeit, Stabilität und Beweglichkeit trainiert.

Weder die Dauer der einzelnen Phasen noch die der gesamten Therapie folgt einem festen Plan. Wichtig ist jedenfalls, sich genügend Zeit zu lassen (ebd., 32), nicht hektisch zu werden und das Ende der jeweiligen Therapiesitzung rechtzeitig anzukündigen, damit sich die Person darauf einstellen kann. Als Indikatoren einer erfolgreichen Psychotherapie werden größere Eigeninitiative, verbessertes Selbstvertrauen, stark vermindertes oder sinnvoll kompensiertes aggressives Verhalten, psychische Ausgeglichenheit und physisches Wohlbefinden genannt (ebd. 1985, 255; 1988, 22 ff.).

Reflexion und Resümee

Der Ansatz von Besems und v. Vugt ist theoriegeleitet aus der therapeutischen Arbeit mit intellektuell beeinträchtigten Menschen hervorgegangen. Bemerkenswert ist, dass sie ihn nicht als Allheilmittel anpreisen und sogar einräumen, es gebe gelegentlich Therapieabbrüche oder negative Auswirkungen (1988, 23). Und so selbstkritisch und realistisch sie ihr Verfahren beurteilen, so auch die Rolle des Therapeuten: Ohne „Selbsterfahrung" im Rahmen einer „speziellen psychotherapeutischen Ausbildung" (1989a, 21) sei die Anwendung des Ansatzes verantwortungslos, da nur der Therapeut, der sich selbst erlebt und sich, seinen Leib erfahren hat, andere zu Körperwahrnehmung und Körpererleben anregen kann und zu verstehen vermag, „was ein anderer Mensch mit seinem Körper ausdrückt" (1989b, 37). Denn häufig stimmt das manifeste Verhalten nicht mit den Bedürfnissen überein: „Es kann sogar sein, dass der Klient mit seinem Verhalten das Gegenteil von dem ausdrückt, was er fühlt oder gerne möchte" (1989b, 37).

Um diese Diskrepanz zu verstehen und die eigentlichen Bedürfnisse zu erkunden, müssen Therapeut:innen über einige Kompetenzen verfügen, die ihnen auch in der Gesprächspsychotherapie abverlangt werden: Akzeptanz, Empathie und Authentizität (1983, 28 ff.). Vernachlässigt und unreflektiert bleiben allerdings die Phänomene der Übertragung und Gegenübertragung, was uns bei einem derart „dichten" kommunikativen Ansatz geboten erscheint.

Darüber hinaus müssen Therapeut:innen zum „direkten konfrontierenden Kontakt" (1983, 34) fähig sein, der als „zielgerichtetes Vorgehen" von einem „autoritären Handeln" unterschieden wird.

„Die Gestalttherapie will nicht, dass der andere etwas tut (‚Ich will, dass Du …'), sondern will Erfahrungen mit dem anderen gemeinsam machen (‚Ich will mit Dir …')" (1989b, 41).

Die Gestalttherapie nach Besems und v. Vugt hat dialogischen und kooperativen Charakter, sie akzeptiert den zwischenmenschlichen Kontakt als eine fundamentale Tatsache der menschlichen Existenz. Aus dieser Sicht entsprechen die massiven Widerstände und (auto-)aggressiven Verhaltensweisen vieler, gerade hospitalisierter Menschen mit intellektueller Beeinträchtigung nicht ihrem eigentlichen Bedürfnis nach Zuwendung, Kommunikation und Gemeinschaft, sondern sind vielmehr Ausdruck schwerer seelischer Verletzungen (1988, 8, 14). Daher sei es legitim, die Person in ihrem eigenen Interesse mit personalen Herausforderungen zu konfrontieren, um ihr Vertrauen zu sich selbst und zu den anderen zu schaffen (1983, 27 f., 33 f.). Das „direktive Handeln" bereitet einer neuen zwischenmenschlichen Erfahrung den Weg, indem es der Verletztheit, Trauer und Wut Ausdruck verleiht, sie dann kompensiert und zu neuen Erlebens- und Handlungsweisen anregt (ebd. 1994, 203 f.; Hansen 1992, 55).

Die hier vorgestellte „körperorientierte" Psychotherapie schreitet von der direktiven Einflussnahme zum Gewährenlassen voran (Besems & v. Vugt 1988, 26), ein Prozess, der therapeutische Flexibilität und begleitende Unterstützung verlangt, nicht starre Regeln oder eine rigide Methodik.

„Letztendlich ist es die Qualität dieses Kontaktes, der heilsam und wachstumsfördernd wirkt, und weniger die angewandten Techniken. Letztere haben lediglich instrumentellen Charakter, stehen im Dienste des Kontakts. Gemäß dem beschriebenen Verständnis eröffnet Therapie immer Lern- und Erfahrungschancen für beide, für den geistig behinderten Menschen und den Therapeuten" (Hansen 1992, 54).

Dies alles konzediert, läuft die integrative Körpertherapie nach Besems und v. Vugt gleichwohl Gefahr, statisch zu werden, wenn sie das Kommunikationspotenzial eines

Menschen mit intellektueller Beeinträchtigung durch einen zu stark strukturierten Therapieverlauf hemmt (Rohmann & Elbing 1990, 111). Dieses Problem versuchen Besems und v. Vugt inzwischen zu lösen, indem sie ein größeres Augenmerk auf die Subjekthaftigkeit des Individuums legen und ihr Konzept entsprechend erweitert haben (Besems & v. Vugt 1989a; 1994).

Wenngleich sich die Psychotherapieforschung mit einer eindeutig positiven Einschätzung der Gestalttherapie aufgrund der noch zu geringen Anzahl an wissenschaftlichen Effektivitätsstudien zurückhält (Grawe, Donati & Bernauer 2001, 117, 736 f.), möchten wir vor dem Hintergrund unserer Ausführungen und insbesondere der Erfahrungsberichte von Besems und v. Vugt resümieren, dass der skizzierte Ansatz einer körperorientierten Psychotherapie in der Arbeit mit intellektuell schwer beeinträchtigten Menschen hilfreich sein kann, die mit autistischen, selbstverletzenden oder aggressiven Verhaltensweisen die Zusammenarbeit und das Zusammenleben erheblich erschweren.

Allerdings steht er wie alle anderen körperorientierten Verfahren, die aufgrund ihres engen Anwendungsgebiets nicht als „vollgültige Therapieformen" (Grawe, Donati & Bernauer 2001, 736) gelten, in der augenfälligen Gefahr, isoliert, losgelöst von lebensweltlichen Bedingungen angewandt zu werden. Besems und v. Vugt haben dieses Problem sehr wohl erkannt und wünschen sich eine kontextuell maßgeschneiderte Einbettung ihres individuumzentrierten Ansatzes. Jedoch lassen sich ihre Vorstellungen häufig aus äußerlichen Gründen wie Zeit- und Personalmangel nicht realisieren – und so tut sich eine Kluft auf zwischen Anspruch und Wirklichkeit, die abermals deutlich macht, dass psychotherapeutische Angebote ein lebensweltbezogenes, pädagogisches Alltagskonzept (dazu Kapitel 4) keinesfalls ersetzen können.

Zudem sind der körperorientierten Arbeitsform dann Grenzen gesetzt, wenn durch einen zu intensiven Körperkontakt sexuelle Gefühle geweckt werden – v. a. in der Gestalttherapie mit pubertierenden Mädchen, jungen Frauen und intellektuell schwer beeinträchtigten Menschen (Fikar 1987, 17). Deswegen empfiehlt es sich, „möglichst zu zweit zu arbeiten" (ebd.), um Missverständnisse zu vermeiden und die Reflexivität zu erhöhen. Allerdings kann die körperorientierte Psychotherapie auch helfen, den eigenen Umgang mit der Sexualität zu verbessern:

„Denn das Ziel der Körperarbeit ist die Entwicklung der Gesamtpersönlichkeit, und diese schließt Sexualität mit ein. Sie auszuschließen würde bedeuten, einen wichtigen Teil seiner Persönlichkeit zu unterdrücken" (ebd., 17).

Systemische Therapien

Wie in der psychoanalytischen oder psychodynamischen Therapie gibt es gleichfalls unter dem Oberbegriff der systemischen Therapie zahlreiche Konzepte, die kaum zu einer einheitlichen und geschlossenen Gestalt zusammengefasst werden können (v. Schlippe & Schweitzer 1996; Schiepek 1999). Eines zeichnet jedoch alle systemischen Therapien aus: Ihr Gegenstand ist nicht der sogenannte Symptomträger, sondern das jeweilige, „problemdeterminierte System" (dazu v. Schlippe & Schweitzer 1996, 102). Deswegen werden sie häufig – insbesondere mit Blick auf Kinder und Jugendliche mit Verhaltens- oder psychischen Störungen – als *familientherapeutische Modelle* konzipiert, die seit den 1990er-Jahren auch in der Behindertenarbeit verbreitet sind (Schubert

1987; Hennicke & Bradl 1990; Bradl 1990; v. Luxburg 1994; Hennicke 1999).

Systemtheoretische Grundannahmen

Die systemischen Therapien stützen sich auf Erkenntnisse allgemeiner System- und Kommunikationstheorien (Watzlawick u. a. 1969; 1984; 1985; Bateson 1984; Prigogine & Stengers 1981; Maturana & Varela 1987; v. Bertalanffy 1998).

Eine zentrale Grundannahme ist die *Vernetzung des Individuums mit seiner Umwelt*, die zugleich als anthropologische Prämisse gilt; demnach kann sich die Persönlichkeit des Menschen nur in einem lebensweltlichen System entfalten, in dem jede:r die kontextuellen Bedingungen der Identität der anderen, mit denen er/sie interagiert, mitgestaltet. Und daher ist

„das seelisch-geistige Leben des Individuums [...] nicht ausschließlich ein interner Vorgang. Das Individuum beeinflusst seine Umgebung und wird wiederum von ihr beeinflusst, und zwar in ständig wiederkehrenden Abfolgen von Interaktionen" (Minuchin 1977, 22).

Der Mensch interagiert inmitten sozialer Interdependenz, seine Entwicklung wird durch seine Wechselbeziehungen mit der sozialen und materiellen Umwelt geprägt. Dies reflektieren Begriffe wie „bezogene Individuation" (Stierlin), „Ko-Individuation" (Simon; Stierlin) oder „Ko-Evolution" (Bateson; Willi). Rapoport (1983, 162) versteht diese systemische Perspektive gar als Weltanschauung:

„Die allgemeine Systemtheorie ist [...] eine Weltsicht, welche die weitreichenden Verkettungen gegenseitiger Abhängigkeit (Interdependenz) unterstreicht. Wendet man sie auf die gegenwärtigen Probleme der Menschheit an, zeigt die Idee der Interdependenz das unteilbare Schicksal der Menschheit auf."

Diese Sicht lässt die Idee eines linearen Verhältnisses von Ursache und Wirkung unzureichend zur Erklärung lebendiger Systeme und menschlichen Verhaltens werden. Systeme zeichnen sich vielmehr durch eine *zirkuläre Kausalität* aus. Systemtheoretische Begriffe wie Zirkularität, Rekursivität oder Selbstreferenz beschreiben die Rückläufigkeit von Ursache und Wirkung, bezogen auf ihren Ausgangspunkt. So schafft sich die Wirkung eines Verhaltens ihre eigene Ursache und umgekehrt (Watzlawick u. a. 1969, 93). Der Einzelne „ist in dieser Sicht gleichzeitig Produzent wie Produkt seiner realen Lebensbedingungen, zugleich Beeinflusser und Beeinflusster, ohne dass beides voneinander getrennt werden kann" (Grawe, Donati & Bernauer 2001, 8). Watzlawick und Kollegen nennen als Beispiel ein Eheproblem, das darin besteht, „dass der Mann eine im Wesentlichen passiv-zurückgezogene Haltung an den Tag legt, während seine Frau zu übertriebenem Nörgeln neigt". Sein Rückzug lässt sich aus seiner Perspektive als zweckmäßige Reaktion auf das Nörgeln beschreiben; aus der Sicht seiner Frau lenkt er damit aber gerade davon ab, „was in ihrer ‚Ehe' wirklich vorgeht: dass nämlich der einzige Grund für ihre Kritik seine Absonderung von ihr ist" (ebd., 58; auch Berg 1992, 23 f.).

Dieses Beispiel demonstriert, dass es sich um eine kreisförmige, spiralförmige Kausalität handelt, „weil sie mehr als bloß die Wirkung dieser Ursachen ist" (Watzlawick 1984, 4), eine permanente Neubildung nämlich, die ein Eigenleben führt. Was Ursache, was Wirkung ist, hängt immer von der Interpunktion der beobachtenden Person ab. Wichtiger als die Frage nach den Ursachen wird also die nach den Wirkungen, der Funktion und der subjektiven Bedeutung bestimmter Verhaltensweisen, die nur in einer *Kombination doppelter Beschreibung* (Bateson) zu erfassen sind:

„Es ist richtig (und eine große Verbesserung), wenn man anfängt, über die beiden Parteien der Interaktion so nachzudenken wie bei zwei Augen, von denen jedes eine monokulare Sicht des Geschehens gibt, beide zusammen aber ein binokulares und tiefes Bild entstehen lassen. Diese doppelte Sicht ist die Beziehung. Eine Beziehung existiert nicht innerhalb einer Person. Es ist Unsinn, von ‚Abhängigkeit', ‚Aggressivität' oder ‚Stolz' und so weiter zu reden. Alle diese Worte haben ihre Wurzeln in dem, was zwischen Personen vor sich geht und nicht in einem Innerhalb einer Person, was es auch sein mag."

Und Bateson schreibt weiter:

„Alle charakterologischen Adjektive müssen so reduziert oder erweitert werden, dass sie ihre Definitionen von Mustern des Austausches herleiten, d. h. von Kombinationen doppelter Beschreibung" (1984, 165f.).

Gerade darin liegt der *stigmareduzierende Effekt* des systemischen Denkens. Denn es entfällt die für die „klassischen" therapeutischen und auch heilpädagogischen Konzepte typische Fixierung auf Symptome und auf den Symptomträger als das Objekt der Behandlung, vielmehr geht es um die Normen, Selbstregulierungsprozesse und Strukturen eines sozialen Bezugsfeldes, in dem auffälliges Verhalten oder psychische Störungen auftreten. Die Etiketten „verhaltensauffällig" oder „psychisch gestört" werden überflüssig, stigmatisierende Diagnosen erweisen sich als kontraproduktiv (Tomm 1992). Folgerichtig geht es

„bei der Ableitung einer Diagnose … dann im Wesentlichen um die Klärung der Frage, wozu bestimmte ‚auffällige' Verhaltensweisen dienen könnten und nicht darum, eine psychische Krankheit oder Störung in klassischen Diagnosekategorien, z. B. der ICD-10 der WHO […] festzuschreiben" (Stahl 2003, 623).

Psychische Beeinträchtigungen oder Verhaltensprobleme erscheinen vor diesem Hintergrund in einem neuen Licht, d. h. unter der Perspektive ihrer „positiven" Bedeutung für die Akteur:innen und ihrer Funktion „für den Erhalt des Systems" (Rotthaus 1985, 48). Damit scheinen sie auf den ersten Blick nützlich zu sein: ein Symptom kann z. B. Familienbeziehungen stabilisieren, indem es dazu beiträgt,

„einen Beziehungskonflikt zu stoppen, die Aufmerksamkeit von anderen konfliktträchtigen Beziehungen in der Familie abzuziehen. Der Symptomträger hilft auf diese Weise einem anderen Familienmitglied, das zunächst im Hintergrund bleibt" (v. Schlippe & Schweitzer 1996, 109).

Ferner kann ein Symptom Macht verschaffen, indem Symptomträger:innen die Interaktionen in einem sozialen System (Gruppe) maßgeblich bestimmen. Denkbar sind zudem Situationen, in denen ein Symptom symbolisch auf andere Probleme in einer Gemeinschaft hinweist. Andererseits weisen Symptome aber auch auf eine „ineffektive Lösung eines Problems" (ebd.) hin, weshalb die positive funktionale Sicht nur in Verbindung mit einem lösungsorientierten Ansatz sinnstiftend ist (hierzu auch Kapitel 4).

Des Weiteren gilt die systemtheoretische Annahme, dass die Strukturen von Systemen nicht statischen Charakter haben, sondern sich durch Anpassungsprozesse an äußere Bedingungen wie aber auch durch damit verknüpfte reziproke Austausch- und interne Wachstumsprozesse ständig verändern und weiterentwickeln (auch Berg 1992, 25 f.; v. Schlippe & Schweitzer 1996; Schiepek 1999). An der Entwicklung des Systems „Heim" oder „Wohngruppe" lässt sich dies ebenso verdeutlichen wie an dem „*Entwicklungszyklus* einer Familie" (v. Luxburg 1994, 176).

„Die systemische Betrachtung gibt die Möglichkeit, individuelle, interaktionistische und gesellschaftliche Entwicklungen in ihrer Auswirkung auf das System Familie [oder Gruppe, d. A.] und auf die einzelnen

Angehörigen [Mitglieder, d. A.] zu berücksichtigen" (ebd., 176).

Eine wichtige Eigenschaft von Systemen ist somit ihre *Selbstorganisation* (Küppers & Paslack 1989; Probst 1987). Das bedeutet, dass ein System Veränderungen seiner Umwelt durch seine Reorganisation kompensiert und dabei immer mehr Komplexität ausbildet. Diese Erkenntnis, die schon in der Entwicklungspsychologie Piagets (1975, 18) angelegt ist, stützt sich auf naturwissenschaftliche Forschungen. Wesentliche Impulse gingen von Prigogines Arbeiten (1979) über „dissipative Strukturen" aus: Seiner Ansicht nach sind Entwicklung und Veränderung von Systemen sehr zufällig, sie hängt vom zufälligen Zusammentreffen bestimmter Ereignisse ab, was die neuen Organisationsstrukturen unvorhersehbar werden lässt (auch v. Schlippe & Schweitzer 1996, 63). Jantzen (1991, 13) gibt hierzu ein einfaches Beispiel:

„Wenn man bestimmte Flüssigkeiten in einer Pfanne erhitzt, dann bilden sie rollende Zellen. Es ist unbestimmt und nicht vorweg bestimmbar, in welche Richtung die erste Drehung der Zelle erfolgt. Aber die erste Drehung bestimmt alle weiteren Drehungen. Hier kommt Autonomie ins Spiel, nämlich Gesetzmäßigkeit auf einer höheren Ebene, die nicht von der niedrigeren Ebene her vorhersagbar ist. Es gibt also einen qualitativen Übergang bzw. einen Bruch von Linearität. Das Leben selbst ist als Folge der Brüche von Linearität zu beschreiben, in denen immer höhere Ordnungsprinzipien ins Spiel kommen, bis im Prozess des Lebens die lebendigen Strukturen sich selbst ordnen und selbst schöpfen."

Daher beschreiben Maturana und Varela (1987) alle lebendigen Wesen als „autopoietische", „selbstreferentielle" Systeme, die zwar operational geschlossen, aber doch umweltoffen agieren. Sie sind *relativ autonom* (Portmann 1970) und stehen in einem ständigen Austausch mit ihrer Umwelt; ihre Aktionen folgen ihrer Struktur, die sich wiederum permanent den äußeren Bedingungen anzupassen imstande sind (Probst 1987, 79, 82).

Lebendige Systeme vermögen sich selbst zu regulieren, zu reparieren und zu erneuern und dabei doch ihre Integrität zu wahren. Im ständigen Austausch mit der Umwelt halten sie ein *Fließgleichgewicht* aufrecht, das – bei der Betrachtung des Menschen als System – eine gelingende Persönlichkeitsentwicklung ausmacht. Das Fließgleichgewicht ist dann zu erreichen, wenn die äußeren Bedingungen dem System inhärent sind, d. h. seine Selbstorganisation begünstigen. Denn Autopoiesis und Selbstregulation haben ihre Grenzen, was folgendes Beispiel illustrieren mag: Kommt es in einem Tümpel durch größere Nährstoffzufuhr zu einem stärkeren Pflanzenwachstum, können sich mehr Tiere ernähren. Ihre Vermehrung dezimiert jedoch die pflanzlichen Organismen; und infolgedessen wird die Anzahl der Tiere wieder sinken. Der Tümpel ist also im Fließgleichgewicht. Wenn jedoch übermäßig Schadstoffe zugeführt werden, sodass ständig Pflanzen entstehen, die der Entwicklung der Fauna abträglich sind, werden die Selbstregulationskräfte des Tümpels überfordert. Nach einer Phase der Instabilität kippt das Ökosystem um, und ein neues, „totes" Gewässer entsteht.

Analoges gilt für das menschliche System. Hat ein Mensch mit intellektueller Beeinträchtigung eine für ihn (sein System) „unerträgliche", d. h. nicht sinnstiftende Umwelt, die ihn z. B. ständig über- oder unterfordert, reglementiert, unterdrückt und seinen Entwicklungspotenzialen, Stärken, Begabungen, Bedürfnissen und Interessen in keiner Weise entspricht, wird er „Symptome" bilden. Diese sind Ausdruck eines „Selbstheilungsversuchs", d. h. das auffällige Verhalten speist sich aus einem selbstregulativen Beharrungsvermögen gegen die negativen Einflüsse. Die Verhaltensauffälligkeiten oder psychischen Störungen haben daher eine *positive Bedeutung* und demonstrieren in dem Falle eine Zweckmäßigkeit zum Erhalt des personalen Systems. Zugleich wird sichtbar, dass es keinen Sinn macht, einzig und allein das Verhalten des Individuums verändern zu wollen.

Folgerungen für die Therapie

Für die Psychotherapie folgt daraus, mit den „problemrelevanten" (Bezugs-)Systemen zu arbeiten und sie in die Lage zu versetzen, sich wahrzunehmen und neu zu regulieren (vgl. hierzu auch Kapitel 4). Sie mobilisiert und unterstützt die Selbstgestaltungskräfte eines Systems oder – genauer gesagt – seine Coping-Fähigkeit. Der Fokus der Arbeit richtet sich somit nicht auf das als auffällig etikettierte Individuum, z. B. auf den behinderten Menschen, sondern auf die

„Transaktionen zwischen den Personen, ihre Beziehungen, [den] Austausch von Worten, Gefühlen, Kontakten, nichtverbalen Mitteilungen, gegenseitigen Wahrnehmungen, Erwartungen usw. [Und, d. A.] oft wird in der Familientherapie gar nicht an der Beziehung zum behinderten Angehörigen gearbeitet – und gerade deshalb kann die Familie Veränderungen zulassen, die dem Behinderten neue Kontakt- und Handlungsmöglichkeiten eröffnen" (v. Luxburg 1994, 178).

Diese Sicht gilt gleichfalls für die therapeutische Arbeit mit behinderten Menschen, die in Wohngruppen leben. Nicht selten machen wir die Erfahrung, dass es effektiver ist, mit Mitarbeiterteams und den Betroffenen systemisch zu arbeiten, als das „Heil" nur in der Entwicklung und Einführung neuer Interventionen oder in einer individuumzentrierten Psychotherapie zu suchen (auch v. Schlippe & Schweitzer 1996, 36). Insofern können die in der systemischen Familientherapie gewonnenen Erfahrungen und Einsichten für die therapeutische Arbeit mit anderen Systemen nutzbar gemacht werden. Ein wichtiger Aspekt ist dabei die bedingungslose Wertschätzung aller „Mitglieder" eines Systems als *Experten in eigener Sache*, was das selbstverantwortliche Handeln fördern soll (Anderson & Goolishian 1992).

Die systemische Therapie verwirklicht den Gedanken der „therapeutischen Konversation" wohl am konsequentesten:

„Ein therapeutisches System ist eine Art bedeutungsgenerierendes System, in welchem Klient und Therapeut miteinander Bedeutungen erzeugen" (Anderson 1992, „reflecting team" [Andersen 1990]). In der Pflicht der Therapeut:innen liegt die „Schaffung eines konversationellen Kontextes, der eine wechselseitige Zusammenarbeit im problemdefinierenden, problemauflösenden Prozess erlaubt" (Anderson 1992, 197). Im Prinzip bedeutet dies, *Klient:innen „zu stärken"* [kursiv d. A.]. Die Vorstellung, Klient:innen zu stärken, basiert auf einer Annahme über menschliche Probleme und ihre Lösungen, die davon ausgeht, dass Klient:innen in der Lage sind, die Dinge zu wählen, die gut für sie sind. Es geht nicht darum, antisoziale, illegale oder ungesunde Glaubens- oder Verhaltensstile zu rechtfertigen. Auch ist damit nicht „rehabilitieren" gemeint, weil mit diesem Begriff im Zusammenhang mit Alkohol- und Drogenbehandlung negative Assoziationen verbunden sind (Berg 1992, 67). Im Sinne dieser Denkfigur und Praxis hat die systemische (Familien-) Therapie v. a. der Arbeit mit Eltern von Kindern mit intellektueller Beeinträchtigung neue Impulse gegeben (Sorrentino 1988; Kilian 1989; Guski 1989; Hennicke & Bradl 1990; Bradl 1990; v. Luxburg 1994; Rotthaus 1996; Hennicke 1999). Das gilt z. B. für den von Hennicke und Kollegen (1987; 1989; Hohn 1989) vorgestellten Ansatz, der u. a. Erkenntnisse der Stressforschung aufgreift und systemtherapeutisch beachtet. Ausgangspunkt der Therapie ist die Herstellung einer Vertrauensbasis, der die Untersuchung der Problemlage von Familien mit einem intellektuell beeinträchtigten Angehörigen folgt: Kritische Lebensereignisse, (Familien-)Stress, psychische Krisen oder Verhaltensauffälligkeiten als Symptome für gestörte Individuum-Umwelt-Beziehungen werden durch die Analyse der individuellen und sozialen Stressoren und Ressourcen sowie der subjektiven Wahrnehmung beteiligter Personen in ihrer Bedeutung, Stärke und Funktion für die Systeme erforscht (auch Bradl 1990, 150 ff.). Stress und Krisen gelten dabei nicht als pathologische Phänomene, sondern „als ein zur Selbstregulierung [...] notwendiger und förderlicher Vorgang" (ebd., 151). Stressforscher wie McCubbin und Kollegen (1983) haben einen typischen Verlauf familialer Krisen beobachtet – sie beginnen mit dem Widerstand gegen Veränderung, dann ergibt sich eine Neustrukturierung des Systems, und schließlich tritt eine Konsolidierung ein, d. h. eine neue Identität festigt sich. Während McCubbin sein Augenmerk stärker auf intra- und interfamiliäre Vorgänge richtet, untersucht Boss (1988) auch die externen Faktoren, denn die sozialen, ökonomischen und ökologischen Umstände beeinflussen das Stress-Management nachweislich. Wallander und Kollegen (1989; 1990), die die Risiko- und protektiven Faktoren der Belastungsbewältigung von Eltern (körper-)behinderter Kinder erforscht haben, nennen zusätzlich noch subjektive Faktoren wie Temperament und Selbstvertrauen.

In der Regel ist die Geburt eines behinderten Kindes ein kritisches Lebensereignis, das nicht selten psychische Krisen bis hin zu chronischen Belastungen nach sich zieht, die am ehesten durch tragfähige soziale Netze kompensiert und bewältigt werden können. Solche Netze können Freundeskreise, Angehörige, Nachbar:innen oder Selbsthilfe-Gruppen sein, und sie sind immer dann hilfreich (z. B. emotional stabilisierend), wenn sie von den Betroffenen als „authentisch", wertschätzend und entlastend erlebt werden (Schröder & Schmitt 1988, 153). Fehlen solche Netze (*Enabling Niches*), eignet den betroffenen Familien (Eltern) nicht nur eine erhöhte Vulnerabilität, sondern sie geraten auch in die Isolation, die pathologisch anmutende Wirkungen hervorrufen kann. Umso wichtiger sind daher systemische Hilfen in Form von Beratung oder auch (je nach Schwere des Problems) Therapie.

Resümee

Alles in allem ist unschwer zu erkennen, dass unter einer systemischen Therapie das enge Paradigma der „individuumzentrierten" Psychotherapie durch eine Kontextorientierung relativiert und weithin überwunden wird. Gleichwohl haften der systemischen Therapie einige Probleme oder Gefahren an. So kann die radikale Kontextualisierung von Verhaltensauffälligkeiten oder psychischen Störungen zur Vernachlässigung personenspezifischer Aspekte führen (z. B. der biotischen Ebene; hirnorganisch bedingte Vulnerabilität), weshalb eine Problemerfassung ausschließlich auf der strukturellen Beziehungsebene zu kurz greift (dazu auch v. Schlippe & Schweitzer 1996, 75). Unseres Erachtens macht es Sinn, lebensgeschichtliche Aspekte z. B. durch eine „rehistorisierende" Aufbreitung des Entwicklungsverlaufs (Jantzen 1998; 2006) oder durch eine „verstehende Diagnostik" mit einzubeziehen, um hintergründige Wirkfaktoren (*setting events*; dazu auch Kapitel 4) und die Funktion kritischer Verhaltensweisen besser einschätzen zu können. Überhaupt sollte die systemische Therapie offen für andere Konzepte sein und Entscheidungen über Maßnahmen immer pragmatisch vor dem Hintergrund der Frage treffen, „ob sie für den Klienten hilfreich und nützlich sind oder nicht“ (Hennicke 1999, 103). In diesem Sinne schreibt Hennicke dann an anderer Stelle:

„In der Praxis kommt das systemische Modell nicht ohne die diagnostischen, therapeutischen und in den Versorgungssystemen institutionalisierten Erfahrungen und Möglichkeiten traditioneller Ansätze aus. So würde kein ernst zu nehmender Experte auf die Ableitung eines EEG verzichten, wenn sich Hinweise auf das Vorliegen eines epileptischen Anfalls fänden. Fahrlässig wäre es, eine Behandlung mit Psychopharmaka nicht durchzuführen, wenn Psychopathologie und Symptome eine klare Indikation für diese Therapieform ergeben. Die ‚Kunst‘ besteht darin, im systemischen Konzept diese auf dem kausalen, traditionellen Modell beruhenden Diagnose- und Therapieformen nützlich zu integrieren (ebd., 86).“

Mit dieser Empfehlung reagiert Hennicke zugleich auf eine kritische Anmerkung von Grawe und Kollegen (2001, 738), die einige Momente in systemtherapeutischen Konzepten als „unwissenschaftlich“ ausweisen: „Dazu zählt insbesondere die Nicht-Rezeption des in der Psychologie und der sonstigen Psychotherapie erarbeiteten gesicherten Wissens über psychische Störungen und die Möglichkeiten ihrer Beeinflussung.“

Des Weiteren kann die kontext- und gruppenbezogene Arbeit schwierig werden, wenn z. B. Eltern oder Mitarbeitende, die in das „gestörte Beziehungssystem“ verstrickt sind, den Sinn des „Ganzen“ nicht einsehen wollen (das „Ganze“ ist immer mehr als die Summe seiner Teile); es hat den Anschein, dass v. a. Väter dazu selten bereit sind. Vorbehalte gegen eine Gruppentherapie können nur durch eine positive Grundhaltung der Therapeut:innen abgebaut werden, die ähnlich wie in der klientenzentrierten Gesprächspsychotherapie emotionale Wärme, Wertschätzung, Empathie und Authentizität wie aber auch Neutralität (Berg 1992, 112 f., 123; v. Schlippe & Schweitzer 1996, 119 f.) zu vermitteln haben. Eine weitere Schwierigkeit besteht darin, dass beteiligte Personen mitunter ihren Anteil an den Problemen verleugnen und geradezu auf eine „täterorientierte“ Therapie fixiert sind. Um diesem Bedürfnis nach schnellen Rezepten zu entgegnen, sollten Therapeut:innen vor Beginn der Therapie die wichtigsten Grundzüge des systemischen Konzepts erläutern.

Ferner wird kritisiert, dass die systemische (Familien-)Therapie oft das Selbstveränderungspotenzial von Familien mit behinderten Angehörigen überschätze. Gerade Familien, deren Krise chronisch sei, könnten sich kaum aus eigenen Kräften helfen. Zudem gebe es dort Grenzen, wo Arbeitslosigkeit und Überschuldung herrschen, wo die Väter gewalttätig sind oder Suchtprobleme vorliegen. Das aber betrifft im Endeffekt alle Psychotherapien, die hier ihrerseits ihre Grenzen anerkennen und sich der Zusammenarbeit mit anderen Diensten, insbesondere aus dem Bereich der Sozialen Arbeit, nicht verschließen sollten.

Zu guter Letzt möchten wir noch anmerken, dass vor einigen Jahren der empirische Forschungsstand in Bezug auf die Wirksamkeit systemischer Therapien recht dürftig war (Grawe, Donati & Bernauer 2001, 574 ff.), stand doch ihre Entwicklung erst in den Anfängen. Hinzu kam, dass qualitative Einzelfallstudien und deskriptive Auswertungen von Befunden im Rahmen der empirischen Psychotherapieforschung nicht rezipiert wurden (v. Schlippe & Schweitzer 1996, 278 ff.). Inzwischen gibt es jedoch mehrere kontrollierte Evaluationsstudien sowie Metaanalysen (Schiepek 1999; Zander et al. 2001), nach denen systemische Therapien als wirksam eingeschätzt werden dürfen. Wenngleich empirische Wirksamkeitsforschungen der systemischen Therapie im Bereich der Unterstützungssysteme für Menschen mit intellektueller Beeinträchtigung fehlen, lassen sich aus den positiven Erkenntnissen, die v. a. im Bereich der systemtherapeutischen Kinder- und Jugendhilfe gewonnen wurden, sehr wohl auch wertvolle Anregungen für die psychotherapeutische Arbeit mit intellektuell beeinträchtigten Menschen gewinnen.

Neuropsychotherapie

Der Begriff der Neuropsychotherapie steht für einen Ansatz, welcher auf der Basis psychologischer, psychotherapeutischer und neurowissenschaftlicher Grundlagen und Erkenntnisse Schlussfolgerungen für die Praxis der Psychotherapie abzuleiten versucht (Grawe 2004; Schiepek 2003). Dabei kommt den Neurowissenschaften, hier repräsentiert v. a. durch die Neurobiologie und Neuropsychologie, eine prominente Rolle zu. Ihnen wird nachgesagt, dass sie klinische Zustandsbilder, psychische Prozesse, ätiologische Bedingungen psychischer Störungen sowie psychotherapeutische, pharmakotherapeutische, psychologische als auch (heil-)pädagogische Methoden und Angebote besser verstehbar machen und objektivieren können (Schiepek u. a. 2003a, 1; Becker 2006). So kann z. B. die Hirnforschung mit ihren bildgebenden Verfahren (PET, MRT, fMRT) aufzeigen, dass bestimmte psychische Symptome bzw. psychische Erfahrungen (Ängste, Traumatisierungen, Stress u. a.) bestimmte Bahnungen bzw. Prägungen (Narben) im Gehirn hinterlassen (Flatten 2003; Fujiwara & Markowitsch 2003; Grawe 2004; Miltner u. a. 2003; Roth & Strüber 2021; Vaitl, Schienle & Stark 2003). Ohne Zweifel werden durch derlei Kenntnisse Grundlagen für Lern-, Entwicklungs- und Veränderungsprozesse und somit für Möglichkeiten therapeutischer oder (heil-)pädagogischer Einflussnahme erweitert. Es kann beispielsweise durch neurowissenschaftliche Befunde sichtbar gemacht werden, welche Lern-, Arbeits- und Lebensbedingungen kritisch zu sehen sind und welche äußeren Einflüsse (z. B. Unterstützungs- oder Therapieformen) und Situationen für eine „gesunde" Persönlichkeitsentwicklung günstig sind. Die Neurowissenschaften offerieren ein Wissen, mit dessen Hilfe bestimmte therapeutische oder auch (heil-)pädagogische Empfehlungen gestützt und andere zurückgewiesen werden können. Allerdings lassen sich aus den Forschungsergebnissen der Neurobiologie zumeist keine unmittelbaren (konkreten) Handlungsstrategien ableiten (Schiepek 2003). Die neurowissenschaftlichen Befunde stecken lediglich den Rahmen, in dem sich Therapie- oder Unterstützungsmaßnahmen bewegen sollten (Grawe 2004; Bauer 2004; 2005; Roth & Strüber 2021).

Alles in allem sollten wir daher die Reichweite der Neurowissenschaften wie die der Neurobiologie nicht überschätzen (dazu Becker 2006); und wir sollten wissen, dass im Lager der Hirnforschung unterschiedliche Interpretationen bestimmter Befunde, verschiedene Positionen und über einzelne Differenzierungen hinweg *zwei zentrale Richtungen* auszumachen sind: Zum einen eine Richtung, die von der „Illusion eines ‚freien Willens'" ausgeht (dazu Speck 2008, 57 ff.), z. B. Gewalttaten oder dissoziales Verhalten als neuronal gesteuert (hirnbedingt) auslegt, damit den Akteur von einer persönlichen Schuld(zuschreibung) oder Verantwortung befreit, zugleich jedoch nihilistisch argumentiert, indem vor dem Hintergrund negativer Prognosen für Erziehungs- oder Therapieerfolge Sanktionen, Psychopharmaka und ein „Wegsperren" als probate Behandlungsformen vorgeschlagen werden (ebd., 62 f., 88). Was an dieser v. a. von Roth (2003b, 536 ff.) ins Spiel gebrachten Richtung „beunruhigt, sind *selektive und determinierende Momente.* Menschen werden aufgegeben und abgeschoben, weil sie negativ determiniert sind!" (Speck 2008, 91)

Die zweite Richtung hält hingegen an der These des „freien Willens" fest oder relativiert die Bedeutung der „hirnbedingten Unfreiheit" bei psychischen Störungen, dissozialem oder delinquentem Verhalten (ebd., 74 f.; Bauer 2005, 161 ff.; Grawe 2004, 122 f.); damit zieht sie nicht nur eine psychopharmakologische Behandlung, sondern ebenso psychotherapeutische und soziale Maßnahmen als Option in Betracht. Auch wenn eine neuronale Bahnung oder Steuerung bei psychischen Störungsbildern gegeben sei, gebe es dank der neuronalen Plastizität (dazu Bach-y-Rita 1990) immer auch Chancen der Veränderung, eines Umlernens und einer Neuorientierung (Hüther & Rüther 2003; Flatten 2003; Grawe 2004, 131 ff.; auch Roth 2003b, 542 f.).

„Im Prinzip ist davon auszugehen, dass die Determinierung durch das Gehirn eine Änderung der Grundmuster des Verhaltens erschwert, aber nicht jegliche Chancen für eine Umerziehung im Falle emotionaler und sozialer Fehlentwicklungen unmöglich macht" (Speck 2008, 102).

Die Wertschätzung dieser Position lässt unschwer erkennen, dass es uns nicht etwa um ein Plädoyer für eine „biologische Psychiatrie" zu tun ist, die auf der Basis bestimmter Befunde der Hirnforschung eine Beeinflussung neurochemischer Prozesse durch eine Psychopharmakotherapie wesentlich höher veranschlagt als eine Psychotherapie oder lebensweltbezogene Arbeit (Milieutherapie o. Ä.). Weshalb eine bloße medikamentöse Behandlung von psychischen Störungen oder Verhaltensauffälligkeiten zu kurz greift, wird sowohl von Bauer (2004, 130 ff.), Roth und Strüber (2021) als auch von Grawe (2004, 19) überzeugend herausgestellt:

„Die Wirkung von Psychopharmaka wird stark verbessert werden können, wenn sie nicht so gießkannenmäßig wie jetzt über das ganze Hirn verteilt werden. Aber das Hirn kommt nicht ohne die Erfahrungen aus, die ihm über seine Sinne vermittelt werden. Und diese Erfahrungen haben Auswirkungen auf das Gehirn, auch wenn es unter dem Einfluss von Psychopharmaka steht. Wenn es schlechte Erfahrungen sind, werden sie schlechte Auswirkungen haben. […] Die meisten Erfahrungen werden nicht einfach passiv erlitten, auch diejenigen nicht, die zu psychischen Störungen führen und die sie aufrechterhalten. Menschen sind von ihrem ersten bis zu ihrem letzten Atemzug motiviert, nicht nur annähernd, sondern auch vermeidend. Das gilt auch für Menschen mit psychischen Störungen. Sie werden immer, auch wenn sie noch so gut pharmakologisch behandelt werden, eine Anleitung und Unterstützung dafür brauchen, dass sie sich andere, positivere und weniger schädliche Erfahrungen herbeiführen als bisher. Erst durch konkrete positivere Lebenserfahrungen kommt es zu sich selbst aufrechterhaltenden neuen, gesünderen Strukturen und Abläufen im Gehirn. […] Psychotherapie wird also durch die Hirnforschung keineswegs überflüssig. Im Gegenteil, ihre Notwendigkeit ergibt sich unmittelbar aus einer neurowissenschaftlichen Sichtweise psychischer Störungen" (ebd.).

Wenn wir dieser Argumentation von Grawe folgen, dürfen wir die Bedeutung der genetischen Ausstattung des Menschen nicht überbewerten (dazu Bauer 2004; 2005, 155 ff.). Noch vor Kurzem wurden sehr hohe Erwartungen an die Entdeckung des menschlichen Genoms knüpft. Es wurde angenommen, dass dadurch menschliches Verhalten bis ins Detail verstehbar werde. Diese Vorstellung und die damit einhergehende Lehre von einem „egoistischen Gen" (dazu Speck 2008, 124) hat sich jedoch als Sackgasse erwiesen. Unser Gehirn zeigt eine enorme Veränderungsfähigkeit (Plastizität) durch Umwelteinflüsse (Bauer 2004, 21 ff.). Entscheidender als Gene ist eine durch vorgeburtliche Einflüsse (z. B. Stress der Mutter) bestimmte (epi)genetische

Grundausstattung, die ihre Spuren im Gehirn hinterlässt (Roth & Strüber 2021, 28, 166). Ob es zu einer Vulnerabilität kommt, die für psychische Störungen wegbereitend ist, hängt insbesondere von den frühesten *Erfahrungen* ab, die ein Mensch im Laufe seines Lebens macht. Dabei geht es um Lern- und Entwicklungsprozesse, die bereits im Mutterleib beginnen, also vorgeburtlich und in den ersten sechs Lebensjahren eine zentrale Rolle spielen.

„Dass v. a. die frühen sozialen Erfahrungen, insbesondere die Bindung an die Mutter oder an sonstige stabile Bezugspersonen, für die weitere Entwicklung des Kindes entscheidend wichtig sind [dazu v. a. Schore 2003; d. A.], ist an sich längst bekannt. Neu ist die differenzierte empirische Bestätigung dieser Zusammenhänge durch die Erforschung der neuronalen Wachstumsprozesse im Gehirn" (Speck 2008, 118).

Wenn wir einmal von der heute besonders herausgestellten Bedeutung der vorgeburtlichen Einflüsse (Epigenetik) auf die psychische Entwicklung (Persönlichkeit) absehen, hat die Neurobiologie Aspekte bestätigen können, die schon immer in einigen psychologischen, (heil-)pädagogischen und psychotherapeutischen Konzeptionen (z. B. der psychoanalytischen Therapieformen, dialogischen Pädagogik, humanistischen Psychologie) bedeutsam waren und heute v. a. in der sogenannten Resilienzforschung und in Konzepten zur Förderung psychischer Gesundheit (Salutogenese) eine wichtige Rolle spielen. Damit sich das menschliche Gehirn (v. a. das Zusammenspiel von präfrontalem Cortex und limbischen System) gut strukturieren kann, muss sich ein:e Heranwachsende:r von Beginn an in einem Zustand emotionaler Sicherheit befinden und frühzeitig Liebe und viele Gelegenheiten zur Befriedigung von Grundbedürfnissen nach Zwischenmenschlichkeit und Vertrauen (in eigene Fähigkeiten, zu anderen Personen, Lebenszuversicht), Kontrolle der Lebensumstände, Autonomie, Lustgewinn, positiver Selbstwirksamkeits- und Selbstwerterfahrung bekommen. Folgerichtig kommt es auf gute zwischenmenschliche Beziehungen, freundliche Lernatmosphären, gute Vorbilder, interessen- und entwicklungsbezogene Angebote an. Zu viel Druck, ein „Lob der Disziplin", Lernbedingungen, die Angst erzeugen, aber auch unstrukturierte, diffuse Bedingungen, pädagogische Beliebigkeit oder ein „Laissez-faire" sind für die Entwicklung psychischer Gesundheit und somit einer „runden" Persönlichkeit schädlich (Bauer 2005; 2007; Becker 2006; Hüther 2003; Speck 2008).

Wichtig sind somit neurobiologische Befunde, nach denen die menschliche Entwicklung von Natur aus auf soziale Beziehungen, Resonanz und Kooperation hin angelegt erscheint (Bauer 2004, 12 f.; 2005; auch Schore 2003, 52, 59). Die Basis hierzu bieten Spiegelneurone, die in verschiedenen Hirnregionen nachgewiesen wurden und deren Bedeutsamkeit für Imitation, Intuition, Empathie, Mitgefühl sowie die Übernahme der Perspektive eines Dritten (*Theory of Mind*) im Rahmen eines neuronalen Netzwerks diskutiert wird. Ob allein Defizite im Spiegelneuronensystem für brutale körperliche Gewalttaten haftbar gemacht werden können (Bauer 2005, 114 f.; Speck 2008, 140), ist jedoch umstritten. Nach Roth und Strüber (2021) spielen Beeinträchtigungen des limbischen Systems durch ungünstige vorgeburtliche Einflüsse die entscheidendere Rolle. Gleichwohl bleibt pädagogisch und therapeutisch der Befund bedeutsam, dass „Spiegelneuronen bei Angst, Leistungsdruck und Stress ihre Signaltätigkeit massiv reduzieren, u. a. mit der Folge, dass die *Lernfähigkeit abnimmt*" (Speck 2008, 138; Bauer 2005, 34 f.). Vor diesem Hintergrund können konsistente Bedingungen eines *person-environment-fit* zur Ermöglichung einer „guten Kongruenz zwischen realen Wahrnehmungen und motivationalen Zielen“ (Grawe 2004, 421) nicht hoch genug veranschlagt werden. Eine zentrale Rolle spielen hierbei die frühen Bindungserfahrungen und zwischenmenschlichen Beziehungen (Strauß, Buchheim & Kächele 2002; Bauer 2005, 118 f., 210; Speck 2008, 118, 131, 171), die sich im limbischen System als Emotionszentrum des Gehirns einverleiben und als implizites (unbewusstes) Erfahrungsgedächtnis unser Verhalten und Bewusstsein in starkem Maße steuern. Nach Roth (2003a, 37) sei in dem Zusammenhang S. Freud Recht zu geben: Das limbische Gedächtnissystem würde als Instanz des Unbewussten unser Handeln stärker lenken als unser bewusstes Ich – oder anders gesagt: Die psychoanalytische Annahme unbewusster Ich-Zustände sei – wie schon eingangs erwähnt – mit neurobiologischen Erkenntnissen vereinbar, weshalb es für die Psychoanalyse und Psychotherapie „von großem Interesse sein [müsste, d. A.], einer Kooperation mit den Neurowissenschaften aufgeschlossen gegenüberzustehen“ (ebd., 41; auch 2003b, 434 ff.).

Genau an dieser Stelle setzen die Arbeiten von Schiepek (2003), Grawe (2004) wie auch Bauer (2004; 2005) an, denen es als Psychotherapeuten und Therapieforscher um eine Weiterentwicklung psychologischer Behandlungsformen im Hinblick auf eine „neurowissenschaftlich informierte Psychotherapie“ (Grawe 2004, 372) zu tun ist.

Zur Theorie und Praxis einer neurowissenschaftlich informierten Psychotherapie

Vor dem Hintergrund der rasanten Entwicklung auf dem Gebiete der Hirnforschung, die uns nahezu täglich neue Befunde präsentiert und nicht selten ältere verwirft, ist es nachvollziehbar, dass im Rahmen des vorliegenden Beitrags keine Zusammenschau aller neurowissenschaftlichen Erkenntnisse im Hinblick auf psychische Störungen geleistet werden kann. Aus Platzgründen können wir auch keine Einblicke in die neuronalen Strukturen und Prozesse geben, die den verschiedenen psychischen Störungen zugrunde liegen. Hierzu müssen wir auf die einschlägige Literatur verweisen (Schiepek 2003; Grawe 2004; Bauer 2004; auch Roth 1999; 2003b; Roth & Strüber 2021), der zu entnehmen ist, dass die neurowissenschaftliche Befundlage bei einigen Störungsbildern oder Behinderungsformen (z. B. bei Störungen, die zum schizophrenen Formenkreis zählen; bei Essstörungen, Phobien, Zwangsstörungen) noch zu uneindeutig oder gar widersprüchlich in Erscheinung tritt. Viele Befunde oder (z. T. unterschiedliche) Erklärungen mit einer jedoch recht klaren (weithin übereinstimmenden) Perspektive für therapeutische Interventionen liegen mittlerweile über depressive Störungen, stressbedingte Störungen sowie die Posttraumatische Belastungsstörung vor (Grawe 2004, 143; Roth & Strüber 2021).

Wie wir uns eine neurowissenschaftlich informierte Psychotherapie vorstellen können, soll nun zunächst an einem in Anlehnung an Grawe (2004, 29–37) konstruierten Praxisbeispiel anskizziert werden. Reflexionen über theoretische Annahmen und richtungsweisende Schlussfolgerungen für die psychotherapeutische Arbeit runden den Beitrag ab.

Stellen wir uns eine Situation vor, bei der ein Psychotherapeut eine Bewohnerin einer kleinen Wohngruppe aufsucht. Es geht um Frau H., die als leicht intellektuell beeinträchtigt und depressiv gilt.

„Frau H. sitzt zu Beginn jeder Therapiestunde mit traurigem, mattem Ausdruck auf dem Gesicht da, wie gelähmt, macht keinerlei Anstalten, in irgendeiner Weise Initiative zu übernehmen, wartet ab, was vom Therapeuten

kommt. Der Therapeut geht freundlich-fürsorglich auf sie ein, fragt sie, wie sie sich fühle, ob sie heute in der Lage sei, eine Therapiestunde zu machen. Sie antwortet mit bitterem Ton, dass ihr ja wohl nichts anderes übrig bleibe, aber es würde sich ja sowieso nichts ändern, es hätte sowieso alles keinen Sinn. Ähnliche Abläufe haben in dieser Therapie schön öfter stattgefunden, sie sind typisch für die Patientin. Sie finden auch in ihren Beziehungen außerhalb der Therapie statt."

Ein solches Erscheinungsbild mit immer wiederkehrenden, typischen Interaktionsmustern ist den meisten Psychotherapeut:innen allzu bekannt. Ein neurowissenschaftlich informierter Psychotherapeut wird weitere Aspekte in Betracht ziehen – zunächst einmal eine

„*seit langem überaktivierte und deshalb hypertrophierte Amygdala von Frau H., die selektiv überempfindlich auf emotional negative Situationen anspricht. Sie hat viele überaus gut entwickelte Verbindungen zum ventromedialen Teil des rechten präfrontalen Cortex, dessen Aktivierung mit negativen emotionalen Zuständen verbunden ist.*"

Ferner wird er gut gebahnte „Projektionen zwischen diesem und dem dorsolateralen Teil des rechten präfrontalen Cortex, der maßgeblich an der Repräsentation von Vermeidungszielen beteiligt ist", vermuten. Zugleich ist für ihn die Annahme naheliegend, dass es in Anbetracht einer unzureichenden Aktivierung zu einer Verkümmerung dieser beiden Projektionsfelder des präfrontalen Cortex auf der linken Seite gekommen ist. Diese werden beim Erleben positiver Emotionen und bei der Verfolgung sogenannter Annäherungsziele bzw. einer Kongruenz zwischen motivierten Zielen und realen Erfahrungen aktiviert.

Des Weiteren ist ihm bewusst, dass zu einer bereits vorhandenen Schädigung des Hippocampus, die die reduzierten, deklarativen Gedächtnisleistungen von Frau H. erklären kann, durch einen schon lange viel zu hohen Cortisolspiegel eine weitere Schädigung und Schrumpfung des Hippocampus auftritt, was zu zusätzlichen Lernschwierigkeiten (v. a. Lernhemmungen, Ausbildung neuer Gedächtnisinhalte) führt. Schließlich denkt er auch daran, dass bei Klient:innen mit depressiven Störungen der anteriore cinguläre Cortex (ACC) nur noch sehr schwer aktivierbar ist, was die mangelnde aktive Auseinandersetzung mit Schwierigkeiten und Einschränkungen beim bewussten Erleben von Gefühlen verständlich macht.

Vor dem Hintergrund dieses Wissens ist dem neurowissenschaftlich orientierten Therapeuten klar, dass es keinen Sinn macht, an dem Problemverhalten zu arbeiten. Im Gegenteil: Dadurch würden die neuronalen Strukturen und Prozesse, die dem depressiven Verhalten zugrunde liegen, sowie die entsprechenden Vermeidungsziele immer wieder aktiviert und aufrechterhalten. Vor einer Problembearbeitung müssen zunächst die verkümmerten Nervenzellen und Synapsen so oft wie möglich aktiviert, d. h. die ungenutzten Hirnteile wieder aufgebaut werden,

„*denn deren leichte Ansprechbarkeit ist erforderlich, damit die Patientin wieder selbst gesteuert positive Ziele verfolgen, Freude und Befriedigung empfinden kann und aufnahmebereit wird für das Verstehen der Zusammenhänge, die ihr klar werden müssten, um sich zukünftig in Beziehungen bewusst anders verhalten zu können.*"

Gelingt es dem Therapeuten, die Aktivierung der hypertrophierten Verbindungen im rechten präfrontalen Cortex zu hemmen und die linkshirnigen verkümmerten neuronalen Strukturen und Prozesse wirksam zu aktivieren,

„*kann er damit rechnen, dass Frau H. wieder aktiver wird, öfter positive Gefühle erlebt und ihr ganzes erloschenes positives Repertoire wieder in Aktion tritt, das in Form von Gedächtnisspuren (synaptische*

Übertragungsbereitschaften), wenn auch geschwächt, so doch immer noch vorhanden ist. Aus Sicht des Therapeuten kann sich Frau H. im jetzigen Zustand ihres Gehirns nicht viel positiver verhalten. Es ist kein Widerstand, wenn sie bei der Therapie nicht besser mitmacht. Sie kann sich in diesem Zustand nicht vornehmen, die Welt doch positiver zu sehen, und von sich aus positiver Aktivitäten planen und auszuführen.“

Das bedeutet, dass er als Therapeut Impulse setzen und die Initiative übernehmen muss. Eine auf Selbstbestimmung hin angelegte, nondirektive Arbeitsweise würde in diesem Stadium der Therapie Frau H. noch gänzlich überfordern.

„Er muss Frau H. so oft wie möglich Wahrnehmungen machen lassen, die früher positive Gefühle bei ihr ausgelöst haben oder die auf Grund seiner Fallanalyse einen hohen Wert für ihre positiven motivationalen Ziele haben, auch wenn diese im Moment vielleicht schwer erkennbar sind.“

Dabei ist er sich bewusst, dass

„der Transkriptionsprozess bei der Genexpression, der durch genügend häufige positive Wahrnehmungen angeregt wird, […] einige Wochen [braucht], bis er sich in einer deutlich erhöhten Synapsenzahl niedergeschlagen hat. Er darf nur nicht während dieser Zeit entmutigt mit der Zufuhr positiver Wahrnehmungen aufhören.“

Die methodischen Instrumente, auf die ein neurowissenschaftlich informierter Psychotherapeut zur Aktivierung des verkümmerten Netzwerkes und zur Bahnung neuer Prozesse und Strukturen zurückgreift, lassen sind unter den Stichworten der „Stärken-Perspektive“, „Ressourcenaktivierung“, des „motivationalen Priming“ und der „komplementären Beziehungsgestaltung“ subsumieren.

Um sicherzugehen, dass die kritischen neuronalen Erregungsmuster nicht mehr so oft aktiviert bzw. möglichst schnell gehemmt werden, zieht der Therapeut die wichtigsten Bezugspersonen von Frau H., ihre Assistentin, weitere Unterstützer:innen, Mitbewohner:innen und ihre Schwester in die ressourcenorientierte Arbeit mit ein. Er erklärt ihnen, wie wichtig es sei, Frau H. auf freundliche, motivierende Weise so viel wie möglich in positive Aktivitäten einzubeziehen und dass es schädlich sei, wenn sie vor Langeweile ins Grübeln käme. Der Therapeut spricht die geeigneten sozialen Kommunikationen und Aktivitäten mit den Bezugspersonen genau durch und unterstützt sie in der Umsetzung, „indem er sich alle paar Tage telefonisch danach erkundigt, wie es geht, und alle zum Durchhalten ermuntert“.

Vor dem Hintergrund dieses Programms, das auf beständige Wiederholung positiver, stärkenorientierter Erfahrungen hin angelegt ist, kommt es nach einigen Monaten zu einer signifikanten Verbesserung des Verhaltens und Erlebens von Frau H. Üblicherweise wird dann die psychotherapeutische Arbeit beendet. Eine neurowissenschaftlich gestützte Psychotherapie wird hingegen noch fortgesetzt. Denn biologische Erkenntnisse lassen den Schluss zu, dass die Inaktivität des Vermeidungssystems nur äußerlich ist, da das kritische Neuronetzwerk niemals ausgelöscht, sondern nur gehemmt werden kann. Das bedeutet, dass es sich stets in Alarmbereitschaft befindet „und mit ihr die Hypothalamus-Hypophysen-Nebennierenrinden-Achse, die auf Stress mit verstärkter Cortisolausschüttung reagiert“. Insofern besteht die Gefahr eines Rückfalls durch Reaktivierung des übersensiblen, von der Amygdala dominierten limbischen Systems. Unter unveränderten ungünstigen Bedingungen wie erneutem Stress oder gar Dauerstress sind die gehemmten Prozesse und Strukturen wieder leicht aktivierbar.

„Deswegen findet der Therapeut von Frau H. es trotz ihres stark verbesserten Zustandes wichtig, dass die Therapie fortgeführt wird. Bei der Suche nach den Quellen der Inkongruenzen

[zwischen motivationalen Zielen und realen Erfahrungen] hat er sowohl ihre objektiven Lebensumstände im Auge, insbesondere ihre wichtigen zwischenmenschlichen Beziehungen, als auch ihre persönlichen Ressourcen und Defizite."

Gegebenenfalls müssen lebensweltverändernde Maßnahmen mit in den Blick genommen werden, ebenso kann ein gezieltes Kompetenztraining angesagt sein, und es sollte der Versuch nicht ausbleiben, an den verbliebenen Inkongruenzquellen zu arbeiten,
„die Frau H. als so bedrohlich erlebt hatte, dass sie sich ihnen überhaupt nicht bewusst zuwenden konnte." Das ist nunmehr der Zeitpunkt für eine klärungsorientierte, tiefenpsychologisch-supportive, gesprächstherapeutische oder behavioral-kognitive Arbeit. Denn Frau H. ist inzwischen wesentlich belastungsfähiger und lernoffener geworden.

Selbst bei erfolgreicher Problem- bzw. Inkongruenzbearbeitung wird ein neurowissenschaftlich informierter Psychotherapeut seine Arbeit nicht abrupt beenden. *„Er macht stattdessen, nachdem die wichtigen Therapieziele erreicht sind und Frau H. sehr zuversichtlich in die Zukunft schaut und sich nicht mehr therapiebedürftig fühlt, für die nächsten zwei Jahre in vierteljährlichen Abständen Termine mit ihr ab und nimmt ihr das Versprechen ab, dass sie sich sofort an ihn wendet, wenn sie merkt, dass sie wieder in die alten Muster hineinrutscht."*

Wie schon oben angedeutet liegen im Gegensatz zur Depression oder Posttraumatischen Belastungsstörung (Grawe 2004, 145 ff., 158 ff.; Flatten 2003) zur Zeit in Bezug auf schizophrene Störungen noch keine neurowissenschaftlich fundierten Erkenntnisse vor, die neue, über die bisherige psychotherapeutische Arbeit hinausgehende Anregungen offerieren können (Vogely, Bergmann & Falkai 2003). Diese Feststellung gilt somit auch für die Behandlung von wahnhaften Störungen, wenngleich Befunde zu neurobiologischen und neuropsychologischen Korrelaten des Wahns Hinweise auf spezifische Dysfunktionen im Bereich präfrontaler, limbischer und subkortikaler Strukturen geben (Kunert, Prüter & Hoff 2003). Durch die „Umschichtung von Gedächtnisinhalten in neuronalen Netzen" (ebd., 446), durch eine „Aufmerksamkeitsumlenkung", eine Entaktualisierung des wahnhaften Erlebens sowie ein „Verlernen" von Wahninhalten durch Aneignung neuer sozialer Verhaltensweisen oder durch Aktivierung alltäglicher Fertigkeiten wird einerseits die Wirksamkeit einer supportiven, stärken- oder ressourcenorientierten sowie behavioral-kognitiven psychotherapeutischen Praxis bestätigt. Andererseits wird die von Grawe (2004) postulierte, neurowissenschaftlich fundierte Grunderkenntnis gestützt, dass die nicht von einer psychischen Störung tangierten Hirnregionen und somit die als Ressourcen zur Verfügung stehenden Potenziale aktiviert und durch (psycho-)edukative Übungen systematisch aufgebaut, stabilisiert und gestärkt werden sollen.

Resümee

Fassen wir nunmehr die Grundannahmen und Botschaften, die dem vorausgegangenen Beispiel zugrunde liegen, zusammen:

Nach Roth (2003a, 38) gelten aus neurowissenschaftlicher Sicht alle Leistungen des Gehirns als „Funktionen von Neuronetzwerken". Vor diesem Hintergrund beruhen psychische Störungen auf „dysfunktionalen Veränderungen von Neuronetzwerken", die v. a. das limbische System und das Zusammenspiel (Kommunikation) zwischen limbischen Strukturen und präfrontalen Bereichen betreffen (ebd. 2014; 2016). Ursachen dieser Veränderungen können ein Bündel und das Zusammenwirken unterschiedlichster Faktoren sein, z. B. genetische Schädigungen, prä-, peri- oder postnatale Hirnschädigungen, vorgeburtliche, einschließlich epigenetische Einflüsse, erhöhte anlagebedingte und erworbene Vulnerabilität, Bindungsstörungen, frühe traumatische oder andere dysfunktionale Sozialisationserfahrungen, Hospitalisierung, isolierende (institutionelle) Lebensbedingungen, Arbeitslosigkeit oder Beziehungsprobleme.

Ausgangspunkt der Hirnfunktionsstörungen und Veränderungen, die psychischen Störungen zugrunde liegen, sind neuronale Erregungen, die in Situationen akut erhöhter Inkonsistenz zwischen motivationalen Zielen und realen Erfahrungen zutage treten. Hält ein solches erhöhtes Inkonsistenzniveau über einen längeren Zeitraum an, „kommt es zur Ausbildung einer psychischen Störung, denn nur dann wird der Bahnungsvorgang so oft wiederholt, dass sich ein festes Störungsmuster etablieren kann" (Grawe 2004, 373). Eine zentrale Rolle spielen bei der Etablierung eines entsprechenden „Vermeidungssystems" (ebd., 65 f.), das für mehrere psychische Störungsbilder eine heuristische Funktion hat, eine übersensibilisierte Amygdala (Grawe 2004, 90 ff.; Vaitl, Schienle & Stark 2003, 161 f.) sowie ein „entweder anlagemäßig oder als Folge der Schädigung durch Stresshormone beeinträchtiger Hippocampus" (Grawe 2004, 373, 81, 150 ff.). All solche Bahnungen vollziehen sich weithin als ein implizites Geschehen, sodass sie einem „bewussten Ich" schwer zugänglich sind. Wichtig ist die Erkenntnis, dass die neuronalen und psychischen Störungsmuster letztlich einer Inkonsistenzregulation dienen, jedoch nur dem Anschein nach zweckmäßig, subjektiv sinnvoll sind, d. h. in Wirklichkeit als misslungen betrachtet werden müssen, weil sie nur kurzfristig eine Inkonsistenzspannung reduzieren und langfristig das Inkonsistenzniveau sogar erhöhen (Grawe 2004, 374).

Vor dem Hintergrund dieses neurowissenschaftlich orientierten Erklärungsmodells sollte es psychiatrisch und psychotherapeutisch betrachtet darum gehen, eine Konsistenzverbesserung zu fokussieren. Hierzu sind die Fehlfunktionen subkortikaler limbischer Netzwerke zu beheben, wobei es zu beachten gilt, dass sich Umverknüpfungen im limbischen System, d. h. emotionale Lernprozesse und neue Gedächtnisbildungen, im Gegensatz zu schnellen kortikal-kognitiven Informationsverarbeitungsprozessen langsamer vollziehen (Miltner u. a. 2003, 383; Roth 2003a, 39). Dies bedeutet, dass aus neurowissenschaftlicher Sicht eine Psychotherapie, v. a. tiefenpsychologische Ansätze wenig Sinn machen, die bloß auf Einsicht setzen (Roth 2003a,40; 2003b, 330, 438 f.; Roth & Strüber 2021, 382ff., 448ff.). „Die Änderung von Vermeidungsverhalten ist keine Frage von Einsicht, sondern von wiederholten Erfahrungen, die nicht mit den bisherigen Erwartungen übereinstimmen" (Grawe 2004, 416, 425). Es müssen Angebote zum Tragen kommen, die den impliziten Lernmodus, die Verhaltensebene, individuelle und soziale Ressourcen mit einbeziehen. Hierzu seien folgende Empfehlungen und „Leitregeln" (Grawe) stichwortartig genannt:

- Weil einerseits nicht wenigen Personen ihr neuronal gut gebahntes Vermeidungsmuster kaum bewusst ist und anderseits diejenigen, die in eigener Regie ihre neuronalen Strukturen verändern möchten, sich zumeist im *„Labyrinth ihrer eingespielten Schaltkreise" (Grawe 2004, 377) verfangen, sind Menschen mit psychischen Störungen i. d. R. auf eine Hilfe von außen angewiesen (ebd., 416).

- Ziel einer solchen Hilfe muss es sein, ein sogenanntes Annäherungssystem durch die Anbahnung neuer neuronaler Muster aufzubauen und zu stabilisieren, sodass eine wirksame Konsistenz zwischen motivationalen Zielen und realen Erfahrungen erreicht werden kann (ebd., 55, 188).
- Dazu müssen geeignete Anknüpfungspunkte gefunden werden, z. B. durch ein Ressourcenassessment (Schiepek & Cremers 2003), eine verstehende und funktionale Diagnostik (in dem von uns beschriebenen Sinne) oder durch methodische Kunstgriffe wie Reframing oder positives Konnotieren (dazu die systemischen Ansätze).
- Dies führt zu einer „störungsorientierten Behandlung“ (Grawe), bei der es darauf ankommt, dass Grundbedürfnisse (z. B. nach Kommunikation und Beziehung, nach Kontrolle über Lebensumstände und Autonomie, nach einem positiven Selbstwertgefühl, nach Lustgewinn und Wohlbefinden) aufgegriffen und mit den motivationalen Zielen der Person in Einklang gebracht werden. Konkret bedeutet dies, nicht etwa an den Symptomen oder Defiziten anzusetzen, dies wäre eine Verstärkung des Vermeidungssystems, sondern Stärken und Ressourcen aufzugreifen, also dort Unterstützung zu geben, wo es unproblematisch ist, sodass ein neues neuronales Muster aufgebaut und das problematische gehemmt werden kann. „Psychotherapie wäre in diesem Sinne Destabilisierung [des vertrauten dysfunktionalen Neuronetzwerkes, d. A.] im Kontext von Stabilität“ (Schiepek u. a. 2003b, 240). Hierzu zählen v. a. angstfreie, vertrauensstiftende, transparente Therapiesituationen sowie eine positive, komplementäre Beziehungsgestaltung. Deren Aufbau und Fundierung kann nicht hoch genug eingeschätzt werden (Bauer 2005, 130 ff.; Grawe 2004). Nur wenn positive Erfahrungen gemacht werden, die den motivationalen, subjektiv bedeutsamen Zielen entsprechen müssen, können neue neuronale Bahnungen angeregt und neue Lernprozesse erfolgreich angestoßen werden (Spitzer 2003, 53). Die Palette geeigneter Angebote ist hierzu breit (z. B. Entspannungsangebote, körperliche Aktivierung, lebenspraktische Tätigkeiten), es können aber nur subjektzentrierte, interessenbezogene, bedürfnisorientierte Arbeitsformen wirksam sein. Besonders wichtig ist es, positive Wahrnehmungen, Beziehungs- und insbesondere Kontrollerfahrungen zu ermöglichen, die Selbstvertrauen, Zutrauen in eigene Fähigkeiten und Lebenszuversicht stiften, die Erfahrung des Selbstkönnens vermitteln und das Selbstwertgefühl erhöhen (Schiepek u. a. 2003a, 7, 20; Grawe 2004, 248, 406). Gelingt eine Aktivierung der positiven Ziele und somit des Annäherungssystems der Person, werden zugleich die Neurotransmitter Adrenalin und Dopamin ausgeschüttet, die ihrerseits antreibend sind, zu einem Belohnungseffekt führen (Roth 2003a, 35; Grawe 2004, 430 f.) und günstige Bedingungen für eine Lernbereitschaft schaffen, die dann für weitere Arbeiten (z. B. Neuerwerb von Verhaltensweisen, Soziales Lernen, Coping-Training, Problemanalyse und -klärung) genutzt werden können. Vor dem Hintergrund der Entdeckung der Spiegelneuronen dürfen wir dabei dem „Lernen am Modell“ eine besondere Bedeutung zuschreiben (Bauer 2005, 122 f.).
- Eine solche beziehungs- und ressourcenorientierte Fokussierung kommt ohne Zweifel der psychotherapeutischen Arbeit mit intellektuell beeinträchtigten Menschen sehr entgegen, da sie pragmatisch ausgerichtet und leichter zugänglich ist, als eine auf Selbstreflexion, Klärung und Einsicht hin zentrierte Therapieform. Nichtsdestotrotz ist die Stärken- und Bedürfnisorientierung leichter gesagt als getan. So haben z. B. Beobachtungen ergeben, dass in Therapien den Klient:innen „im Durchschnitt viel weniger bedürfnisbefriedigende Erfahrungen vermittelt [werden], als es eigentlich möglich wäre“ (Grawe

2004, 385). Und das hat seine Gründe: Klient:innen können es ihren Therapeut:innen nämlich schwer machen, Ressourcen zu aktivieren. Zudem muss „eine Ressourcenaktivierung […] zu einem sehr wesentlichen Teil im impliziten Funktionsmodus verwirklicht werden“ (ebd., 395), was unkonventionelle Aktivitäten oder Mittel (z. B. Humor) im Rahmen einer Psychotherapie notwendig machen kann. Hinzu kommt, dass gerade Personen, die über ein geringes Ressourcenrepertoire verfügen, häufig ein hohes Inkongruenzniveau haben (ebd., 396 ff.). Ferner sollte nach Grawe beachtet werden, dass ein sehr hoher Anteil an Personen mit psychischen Störungen unsichere Bindungsmuster und ein Vermeidungsmuster entwickelt haben, das in therapeutischen, beziehungsrelevanten Situationen aktiviert wird (ebd., 403). Erschwerend für die therapeutische Arbeit sind darüber hinaus ungünstige, hintergründige Lebensbedingungen, Beziehungsprobleme oder das Fehlen geeigneter informeller Unterstützer:innen bzw. verlässlicher Bezugspersonen – „Inkongruenzquellen, auf die Psychotherapie i. d. R. keinen oder nur einen sehr begrenzten Einfluss hat“ (Grawe 2004, 412) und die uns wiederum die Bedeutung eines „Breitbandkonzepts“ unter Berücksichtigung einer lebensweltbezogenen Sozialen Arbeit vor Augen führt.

- Um eine Stabilisierung des Annäherungssystems zu erreichen, bedarf es der *Kontinuität einer positiven Beziehungsgestaltung und Ressourcenaktivierung*, die es in jeder therapeutischen Begegnung herzustellen gilt (ebd., 420 f.). Therapien mit geringem Erfolg zeichnen sich häufig dadurch aus, dass sie es versäumen, einmal aktivierte Ressourcen „weiter zu fördern“ (ebd., 401) oder die Stärken-Perspektive während eines therapeutischen Prozesses kontinuierlich aufrechtzuerhalten.
- Da wir es bei Menschen mit psychischen Störungen i. d. R. mit brachliegenden, versandeten oder schwach ausgebildeten Annäherungszielen zu tun haben, ist nicht nur ein Aufbau eines entsprechenden Verhaltensrepertoires notwendig, sondern ebenso wichtig ist die Stabilisierung des Annäherungssystems, was intensive Übungen und *Wiederholungen* ggf. über einen längeren, evaluierten Zeitraum erfordert. Eine Einverleibung neuer Erfahrungen ist auch aus anderen Gründen bedeutsam, bleiben doch die neuronalen Fehlverknüpfungen latent vorhanden (Roth 2003a, 40; 2003b, 330, 439). Diese können nach Grawe (2004, 103, 418, 438) bei mangelnder Stabilisierung der Annäherungsziele allzu leicht in kritischen Situationen wieder aufleben. Für Roth und Strüber (2021) spielen hingegen bei der Neubildung von Nervenzellen im limbischen System die neurochemischen Substanzen eine wichtige Rolle. Je nach Verhalten und Umwelteinflüssen müssen positive und negative Auswirkungen beachtet werden.
- Freilich genügt es nicht, nur innerhalb des therapeutischen Geschehens positive Bahnungen auf den Weg zu bringen. Es müssen gleichfalls immer außerhalb der Psychotherapie die neuen neuronalen Erregungsmuster aktiviert und gebahnt werden. Diesbezüglich gilt es im Rahmen der therapeutischen Arbeit ein entsprechendes Programm (z. B. über „Hausaufgaben“) gemeinsam mit der Person zu entwerfen und prozessbegleitend zu evaluieren (Grawe 2004, 439).
- Um sicher zu gehen, dass das Annäherungssystem erfolgreich aufgebaut und stabilisiert werden kann, macht es häufig, v. a. in der Arbeit mit intellektuell beeinträchtigten Menschen, Sinn, Bezugspersonen in die Arbeit als informelle Unterstützer:innen mit einzubeziehen. Sie sollten – wenn wir den Ausführungen von Grawe folgen – über die Bedeutung des neuronalen Geschehens, welches spezifischen Störungen (z. B. einer Depression) zugrunde liegt, so weit informiert werden, dass sie mit ihrem Verhalten

gegenüber der betroffenen Person nicht unnötigerweise das Vermeidungssystem verstärken, sondern durch Ignorieren des Problemverhaltens und durch Verstärken positiver Botschaften und Aktivitäten das Annäherungssystem unterstützen. Das Prinzip der Stärken-Perspektive kann allerdings nur dann wirksam zum Erfolg gereichen, wenn Betroffene ihre Bezugspersonen als emotional valide, authentisch, vertrauensvoll und verlässlich erleben. Roth und Strüber (2021) argumentieren hingegen nicht mit einem sogenannten (neuronalen) Vermeidungs- und Annäherungssystem, sondern betrachtet psychische Störungen im Wesentlichen als Fehlfunktionen im limbischen System. Dabei stellen sie die Bedeutung von neurochemischen Substanzen heraus und kommen im Endeffekt zu ähnlichen Ergebnissen wie Grawe, wenn er eine gute therapeutische Beziehung und Umlernprozesse empfiehlt.

Zusammenfassende Einschätzung und Ausblick

Zusammenfassend lassen sich folgende Erkenntnisse und Schlussfolgerungen festhalten: Im Unterschied zur allgemeinen Psychotherapie hängt die Psychotherapieforschung bei Menschen mit intellektueller Beeinträchtigung noch weit hinterher.

Die wenigen wissenschaftlichen Studien, die verschiedene psychotherapeutische Verfahren untersucht haben, lassen den Schluss zu, dass gesprächspsychotherapeutische Methoden sowie Angebote aus dem kognitiv-behavioralen Spektrum in erster Linie nur für Menschen mit leichten intellektuellen Beeinträchtigungen geeignet sind. Menschen mit schweren intellektuellen Beeinträchtigungen scheinen v. a. von körperzentrierten Verfahren und einem verhaltenstherapeutischen Breitbandkonzept zu profitieren. Psychodynamisch bzw. tiefenpsychologische Ansätze können am ehesten in der Kinder- und Jugendpsychotherapie (bei Frühstörungen, Bindungsproblemen, sexuellem Missbrauch, familialer Gewalt) hilfreich sein, jedoch insgesamt gegenüber gesprächspsychotherapeutischen, verhaltens- oder systemtherapeutischen Angeboten in der Arbeit mit intellektuell beeinträchtigten Menschen nicht überzeugen. Systemtherapeutische und neuropsychotherapeutische Ansätze sind zwar bislang in der Arbeit mit intellektuell beeinträchtigten Menschen nicht wissenschaftlich untersucht worden, gestatten jedoch vor dem Hintergrund der spezifischen Gemeinsamkeiten mit modernen behavioralen Konzepten eine gute Einschätzung.

Gleichwohl können – wenn wir den Untersuchungen und Folgerungen von Roth und Strüber (2021) folgen – letztlich durch alle Therapieformen, und zwar unabhängig ihrer speziellen Techniken oder methodischen Instrumente, zunächst gewisse Erfolge erzielt werden, die sich auf eine sogenannte erste Therapiephase beziehen. Sie ist v. a. einer „therapeutischen Allianz" (einem therapeutischen Vertrauensverhältnis mit freundlichen, aufmunternden Worten), der festen Überzeugung, Klient:innen helfen zu können (einem therapeutischen Optimismus) sowie einem positiven therapeutischen Setting (einem angenehmen Ambiente) geschuldet. Jedoch lassen sich dadurch nur therapeutische Erfolge bei leichteren Formen an psychischen Störungen erreichen. Schwere psychische Störungen, z. B. tiefgreifende Traumatisierungen in der (frühen) Kindheit, bedürfen einer komplexen Psychotherapie mit einer sogenannten zweiten Phase, die ein langwieriges Umlernen von tief eingegrabenen Gewohnheiten fokussieren muss. Dadurch kann eine Neubildung neuronaler Strukturen insbesondere im Bereich des limbischen Systems erzielt werden, die für die Gesundung der betroffenen Person unabdingbar ist.

Roths Erkenntnissen zufolge sind Grawes (2004) neurowissenschaftliche Ausführungen zur Psychotherapie zwar überholt, jedoch gibt es Überlegungen zu Wirkfaktoren, die konstruktiv und wertvoll sind. Vor diesem Hintergrund können wir schon jetzt sagen, dass Psychotherapie bei Menschen mit intellektueller Beeinträchtigung am ehesten dann wirksam ist, wenn sie als Bestandteil eines lebensweltbezogenen Gesamtkonzeptes angewandt wird. Die Wirksamkeit einer psychotherapeutischen Behandlung kann wohl durch eine begleitende medikamentöse Therapie unterstützt, aber niemals ersetzt werden (dazu Kap. 2 über Psychopharmakotherapie).

Wichtig ist die Frage, wann eine Psychotherapie überhaupt sinnvoll erscheint. Tatsache ist, dass sich Verhaltensauffälligkeiten ohne psychopathologische Grundlage i. d. R. durch pädagogische Konzepte – ggf. unterstützt durch psychiatrische Konsultation und Therapie – bewältigen lassen; anders verhält es sich bei psychischen Störungen, die auf jeden Fall ein multidisziplinäres Assessment und ein multidisziplinäres Konzept notwendig machen. Hier haben dann gleichfalls psychotherapeutische Ansätze ihren Platz.

Interessant ist der Befund von Grawe, Donati & Bernauer (2001, 724),

„dass es wirklich ganz verschiedene Wege zu einem guten Therapieergebnis gibt und dass verschiedene Therapieformen wenigstens z. T. ganz unterschiedliche Wirkfaktoren und Veränderungsprozesse aktivieren."

Während z. B. verhaltenstherapeutische Ansätze sehr häufig zu einer verbesserten Handlungs- und Problemlösungskompetenz und letztlich zu mehr Autonomie führen, fördert die gesprächspsychotherapeutische Arbeitsweise Momente wie Selbstwahrnehmung, Selbstvertrauen, Lebenszuversicht oder individuelles Wohlbefinden, die sich gleichfalls alle auf die seelische Gesundheit einer betroffenen Person positiv auswirken (dazu auch Buchner 2006, 80 f.). Die verschiedenen Psychotherapien führen somit ihre Therapieeffekte auf unterschiedliche Weise herbei.

„Es gibt demnach mehr als eine Weise, wie man als Therapeut erwünschte Veränderungen herbeiführen kann. Der Gedanke scheint nicht so abwegig, dass für unterschiedliche Patienten und unterschiedliche Phasen einer Therapie verschiedene Vorgehensweisen besonders geeignet sein können und dass derjenige insgesamt der bessere Therapeut ist, der nicht nur eine, sondern verschiedene dieser Möglichkeiten nutzen kann" (ebd., 724).

In ähnlichen Bahnen bewegen sich Überlegungen von Bütz und Kollegen (2002, 46), wenn sie für die psychotherapeutische Arbeit mit intellektuell beeinträchtigten Menschen nicht nur ein modifiziertes Vorgehen, sondern auch eine Verknüpfung psychodynamischer und behavioraler Ansätze empfehlen; und ebenso bemühen sich Hohn und Janssen (2004) um einen „breiten" verhaltenstherapeutischen Ansatz, in dem systemische, klientenzentrierte und entwicklungspsychologische Aspekte Eingang finden und vernetzt werden können.

Demnach sollten wir die bisherige Orientierung an therapeutischen Schulen hinterfragen. Zudem scheinen sich Roth und Strüber (2021) zufolge sowieso nicht alle Therapeut:innen an die (eng gestrickten) Arbeitsweisen oder Vorgaben ihrer Therapieschulen zu halten. Bekanntlich hat die Herausbildung der unterschiedlichen Psychotherapierichtungen dazu geführt, dass jede Schule ihr eigenes Verständnis ihres Gegenstandes entwickelt hat (Bastine 1982, 311 f.). Wenn wir Grawe (1995, 132; 2004) folgen, macht es Sinn, das bisherige Schulgebäude der Psychotherapieformen neu zu denken und eine therapierichtungsübergreifende Perspektive zugrunde zu legen. Dies wird insbesondere auch aus neuropsychotherapeutischer Sicht (Schiepek u. a. 2003a, 2 f.; Roth 2003a;b; Roth & Strüber 2021) nahegelegt. Der psychotherapeutische Prozess und die Wirksamkeitsforschung haben nämlich mehrere empirisch gesicherte Wirkfaktoren (Beziehungsperspektive, Ressourcenaktivierung, Problemaktualisierung, Klärungsperspektive, Problembewältigung) zutage gebracht, „mit denen die bisher bekannten Fakten besser erklärt werden können als mit den Annahmen der bestehenden Therapieschulen" (Grawe 1995, 130). Wie lässt sich z. B. mit den lerntheoretischen Grundlagen der Verhaltenstherapie erklären, „dass die Qualität der Therapiebeziehung einen der am besten gesicherten Einflussfaktoren auf das Therapieergebnis darstellt?" (ebd., 133) Wie kann durch psychoanalytische oder andere tiefenpsychologische Bezugstheorien die Wirksamkeit eines Selbstsicherheitstrainings bei mangelndem Selbstvertrauen oder diffusen Ängsten von Menschen mit intellektueller Beeinträchtigung erklärt werden?

Derlei Fragen lassen die begrenzte Reichweite von einzelnen Bezugstheorien und bestimmten Therapieeffekten erahnen und die Herleitung sowie Aufbereitung bestimmter Wirkfaktoren reizvoll erscheinen. Dies ergibt sich v. a. auch dadurch, dass es sich bei den allgemein ermittelten Wirkfaktoren um Aspekte handelt, die z. T. in der Pädagogik und Sozialen Arbeit bei Menschen mit intellektueller Beeinträchtigung als handlungsbestimmende Leitprinzipien (z. B. dialogische Beziehung, Stärken-Perspektive, Handlungsorientierung) grundsätzliche Bedeutung haben (Theunissen 2021a; 2021b).

Im Folgenden haben wir die verschiedenen Wirkfaktoren im Hinblick auf ihr Potenzial für die psychotherapeutische Arbeit mit intellektuell beeinträchtigten Menschen stichwortartig reflektiert:

Zur Beziehungsgestaltung

Dieser Wirkfaktor bezieht sich auf das Beziehungsverhältnis zwischen Therapeut:in und Klient:in, welches während eines gesamten Therapieprozesses positiv (v. a. vertrauensvoll) sein sollte, um zusammen mit anderen Wirkfaktoren gute Therapieergebnisse erzielen zu können (Regli u. a. 2000).

„Für ein gutes Therapieergebnis spielt es [...] eine wichtige Rolle, in welchem Ausmaß der Patient seinen Therapeuten als ihn unterstützend, aufbauend, in seinem Selbstwert positiv bestätigend erlebt. [... Ferner kommt es] darauf an, in welchem Ausmaß der Patient sich selbst als fähig zu einer guten Beziehung erleben kann. Der Therapeut sollte mit seinem eigenen Beziehungsverhalten [...] darauf hinarbeiten, dass der Patient sich selbst als wertvollen und fähigen Beziehungspartner erleben kann" (Grawe 1995, 136).

Wir können hier auch von der Gestaltung eines „dialogischen Bezugs" (Buber) sprechen, in dem eine „therapeutische Haltung" Eingang findet, wie sie Carl Rogers herausgearbeitet hat. Schiepek und Kollegen (2003a, 3) weisen darauf hin, dass die therapeutische Beziehung im Wesentlichen „affektive Kommunikation" sei. „So spielen z. B. Gefühle von Sicherheit und Vertrauen eine wichtige Rolle, aber auch solche, die in biographisch relevanten Beziehungserfahrungen ihre Vorbilder hatten und nun reaktiviert werden."

Ein positives Beziehungsverhältnis, das auch aus der Sicht von Menschen mit intellektueller Beeinträchtigung als „ein zentrales Element zum Gelingen einer Psychotherapie" (Buchner 2006, 78) betrachtet wird, kann aber nicht vorausgesetzt werden, sondern es muss oftmals über beziehungsstiftende Arbeitsformen (z. B. gemeinsame Unternehmungen, Aktivitäten oder Spiele, die Spaß machen; basale, leib- oder körperorientierte Kommunikationsformen; Kontaktanbahnungen, wie sie Pörtner beschreibt) erst aufgebaut werden. Wichtig ist es, dass sich der/die Therapeut:in während der Arbeit immer wieder vergewissert, dass die Person mit ihren Bedürfnissen und in ihrem Interaktionsverhalten erreicht und respektiert wird, sich wirklich emotional angenommen und verstanden fühlt. Zudem scheinen Sympathiebeziehungen eine günstige Auswirkung auf therapeutische Prozesse zu haben (Decety & Chaminade 2003).

Zur Ressourcenaktivierung

Wie die Beziehungsgestaltung spielt die Ressourcenaktivierung (Stärken-Perspektive) nicht nur als therapeutischer Wirkfaktor, sondern gleichfalls als Leitprinzip der Behindertenarbeit eine zentrale Rolle.

„Die Befundlage spricht eindeutig dafür, dass Therapeuten [sowie pädagogische Kräfte, d. A.], die ressourcenorientiert denken und handeln, bessere Ergebnisse erzielen als defizitorientierte Therapeuten [oder andere Helfer, d. A.]" (Grawe 1995, 135; auch 2004, 392 ff.).

Bleiben individuelle Stärken sowie soziale Ressourcen in Rahmen eines Therapiekonzepts unberücksichtigt, darf nach heutigen Erkenntnissen von einem Kunstfehler gesprochen werden. Dies gilt gleichfalls für die Heilpädagogik, wenn sie es versäumt, die Stärken-Perspektive zu fokussieren, sodass sich der Einzelne „in seinen Stärken und positiven Seiten erfahren kann" (Grawe 1995, 135). Dadurch wird zugleich intrinsische Motivation befördert, die als eine „wesentliche Vorraussetzung für einen Therapieerfolg" (Buchner 2006, 80) eingeschätzt wird. Zur Ressourcenaktivierung zählen sowohl die Eruierung und Aktivierung von Stärken, Fähigkeiten, Fertigkeiten oder Potenzialen (dazu Schiepek & Cremers 2003; Bamberger 2001; Herriger 2020; Saleebey 1997; Theunissen 2021a; 2021b; 2022a) als auch konkrete Bemühungen, Menschen mit intellektueller Beeinträchtigung so weit wie möglich zu unterstützen, eigene Ziele, Wünsche und Stärken zu artikulieren (Lynch 2004, 401 f.). Des Weiteren sollte der/die Therapeut:in der Person Komplimente machen und Anerkennung zollen, wenn sie sich auf ihre Stärken besinnt, ihre Ressourcen nutzt und sich um Verhaltensänderungen bzw. alternative (neue) Bewältigungsformen (Coping) bemüht.

Grundsätzlich lässt sich festhalten, dass es „von der ersten Minute der Therapie an" (Grawe 2004, 420) darauf ankommt, „durch komplementäre *Beziehungsgestaltung* und *Ressourcenaktivierung* [kursiv im Original] dem Patienten positive bedürfnisbefriedigende Erfahrungen" (ebd.) zu ermöglichen und damit – so Grawe – „eine Aktivierung des Annäherungssystems [zu] primen" (ebd.). Nach Roth und Strüber (2021, 227, 443 ff.) führt insbesondere ein positives Beziehungsverhältnis zur Erhöhung des Oxytocinspiegels sowie zur Ausschüttung endogener Opioide und Serotonin sowie zur Senkung des Stresshormonspiegels. All diesen neurochemischen Substanzen und Prozessen wird eine positive Wirksamkeit im Hinblick auf psychische Gesundung nachgesagt. Zurecht betont daher Grawe (1995, 136), dass „eine der wichtigsten Ressourcen, die für den therapeutischen Veränderungsprozess genutzt werden können und sollten, [...] die zwischenmenschlichen Beziehungen des Patienten" sind. Von hier aus lässt sich eine Brücke von der Psychotherapie zur lebensweltbezogenen Behindertenarbeit (Netzwerkförderung etc.) schlagen und begehen.

Zur Problemaktualisierung

Werden Probleme in der therapeutischen Arbeit real zum Erleben gebracht, kann im Vereine mit den anderen Wirkfaktoren eine bessere Bewältigung erzielt werden, als bei einem Verzicht auf eine Problemaktualisierung (Grawe 1995, 136f.).

„Die Annahme, dass es für eine erfolgreiche Veränderung darauf ankommt, dass der Patient tatsächlich erlebt, worum es geht, stellt ein zentrales Element fast aller therapeutischen Konzeptionen dar" (ebd., 137).

Für eine Problemaktualisierung gibt es im Prinzip zwei Möglichkeiten: Erstens den Versuch, sich eine Problemsituation vorzustellen und kognitiv Probleme real erfahrbar zu machen; zweitens den Versuch, sich über ein Rollenspiel bzw. über Handlungen reale Erfahrungen vor Augen zu führen. Für Menschen mit intellektueller Beeinträchtigung kommt am ehesten der handlungsbezogene Zugang in Betracht. Hierzu sind kognitiv-behaviorale Arbeitsweisen (*roleplay, modeling, monitoring*) besonders geeignet.

Zur Klärungsperspektive

Dieser Wirkfaktor spielt gegenüber den zuvor genannten in der direkten Arbeit mit intellektuell beeinträchtigten Menschen eine untergeordnete Rolle, da er sprachliche und kognitive Fähigkeiten voraussetzt, die bei Personen mit einer stark reduzierten Lernbasis kaum zu erwarten sind. Eine „Klärungsarbeit" (Grawe 1995, 138) kann somit in der Psychotherapie bei kognitiv schwer(st) behinderten Menschen zumeist nur indirekt erfolgen, indem Therapeut:innen die relevanten Bezugspersonen (Mitarbeitende, Eltern) über mögliche Bedeutungen des Erlebens und Verhaltens der Person im Hinblick auf ihre bewussten und unbewussten Ziele, Werte oder Bedürfnisse informiert. Tiefenpsychologische, gesprächspsychotherapeutische, neuropsychotherapeutische sowie funktionale verhaltensorientierte Ansätze (dazu Kapitel 4) lassen sich diesem Wirkfaktor zuordnen.

Zur Problembewältigung

Bei diesem fünften Wirkprinzip, das „durch die größte Anzahl an Forschungsbefunden" (Grawe 1995, 137) abgestützt ist, geht es um die konkrete Lösung und Bewältigung von Problemen. Hierzu sollen Therapeut:innen und Klient:innen mit geeigneten Maßnahmen aktiv unterstützen und ggf. auch direkt dazu anleiten, „mit einem bestimmten Problem besser fertig zu werden" (ebd., 137). Sowohl lösungsorientierte (systemtherapeutische) Methoden als auch verhaltenstherapeutische Ansätze (z. B. Problemlösungstraining; Training sozialer Fertigkeiten oder Kompetenzen) haben hier ihren Platz. Sie entsprechen weithin der von Roth und Strüber (2021, 448) genannten zweiten (oft langwierigen) Therapiephase, in der es um ein (implizites) Umlenken „fehlgeleiteter Gewohnheiten" geht. Um die therapeutische Wirksamkeit zu erhöhen, sollte das Umlenken mit der Ressourcenaktivierung eng verschaltet werden. Zudem sind eine positive Beziehung zwischen dem/der Therapeut:in und Klient:in sowie dessen/deren beständige Ermutigung wichtig.

Im Ergebnis kommt all diesen Erkenntnissen, v. a. dem „Erarbeiten von Strategien für Problemlösungen im Alltag" (Buchner 2006, 77) sowie den (entsprechenden) handlungsbezogenen (behavioralen) Interventionen, in der direkten psychotherapeutischen Arbeit mit intellektuell beeinträchtigten Menschen eine zentrale Bedeutung zu. Lösungsorientierte Methoden unterstützen v. a. die indirekte Arbeit mit den Bezugspersonen (dazu auch Kapitel 4 über Praxisberatung).

Abschließend sei erwähnt, dass das Angebot einer Psychotherapie bei Menschen mit intellektueller Beeinträchtigung erheblich verbessert werden könnte, wenn therapieschulübergreifend den empirisch evaluierten Wirkfaktoren Rechnung getragen würde. Leider hat sich jedoch die richtungsübergreifende Perspektive noch nicht durchsetzen können. „Verantwortlich dafür ist v. a. der sich selbst aufrechterhaltende Charakter der Therapieschulen“ (Grawe, Donati & Bernauer 2001, 9).

4

4 Konzepte der Heilpädagogik und Sozialen Arbeit

Um Menschen mit intellektueller Beeinträchtigung und psychischen Störungen adäquate Unterstützung zu bieten, genügt es nicht, nur psychiatrische oder psychotherapeutische Hilfen in Betracht zu ziehen (Favell & McGimsey 1999). Vielmehr benötigen wir eine *multidisziplinäre Gesamtkonzeption*, in die gleichfalls Konzepte der Heilpädagogik und Sozialen Arbeit eingehen müssen. Denn „*without the environmental features described, it is unlikely that any therapeutic modality will produce lasting effects*" (Wieseler & Hanson 1999c, 276). Hierzu möchten wir zunächst den Ansatz der Positiven Verhaltensunterstützung aufgreifen, der aus der Behindertenarbeit hervorgegangen ist und wissenschaftlichen Studien zufolge nachweislich bei Menschen mit intellektueller Beeinträchtigung und Verhaltensauffälligkeiten erfolgversprechend ist (dazu Carr et al. 1999; LaVigna & Willis 2012). Dadurch unterscheidet sich dieser Ansatz von nahezu allen anderen heilpädagogischen Konzepten oder pädagogisch-therapeutischen Verfahren (dazu die Übersicht in Theunissen 2021b), für die es bis auf wenige Methoden, die weithin aus dem behavioral-pragmatischen Spektrum stammen und z. T. als Angebote im Rahmen der Positiven Verhaltensunterstützung genutzt werden (Soziales Kompetenztraining, Problemlösungstraining, Selbstsicherheitstraining u. Ä.), keine empirisch gestützten Wirkungsnachweise gibt. Anschließend werden Grundzüge einer lebensweltbezogenen Behindertenarbeit anskizziert, die eine Affinität zur Gemeindepsychologie und Gemeindepsychiatrie aufweist und nahtlos mit dem Konzept der Positiven Verhaltensunterstützung vereint werden kann. Anregungen zu einer systemisch- und stärkenorientierten Praxisberatung runden das Kapitel ab.

Positive Verhaltensunterstützung

Der Begriff der Positiven Verhaltensunterstützung (PVU) ist die Übersetzung der aus den USA stammenden Bezeichnung *Positive Behavior Support* (PBS) und steht für ein heilpädagogisches oder pädagogisch-therapeutisches Konzept zum Umgang mit Verhaltensauffälligkeiten, das mit dem „funktionalen Assessment" in die US-amerikanische Schulgesetzgebung (IDEA: P.L. 105–17) Eingang gefunden hat (Sugai et al. 2000, 131 f.; Snell, Voorhees & Chen 2005, 140). Die konzeptionelle Entwicklung des PBS (dazu Horner 2000; Koegel, Koegel & Dunlap 2001; Horner & Carr 1997; Carr et al. 1999; 2000; 2002; Sugai et al. 2000) begann in den 1980er-Jahren im Bereich der schulischen Arbeit mit intellektuell beeinträchtigten und autistischen Kindern. Mittlerweile verbirgt sich hinter dem Stichwort PBS ein facettenreiches Bild an Unterstützungsmaßnahmen, die von eng gestrickten, lerntheoretisch gestützten Interventionen bis hin zu breit angelegten Programmen reichen, welche von uns angesichts ihrer Ressourcen- und Lebensweltorientierung favorisiert werden.

Ferner sind in die PVU Erfahrungen eingegangen, die hierzulande in den 1980er-Jahren im Rahmen der sogenannten Enthospitalisierung gewonnen wurden (vgl. Theunissen 1997; 2000; 2021a). Das betrifft einen lebensweltbezogenen, stärkenorientierten und subjektzentrierten Ansatz zum pädagogischen Umgang mit

Verhaltensauffälligkeiten bei Menschen mit Lernschwierigkeiten, komplexer Behinderung und Autismus, dessen Philosophie und Grundzüge den breit angelegten Programmen des PBS weithin entsprechen (vgl. Bambara & Kern 2005; LaVigna & Willis 2005; 2012; Magito-McLaughlin et al. 2011; Turnbull & Turnbull 2011). Darunter werden Ansätze gefasst, die sich nicht nur auf Einzelhilfe beschränken, sondern ebenso institutionelle und alltägliche Bedingungen (Schule, Wohngruppe, Familie) sowie Maßnahmen auf gruppenbezogener Ebene (z. B. spezielle soziale Lerngruppen) in den Blick nehmen (vgl. Theunissen 2021b; 2022c). Im Folgenden beschränken wir uns jedoch aus Platzgründen auf die Einzelhilfe, die mit Blick auf unser Thema der psychischen Störungen die zentrale Bedeutung hat.

Bezugspunkte

Für die Positive Verhaltensunterstützung (PBS) lassen sich vier zentrale Bezugspunkte ausmachen (vgl. Carr et al. 2002; Sugai et al. 2000):

1) Applied Behavior Analysis (angewandte Verhaltensanalyse)

Mit der Entwicklung des PBS ist es in den USA zu einem Paradigmenwechsel gekommen, indem aversive behaviorale Methoden (z. B. Bestrafung, Timeout, unangenehme Konsequenzen, Missbilligung) durch sogenannte non-aversive Interventionen abgelöst wurden (Horner et al. 1990). Dieser Umbruch basiert auf Grundprinzipien der „Applied Behavior Analysis“ (Alberto & Troutman 2002) und fokussiert eine funktionale Problemsicht, die seit etwa Mitte der 1990er-Jahre in Bezug auf pädagogisch-therapeutische Interventionen stetig an Bedeutung gewinnt (Dunlap, Clarke & Steiner 1999, 179) und über eine bloße Verhaltensanalyse, wie sie z. B. Tscheuschner (2007, 122 f.) skizziert, hinausgeht. Zur funktionalen Sicht das folgende Beispiel: Wenn ein Heimbewohner auf Anweisungen zur Mithilfe immer wieder mit Wutanfällen reagiert und *daraufhin* stets in sein Zimmer geschickt wird, ist die Intervention (negative Verstärkung) wenig erfolgversprechend, um eine Verhaltensänderung zu erzielen. Die gleiche Intervention kann aber erfolgreich sein, wenn sie im Kontext weiterer Interventionen präventiv erfolgt, *bevor* die Situation eskaliert. Um zu einem solchen passgenauen Unterstützungskonzept zu gelangen, bedarf es der funktionalen Betrachtung verschiedener Informationen (z. B. Befindlichkeit, Mitteilungsverhalten, Motivation, Lebensstil, Interessen, Leistungsvermögen des Betroffenen, pädagogischer Führungsstil, Art der Aufgaben u.a.m.). Herkömmliche Ansätze der Verhaltensmodifikation greifen an dieser Stelle viel zu kurz.

2) Persönliche und soziale Stärken und Werte

Zweitens liegt der Positiven Verhaltensunterstützung ein Menschenbild zugrunde, wie es v. a. mit der sogenannten Stärken-Perspektive in den Schriften von Oliver Sacks (1995; 1997) sowie im Konzept des Empowerment seinen Ausdruck findet (Theunissen 2022b): *„Eine Stärken-Perspektive gründet sich auf Würdigung der positiven Attribute und menschlichen Fähigkeiten und Wege, wie sich individuelle und soziale Ressourcen entwickeln und unterstützen lassen … Alle Menschen haben eine Vielzahl von Talenten, Fähigkeiten, Kapazitäten, Fertigkeiten und auch Sehnsüchte … Die Präsenz dieser Kapazitäten für erhöhtes Wohlbefinden muss respektiert werden … Menschen wachsen nicht durch Konzentration auf ihre Probleme – im Gegenteil, dadurch wird das Vertrauen in die eigene Fähigkeit, sich* *auf selbstreflektierende Weise zu entwickeln, geschwächt" (Weick et al. 1989, 352f.).*

Im Wesentlichen geht es hierbei um Respekt vor dem Personsein des anderen sowie um Berücksichtigung und Wertschätzung seiner Ressourcen und Lebensziele, seiner Zukunftswünsche und seines Lebensstils (Carr et al. 2002, 7, 13). Die Stärken-Perspektive hat jedoch nicht nur die Einzelnen im Blick, sondern sie führt uns auch zu einem Studium sogenannter Umfeld-Ressourcen, die zur Gewinnung von mehr Lebensqualität im Interesse betroffener Menschen nutzbar und aktiviert werden sollten (vgl. Saleebey 1997). Zugleich gilt es neben der Würdigung dieses Spektrums an sozialen Ressourcen ebenso der Beachtung der Lebensstile, Ziele und Interessen von Gemeinschaften (z. B. Familie) und des Gemeinwesens, was letztlich bedeutet, dass ein Programm im Sinne der Positiven Verhaltensunterstützung um einen Interessenausgleich bemüht sein muss (Hieneman, Childs & Sergay 2006; Turnbull, Brown & Turnbull III 2004). Die Kunst besteht darin, bei einem solchen Balanceakt das Selbstbestimmungsrecht Betroffener mit sozial berechtigten Ansprüchen zu verschalten, ohne dabei die individuellen und kollektiven Entwicklungsmöglichkeiten zu gefährden. Eine Orientierungshilfe bieten hierzu die allgemeinen Menschenrechte – wohl wissend, dass es wichtig ist, darauf zu achten, dass Menschen mit intellektueller Beeinträchtigung gleichfalls als Bürger:innen einer Gesellschaft anerkannt werden.

3) Systemökologische Erkenntnisse und Überlegungen

Der funktionalen Problemsicht ist unschwer zu entnehmen, dass kontextuelle Bedingungen zum Verständnis herausfordernder Verhaltensweisen eine wichtige Rolle spielen. In dem Zusammenhang bieten systemische, sozioökologische oder gemeindepsychologische Ansätze eine Bezugsbasis, so z. B. Bronfenbrenners Konzept der „Ökologie der menschlichen Entwicklung" (1981). Es gehört es zu einem wichtigen Anliegen der Positiven Verhaltensunterstützung, auf der Basis der funktionalen Problemsicht geeignete Beziehungsmuster (Interaktionen) und Lebensräume für Menschen mit intellektueller Beeinträchtigung zu eruieren und zu fördern. Dies kann auf eine Veränderung bestehender Lebenswelten zur Gewinnung von mehr Menschlichkeit und Lebensqualität hinauslaufen. Solche Maßnahmen werden insbesondere unter *präventiven Gesichtspunkten* gesehen (Carr et al. 2002, 8; auch Sugai et al. 2000, 136). Wenn z. B. bekannt ist, dass bestimmte Systemzwänge oder Alltagsroutine Verhaltensauffälligkeiten provozieren, macht es Sinn, die Abläufe oder Bedingungen so zu verändern und zu gestalten, dass sie möglichst keinen oder nur wenig Anlass zu Beschwerden oder Widerstand bieten.

Des Weiteren legt die systemökologische Perspektive nahe, nicht einzig und allein mit Betroffenen zu arbeiten, sondern stets die relevante Bezugswelt (verschiedene lebensweltliche Systeme) mit einzubeziehen bzw. als Adressaten zu betrachten. Die Nähe der Positiven Verhaltensunterstützung zur systemischen Denkfigur (dazu Kapitel 3) ist an dieser Stelle wie auch später bei der funktionalen und wertschätzenden Symptomsicht offenkundig. Manchmal führt allein die an der Positiven Verhaltensunterstützung orientierte Arbeit mit einem Mitarbeiterteam schon zur Auflösung des beklagten Verhaltens. Ein solcher systemischer Effekt (durch Bewusstseinsbildung, neue Wahrnehmungs-, Einstellungs- und Handlungsmuster) bedarf freilich der Stabilisierung, was dadurch erreicht werden kann, dass (gleichfalls) Betroffene zu einem alternativen (positiven) Verhalten angeregt und befähigt werden. Diese praktischen Konsequenzen werden in der Positiven

Verhaltensunterstützung weitaus höher bewertet als Versuche, das Problemverhalten direkt anzugehen (Carr et al. 2002, 4). Folgerichtig ist eine *Partizipation* wichtiger Bezugs- und Umkreispersonen (z.B. auch ehrenamtliche Helfer:innen, Geschäftsleute, Nachbar:innen) am Prozess der Positiven Verhaltensunterstützung geboten (Carr et al. 2000, 8; Snell, Voorhees & Chen 2005), und es bedarf einer guten *Zusammenarbeit* (collaboration) zwischen den Systemen sowie innerhalb eines Teams – u.z. nicht nur auf Gruppenebene (in Bezug auf Wohnen, WfbM etc.), sondern ebenso übergreifend in einem erweiterten sozialen Bezugskontext (z.B. zwischen Eltern, pädagogischen und therapeutischen Fachkräften).

4) Inklusion

Vor dem Hintergrund der allgemeinen Menschenrechte verbietet es sich, Menschen mit intellektueller Beeinträchtigung auszugrenzen. Daher hat sich die Positive Verhaltensunterstützung der Leitidee der Inklusion verschrieben, wie sie weltweit im Vereine mit Empowerment als Wegweiser zeitgemäßer Behindertenarbeit ausgewiesen wird (Schwalb & Theunissen 2018; Theunissen & Schirbort 2010; Theunissen 2022b). Das Recht auf volle gesellschaftliche, ja uneingeschränkte Zugehörigkeit von Menschen mit Behinderungen beginnt mit der Geburt und gilt nicht etwa nur für den vorschulischen oder schulischen Bereich, sondern ebenso für die Teilhabe am Arbeitsleben oder Lebensgestaltung im Erwachsenenalter und Alter. Hierzu hat die Behindertenarbeit das notwendige Maß an Unterstützung anzubieten, um den Einzelnen einen Zugang zu gesellschaftlichen „Regelkontexten", eine Teilhabe an gesellschaftlichen Bezügen sowie ein Leben in ihrer vertrauten (natürlichen) Lebenswelt zu ermöglichen. Diese Aufgabe ist der Positiven Verhaltensunterstützung quasi einverleibt. Daher findet sie üblicherweise in realen Lebenswelten statt (z.B. in der Familie, Wohngruppe, Schulklasse, Arbeitsstätte).

Grundannahmen

Die Positive Verhaltensunterstützung basiert auf folgenden Grundannahmen (dazu Carr et al. 2000, IX; LaVigna, Willis & Foreman 2012; Theunissen 2022d):

- Verhaltensauffälligkeiten sind in erster Linie erlernt, also können sie auch wieder verlernt werden.
- Verhaltensauffälligkeiten sind kontextbezogen, daher sollten umfeldverändernde Maßnahmen einen zentralen Stellenwert haben.
- Verhaltensauffälligkeiten dienen einem persönlichen Zweck, dessen Aufbereitung ein wichtiger Schritt zum Verstehen der Person darstellt.
- Effektive Programme basieren somit auf einer funktionalen Betrachtung von Verhaltensauffälligkeiten.
- Effektive Programme müssen folgerichtig „breit" angelegt sein, sowohl Kontexte als auch das Problemverhalten und die Subjektseite (Lebensstil, Interessen, Bedürfnisse …) in den Blick nehmen.
- Da non-aversive Programme den aversiven und restriktiven Interventionen überlegen sind, sollten Bestrafungsmethoden grundsätzlich vermieden werden.
- Effektive Programme verlangen eine gute Zusammenarbeit aller beteiligten Bezugspersonen und Bezugsysteme.

Unterstützungskreis

Ausgangspunkt der Positiven Verhaltensunterstützung ist der Wunsch von Eltern, Pädagog:innen oder Mitarbeitenden aus Einrichtungen der Behindertenhilfe nach Unterstützung im Umgang mit Kindern, Jugendlichen oder Erwachsenen, deren Verhalten als problematisch oder auffällig angesehen wird. Das Konzept sieht unter Regie eines/einer Praxisberater:in die Bildung eines *Unterstützungskreises (circle of supports)* mit Schlüsselpersonen (z. B. zuständige Lehrer:innen, Therapeut:innen, Familienmitglieder) vor, deren Aufgabe es ist, sich zunächst einen Überblick über den Sachverhalt zu verschaffen, um dann geeignete Arbeitsschritte festzulegen und Absprachen in Bezug auf Durchführung eines Assessment und Entwicklung sowie Implementierung eines Unterstützungsprogramms zu treffen. Als Entscheidungshilfe für eine Indikationsstellung im Hinblick auf eine Beratung oder Einzelhilfemaßnahme kann ein systemisches Vorgehen (dazu unser abschließendes Unterkapitel) hilfreich sein. Zudem hat der Unterstützungskreis darauf zu achten, dass alle Überlegungen mit anderen Hilfeplänen Hand in Hand gehen, um widersprüchliche Zielsetzungen zu vermeiden. Am besten ist es, die Positive Verhaltensunterstützung als Bestandteil der *Personzentrierten Planung* (z. B. persönliche Zukunfts- oder Lebensstilplanung) zu betrachten (Theunissen 2021a, 206 ff.; Turnbull & Turnbull III 2001), weil dadurch die Partizipation der betroffenen Person sichergestellt werden kann. Zudem sollte so weit wie möglich das noch darzustellende funktionale Assessment (im Sinne der verstehenden Diagnostik) auch mit der Person durchgeführt werden, da ihre Sicht eine wichtige Bereicherung der Informationsgewinnung durch Dritte (Mitglieder des Unterstützungskreises, Mitarbeiter:innen, Eltern o. a.) darstellt.

Medizinisches Assessment

Bevor eine spezielle Einzelhilfe durch ein funktionales Assessment (verstehende Diagnostik) auf den Weg gebracht wird, sollte grundsätzlich untersucht werden, ob es Zusammenhänge zwischen dem Gesundheitszustand der Person und dem herausfordernden Verhalten gibt. Etwa ein Drittel aller Menschen mit intellektueller Beeinträchtigung hat erhebliche Schwierigkeiten sich verbal zu äußern, weshalb ein Problemverhalten nicht selten eine kommunikative Funktion hat, indem z. B. Kopf-, Zahn- oder Bauchschmerzen über Kopfschlagen, sich Beißen, Schreien und lautes Umherrennen zum Ausdruck gebracht werden. Sind körperliche Schmerzen oder Erkrankungen Auslöser für Verhaltensauffälligkeiten, müssen zunächst einmal die physischen Beschwerden behandelt werden. Neben der allgemeinmedizinischen Untersuchung ist die psychiatrische immer dann sinnvoll, wenn Zusammenhänge zwischen Nebenwirkungen von Psychopharmaka oder psychischen Störungen (v. a. Depressionen, Angst- oder Essstörungen) und herausfordernden Verhaltensweisen vermutet werden (vgl. Kapitel 2).

Funktionales Assessment

Um Interventionen im Sinne der Positiven Verhaltensunterstützung zu entwickeln, müssen zunächst Bedingungen erfasst werden, die mit dem Problemverhalten in Verbindung stehen. Ein solcher Prozess wird als funktionales Assessment bezeichnet (O'Neill et al. 1997; Carr et al. 2000, 31 ff.). Er enstpricht weithin der verstehenden Diagnostik. Häufig wird der Begriff des funktionalen Assessment mit dem der funktionalen Analyse synonym benutzt. Nach Ervin et al. (2001, 193) sollte jedoch zwischen einem funktionalen Assessment „im weiteren Sinne“ (z. B. mit Blick auf Erhebungen, die zur Bildung von Arbeitshypothesen führen) und einer funktionalen Analyse „im engeren Sinne“ (v. a. in Bezug auf eine experimentelle Prüfung der Arbeitshypothesen) differenziert werden. Bezüglich des Assessments wird eine indirekte und direkte Form unterschieden.

Indirektes Assessment

Beim indirekten Assessment werden allgemeine Informationen gesammelt, von denen wir annehmen, dass sie zum Verständnis von Verhaltensauffälligkeiten wichtig sind und Anhaltspunkte für eine Programmentwicklung bieten können. Das betrifft v. a. Fragen nach:

- Stärken, Ressourcen, Fähigkeiten und Fertigkeiten,
- Alltagsroutine (Tagesablauf) und alltäglichen Aktivitäten,
- Interessen, Wünschen, Bedürfnissen und Lebenszielen des betroffenen Menschen und seines Umfeldes (Eltern, Lehrer:innen, Erzieher:innen, Mitarbeitende …),
- sozialen Beziehungen, Freundschaften, Vertrauensperson,
- Selbstbestimmung (Wahl-, Entscheidungs- und Kontrollmöglichkeiten),
- dem Entwicklungs- und Lernniveau (kognitiv, emotional, sozial, sensorisch, motorisch),
- Identitätserfahrungen und Selbstbild,
- herausfordernde Angebote,
- Zugangsmöglichkeiten zu Hobbys, Lieblingsbeschäftigungen o. Ä.,
- Nutzung der sogenannten konfliktfreien Zeit,
- Lebens- und Arbeitsbedingungen (Wohnverhältnisse, Schule, Arbeitsplatz: einschränkend, Halt gebend, entwicklungsfördernd, kontrollierbar …),
- Wohlbefinden (emotional, sozial, physisch, materiell) und Lebenszufriedenheit,
- soziale und gesellschaftliche Inklusion.

Darüber hinaus ist es nicht selten sinnvoll, sich zusätzliche Informationen über die *individuelle Lebensgeschichte* einzuholen (Theunissen 2021a, 136 f.).

Grundsätzlich kommt es darauf an, dass durch die allgemeinen Informationen die Planung eines Unterstützungsprogramms sichergestellt werden kann, welches nicht nur auf den Abbau auffälligen Verhaltens zielt, sondern immer auch zu Entwicklungs- und Selbstverwirklichungsmöglichkeiten der Person und zu mehr Lebensqualität beitragen kann (Horner 2000; Carr et al. 2002; Sugai et al. 2000; State of Vermont 2004, 5; Washington State 2003, 1; Theunissen 2016; 2017; Turnbull & Turnbull III 2001). Wie wichtig dieser Aspekt einzuschätzen ist, geht allein aus folgender Leitfrage hervor, die Reese und Kollegen (2001, 253) zitieren: „Wie geht es der Person tagsüber? Ist sie glücklich, zufrieden und sicher in ihrer Lebenswelt?“

Direktes Assessment

Das direkte Assessment fokussiert die konkrete Problemsituation. Dabei geht es um Fragen, die sich

- auf den Entstehungszeitpunkt des Problemverhaltens,
- auf Art, Schwere, Intensität und Häufigkeit des auffälligen Verhaltens,
- auf hintergründige Aspekte,
- auf Personen, durch deren Anwesenheit sich die Wahrscheinlichkeit des Auftretens von Verhaltensproblemen erhöhen kann,

- auf situative Bedingungen und Tätigkeiten, die die Wahrscheinlichkeit des Auftretens auffälligen Verhaltens erhöhen können sowie auf die Konsequenzen beziehen.

Hierzu lassen sich sogenannte W-Fragen nutzen:
Wer hält sich in der Nähe des/der Betroffenen auf bzw. wer ist mit der Auffälligkeit verstrickt?
Welche Anforderungen bestehen bzw. was wird in der gegebenen Situation von dem/der Betroffenen verlangt oder erwartet?
Wo ereignet sich die Auffälligkeit?
Wie ist die gegebene Situation gestaltet?
Welche Arbeitsmaterialien werden in der Situation genutzt?
Wann tritt die Auffälligkeit auf?
Wie intensiv tritt das Problemverhalten zutage?
Welche Konsequenzen ergeben sich?
Wie lange hält das Problemverhalten an?
Welche Maßnahmen erfolgten bisher und wie erfolgreich waren sie?
Was ist bei der auffälligen Person zu beobachten (z. B. Zittern, Blässe …)?

Zudem stehen Verhaltensbeobachtungen im Vordergrund, um Situationen und Bedingungen zu erfassen, die das Verhalten verstärken und aufrechterhalten. Hierzu soll verteilt über mehrere Tage (z. B. in 30 Minuten-Blöcken) die betreffende Person beobachtet werden, um auslösende Bedingungen, Verhaltensauffälligkeiten und auch Konsequenzen zu erfassen. Eine Metaanalyse (auf der Grundlage von 20 Studien mit 43 Einzelhilfe-Programmen) hat ergeben, dass für ein funktionales Assessment durchschnittlich 17 Stunden an Beobachtungszeit zwischen 3 bis 20 Tagen aufgebracht werden mit einer täglichen Dauer bis zu 90 Minuten (Crimmins & Farrell 2006, 38).

Zum einen empfiehlt es sich, ein sogenanntes S-A-B-C-Schema zu nutzen (Horner et al. 2001), das der Erfassung hintergründiger Ereignisse (*setting events*), der Beschreibung von auslösenden Bedingungen (*antecedent conditions*), des Problemverhaltens (*behavior*) und der Konsequenzen (*consequences*) dient (vgl. folgende Abbildung). Zum anderen sollten Schemata bzw. Strichlisten entworfen und genutzt werden, um die Häufigkeit, Dauer und Intensität des auffälligen Verhaltens zu erfassen (Westling & Fox 2004, 300 f.; Theunissen 2016). Solche Listen sind hilfreich, um die Wirksamkeit eines Unterstützungsprogramms prüfen und dokumentieren zu können. Mit der gezielten Erfassung der beklagten Verhaltensweisen wird eine sogenannte Baseline (Ausgangssituation) erstellt, die für eine experimentelle Analyse oder später im Rahmen einer Prüf- oder Kontrollphase, in der die Listen erneut zur Anwendung kommen sollen, zum Vergleich herangezogen werden kann. Nicht selten wird dieses systematische Vorgehen in der alltäglichen Praxis als aufwendig (kaum durchführbar) betrachtet. Erfahrungen zeigen allerdings, dass solche Messungen, wenn sie gewissenhaft erfolgen, eine lohnenswerte Angelegenheit v. a. im Hinblick auf Transparenz, Zielorientierung und Selbstkontrolle der Maßnahmen sind.

Beispiel eines S-A-B-C-Bogens

Name:	Gerd Vogel Gruppe 2
Datum:	17.09.2005
Beobachter/Berichterstatter:	Paul Klotz (Gruppenleiter); Ute Kohl (Erzieherin)

S	A	B	C
Müdigkeit und erhöhte Reizbarkeit durch erhebliche Schlafstörungen und Kopfschmerzen	Herr Vogel begibt sich mürrisch und unmotiviert zu seinem Arbeitsplatz. Herr Klotz fordert ihn auf, zügig mit seiner Arbeit zu beginnen.	Herr Vogel wehrt ab, steigert sich bei wiederholter Aufforderung in eine Erregung, brüllt, schlägt mit seinen Fäusten auf den Tisch, wirft die Arbeitsmaterialien auf den Boden und versucht, Herrn Klotz zu treten und zu schlagen.	Frau Kohl kommt hinzu, ermahnt Herrn Vogel mit Nachdruck – ohne Erfolg, dann schicken Herr Klotz und Frau Kohl Herrn Vogel aus dem Raum mit der Anweisung, sich im Gang zu beruhigen und der Androhung von weiteren Sanktionen (Kürzung des Arbeitsgeldes).

Funktionale Problemanalyse und Bildung von Arbeitshypothesen

Das funktionale Assessment mündet in die funktionale Problemanalyse. Dabei kommt es darauf an, die subjektive Bedeutung, den Sinn oder Zweck der beklagten (herausfordernden) Verhaltensweisen durch eine positive Konnotation des Verhaltens sowie durch eine funktionale Betrachtungsweise der S-A-B-C-Faktoren zu erfassen. Da das auffällige Verhalten aus der Sicht der Person häufig mehrere Funktionen haben kann (z. B. andere in der Wohngruppe stören: um Aufmerksamkeit auf sich zu lenken, um im Mittelpunkt zu stehen, um die Situation zu bestimmen, aus Eifersucht, Langeweile u. a.), werden Arbeitshypothesen gebildet. Diesbezüglich lassen sich spezifische und globale Annahmen unterscheiden (Knoster 2000, 206):

Spezifische Annahmen fokussieren die Problemsituation auf der Grundlage der S-A-B-C-Faktoren und sogenannten W-Fragen. Mit Hilfe spezifischer Annahmen sollen passgenaue Interventionen für konkrete Situationen gewonnen werden (z. B. durch Modifikation der auslösenden Bedingungen, Veränderung der Konsequenzen, Erwerb einer Handlungsalternative für das Problemverhalten). Spezifische Arbeitshypothesen allein können jedoch noch nicht ein umfassendes Bild über die Komplexität der Problemsituation vermitteln. Daher macht es Sinn, auch sogenannte *globale Annahmen* zu formulieren, die weitere Einflüsse auf das auffällige Verhalten beschreiben (z. B. Systemzwänge, fremdbestimmte Alltagsroutine, fehlende Wahl- und Entscheidungsmöglichkeiten im Rahmen des alltäglichen Lebens) und zu einem umfassenderen Verständnis der Problemsituation beitragen können. Darüber hinaus sollen globale Arbeitshypothesen über individuelle und soziale Ressourcen, Stärken, persönliche Lebensziele oder Präferenzen und über sogenannte konfliktfreie Zeiten Aussagen machen wie auch Wünsche oder Ziele der Umkreispersonen (z. B. Eltern, Lehrkräfte, Gruppenmitarbeiter:innen) berücksichtigen (Hieneman, Childs & Sergay 2006).

Im Ergebnis ist unschwer zu erkennen, dass das skizzierte Assessment der PVU umfassend angelegt und einigen anderen diagnostischen Empfehlungen oder Vorgehensweisen zur Erfassung von Verhaltensauffälligkeiten überlegen ist. Das betrifft nicht nur die angewandte Verhaltensanalyse oder herkömmliche Verhaltenstherapie, sondern ebenso psychodynamische oder heilpädagogische Ansätze sowie den in jüngster Zeit in Anlehnung an Došen propagierten „entwicklungsbasierten Ansatz“ mit seinem Schema der emotionalen Entwicklung (SEO), der dem eigenen Anspruch, Erwachsene mit intellektueller Beeinträchtigung und Problemverhalten nicht wie „Kleinkinder“ zu sehen und zu behandeln, kaum gerecht wird (Sappock & Zepperitz 2016).

Experimentelle funktionale Analyse

Um die spezifischen Arbeitshypothesen zu erhärten, können (sollten) mit Hilfe von funktionalen Analysen experimentelle Situationen hergestellt werden, in denen bestimmte Bedingungen oder Konsequenzen gezielt verändert werden (Miltenberger 1999, 227; Horner 2000, 100). Dabei müssen genaueste Verhaltensbeobachtungen erfolgen, um jede Veränderung zu erfassen. Wenn das Problemverhalten zu einer relativ hohen Rate nur unter einer bestimmten Bedingung (Original) im Vergleich zu einer anderen (experimentelle Bedingung) vorkommt, würde dies für die angelegte Hypothese sprechen. Daraus können dann Schlussfolgerungen für Veränderungen im Umfeld oder bezüglich des Verhaltens eines/einer Betroffenen gezogen werden. Wie wir uns eine experimentelle Analyse vorstellen können, geht aus dem folgenden Beispiel hervor:

„Willi, ein 22 Jahre alter Mann mit Down-Syndrom, einer schweren intellektuellen Beeinträchtigung und einer depressiven Störung (major depressive disorder), bekam eine Arbeit in einem Team an Reinigungskräften in einem Hotel. Jeweils drei Personen, die für Zimmerreinigungen verantwortlich waren, wurden durch einen Job Coach angeleitet und unterstützt. Willis Job war es, die Möbel in den Zimmern zu entstauben und zu säubern. Während der Trainingsphase zeigte der Job Coach Willi, wie die Möbelpolitur aufgesprüht und nachgewischt werden sollte, indem er es ihm zunächst vormachte [modeling] und ihm dann Hilfestellung durch Handführung gab. Willi weigerte sich jedoch von Anfang an, die Arbeit engagiert auszuführen, was zur Folge hatte, dass ein Praxisberater für Verhaltensunterstützung hinzugezogen wurde.

Der Berater sprach zunächst mit dem Job Coach und führte, als Willi arbeiten sollte, eine Verhaltensbeobachtung durch [nach dem A-B-C Schema: Auslöser-Verhalten-Konsequenz]. Es zeigte sich, dass, sobald Willis Job Coach ihn zur Arbeit aufforderte, Willi auf den Flur auswich, sich hinsetzte und den Kopf in seinen Schoß legte. Daraufhin forderte der Job Coach Willi auf, aufzustehen und zog ihn hoch. Sobald Willi vor dem Arbeitstisch stand, wurde er angeregt, wieder zu arbeiten; und abermals entwich Willi in den Flur. Dieses Verhalten zeigte er mehrmals täglich.

Aus dem Gespräch mit dem Job Coach und der direkten Verhaltensbeobachtung leitete der Praxisberater zwei Hypothesen in Bezug auf mögliche Funktionen des Problemverhaltens ab – Aufmerksamkeit bekommen durch Mitarbeiter [staff] oder der gestellten Aufgabe ausweichen. […] Um herauszufinden, ob das Problemverhalten durch positive Verstärkung (Aufmerksamkeit), negative Verstärkung (vor der Aufgabe fliehen) oder durch beide Aspekte aufrechterhalten wurde, entwickelte der Praxisberater eine experimentelle funktionale Analyse-Strategie.

Er instruierte den Job Coach für zwei unterschiedliche experimentelle Situationen: In der Entweichungssituation sollte der Job Coach überhaupt nicht reagieren, wenn Willi auf den Flur ging und sich hinsetzte. In dem Falle konnte Willi sich zwar der Aufgabe entziehen, bekam aber keine Aufmerksamkeit. In der Aufmerksamkeitssituation sollte der Job Coach Willi in dem Moment, wo dieser entweichen wollte, festhalten und mit ihm gemeinsam die Aufgabe per Handführung zu Ende bringen. In dem Falle bekam Willi Aufmerksamkeit, konnte sich aber der Aufgabe nicht entziehen.

Diese beiden experimentellen Bedingungen wurden mehrmals an verschiedenen Tagen durchgeführt. Nach vielen Versuchen zeigte sich, dass das problematische Verhalten sehr viel öfters in der Entweichungssituation als in der Aufmerksamkeitssituation auftrat. Die Ergebnisse ließen den Schluss zu, dass die Arbeitsflucht für Willis Problemverhalten verstärkend war. Die Aufmerksamkeit spielte zur Aufrechterhaltung des Problemverhaltens keine Rolle. In diesem Fall wurde das Prinzip der direkten Handführung in Situationen, in denen sich Willi der Aufgabe durch Entweichen in den Flur zu entziehen versuchte (Löschung des flucht-motivierten Problemverhaltens), Bestandteil einer erfolgreichen Behandlung. Zudem erhielt er öfters kurze Pausen, um seinen Job besser zu machen (negative Verstärkung des aufgabenbezogenen Verhaltens)" (Miltenberger 1999, 231).

Entwicklung eines Unterstützungsprogramms

Ausgangspunkt der Entwicklung eines Unterstützungsprogramms sind die Annahmen, die im Rahmen des funktionalen Assessment erarbeitet wurden.

Greifen wir hierzu das Beispiel mit Herrn Vogel auf. Herr Vogel leidet unter einer Schlafstörung. Daher bestehen erhebliche Durchschlafprobleme, die seine Müdigkeit, Kopfschmerzen und Empfindlichkeit begründen. Bevor ein funktionales Assessment durchgeführt wurde, versuchten die Mitarbeitenden das Problem der Arbeitsunlust und Wutausbrüche zu bewältigen, indem sie Herrn Vogel zunächst scharf zurechtwiesen, ihn dann aber letztlich aufforderten, die Gruppe zu verlassen, um sich zu beruhigen. Diese Anweisung erfolgte, *nachdem* er jeweils schrie, tobte, Gegenstände zerstörte oder Personen zu schlagen versuchte. Dadurch aber wurden seine sozialen Auffälligkeiten verstärkt. Durch das funktionale Assessment, welches die Schlafproblematik zur Kenntnis brachte, war es möglich, die Tage und Anfangszeit des Unwohlseins, der Unlust und erhöhten Reizempfindlichkeit genauestens zu bestimmen. Vor dem Hintergrund dieses Wissens wurde ein Programm erstellt, nach dem Herr Vogel jeweils vor Beginn seiner Arbeit eine Ruhepause gewährt wurde. Dadurch konnten die Auseinandersetzungen und Wutausbrüche vermieden werden. Zudem konnte eine bessere Arbeitsleistung als zuvor erreicht werden.

Dass bei Herrn Vogel nur ein auf die Problemsituation maßgeschneidertes Programm durchgeführt wurde, hatte zwei Gründe: Zum einen sah sich das Personal in der Werkstatt nicht in der Lage, mehr zu tun (z. B. Herrn Vogel zu befähigen, seine Reizempfindlichkeit selbst einzuschätzen und den Ruheraum aufzusuchen). Zum anderen, und das war der wesentliche Grund, hatte das allgemeine Assessment bis auf die Erkenntnis, dass sein Zimmer in seiner WG ungünstig gelegen war, keine Besonderheiten für einen weiteren pädagogischen Handlungsbedarf zutage gebracht. Herr Vogel war mit seiner allgemeinen Lebenssituation weithin zufrieden, er galt in seiner Wohngruppe als umgänglich und recht selbstständig; und es wurde ihm Raum für selbstbestimmte Entscheidungen und Handlungen gegeben. Aufgrund seiner Schlafstörungen hatte er ein ruhigeres Zimmer bekommen. Zudem wurde er medikamentös behandelt. Zwischen den Mitarbeitern in seiner WG und der WfbM war allerdings vor dem Hintergrund des Programms ein beständiger Informationsaustausch vereinbart worden.

Dieses Beispiel führt uns vor Augen, dass Programme der Positiven Verhaltensunterstützung sowohl breit angelegt als auch eng umschrieben sein können. Solche Entscheidungen sind letztlich immer der Problemanalyse auf der Grundlage des funktionalen Assessments mit seiner personenspezifischen (Zweck des Verhaltens, Lebensstil, Wünsche) und strukturellen Ausrichtung (Situation, Lebensbedingungen) geschuldet.

Im Folgenden wollen wir nunmehr fünf, miteinander eng verknüpfte, funktional aufeinander bezogene Aspekte herausstellen, die für die Entwicklung eines Unterstützungsprogramms bedeutsam sind:

1) Veränderung von Kontextfaktoren

In der Positiven Verhaltensunterstützung wird davon ausgegangen, dass Maßnahmen, die die Veränderung von Kontextfaktoren betreffen, bereits sehr effektiv sein können (Carr et al. 1999; 2000; Carr, Reeve & McLaughlin 2001). Werden z. B. Maßnahmen ergriffen, bevor ein auffälliges Verhalten auftritt (wie beispielsweise bei Herrn Vogel), können schon häufig Problemsituationen vermieden werden. Damit gewinnt die Veränderung von Kontextfaktoren nicht selten eine *präventive Bedeutung*. Das gilt für die Veränderung der auslösenden Bedingungen genauso wie für hintergründige Ereignisse (Bei Herrn Vogel wurden beide Aspekte in den Blick genommen). Eine Veränderung von Kontextfaktoren muss freilich noch keine Problemlösung bedeuten. Häufig trägt sie nur zur Entschärfung einer Problemsituation bei. Für die Veränderung von Kontextfaktoren sind sechs Strategien (dazu Bambara & Knoster 1998, 15; Reichle et al. 1999, 241 ff. Theunissen 2021b, 148 ff.) bedeutsam:

1. Besteht die Möglichkeit, eine Situation zu schaffen, in der ein auslösendes oder hintergründiges Ereignis erst gar nicht auftritt?
2. kann eine kritische Situation so verändert werden, dass sie erträglich oder positiv bewältigt werden kann?
3. Besteht die Möglichkeit, eine angenehme Aktivität oder ein angenehmes Angebot in den Tagesablauf einzubauen, wenn eine bestimmte Anforderung bestehen bleiben muss (z. B. beim Baden mit Schaum spielen, Düfte genießen und entspannen, ästhetische Aktivitäten)?
4. Lässt sich ein Tagesablauf, eine Situation oder Aufgabe, die als kritisch eingeschätzt wird (z. B. langweilig, unterfordernd), durch die Wahl eines zusätzlichen Angebots bereichern?
5. Sind bestimmte hintergründige Ereignisse (z. B. Menstruation, Obstipation, Zahnschmerzen) als Vehikel für kritische Situationen bekannt, kann ihr Einfluss durch passende Angebote (z. B. Entspannungsangebote, Musik, Schmerzmittel) neutralisiert werden.
6. Sollten Situationen, Aktivitäten oder Angebote strukturiert werden (z. B. durch visualisierte Ablaufpläne), wenn unstrukturierte Situationen nachweislich als chaotisch oder überfordernd erlebt werden?

2) Erweiterung des Verhaltens- und Handlungsrepertoires

Nicht selten ist zu beobachten, dass sich Personen auffällig verhalten, weil ihnen keine alternativen, sozial angemessenen Problemlösungsmuster (*Coping*) zur Verfügung stehen. Mitunter hat sich das Verhalten aber auch so verfestigt, dass selbst bei einer Bereitschaft, sich anders zu verhalten, eine Veränderung aus eigener Kraft nicht mehr möglich ist. Heilpädagogische oder psychotherapeutische Interventionen, die bloß auf positiven Kontakt und Wohlbefinden, Einsicht oder Einstellungsänderung zielen, sind daher unzureichend. Vielmehr kommt es auf neue Lernerfahrungen durch konkretes Handeln an, die sich am besten in positiv erlebbaren Situationen gewinnen lassen. Im Rahmen der Positiven Verhaltensunterstützung werden hierzu drei Strategien herausgestellt (Bambara & Knoster 1998, 18; Theunissen 2021b, 152 f):

1. Neuerwerb und/oder Nutzung eines Verhaltens, das als funktionales Äquivalent für ein auffälliges Verhalten dienen kann,
2. Neuerwerb eines Verhaltens, das zu verbesserter und zu mehr Handlungskompetenz führen kann,
3. Neuerwerb eines alternativen positiven Bewältigungsverhaltens (Coping).

3) Veränderung von Konsequenzen

Sollen Konsequenzen verändert werden, stellt sich erstens die Frage, wie ein positives oder neues Verhalten am besten unterstützt werden kann, sodass es wirksamer wird als das beklagte Verhalten. Verstärkerpläne und Strategien, wie wir sie aus der Verhaltensmodifikation kennen, haben hier ihren Platz. Allerdings werden nonaversive (aufbauende) Methoden priorisiert. Bestrafung, Time-Out, Fixierungen o.Ä. sind im Prinzip verboten und nur in rechtlich genehmigten Ausnahmefällen zulässig (State of Vermont 2004, 9 ff., 20). Zudem lassen sich selbst bei schweren Formen auffälligen Verhaltens (z. B. massive Aggressionen und Sachbeschädigungen, selbstverletzendes Verhalten) restriktive Methoden (z. B. Essensentzug, Fixierungen, Elektroschock) durch ein PBS-Unterstützungsprogramm erfolgreich (mit positivem Langzeiteffekt) ersetzen (Bird & Luiselli 2000; LaVigna & Willis 2012; IJPBS 2016). Ferner greifen Interventionen, die nur verhaltenssteuernde Techniken vorsehen, bekanntermaßen zu kurz (hierzu Kapitel 3). Daher ist es wichtig, das direkte Verhaltensmanagement in ein Gesamtprogramm einzubetten, welches persönlichkeits- und lebensstilunterstützenden Maßnahmen breiten Raum gibt (Favell & McGimsey 1999, 268 ff.). Ferner sollte neben der Fremdverstärkung immer ein *Selbstmanagement* (Selbstkontrolle und -regulation) unterstützt werden (dazu Koegel & Koegel 1990; Sainato et al. 1990; auch Kapitel 3) – wohl wissend, dass diese Möglichkeit i. d. R. nur bei Personen mit einem IQ >50 und einer Verbalisierungsfähigkeit, die mindestens der eines zweijährigen Kindes entspricht, sinnvoll zum Tragen kommt (Schreibman, Heyser & Stahmer 1999, 51). Für ein selbstkontrolliertes Verhaltensmanagement können auch gemeinsam mit der Person Verhaltensregeln oder Kontingenzverträge visualisiert und/oder vereinbart werden. Denkbar ist auch der Rückgriff auf einfach angelegte Stimmungsbarometer oder Smiley-Skalen zur Selbsteinschätzung des Verhaltens. Eng verknüpft mit dem Verhaltensmanagement durch Verstärkung ist die Methode des (fehlerfreien) Lernens mit vorübergehender Hilfestellung (*prompting*). Sie eignet sich v. a. zum Erwerb neuer Verhaltensweisen oder Fertigkeiten.

Zweitens gilt zu fragen, wie einer betroffenen Person vor Augen geführt werden kann, dass es sich nicht (mehr) lohnt, mit Verhaltensauffälligkeiten zu imponieren. Hierzu gibt es verschiedene Strategien wie z. B. das Ignorieren eines unerwünschten Verhaltens, das Umlenken oder Hinlenken auf eine alternative (angenehme) Tätigkeit sowie ein verbales Feedback, indem auf logische oder natürliche Konsequenzen aufmerksam gemacht wird. Eine logische Konsequenz wäre z. B., dass ein Kind, nachdem es ein Spielzeug zerstört hat, nicht mehr damit spielen kann. Eine natürliche Konsequenz ergibt sich, wenn jemand bei der Erledigung einer Aufgabe bummelt, sodass ihm nachher nicht mehr viel Zeit für eine Lieblingsbeschäftigung bleibt.

Drittens gibt es immer wieder Situationen, in denen „notfallmäßig" interveniert werden muss (z. B. zum Schutz der Person oder anderer). Solche Interventionen sind an anderer Stelle ausführlich diskutiert worden (Theunissen 2021b, 101; 2022d, 252 ff; Wüllenweber 2009; auch State of Vermont 2004). Ein zentrales Problem besteht darin, dass sie zumeist aversiven Charakter haben und zu einer (unreflektierten) Bestrafung entgleiten können. Dagegen wendet sich die Positive Verhaltensunterstützung, der es bei einer „Notfallintervention" darauf ankommt, dass die Person in ihrer Würde, Identität und mit ihren Rechten (Freiheit, körperliche Unversehrtheit) nicht verletzt sowie im Nachhinein nicht mit ihren Problemen allein gelassen wird. Ferner gilt es darauf zu achten, dass die Umkreispersonen nicht nachtragend sind und „Notfallinterventionen“ in ein Gesamtprogramm integriert werden (Favell & McGimsey 1999, 267 f.). Dazu haben v. a. persönlichkeits- und lebensstilunterstützende Maßnahmen einen wichtigen Beitrag zu leisten.

4) Persönlichkeits- und lebensstilunterstützende Maßnahmen

Persönlichkeits- und lebensstilbezogene Unterstützungsleistungen gewinnen in Konzepten des PBS zusehends an Bedeutung (Carr et al. 2002; Bambara & Knoster 1998; Knoster 2000; Hieneman, Childs & Sergay 2006) und haben in dem von uns favorisierten Breitbandkonzept der Positiven Vehaltensunterstützung einen zentralen Stellenwert. Sie knüpfen an Kriterien des allgemeinen Assessments sowie an den globalen Arbeitshypothesen an, wo es um Lebenszufriedenheit, Ziele und Möglichkeiten einer sinnerfüllten Lebensverwirklichung geht.

Drei Leitfragen gilt es für die Implementierung persönlichkeits- und lebensstilunterstützender Maßnahmen aufzubereiten:

1. Die Frage, wie eine Person in ihrer Persönlichkeitsentwicklung und Lebensverwirklichung direkt unterstützt werden kann, sodass nicht nur hohe Lebenszufriedenheit und individuelles Wohlbefinden, sondern zugleich auch salutogenetische Faktoren (Vertrauen in eigene Stärken, Lebenszuversicht) zur Förderung psychischer Gesundheit zum Tragen kommen. Entsprechende Angebote (dazu Theunissen 2021b) reichen von Strukturierungshilfen (z. B. räumlich, handlungsspezifisch) über eine Gesundheitsförderung (z. B. durch körperliche Aktivierung, ausgewogene Ernährung, Angebote zum Wohlfühlen), ästhetische Praxis bis hin zu spezifischen Lernangeboten und Trainingsprogrammen (z. B. Problemlösetraining; Selbstbehauptungstraining; soziales Kompetenztraining). Einen wichtigen Stellenwert hat zudem die Förderung von Freundschaften und Bekanntschaften (dazu Theunissen & Schirbort 2010, 275 ff.).
2. Die Frage, welche Rahmenbedingungen zu verändern sind, sodass die Person ihren Lebensstil verwirklichen kann. Hier geht es um die Schaffung und Sicherung emotional haltgebender, schützender und entwicklungsfördernder Lebensräume (z. B. in Bezug auf primäre Lebenswelten und sozio-kulturelle Lebensbedingungen) sowie um Barrierefreiheit (Zugänglichkeit öffentlicher Räume).
3. Die Frage, welche formellen und informellen sozialen Systeme den notwendigen Halt und die erforderliche Unterstützung anbieten können und entsprechend aufgebaut werden müssen (z. B. Förderung von nachbarschaftlichen Netzwerken, Selbstvertretungs- oder Selbsthilfegruppen, Freizeitassistenz).

5) Krisenmanagement

Dem Krisenmanagement (Carr et al. 2000, 11 ff.) kommt im Konzept der Positiven Verhaltensunterstützung eine Sonderstellung zu. Es spielt nämlich nur dann eine Rolle, wenn die beklagten Verhaltensweisen mit Krisen einhergehen oder wenn ein betroffener Mensch zu einem krisenhaften Verhalten neigt. Unter einem Krisenmanagement werden fünf Maßnahmen gefasst, die häufig eine multidisziplinäre Zusammenarbeit (z. B. Krisendienst, Bezugspersonen, WG, WfbM, psychiatrische Klinik) verlangen (dazu ausführlich Wüllenweber & Theunissen 2001; 2004):

1. *Krisenprävention* (z. B. durch vorbeugende Maßnahmen bei

Frühwarnzeichen, Veränderung von Kontextfaktoren, ein rechtzeitiges Beratungsgespräch, vorübergehende psychopharmakologische Behandlung; Entspannungsübungen oder sportlich-körperliche Aktivierung);

2. *Krisenplan* (z. B. mit Krisenpass, Festlegung bestimmter Maßnahmen);
3. *akute Interventionen* (z. B. Deeskalationstechniken, physisches Eingreifen, Ablenkungs-, Entlastungs-, Kompensations- oder Entspannungsstrategien, Selbst- und Fremdschutz, organisatorische Veränderungen, Notfallhandeln durch Vergabe von Bedarfsarznei, Hinzuziehung des ärztlichen Notdienstes, Einweisung in eine Psychiatrie, wenn vor Ort die Maßnahmen nicht greifen);
4. *kurzfristige Nachbegleitung* (zur Stabilisierung durch Gespräche, Spaziergänge, gemeinsame Aktivitäten o. Ä.);
5. *langfristige Nachsorge* (Maßnahmen zur Erweiterung des Verhaltensrepertoires durch Erwerb von Problemlösetechniken).

Zur Umsetzung und Durchführung

Nicht selten muss die Positive Verhaltensunterstützung als ein *langfristig angelegtes Programm* konzipiert werden. Dies gilt insbesondere im Falle verkrusteter Verhaltensauffälligkeiten, deren Entstehungszeit weit zurückliegen kann. Zudem muss damit gerechnet werden, dass nach einer kurzfristigen Besserung erneut Verhaltensprobleme auftreten können.

Üblicherweise sollen die Unterstützungsprogramme (Interventionen) von Personen durchgeführt geführt werden, die mit der betreffenden Person alltäglich zusammenarbeiten oder zusammenleben (z. B. Lehrkräfte, Mitarbeiter:innen, Eltern). Das setzt jedoch voraus, dass diejenigen, die auf die Positive Verhaltensunterstützung zurückgreifen, ausreichende Kenntnisse mitbringen und entsprechend geschult sind.[1] Oftmals sehen es aber pädagogische Bezugspersonen gar nicht als ihre Aufgabe an, mit Menschen, denen Verhaltensauffälligkeiten nachgesagt werden, gezielt und systematisch zu arbeiten. Nicht wenige sind der Ansicht, dass hierfür Psycholog:innen, Psychiater:innen oder Therapeut:innen zuständig seien. Die positive Verhaltensunterstützung schreibt hingegen Lehrkräften oder Mitarbeiter:innen aus Einrichtungen sowie Eltern eine proaktive Rolle zu. Daraus darf freilich nicht geschlossen werden, dass eine Zusammenarbeit mit anderen Personen gänzlich unbedeutend sei. Im Falle schwerer Verhaltensauffälligkeiten sollten auf jeden Fall Mediziner:innen oder Psycholog:innen in Unterstützungskreisen hinzugezogen werden. Aber auch in dem Falle, wo Psycholog:innen oder Mediziner:innen als Unterstützer:innen fungieren, sollten die pädagogischen Bezugspersonen die Hauptverantwortung für ein Unterstützungsprogramm tragen.

Zur Programm- und Ergebnisüberprüfung (monitoring)

Um den Erfolg eines Unterstützungsprogramms zu sichern, ist eine Verlaufskontrolle notwendig. Hierzu sollten täglich Notizen gemacht werden (z. B. Eintragungen in ein Dokumentationsbuch; Beobachtungen mit Hilfe von Strichlisten). Die Programmevaluation ist Aufgabe des Unterstützungskreises. Werden trotz gewissenhafter Durchführung des Programms keine nennenswerten Verhaltensänderungen

1 Eine Schulung kann ggf. über georgtheunissen@gmx.de angefragt werden.

beobachtet, stellt sich die Frage nach Modifikationen. In dem Falle sollten mit Sorgfalt die funktionalen Zusammenhänge und bisherigen Arbeitshypothesen überprüft werden. Möglicherweise kann auch eine *Programmerweiterung* das Gebot der Stunde sein, wenn z. B. erkannt wird, dass eine Ressourcen- oder Stärkenaktivierung zu kurz kommt, dass zu wenig Wahl- oder Entscheidungsmöglichkeiten bestehen oder dass ein spezielles Lernangebot hilfreich ist.

Zwei Metaanalysen (jeweils auf der Grundlage von 100 Studien) ist zu entnehmen, dass bislang die meisten Unterstützungsprogramme auf die Veränderung von Konsequenzen hinauslaufen. In der einen Untersuchung wurden Maßnahmen in Bezug auf Konsequenzen zu 42 %, auslösende Bedingungen zu 31 %, Verhaltenstraining (*skills training*) zu 21 % und Kombinationen zu 36 % ermittelt, in der zweiten Metastudie Maßnahmen in Bezug auf Konsequenzen zu 63 % und in Bezug auf auslösende Bedingungen nur zu 21 % (Crimmins & Farrell 2006, 37; Ervin et al. 2001, 202).

Zur Programmbeendigung (fading out)

Üblicherweise gilt die Positive Verhaltensunterstützung (was gleichfalls für eine Therapie gilt) dann als beendet, wenn sich das Unterstützungsprogramm als erfolgreich erwiesen hat. Das ergibt sich z. B. aus Effektivitätsmessungen mit Hilfe der systematisch ermittelten Beobachtungsdaten. Diese sagen allerdings nichts über den Langzeiteffekt eines Programms aus. Insofern sollte die Dauer einer speziellen Maßnahme so lange wie notwendig sein, d. h., erst dann behutsam zurückgenommen und beendet werden, wenn sich die Veränderungen stabilisiert haben. Zudem kann es geboten sein, bestimmte Angebote, Unterstützungsmaßnahmen oder Strategien dauerhaft zu implementieren, wenn es sich hierbei z. B. um grundsätzliche Erkenntnisse oder Einsichten handelt (z. B. bei Herrn Vogel die Schlafprobleme; die Beachtung und Wertschätzung positiver Botschaften und Interaktionen, mehr Lob als Ermahnungen; positive Verstärkung konfliktfreier Zeiten und prosozialer Verhaltensweisen, Ressourcenorientierung). In dem Falle gehen Anregungen aus der Positiven Verhaltensunterstützung über in die Konzeption einer Alltagsarbeit, die wir unter dem Stichwort der lebensweltbezogenen Behindertenarbeit aufbereitet haben (dazu später).

Kritisches Resümee und Ausblick in Bezug auf psychische Störungen

Zusammenfassend lässt sich festhalten, dass das anskizzierte Konzept der Positiven Verhaltensunterstützung breiter angelegt ist als eine Psychotherapie (Ferron et al. 1999, 9) und als ein lebensweltorientierter Ansatz in unterschiedlichsten Kontexten wie Familie, Schule, Wohngruppe, Werkstatt oder öffentlichen Räumen zur Anwendung kommen kann (Carr et al. 1999; 2000; Koegel, Koegel & Dunlap 2001; Theunissen 2021a; 2021b; 2022d).

Im Unterschied zu einer Verhaltensmodifikation, bei der versucht wird, Verhaltensauffälligkeiten direkt anzugehen, nimmt das Konzept der Positiven Verhaltensunterstützung nicht nur einen individuumzentrierten, sondern ebenso einen proaktiven Handlungsbedarf (Nutzung der Zeit, in der das Problemverhalten nicht auftritt) und sozialen Veränderungsbedarf in den Blick (Carr et al. 1999, 68; 2000). Dabei spielt das Bemühen, den Zweck bzw. die Funktion herausfordernder (beklagter)

Verhaltensweisen zu verstehen, eine zentrale Rolle. Zudem soll aufgezeigt werden, dass persönliche und Umfeldbedingungen das Auftreten von Verhaltensauffälligkeiten erhöhen können. Durch dieses personenbezogene und strukturelle Assessment ergeben sich Konsequenzen für die Praxis, indem Hypothesen in Bezug auf die Funktion der auffälligen Verhaltensweisen erarbeitet werden müssen.

Solche Arbeitshypothesen dienen dann als Grundlage für die Entwicklung von Unterstützungsmaßnahmen, bei denen es darauf ankommt, für die betroffene Person alternative Verhaltensweisen in den Blick zu nehmen und/oder gegebene (problematische) Situationen so zu verändern, dass der subjektiven Bedeutsamkeit des auffälligen Verhaltens weiterhin Rechnung getragen werden kann. Oder anders gesagt: Es geht um die Entwicklung von Interventionen, die mit Blick auf das Problemverhalten die gleiche funktionale Bedeutung haben müssen. Der Begriff der Intervention wird hierbei aber nicht als ein bloßer (individuumzentrierter) Eingriff definiert, sondern als eine Unterstützungsform, die das Verhältnis von Betroffenen und Lebenswelt reflektiert. Daher können Interventionen immer auch auf die Beeinflussung eines Kontextes abzielen und beispielsweise Umkreispersonen die Veränderung ihres Verhaltens nahelegen (Carr et al. 2000; Carr, Reeve & Magito-McLaughlin 2001).

Inzwischen gibt es zahlreiche Forschungsarbeiten in Bezug auf verschiedene Settings wie Familie, Kindergarten, Schule, Wohnen, Gemeinwesen oder Arbeit, die die Wirksamkeit von pädagogisch-therapeutischen Interventionen bei Verhaltensauffälligkeiten von Menschen mit intellektueller Beeinträchtigung und aus dem Autismus-Spektrum sowie Mitarbeiterschulungen (staff training) im Zusammenhang mit Positiver Verhaltensunterstützung (PBS) untersucht haben und zu positiven Ergebnissen gekommen sind (Carr et al. 1999; Clarke, Dunlap & Stitchter 2002; Didden, Duker & Korzilius 1997; Dwywer, McVilley & Webber 2017; Fox et al. 2011; Grey et al. 2017; Hanley, Iwata & McCord 2003; Hayes 2017; IJPBS 2016; Iovannone et al. 2009; LaVigna & Willis 2012; Lennox et al.1988; Liberman & LaVigna 2015; Matson & Taras 1989; O'Brien & Repp 1990; Sabir 2016; Safran & Oswald 2003; Vollmer & Iwata, 1992). Diese Befunde, nach denen die Positive Verhaltensunterstützung als evidenzbasiert oder empirisch gestützt gilt, beziehen sich sowohl auf Personen mit mäßigen als auch schweren oder schwersten Formen einer intellektuellen Beeinträchtigung oder Verhaltensauffälligkeit. So ist beispielsweise der Metaanalyse von Carr und Kollegen auf der Grundlage von 109 Studien mit 230 Einzelhilfe-Programmen zu entnehmen, dass bei einer Vorgabe einer 90 %igen Reduktion des Problemverhaltens in 50 % der Fälle, bei einer Reduktion um 80 % des Problemverhaltens in zwei Dritteln der Fälle Interventionen im Sinne der Positiven Verhaltensunterstützung bei Menschen mit intellektueller Beeinträchtigung, von denen über 60 % als schwer(st) kognitiv beeinträchtigt galten, erfolgreich waren (Carr et al. 1999, 32, 43 ff., 67). Zudem wurde festgestellt, dass die Effektivität der Positiven Verhaltensunterstützung (PBS) v. a. dann hoch war, wenn 1) ein funktionales Assessment durchgeführt wurde, 2) wenn Bezugspersonen (z. B. Erzieherinnen, Lehrkräfte, Eltern) anstelle therapeutischer Fachkräfte die Interventionen durchführten, 3) wenn die Bezugspersonen ihr Verhalten (mit-)veränderten und 4) das Umfeld in Veränderungen einbezogen wurde (ebd., 71 ff.).

Wenngleich die Positive Verhaltensunterstützung gegenüber anderen heilpädagogischen oder auch therapeutischen Konzepten viele Vorzüge aufweist, warnen allerdings die Autoren davor, Interventionen im Sinne der

PVU (PBS) als „generell wirksam“ (ebd., 67) auszuweisen.

Erstens muss kritisch vermerkt werden, dass nicht wenige PBS-Konzeptdarstellungen und Anregungen dazu verleiten, ein Unterstützungsprogramm ohne Einbeziehung der Person (v.a. bei signifikanter kognitiver Beeinträchtigung) zu entwerfen (kritisch dazu Weiss & Knoster 2008). Die mangelnde Berücksichtigung der „Stimme des Betroffenen“ wird auch empirisch bestätigt (Ervin et al. 2001, 200; Snell, Voorhees & Chen 2005, 145). Wie bei verhaltensmodifikatorischen Interventionen besteht die Gefahr eines subtilen Paternalismus (Fremdbestimmung), der v.a. mit Blick auf behinderte Menschen im Erwachsenenalter Grundzügen einer zeitgemäßen Behindertenarbeit im Sinne von Empowerment widerspricht (dazu Theunissen 2022b).

Zweitens spielt auch im Rahmen der Positiven Verhaltensunterstützung immer die Beziehung zwischen betroffener Person und Unterstützer:in eine wichtige Rolle (O'Neill et al. 1997, 27; Carr et al. 2000, 111ff.). Fehlt eine vertrauensvolle, emotional haltgebende Basis, sind die Chancen einer erfolgreichen Intervention eher gering einzuschätzen. Dieser Erkenntnis wird in der Literatur und Praxis des PBS zu wenig Rechnung getragen. In eigenen grundlegenden Schriften zur PVU (Theunissen 2021a; 2022d) wird hingegen die Beziehungsgestaltung als zentrales Leitprinzip ausgewiesen. Wie wichtig die zwischenmenschliche Beziehung einzuschätzen ist, zeigt die Psychotherapieforschung auf, die das positive Verhältnis zwischen Therapeut:in und Klient:in als Wirkfaktor ausweist (Grawe, Donati & Bernauer 2001; Grawe 2004; Grawe & Grawe-Gerber 1999; Roth 2014, 355).

Drittens wird im Rahmen des PBS völlig zu Recht die Bedeutung von Teamarbeit herausgestellt, allerdings scheinen Anspruch und Wirklichkeit oftmals auseinander zu klaffen. Das gilt ebenso für die Zusammenarbeit mit relevanten Bezugspersonen, die nach einer Studie von Snell und Kollegen (2005, 149) noch viel zu selten in die Planung von Unterstützungsprogrammen einbezogen werden.

Viertens gibt es mitunter Ansätze, die sich als Positive Verhaltenbsunterstützung (PBS) ausweisen, tatsächlich aber konzeptionell viel zu kurz greifen und oft nicht über eine (pädagogische) Verhaltensmodifikation hinauskommen. Das betrifft z. B. eine RCT-Studie *(randomized controlled trial)* aus Großbritannien (Hassiotis et al. 2018), in der der Frage nachgegangen wurde, ob durch ein Mitarbeitertraining in PBS herausforderndes Verhalten bei Erwachsenen mit intellektueller Beeinträchtigung innerhalb eines Jahres reduziert werden kann. Die Ergebnisse ergaben keinen signifikanten Unterschied zwischen den durch PBS unterstützten und den durch „herkömmliche“ Interventionen behandelten Personen. Jedoch führt uns die Studie erhebliche Schwächen vor Augen. Zum Beispiel wurden weniger als ein Drittel (30 %) der Mitarbeiterschaft nach dem gesamten PVU-Konzept geschult. Eine erfolgversprechende Arbeit erfordert hingegen PVU-Kenntnisse eines gesamten Teams (bei allen zuständigen Mitarbeitenden). Ferner wurden nach der Berichterstattung nur herausfordernde Verhaltensweisen fokussiert und kontextbezogene, persönlichkeits- und lebensstilbezogene Aspekte, Möglichkeiten der Selbstbestimmung, des Erwerbs eines alternativen Verhaltens *(replacement behavior skills)* sowie die Stärken-Perspektive und interessenbezogene Angebote als Elemente einer PVU konzeptionell übergangen.

In der Tat muss fünftens kritisiert werden, dass in einigen Beiträgen zu PBS der Blick für individuelle Stärken oder Ressourcen zu kurz kommt. Ist es erklärtes Ziel der Positiven Verhaltensunterstützung, anstelle einer bloßen Eliminierung herausfordernder Verhaltensweisen eine gezielte Erweiterung des Repertoires an prosozialen

Verhaltensweisen, Bewältigungsstrategien und Fähigkeiten, die der Entwicklung und dem Lebensstil der Betroffenen dienen, in den Blick zu nehmen, bietet es sich geradezu an, mit gleicher Sorgfalt wie bei der funktionalen Erfassung der Verhaltensauffälligkeiten ein Stärken- oder Ressourcen-Assessment durchzuführen (Herriger 2020; Lenz 2011; Theunissen 2022a, 62). Hierzu lässt sich die folgende Einteilung nutzen, die sich an Ressourcentaxonomien aus der systemisch orientierten Therapie und gemeindepsychologischen Arbeit im Sinne des Empowerment-Konzepts anlehnt:

Individuelle Stärken und Ressourcen:
1) Physische (Gesundheit, Kraft, Aussehen ...)
2) Psychische (Selbstwertüberzeugung, Selbstvertrauen, Lebenszuversicht ...)
3) Intellektuelle (Begabung, Talente, Hobbys, Fähigkeiten, Fertigkeiten ...)
4) Soziale (Hilfsbereitschaft, Beziehungsfähigkeit, Kooperationsfähigkeit ...)

Umweltstärken und -ressourcen:
1) Soziale (Sozialinteresse, Offenheit, Hilfsbereitschaft ...)
2) Materielle (Wohn- oder Arbeitsplatzqualität, Ausstattungen ...)
3) Infrastrukturelle (Wohnumfeldqualität, Verkehrsanbindung, Waldnähe ...)
4) Professionelle (vorhandene bzw. verfügbare Dienstleistungsangebote ...)
5) Informelle (Netzwerke, Selbsthilfe-Gruppen, Nachbarschaften ...)

Die Aufbereitung der Einteilung lässt sich über eine lebensgeschichtliche „Stärken-Reise" oder eine am „Kompetenzdialog" (Herriger) orientierte Ressourcendiagnostik bewerkstelligen. Die Bedeutsamkeit der Stärken-Perspektive wird bekanntlich daran sichtbar, dass sie im Sinne einer Ressourcenaktivierung als ein wichtiger psychotherapeutischer Wirkfaktor nachgewiesen wurde (vgl. Grawe & Grawe-Gerber 1999; auch Grawe 2004).

Werden diese kritischen Anmerkungen konzeptionell beachtet, so darf alles in allem die Positive Verhaltensunterstützung als ein verheißungsvoller Ansatz für die heil- oder sonderpädagogische Theorie und Praxis im Umgang mit Verhaltensauffälligkeiten bei Menschen mit intellektueller Beeinträchtigung betrachtet werden. Interessant ist nunmehr die Frage, ob das Konzept der PVU (PBS) gleichfalls bei psychischen Störungen hilfreich ist und nutzbar gemacht werden kann. Diese Frage ist v. a. in dem Herausgeberband von Wieseler und Hanson (1999a) aufgegriffen und diskutiert worden.

Die Zusammenschau dieser Diskussionsbeiträge sowie die Auswertung weiterer Stimmen aus dem Lager der Psychiatrie, klinischen Psychologie und PBS lassen den Schluss zu, dass die Philosophie, das funktionale Assessment sowie die zentralen Kriterien für die Programmentwicklung keineswegs nur für den Umgang mit pädagogisch relevanten Verhaltensproblemen, sondern ebenso bei (einzelnen) Symptomen einer psychischen Störung, einer Doppeldiagnose oder Co-Morbidität bedeutsam sein können (Favell & McGimsey 1999, 265; Ferron et al. 1999, 9; Kalachnik 1999, 188; Miltenberger 1999; Reese et al. 2001; Reichle et al. 1999, 237; Sturmey 2001, 14; Thompson & Symons 1999, 129; Wieseler & Hanson 1999b; c).

Beginnen wir mit der *Philosophie des PBS*: Sie signalisiert, dass aversive Behandlungsmethoden „sozial nicht akzeptabel" sind (Thompson & Symons 1999, 126) und dass die Würde einer Person und persönlichen Rechte nicht verletzt werden dürfen (State of Vermont 2004). Des Weiteren unterstreicht sie die Notwendigkeit, sich an Grundzügen zeitgemäßer Behindertenarbeit (Empowerment und Inklusion) zu orientieren (Washington State 2003) und individuelle Lebensziele, den Lebensstil, Kriterien für Lebensqualität (Kalachnik 1999, 188) sowie Lebenswelten und deren Interessen in den Blick zu nehmen. Folgerichtig genügt es nicht, nur therapeutisch zu intervenieren, sondern angezeigt ist ein *multidisziplinäres Konzept*, in dem ein pädagogisch und therapeutisch tragfähiges Lebensmilieu die Grundlage bildet. Denn was nutzt die beste Therapie unter Bedingungen, die ihr abträglich sind? „Daher solle die Entwicklung einer effektiven Behandlung mit der Betrachtung von Basiselementen des Milieus beginnen, welche für die Person bedeutsam sind“ (Favell & McGimsey 1999, 262). Hierzu bietet das allgemeine, indirekte Assessment als „strukturelles Assessment“ (ebd., 263) wertvolle Anregungen.

Im Unterschied zur Philosophie müssen bei den *Grundannahmen des PBS* Einschränkungen vorgenommen werden. Das betrifft die Aussage, dass herausfordernde Verhaltensweisen stets erlernt seien und für die Person mindestens einen Zweck erfüllen würden. Diese beiden Annahmen gelten für den Umgang mit pädagogisch relevanten Verhaltensauffälligkeiten und lassen sich nicht vorbehaltlos auf psychische Störungen übertragen (Sovner & Hurley 1999).

Manche Symptome einer psychischen Störung (z. B. Tics oder Koprolalie beim Tourette Syndrom) treten „unfreiwillig“ (ebd., 90) auf und sind biologisch bedingt, sodass beim Vorliegen eines psychiatrisch-klinischen Bildes der Reichweite eines verhaltensorientierten Unterstützungsprogramms auf jeden Fall Grenzen gesetzt sind. Daher darf an dieser Stelle der Hinweis auf ein „ganzheitliches“ Konzept nicht nur – wie bei der Positiven Verhaltensunterstützung – mit einem lebensweltbezogenen, pädagogisch dimensionierten Programm in Verbindung gebracht werden, sondern er muss unter Einbeziehung therapeutischer Angebote (z. B. psychiatrische Behandlung, Psychotherapie) im Hinblick auf ein multidisziplinäres Gesamtkonzept (Kalachnik 1999, 167 f.) weitergedacht werden.

Als besonders hilfreich für die Optimierung des diagnostischen Prozesses, für die psychiatrische Diagnosestellung im Sinne einer „Verdachtsdiagnose“ und für die Bildung von allgemeinen Arbeitshypothesen im Falle einer Doppeldiagnose oder Co-Morbidität wird das *funktionale Assessment* eingeschätzt (Kratochwill & McGivern 1996, 350). Hohe Wertschätzung erfährt es insbesondere in der Arbeit mit intellektuell schwer(st) beeinträchtigten Personen, wo der herkömmlichen psychiatrischen Diagnostik Grenzen gesetzt sind und alternative Formen aufgesucht werden müssen (Ferron et al. 1999, 9 f.; Miltenberger 1999; Wieseler & Hanson 1999c, 277).

Einer Studie von Singh und Kollegen (2006) ist zu entnehmen, dass nicht nur bei herausforderndem Verhalten, sondern gleichfalls bei psychischen Störungen (z. B. bei Schizophrenieformen, Depressionen, Angststörungen) *physical discomfort* (körperliche Beschwerden o. Ä.), *social attention* (Aufmerksamkeit, Zuwendung), *tangible reinforcement* (Ergreifen von Dingen, um Gegenstände zu bekommen), *escape* (sich einer Anforderung entziehen, um allein zu sein) und *nonsocial reinforcement* (aus Langeweile, um sich zu befriedigen) häufig eine zentrale Funktion für das Problemverhalten zukommt; bei Menschen mit schweren kognitiven Beeinträchtigungen und Verhaltensauffälligkeiten haben eingeschränkte Formen an verbaler Kommunikation zudem eine wichtige funktionale Bedeutung (Durand 1990; Carr et al. 2000).

Wie hilfreich im Einzelfall eine Positive Verhaltensunterstützung auch bei psychischen Störungen sein kann, wird uns von

Wieseler und Hanson (1999b, 209 f.) mit einem Beispiel vor Augen geführt:

Michael Johnson ist ein 48 Jahre alter Mann mit der Diagnose einer schweren intellektuellen Beeinträchtigung. Früher hatte er schwerwiegende Aggressionsausbrüche, besonders, wenn die Helfer:innen [*caregivers*] versuchten, ihn daran zu hindern, Zigarettenstummel zu konsumieren. Die Behandlung dieser aggressiven Episoden beruhte auf einer antipsychotischen Medikation in Ergänzung zu einem Verhaltensplan.
Ab und zu gingen seine Verhaltensauffälligkeiten zurück und aufgrund dessen wurde seine Medikation dann zurückgenommen. Herr Johnson nahm an einer Fülle an Freizeitangeboten in der Gemeinde teil. Zu Hause jedoch bekam er tränengefüllte Augen und schluchzte für lange Zeit. Üblicherweise ging Herr Johnson dann in sein Zimmer, legte sich auf sein Bett, vermied jeden Kontakt zu seinen Mitbewohner:innen und weinte still in sein Kissen. Alle Versuche der Helfer:innen, ihn zu trösten, scheiterten.
Zur Behandlung seiner Depression wurde eine Medikation auf der Basis eines antidepressiv wirkenden Serotoninhemmers (SSRI) eingeführt […]. Nach einer sechswöchigen Versuchsperiode trat offensichtlich nur eine kleine Verbesserung ein. Ein weiteres Antidepressivum wurde verabreicht, was aber wiederum keine deutliche Verbesserung brachte. Herr Johnsons Psychiater studierte seine Krankengeschichte und stellte fest, dass er in der Vergangenheit auf antipsychotische Medikamente reagiert hatte. Der Psychiater warnte die Mitarbeiter:innen vor möglichen ungünstigen Nebenwirkungen, die langfristig durch eine Behandlung mit vielen älteren antipsychotischen Medikamenten verursacht würden (z. B. Dyskinesien).
In einer fallbezogenen Teamsitzung schlug ein Verhaltenspsychologe vor, Daten über die Häufigkeit des Weinens und Jammerns, über die entsprechenden Tageszeiten und über Aktivitäten oder Ereignisse zu erfassen, die mit dieser Stimmung bzw. mit ihrer Abwesenheit assoziiert waren. Das Ergebnis dieser Erfassung mit Hilfe eines *scatter plot* [Registrierliste, d. A.] gab wichtige Informationen über Herrn Johnsons Phasen des Weinens und Jammerns. So weinte er öfters zu Hause als an seinem Arbeitsplatz. War er in bevorzugten Aktivitäten engagiert, weinte er wesentlich seltener […]. Er wirkte dann aufgeweckter und freundlicher; ferner verhielt er sich gegenüber seinen Mitmenschen sozialer. War er hingegen nicht in Aktivitäten involviert, war ein häufiges Weinen und Jammern zu beobachten. Herr Johnson weinte v. a. häufiger an Wochenenden als an Werktagen und die Phasen traten im Gegensatz zu allen anderen Tageszeiten verstärkt nach dem Abendessen auf.

Wie wir uns des Weiteren ein enges Zusammenspiel zwischen einer psychiatrischen Behandlung und Verhaltensunterstützung vorstellen können, geht aus dem folgenden Beispiel hervor (zit. nach Wieseler & Hanson 1999b, 208 f.):

Mary Anderson ist eine 32 Jahre alte Frau mit einer schweren intellektuellen Beeinträchtigung, die in einer gemeindeintegrierten Wohngemeinschaft lebt. Sie arbeitet in einer Werkstatt für behinderte Menschen […]. Um kontinuierlich zu arbeiten, benötigt sie häufig verbale und manuelle Hilfestellungen [*prompts*] durch die Mitarbeitenden [*staff*]. Sie wirkt oft verzweifelt und zurückgezogen und hat ungefähr drei Mal pro Woche schwere Wutanfälle. Während dieser Wutanfälle schreit und weint sie, zudem beißt sie sich in ihre Hand und manchmal schlägt sie ihren Kopf gegen die Wand oder andere Gegenstände. Diese Wutanfälle treten sowohl in ihrer Wohngemeinschaft als auch an ihrem Arbeitsplatz auf.

In der letzten Zeit hat der Schweregrad der Wutanfälle von Frau Anderson zugenommen. Ihr interdisziplinäres Team war der Auffassung, dass ihre derzeitige Wohnsituation gefährdet sei, wenn keine unmittelbare und wirksame Intervention initiiert würde. Eine psychiatrische Evaluation ergab, dass Frau Anderson unter einer schweren affektiven Störung [*major mood disorder*] litt. Daraufhin verschrieb ihr der behandelnde Psychiater ein Medikament zur Stabilisation der Stimmung. Nach einem Monat, als die Medikation in einer adäquaten Dosis verabreicht wurde, nahm die Schwere der Wutanfälle ab und die Häufigkeit reduzierte sich auf ungefähr zwei Mal wöchentlich. Ebenso schien Frau Anderson weniger verzweifelt zu wirken als in der Vergangenheit. Das interdisziplinäre Team versuchte nun zu ergründen, ob für den weiteren Abbau der Wutanfälle zusätzliche Behandlungen förderlich wären. Daher wurde sie an einen Verhaltenspsychologen [*behavioral psychologist*] verwiesen, um weitere Behandlungsstrategien herauszufinden. Ein funktionales Assessment ihrer herausfordernden Verhaltensweisen ergab, dass Frau Andersons Wutanfälle weder der Erlangung von Aufmerksamkeit dienten, noch eine Flucht vor etwas darstellten oder in irgendeiner Form intrinsisch verstärkend waren [*intrinsically rewarding*]. Zuhause in ihrer Wohngruppe hatte Frau Anderson wesentlich weniger Interaktionen mit anderen als in der Werkstatt. Dort interagierten die Mitarbeitenden und Arbeitskolleg:innen immer wieder mit ihr und tauschten sich mit ihr über erwünschte und unerwünschte Verhaltensweisen aus. Der Psychologe arbeitete einen Unterstützungsplan aus. So sollte mit Frau Anderson ein funktionales Kommunikationstraining durchgeführt werden, um sie zu befähigen, Sätze wie „Ich brauche eine Arbeitspause" oder „Ich möchte gerne etwas Anerkennung haben" zu verbalisieren. Dieses Training galt sowohl für die Situation am Arbeitsplatz als auch in ihrer Wohngruppe. Dieses Kommunikationstraining war sehr effektiv, was sich in einer weiteren Abschwächung der Wutanfälle in Bezug auf Schweregrad und Häufigkeit (nun weniger als ein Mal pro Monat) zeigte. Zudem wurde Frau Anderson allmählich produktiver. Das interdisziplinäre Team war über diese Entwicklung sehr erfreut und es wurde nun überlegt, inwieweit Frau Anderson die stimmungsstabilisierenden Medikamente weiterhin einnehmen müsse. Nach der Konsultation ihres Psychiaters wurde die Medikation abgesetzt. Etwa drei Wochen später verschlimmerten sich jedoch die Wutanfälle wieder, ihre Gefühlslage wurde erneut labiler und auch ihre Produktivität sank stark ab. Nach einer erneuten psychiatrischen Konsultation wurden die stimmungsstabilisierenden Medikamente wieder angesetzt und ihr Verhalten verbesserte sich. Während der Psychiater Frau Andersons Verhalten in erster Linie als eine affektive Störung behandelte, sah der Psychologe ihr Verhalten in erster Linie durch das soziale Umfeld beeinflusst. Aber beide Interventionen bewirkten in der Kombination letztlich eine anhaltende Verhaltensänderung. Die verschriebene Arznei wirkte sich positiv auf das Programm der Verhaltensunterstützung aus.

Mit diesem Beispiel möchten wir zugleich auf eine grundsätzliche Erweiterung der traditionellen (psychiatrischen) Diagnosebrille verweisen:

„Eine verhaltensorientierte Analyse von Umgebungsvariablen kann unser Verständnis erweitern im Hinblick die Art und Weise, wie Hirnschädigungen oder Hirnfunktionsstörungen die Fähigkeit einer Person beeinflussen, mit ihrer Umwelt zu interagieren und Anforderungen des alltäglichen Leben zu managen" (Thompson & Symons 1999, 129; auch Kratochwill & McGivern 1996, 345 ff.).

Dies gilt ebenso in Falle einer Pharmakotherapie, bei der mit Hilfe des S-A-B-C-Schemas Wirkweisen der Arznei (Nebenwirkungen) beobachtet und funktionale Zusammenhänge hergestellt werden können (ebd. 129 ff.; Kalachnik 1999, 188 f.).

Im Unterschied zu Verhaltensauffälligkeiten spielen bei psychischen Störungen häufig hintergründige Aspekte (*setting events*) in biologischer Hinsicht (klinische Syndrome; hirnorganische Besonderheiten oder Ursachen) eine wichtige Rolle (Favell & McGimsey 1999, 266; auch Roth 2003b, 282, 432, 480 f.).

„Zum Beispiel vermeidet eine Person, die an einer depressiven Störung (Major Depression) leidet, den Sozialkontakt, weil ihr Unbehagen und ihre negativen Selbst-Gedanken durch Sozialisationseinflüsse hervorgerufen werden. Der soziale Rückzug dient dazu, das Unbehagen zu reduzieren. Diese Form der Krankheitsanpassung hat eine starke funktionale Beziehung zur Umgebung, sie ist aber mit der Major Depression eng verbunden" (Sover & Hurley 1999, 91).

Ein weiteres Beispiel: Ein Bewohner mit schwerer intellektueller Beeinträchtigung einer Heimgruppe schlägt sich immer wieder mit der Faust gegen seinen Kopf, um durch eine Endorphinausschüttung einen sensorisch wünschenswerten Zustand („inneres Gleichgewicht") zu erreichen (Reichle et al. 1999, 238). In derlei Situationen wird das Verhalten nicht (allein) durch außen, sondern (primär) durch biologische Faktoren oder neuronale Prozesse provoziert (auch Grawe 2004). Dies kann eine Erklärung dafür sein, dass sich manchmal trotz systematischer und längerer Beobachtungen keine eindeutigen auslösenden Bedingungen für ein Problemverhalten finden lassen bzw. dass ein bestimmtes Verhalten (z. B. selbstverletzendes Verhalten, Tics) quasi „automatisiert" in Erscheinung tritt. Bleibt die Funktion des Verhaltens gänzlich im Verborgenen, macht es Sinn, die *individuelle Lebensgeschichte* aufzubereiten, um Anhaltspunkte zum Verständnis des Verhaltens wie zugleich auch für (versandete) Stärken zu finden. Wer die lebensgeschichtlichen Hintergründe nicht kennt, wird viele Verhaltensauffälligkeiten und psychische Störungen (v. a. „automatisierte", verselbstständigte Muster ohne erkennbare Auslöser) und Bedürfnisse von Betroffenen kaum verstehen. Denn frühe kritische Lebenserfahrungen (Belastungen etc.) kehren nicht selten in verschlüsselter Form im aktuellen Erleben und Verhalten wieder (*setting events*). Dies hat auch eine neurobiologische Grundlage, indem subjektiv bedeutsame, traumatische oder sich mehrfach wiederholende Erfahrungen neuronal gebahnt und eingeprägt werden, was dem „bewussten Gedächtnis" nicht zugänglich ist (Roth & Strüber 2021; Bauer 2004, 172). Gleichfalls lassen sich verschüttete oder verkümmerte Fähigkeiten, Potenziale oder Stärken, positive Erinnerungen und Ereignisse durch eine biografische Rückschau aufspüren (Theunissen 2000). Im Falle psychischer Störungen wird auf jeden Fall (wie schon mehrfach gesagt) ein *umfassendes Assessment* (Moss 2001) benötigt (auch Carr et al. 2000, 8), das über ein funktionales und lebensgeschichtliches hinaus ein medizinisches beinhaltet, um den gesundheitlichen Zustand zu erfassen, z. B. Erkrankungen oder körperliche Beschwerden als hintergründige Aspekte eines Problemverhaltens zu eruieren und einzuschätzen. Als Ausgangspunkt eines multidisziplinären Konzepts sollte das *medizinische Assessment* (dazu auch Kapitel 2) ein breites Untersuchungsprofil (allgemeinmedizinisch, internistisch, neurologisch, psychiatrisch) aufweisen.

Wenngleich die Positive Verhaltensunterstützung nur den Umgang mit herausforderndem Verhalten im Sinne pädagogisch relevanter Verhaltensauffälligkeiten im Blick hat und Grenzen zu psychischen Störungen zieht (Carr et al. 1999, 4; 2000, 8; Theunissen 2021b), bietet sie dennoch über das funktionale Assessment hinaus die Chance, das herkömmliche, eher eng gestrickte klinische Behandlungsparadigma zu bereichern (Reese et al. 2001). Das betrifft die Implementierung eines *multidisziplinären Gesamtkonzepts*, welches die medizinisch-klinische Perspektive mit der funktionalen und lebensweltbezogenen verschränkt, sodass ein Höchstmaß an Lebenszufriedenheit und Lebensqualität erzielt werden kann (auch Kalachnik 1999, 167, 188). Nicht wenige Autoren aus dem Lager der Medizin/Psychiatrie und Klinischen Psychologie (vgl. Wieseler & Hanson 1999a; Bouras 2001), die mit intellektuell beeinträchtigten Menschen arbeiten, gehen davon aus, dass bei massiven Verhaltensproblemen, einer Doppeldiagnose oder Co-Morbidität weder eine medikamentöse Therapie noch eine Psychotherapie oder Verhaltensunterstützung allein zu einem Erfolg gereichen, sondern dass die Kombination beider Angebotsformen das Gebot der Stunde sei. Kombiniert werden sollte – so die mehrheitliche Auffassung der Autor:innen – ein verhaltensorientiertes Programm (z. B. im Sinne des PBS) mit einer (zeitlich begrenzten) medikamentösen Therapie als unterstützende Begleitmaßnahme. Um das Gesamtprogramm zu optimieren, schlagen Thompson und Symons (1999, 130), Kalachnik (1999, 166) sowie Reese und Kollegen (2001, 255 ff.) vor, ähnlich wie beim PBS-Konzept im Hinblick auf Verhaltensauffälligkeiten gleichfalls im Rahmen der Behandlung psychischer Störungen mit Psychopharmaka funktionale Zusammenhänge von Arznei, Wirkung, Nebeneffekten, Konsequenzen und Umgebungsfaktoren zu beachten, zu kontrollieren und zu evaluieren. Es sollte aber nicht nur die traditionelle Form der Behandlung durch die funktionale Problemsicht profitieren, sondern es sollten beide Angebotsformen, die psychiatrische Therapie und die Verhaltensunterstützung, unter funktionalen Aspekten miteinander abgestimmt werden. Dieses Postulat klingt plausibel, allerdings geben Favell und McGimsey (1999, 262) zu bedenken, dass bei alledem wichtige Prinzipien für individuelles Wohlbefinden und ein Leben in Würde und Autonomie nicht aus dem Blick geraten dürften. Grundsätzlich sollten therapeutische Hilfen oder funktionale Verhaltensprogramme in ein lebensweltbezogenes, alltägliches „Basiskonzept“ eingebettet werden, welches sich als *supportive environment* (Ferron et al. 1999, 10; Washington State 2003) zu beweisen hat. Was damit gemeint ist und welche Bedeutung einer lebensweltbezogenen Behindertenarbeit zukommt, soll im Folgenden skizziert werden.

Lebensweltbezogene Behindertenarbeit

Das Konzept der Positiven Verhaltensunterstützung geht in vielerlei Hinsicht mit Grundzügen einer lebensweltbezogenen Behindertenarbeit Hand in Hand. Ihr Bezugspunkt ist ein Verständnis von *Lebenswelt*, die nicht als ein ausschließlich privater Ort in Erscheinung tritt, sondern als eine vom Menschen definierte „alltägliche Welt“, die der/die Einzelne mit anderen Personen teilt und die als der „Inbegriff einer Wirklichkeit … erlebt, erfahren und erlitten wird“ (Schütz & Luckmann 1984, 11). Zugleich ist sie aber auch Ort einer aktiven Einflussnahme des/der Einzelnen, was Entwicklung bedeutet und ein Erschließen neuer Lebensräume ermöglicht.

Zur Ökologie der menschlichen Entwicklung

Der Frage nach der Bedeutung von Lebenswelten für gelingende menschliche Entwicklung ist insbesondere Bronfenbrenner (1981) nachgegangen.

„Die Ökologie der menschlichen Entwicklung befasst sich mit der fortschreitenden gegenseitigen Anpassung zwischen dem aktiven, sich entwickelnden Menschen und den wechselnden Eigenschaften seiner unmittelbaren Lebensbereiche. Dieser Prozess wird fortlaufend von den Beziehungen dieser Lebensbereiche untereinander und von den größeren Kontexten beeinflusst, in die sie eingebettet sind" (ebd., 37).

Demzufolge sind all jene Maßnahmen (Reformen) im Bereich der Behindertenarbeit verfehlt und unzureichend, die die Stimme der Betroffenen (Empowerment) ignorieren und Menschen neue Lebensbereiche und Standards in Top-down-Manier einfach vorsetzen sowie aktive Aneignungsmöglichkeiten, eine sinnerfüllte, selbstbestimmte Erschließung neuer Lebensräume, außer Betracht lassen. Bronfenbrenner unterscheidet in seinem Modell vier Lebensbereiche, die unterschiedlich intensiv und reziprok auf die Entwicklung des Menschen wirken und von ihm beeinflusst werden.

Der erste Lebensbereich ist das sogenannte *Mikrosystem*, d. h. der „unmittelbare Lebensraum, der die sich entwickelnde Person umgibt" (1981, 19) und in dem sie sich zu bestimmten Zeiten aufhält (z. B. Familie, Wohngruppe, Schule, Tagesförderstätte, WfbM).

„Ein Mikrosystem ist ein Muster von Tätigkeiten und Aktivitäten, Rollen und zwischenmenschlichen Beziehungen, die die in Entwicklung begriffene Person in einem gegebenen Lebensbereich mit den ihm eigentümlichen physischen und materiellen Merkmalen erlebt" (38).

Für eine lebensweltbezogene Behindertenarbeit rückt damit die Frage nach der subjektiven Bedeutung und individuellen Aneignung der primären Lebenswelt in den Mittelpunkt der Betrachtung. Gelingende Entwicklung, psychisches Wohlbefinden und Lebenszufriedenheit sind hier in besonderem Maße abhängig von sinnstiftenden Handlungsmöglichkeiten und von der Qualität konkreter Beziehungsgefüge, indem Personen miteinander kommunizieren, gemeinsam handeln, Rollen übernehmen und haushalten. Außerdem kommt es auf die Qualität der konkreten materiellen Umwelt an (z. B. häusliches Wohnmilieu).

Der zweite Lebensbereich, das *Mesosystem*, umfasst die institutionalisierten wie informellen Wechselbeziehungen zwischen den Mikrosystemen, an denen die sich entwickelnde Person partizipiert. Dort, wo systemische Vernetzungen ausbleiben oder unzureichend sind, können keine neuen Lebensräume adäquat erschlossen und Entwicklungsmöglichkeiten blockiert werden. Besteht zudem ein widersprüchliches, gegenläufiges Beziehungsgefüge zwischen den Systemen, drohen Belastungen für die menschliche Entwicklung.

Einen dritten Lebensbereich bildet das *Exosystem*, zu dem die sich entwickelnde Person keinen unmittelbaren Kontakt unterhält, in dem jedoch Ereignisse stattfinden, die die Entwicklung unterstützen oder beeinträchtigen können. Zu Beeinträchtigungen kommt es, wenn z. B. private Probleme von Mitarbeitenden in die alltägliche Wohngruppenarbeit hineingetragen werden. Solche unnötigen Störungen können durch Praxisberatung oder Supervision vermieden werden. Infrastrukturen, gesellschaftliche Institutionen (z. B. Polizei), Organisationen, Massenmedien und informelle Netzwerke bilden Exosysteme, die das Alltagsleben mitbestimmen und mitgestalten. Ein Exosystem wird dann zu einem Mesosystem, wenn es direkt in Anspruch genommen wird.

Der vierte Lebensbereich, das *Makrosystem*, stellt den kulturellen Überbau, die gesellschaftlichen Normen, Werte und Ideologien dar, die über die herrschenden Instanzen vermittelt auf die Entwicklung der Einzelnen wirken. Es umfasst sämtliche kulturellen, weltanschaulichen, politischen und ökonomischen Determinanten (z. B. Trägerphilosophie, Heimrichtlinien, Systemzwänge, gesetzliche Vorschriften, öffentliche Einstellungen oder Alltagstheorien). Alle genannten Lebensbereiche sind im Makrosystem eingelagert, welches deren Funktionen strukturiert. Das Makrosystem muss jeweils für einen bestimmten Zeitabschnitt gesellschaftlicher Entwicklung und für eine bestimmte Institution oder Reform (z. B. Deinstitutionalisierung, Ambulantisierung) analysiert werden.

Bronfenbrenners Ansatz war anregend für die Grundlegung einer systemökologisch ausgerichteten Heilpädagogik (Speck 2003) und gilt als ein zentraler Bezugspunkt für eine lebensweltbezogene Behindertenarbeit. Hinzu kommt, dass er mit Blick auf unser Verständnis von Verhaltensauffälligkeiten und psychischen Störungen die Abkehr von individuumzentrierten Interventionen zugunsten der Hinwendung zu Konzepten einer Alltagsarbeit und kontextorientierten Unterstützungsprogrammen befördert hat, die in präventiver und therapeutischer Hinsicht eine wichtige Rolle spielen.

Darauf wollen wir am Beispiel des (institutionellen) Wohnens kurz eingehen. Zum einen geht es um Überlegungen zur Gestaltung des Alltags, dem eine „salutogenetische" Bedeutung (Antonovsky) zukommt. Zum anderen werden Strukturen und Bedingungen diskutiert, die für psychische Gesundheit und ein Leben von Menschen mit intellektueller Beeinträchtigung in der Gesellschaft (Inklusion) unabdingbar sind.

Zur Gestaltung des Wohnalltags

Die subjektive Einschätzung von Lebenssituationen ist zugleich auch entscheidend für *Lebensqualität (quality of life)*, die im Rahmen der PVU (PBS) als eine hintergründige Zielperspektive ausgewiesen wird (Sugai et al. 2000; Carr et al. 2002). Darunter wird unter Berücksichtigung persönlicher Werte, der Lebensziele und Lebensstilgestaltung, der allgemeinen Menschenrechte sowie dem Recht auf gesellschaftliche Inklusion die Verschaltung von sogenannten objektiven Bedingungen wie Wohnverhältnisse, Arbeitsbedingungen, Einkommen, soziale Beziehungen, Gesundheit, soziokulturelle und politische Partizipation mit subjektiver Lebenszufriedenheit und individuellem Wohlbefinden (physisch, psychisch, sozial, materiell) gefasst (Schalock & Siperstein 1996; Felce & Perry 1997; Schalock 2004, 13 ff.). Entscheidend für die Bewertung ist dabei das Ausmaß, in dem der/die Einzelne im Rahmen seines/ihres Wohnalltags die Möglichkeit hat, *selbstbestimmt* zu entscheiden, zu handeln und Situationen zu bewältigen, eigene Kompetenzen und Ressourcen zu nutzen, über die eigenen Lebensumstände zu verfügen, d. h. Alltagsprozesse zu kontrollieren und *aktiv* mitzugestalten, *subjektiv bedeutungsvolle* Aktivitäten zu realisieren, soziale Kontakte zu knüpfen und zu pflegen sowie versandete Potenziale zu revitalisieren und neue Interessen und Fähigkeiten zu erschließen (Bambara, Cole & Koger 1998; Favell & McGimsey 1999; Theunissen 2021a). Hinzu kommen zwei „fundamentale Aspekte", die Favell und McGimsey (1999, 261 ff.) mit Blick auf Menschen mit herausforderndem Verhalten und/oder einer Doppeldiagnose als wesentliche Prüfkriterien für Lebensqualität im Wohnalltag betrachten: Zum einen ein Lebensmilieu, das nicht nur entwicklungsfördernd und unterstützend, sondern zugleich auch *schützend* (*safe*) ist, d. h. Sicherheit garantieren und Verlässlichkeit bieten kann, sodass die Einzelnen ihren

Lebensmittelpunkt emotional positiv besetzen und verorten können; zum anderen eine Lebenswelt, die eine transparente, nachvollziehbare, kalkulierbare und kontrollierbare *geordnete Struktur* (*orderliness*) aufweist, sodass sich die Einzelnen mit ihrem Lebensrhythmus und ihrer Zeitstruktur zurechtfinden und angenommen fühlen können.

Im Lichte dieser empirisch validierten Empfehlungen, die mit dem Konzept der Salutogenese (Antonovsky 1991; 1997; Gunkel & Kruse 2004) korrespondieren, geht es um die Gestaltung eines Wohnalltags, der als *supportive environment* (Ferron) Menschen mit psychischen Beeinträchtigungen „aktive Unterstützung" (active support) anzubieten hat (Allen & Felce 2001, 284):

"Active support provides a structure for staff to plan opportunities for resident participation in activity and give the kind of help (explicit verbal instruction, gestural or physical prompting, demonstration and hand-over-hand physical guidance) which … found to be most effective in helping people participate successfully" (ebd.).

Da wir in anderen Schriften (Theunissen 2021a, 229 ff.; 2016; Lingg & Theunissen 1999) die Implementierung einer entsprechenden Konzeption ausführlich beschrieben haben, genügen an dieser Stelle nur stichwortartige Hinweise: Ausgangspunkt ist die Erschließung von handlungsbestimmenden *Leitprinzipien* (z. B. Ich-Du-Bezug, Subjektzentrierung, Entwicklungsgemäßheit, Ganzheitlichkeit, größtmögliche Partizipation am Alltagsleben, Wohlbefinden, Vertrauen in individuelle Ressourcen, Empowerment und Selbstbestimmung, gesellschaftliche Partizipation und Inklusion), die den fühlbaren Hintergrund der Alltagsarbeit und speziellen Einzelhilfe bilden. Für die *Alltagsarbeit* sind spezifische Bereiche wie Pflege, alltägliche Hausarbeiten, Freizeit, Bildung, gesellschaftliche Partizipation, psychosoziale Lebenshilfe und körperliche Aktivierung individualisiert und gruppenbezogen aufzubereiten. Dabei geht es u. a. um die Reflexion und Implementierung von allgemeinen und speziellen Angeboten (basale Kommunikation, Unterstützte Kommunikation etc.), des Tagesablaufs (Zeitstruktur; System- und Sachzwänge), der Beziehungsgestaltungen, pädagogischen Umgangsformen (Ansprache, Interaktionsstil, Interventionen), Milieugestaltung, Wahl-, Mitbestimmungs- und Entscheidungsmöglichkeiten u. Ä. m. Für Favell und McGimsey (1999) hat eine Konzeption, die sich in dieser anskizzierten Bahn bewegt, eine *grundlegende Bedeutung* für gelingende Unterstützungsmaßnahmen bei Menschen mit herausforderndem Verhalten oder psychischen Störungen. Zudem wäre für alle Kostenträger ein tragfähiges Konzept einer Alltagsarbeit eines der wichtigsten *präventiven Mittel*, um seelische Gesundheit bei Menschen mit intellektueller Beeinträchtigung zu fördern und zusätzliche Kosten für pädagogisch-therapeutische, psychotherapeutische oder psychiatrische Hilfen möglichst gering zu halten. Leider wird dieser Erkenntnis sowohl von Kostenträgern als auch im Lager der Behindertenhilfe und klinischen Dienstleistungssysteme zu wenig Rechnung getragen, indem sich sowohl bei Verhaltensauffälligkeiten als auch bei psychischen Störungen die Hilfen zumeist nur auf spezielle therapeutische oder heilpädagogische Angebote konzentrieren und die Entwicklung einer multidisziplinären Gesamtkonzeption unter Berücksichtigung der Alltagsarbeit völlig ignorieren oder vernachlässigen. Das ist ein Kunstfehler, zumal bekannt sein dürfte, dass Lebenswelten wie v. a. institutionelle Bedingungen ein fruchtbarer Boden für Verhaltensauffälligkeiten oder psychische Störungen sein können und sich betroffene Personen „allzu oft unter Lebensverhältnissen zurechtfinden müssen, die ihr persönliches Wachstum und ihre Entwicklung nicht befördern" (Favell & McGimsey 1999, 264; auch Bambara,

Cole & Koger 1998). Insofern kommt es letztendlich auf eine tragfähige Alltagsarbeit an, die es mit einer *speziellen Einzelhilfe* (z. B. PVU; psychiatrische Behandlung, Psychotherapie) so zu verknüpfen gilt, dass sich beide Formen sinnvoll ergänzen und nicht gegenläufig behindern.

Zum Leitprinzip der Inklusion

Wer die Entwicklungen auf dem Gebiet des Wohnens verfolgt, wird unschwer erkennen, dass ganz im Sinne von Empowerment (Theunissen 2013) Menschen mit Behinderungen als „Expert:innen in eigener Sache" selbst darüber entscheiden möchten, was für sie gut, sinnvoll und hilfreich ist und was nicht. Die Vorstellungen in Bezug auf ein Wohnen im Erwachsenenalter und Alter sind dabei eindeutig (Rauscher 2005, 150 ff.): keine Unterbringung in stationären Einrichtungen, sondern ein Leben in eigenen, gemeindeintegrierten Wohnungen, die mit einer Öffnung nach außen als Ort des gesellschaftlichen Zusammenlebens betrachtet werden.

In Orientierung an diesen Vorstellungen sind im Verlaufe der letzten Jahrzehnte einige der führenden westlichen Industrienationen dazu übergegangen, das sogenannte Normalisierungsprinzip (Nirje 1974) durch ein deinstitutionalisiertes, *häusliches* Wohnangebot für Menschen mit Behinderungen zu implementieren. Hierbei haben wir es mit systematischen Bemühungen um eine völlige Auflösung bzw. Abschaffung von Wohnheim- oder Anstaltssystemen zugunsten gemeindeintegrierter, kleiner Wohnformen zu tun. Favorisiert werden dabei Wohnungen für ein unterstütztes Einzel-, Paar- und Gruppenwohnen mit maximal sechs Plätzen (Theunissen 2010, 64; 2014; 2022b, 293 f.).

Dieser Entwicklungsprozess hat unter dem Stichwort der *gesellschaftlichen Integration* einen hohen Bekanntheitsgrad. Allerdings sind im Zuge der Integration mehrere Probleme deutlich geworden, die zu einer Weiterentwicklung und Neubestimmung von Wohnkonzepten im Hinblick auf Inklusion geführt haben (Theunissen & Kulig 2016). Im Folgenden werden zunächst vier Probleme genannt:

1) Integration als Eingliederung

Mit Blick auf das Wohnen von Menschen mit Behinderungen wird unter Integration zumeist nur eine strukturelle Eingliederung in die Gesellschaft verstanden. Dabei handelt es sich um ein *Input-Prinzip*, indem anstelle abseits gelegener Einrichtungen auf der grünen Wiese oder auf dem Lande Wohnangebote möglichst innerhalb einer Gemeinde geschaffen werden. Wir können dieses Prinzip auch als *räumliche Integration* bezeichnen, die aber noch kein Garant dafür ist, dass eine funktionale Integration statthat, indem Menschen mit intellektueller Beeinträchtigung allgemeine Dienstleistungsangebote nutzen, am gesellschaftlichen Leben partizipieren und sich sozio-kulturell integriert erleben. Was nutzt es einem behinderten Menschen, wenn er zwar räumlich integriert lebt, aber kaum Kontakte zu seiner Außenwelt hat und ihm das Leben in der Gesellschaft fremd bleibt?

2) Vernachlässigung des Kontextes

Die Reduktion des Integrationsbegriffs auf strukturelle Eingliederung führt auf handlungspraktischer Ebene zur Vernachlässigung des Kontextes. Das gilt z. B. für alle Wohnkonzepte, die nur Wohnangebote im Blick haben bzw. auf die Schaffung von räumlich integriertem Wohnraum hinauslaufen, ohne dabei infrastrukturelle, soziale und kulturelle Bedingungen sowie eine Vernetzung und Einbettung der Wohnformen in einem eng umschriebenen Sozialraum (Stadtteil, Wohnviertel) zu beachten. Vernetzung und Einbettung ist weitaus mehr als bloße Eingliederung nach dem Input-Prinzip.

3) Top-Down-Praxis und Profizentrierung

Typisch für die Integration als Eingliederungsprinzip ist die Gepflogenheit, vom grünen Tisch aus Wohnangebote zu planen und zu implementieren. Eine solche Top-Down-Praxis geht nicht selten an den Lebenszielen, Interessen und Kompetenzen von Menschen mit Behinderungen vorbei. Das gilt gleichfalls für die Profizentrierung, die mit der Top-Down-Praxis eng verknüpft ist. Zumeist sind es Organisationen, Funktionäre, Kostenträger, Sachbearbeiter:innen und Professionelle, die das Sagen haben und eigene Interessen bei der Entwicklung und Schaffung von Wohnformen in einer Gemeinde geschickt einzubringen wissen. Welche Folgen entsprechende Wohnkonzepte haben können, zeigen einige Maßnahmen der Deinstitutionalisierung aus dem westlichen Ausland auf, die als Top-Down-Reformen unbedacht realisiert wurden und in vielerlei Hinsicht skandalös waren (dazu ausführlich Dalferth 1999; Theunissen 2022b, 296 f.). Aber auch hierzulande gibt es zur Genüge Negativbeispiele, wenn z. B. anstelle einer Enthospitalisierung eine Umhospitalisierung betrieben wurde.

4) Selektion und Ausgrenzung

Nach wie vor scheint die Vorstellung, dass die Integration durch ein sogenanntes betreutes Wohnen in kleinen Gruppen nur für behinderte Menschen mit einem relativ hohen Grad an Selbstständigkeit in Betracht zu ziehen sei, noch weit verbreitet zu sein. Menschen mit schweren (kognitiven) Beeinträchtigungen gehören demnach ins Heim und bei einem hohen pflegerischen Assistenzbedarf in eigens dafür vorgesehene Pflegeeinrichtungen. Damit wird zwischen „integrationsfähigen“ und „integrationsunfähigen“ Personen differenziert und eine Selektion und Ausgrenzung betrieben.

All diese Probleme sind mittlerweile erkannt worden und sollen durch eine Praxis der Inklusion überwunden werden (Schwalb & Theunissen 2018; Theunissen 2021a; 2022b; Theunissen & Kulig 2016). Der Begriff der Inklusion stammt aus Nordamerika und wird nicht selten mit „Nicht-Aussonderung“ oder „unmittelbare Zugehörigkeit“ übersetzt oder in Verbindung gebracht. Interessant ist die Frage nach der politischen und praktischen Bedeutung von Inklusion in Bezug auf ein zeitgemäßes Wohnen von Menschen mit intellektueller Beeinträchtigung. Hierzu lassen sich fünf zentrale Aspekte herausstellen:

1) Akzeptanz von Heterogenität und Individualität

Unter der Leitidee der Inklusion wird das Leben in einer multikulturellen Gesellschaft in den Blick genommen, in der die Verschiedenheit von Menschen und die Verwirklichung individueller Lebensentwürfe in einem sozial verträglichen Ganzen akzeptiert und unterstützt werden.

2) Barrierefreiheit

Die Vorstellung eines Lebens in Inklusion oder einer inklusiven Kultur ist an die Voraussetzung geknüpft, dass allen Mitgliedern einer Gesellschaft wichtige soziale und kulturelle Systeme (z. B. allgemeine Bildungseinrichtungen und Dienstleistungen, Arbeitsplätze in regulären Betrieben) verfügbar und zugänglich sein müssen. Mit dem *Americans Disability Act* in den USA, dem Antidiskriminierungsgrundsatz in unserem Grundgesetz, der Erarbeitung länderbezogener Antidiskriminierungsgesetze sowie dem allgemeinen Schutz vor Diskriminierung im Zivilrecht wurden die entsprechenden Weichen für eine Barrierefreiheit rechtlich kodifiziert.

3) Nicht-Aussonderung und Wertschätzung von Ressourcen

Durch kontextuelle Veränderungen und Anpassungen im Sinne der Barrierefreiheit sollen zugleich Prozesse einer Selektion und Separation behinderter Menschen mit hohem Unterstützungsbedarf (z. B. schweren kognitiven Beeinträchtigungen) vermieden werden. Hierzu ist es unabdingbar, neben individuellen Ressourcen (Stärken, Fähigkeiten, Fertigkeiten) gleichfalls soziale zu erschließen und zu nutzen.

4) Bürgerzentrierung

Um zu einem tragfähigen Netzwerk zu gelangen, bedarf es einer bürgerzentrierten Arbeit. Ihr Adressat sind in erster Linie Bürger:innen, die für Menschen mit Behinderungen als informelle Unterstützer:innen angesprochen werden sollen oder sich bereits mit ihren Stärken, Ressourcen und Kompetenzen als freiwillige Helfer:innen anbieten. Eine wesentliche Aufgabe für die Behindertenhilfe bezieht sich auf die Sensibilisierung nichtbehinderter Bürger:innen, Menschen mit Behinderungen als Mitbürger:innen zu akzeptieren und schätzen zu lernen (z. B. über bürgerzentrierte Aktionsprogramme; dazu Theunissen & Schirbort 2010, 27, 275 ff.).

5) Kontextorientierung

Es wäre ein eklatantes Missverständnis, Aufgaben der Netzwerkförderung und Bürgerzentrierung nur als Beiwerk oder Ergänzung eines Wohnkonzepts zu betrachten. Im Gegenteil: Ein Wohnen in Inklusion verlangt ein Konzept, das den Kontext, das Umfeld, Bezugs- und Umkreispersonen mit einbezieht. Das Scheitern mancher Reformen oder Integrationsprojekte war gerade dem Fehlen einer Kontextorientierung geschuldet.

Alles in allem scheint die Leitidee der Inklusion eine verheißungsvolle Angelegenheit zu sein. Nichtsdestotrotz sollten zwei Probleme nicht unerwähnt bleiben:

Erstens: Die Gefahr der politischen Vereinnahmung

Dass das Thema der Inklusion nicht nur im Lager der Behindertenhilfe, sondern auch im Bereich der Politik immer mehr Zuspruch findet, ist ohne Zweifel sehr erfreulich. Allerdings trägt die politische Aufgeschlossenheit ein Janusgesicht, wenn sie mit dem Interesse eng verknüpft ist, durch deinstitutionalisierte, häusliche Wohnformen als Alternative zum Leben im Heim Sozialausgaben einzusparen. Dieses Ziel ist nicht unredlich, aber es darf nicht zu Billiglösungen und zu Folgeerscheinungen wie einer Verelendung oder Verwahrlosung von Menschen mit intellektueller Beeinträchtigung im Rahmen einer Ambulantisierung sowie zu einer Konzentration und Versorgung von

Personen mit hohem Unterstützungsbedarf in Heimen oder Anstalten führen. In dem Falle hätten wir es mit einer dekapitierten Konzeption zu tun, die dem integrativen Input-Prinzip entspricht und Inklusion zu einer Leerformel gerinnen lässt.

Zweitens: Das Verhältnis von Inklusion zu Exklusion

Aussagen zur Inklusion als Leitidee der Behindertenarbeit lassen den Schluss zu, dass von der Vorstellung einer Gesellschaft ausgegangen wird, in der alle Menschen mit Behinderungen vollständig einbezogen und uneingeschränkt willkommen sind. Diese Vorstellung ist visionär, und es stellt sich die Frage, ob eine solche Gesellschaft überhaupt existiert oder erreicht werden kann (Theunissen 2021a; 2022b). Aus soziologischer Sicht wird eine Gesellschaft häufig als funktional-differenziert beschrieben, welche aus Teilsystemen besteht, die in einem funktionalen Zusammenhang stehend reziprok miteinander kommunizieren. Diese verschiedenen Teilsysteme bilden relativ autonome Einheiten, die sich selbst Normen und Regeln auferlegen und z. T. nur lose über staatliche Regulative (Gesetze, Vorschriften, Bürgerrechte) operieren und sozial kommunizieren. Genau an dieser Stelle gilt es zu fragen, welche Konsequenzen sich daraus für die Vorstellung einer „inklusiven Gesellschaft“ ergeben. Wir können uns die Frage an einem Beispiel vor Augen führen: In einer mittelgroßen Gemeinde in den USA leben fünf Menschen mit Lernschwierigkeiten in einer Wohngemeinschaft. In der Gemeinde gibt es so gut wie keine allgemein öffentlichen Einrichtungen, stattdessen gibt es zwei Schwimmbäder, die von zwei privaten Organisationen unterhalten werden, zudem gibt es mehrere Sportcenter, die gleichfalls privat betrieben werden. Zudem stehen die meisten kulturellen Angebote unter der Regie von Organisationen. Um am soziokulturellen Leben partizipieren zu können, bedarf es der Mitgliedschaft in einer oder mehreren Organisationen. Wird Einzelnen eine Mitgliedschaft verwehrt oder durch zu hohe Kosten verunmöglicht, sind die Möglichkeiten der Partizipation am gesellschaftlichen Leben in erheblichem Maße eingeschränkt. Anders gesagt: Je geringer die faktische Zugehörigkeit zu einer Organisation als Betreiber und Anbieter, desto geringer der Grad der gesellschaftlichen Inklusion. Durch die Zugehörigkeit in einem selbstorganisierten Zusammenschluss (People First) lässt sich dieser durch Teilsysteme erzeugte Exklusionseffekt nicht beseitigen, sondern allenfalls kompensieren. Inklusion ist somit nur „auf der Ebene der Teilsysteme möglich“ (Kulig 2006, 53). Diese Analyse zeigt auf, dass die Vorstellung einer „inklusiven“ Kultur und Gemeinde einer differenzierten Betrachtung bedarf und sich dem Problem der Exklusion durch Teilsysteme stellen muss. Der Behindertenarbeit oder Sozialen Arbeit kommt als eigenes Teilsystem eine *Funktion des Brückenbauens (bridge building)* zu, indem sie zwischen anderen Teilsystemen zu vermitteln hat, sodass letztlich ein größtmögliches Maß an Inklusion und Partizipation erreicht und Ausgrenzungs- oder Isolierungstendenzen vermieden werden können.

Konsequenzen für die Praxis der Inklusion

Die anskizzierten Probleme der gesellschaftlichen Integration und Inklusion von Menschen mit Lernschwierigkeiten haben zu unterschiedlichen Reaktionen geführt. So plädierten nach Bekanntwerden einiger Skandale in den USA Kritiker:innen der Deinstitutionalisierung und einige Elternverbände (u. a. von Kindern im Autismus-Spektrum) für einen sofortigen Stop der Auflösung von Institutionen (Theunissen 2022b; 298). Als Alternative forderten sie Wohnangebote auf dem Lande (z. B.

Bauernhof- oder Farmprojekte), Dorf- oder Lebensgemeinschaften, wie sie u. a. von der Arche-Bewegung aufgebaut worden sind. Dass mit diesen Wohnformen (dazu Theunissen & Kulig 2016, 143 ff.) angesichts ihres „schützenden und haltgebenden Charakters" sowie ihrer häufig breiten Palette an sinnerfüllten Arbeitsangeboten spezifischen „Risiken der Normalisierung" (z. B. gesundheitliche Probleme, Verwahrlosung, Einsamkeit, Überforderung, psychische Krisen) wirksam begegnet werden kann, möchten wir nicht in Abrede stellen. Allerdings bergen sie die implizite Gefahr einer „paternalistischen" Wohn- und Lebenskultur sowie der Gettoisierung behinderter Menschen. Nichtsdestotrotz wäre es unzulässig, die genannten Wohnalternativen zu entwerten, welche quasi kontrapunktisch zum urbanen Wohnen oder Leben in einem Heim oder einer Anstalt (Komplexeinrichtung) für einige Menschen mit Behinderungen und herausforderndem Verhalten (u. a. auch autistischen Personen mit zusätzlichen Verhaltensauffälligkeiten) eine Option darstellen.

Die pauschale Annahme, dass die wohlgemeinten Reformen der Deinstitutionalisierung und Inklusion zum Scheitern verurteilt seien, ist freilich unzutreffend. Im Gegenteil: Zahlreichen Untersuchungen und mehreren Meta-Analysen sind positive Entwicklungen und Ergebnisse zu entnehmen (Theunissen 2010, 68 f.; 2014; 2021a; 2022b).

Allerdings hatte das Scheitern einiger Projekte die Befürworter:innen der Deinstitutionalisierung und Inklusion dazu veranlasst, genaue Problemanalysen vorzunehmen, die Reformen zu überprüfen und nachhaltig zu verbessern. Eine wesentliche Erkenntnis war die, dass es nicht genügt, nur in die Schaffung neuer Wohnformen zu investieren, sondern zugleich auch soziale Netzwerke und Kontakte im Gemeinwesen aufgebaut werden müssen.

An dieser Stelle hat die aus Großbritannien stammende Bewegung *Community Care* ihren Platz (Maas 2010; Schablon 2016; Theunissen 2013, 334 f.), die sich an alle Menschen eines eher eng umschriebenen Sozialraumes (Stadtteil, Wohnviertel, kleine Gemeinde) richtet, also nicht nur an behinderte Personen, sondern ebenso an ihre Angehörige wie auch an ältere Bürger:innen, Alleinerziehende, kinderreiche Familien, Immigranten, hilfebedürftige, arme oder sozial benachteiligte Gruppen. Erklärtes Ziel der Bewegung ist ein gemeinsames (multikulturelles) Leben in Nachbarschaften, und hierzu soll jeder Person, die als hilfebedürftig eingeschätzt wird, entsprechende Unterstützung offeriert werden. Solche Hilfen sollen aber keineswegs nur durch spezielle professionelle Dienstleister (z. B. durch Träger der Behindertenhilfe), sondern v. a. auch durch Nutzung allgemeiner Sozial- oder Bildungssysteme sowie durch informelle soziale Unterstützungsformen (z. B. durch Angehörige, Freund:innen, Nachbarschaftshilfe, Freiwilligenagenturen, kirchliche Gemeindehelfer:innen) erfolgen. Vor diesem Hintergrund meint *„care"* im Wesentlichen ein „assistierendes Kümmern", bei dem die zu unterstützende Person als kompetente:r (zuständige:r) Bürger:in mit allen Rechten und Pflichten ihr Leben und die Gestaltung der Hilfen so weit wie möglich selbst bestimmen soll.

Um dem Wunsch behinderter Menschen nach einem selbstbestimmten Leben zu entsprechen, werden zudem zeitgemäße, häusliche Wohnformen wie v. a. das *Supported Living* (unterstütztes Wohnen) favorisiert (dazu Theunissen 2022b; 303 ff.), das für ein Einzel-, Paar- und kleines Gruppenwohnen in Anspruch genommen werden kann. Wenngleich dieses Konzept in deutschsprachigen Ländern noch in den Anfängen steckt, gibt es auch hierzulande einige bemerkenswerte Entwicklungen auf dem Gebiete des Wohnens, die sich z. T. in ähnlichen Bahnen bewegen wie das Konzept des Community Care oder Supported Living: z. B. die in jüngster Zeit politisch geförderten Projekte eines selbstbestimmten Wohnens in *Hausgemeinschaften* oder in einer *Mehrgenerationenhausanlage*, die jenseits der Behindertenhilfe (v.a. im Bereich der Altenhilfe) entstanden und mit vielfältigen Serviceangeboten verknüpft sind (Theunissen & Kulig 2016).

Grundsätzlich hat im Unterschied zum herkömmlichen Integrationsansatz bei all diesen Projekten die soziokulturelle Einbettung und Vernetzung der neuen Wohnformen im Gemeinwesen, z.B. als *Wohnverbund*, einen hohen Stellenwert.

Hierbei geht es einerseits um ihre Unterstützung durch (niedrigschwellige) soziale Dienstleistungen, so z.B. um (Freizeit-)Beratung älterer Menschen mit Behinderungen zur Förderung eines „Unterstützten Ruhestands" (Hollander, Mair & Hohmeier 2003); im Falle von Verhaltensproblemen um Praxisberatung im Sinne der PVU oder mobile Unterstützung durch einen Konsulentendienst (Braun & Ströbele 2003; Seifert 2007); bei psychischen Krisen um Krisenintervention und -prophylaxe (Wüllenweber & Theunissen 2001; Lingg & Feurstein 2001; Davidson et al. 1995) oder bei psychischen Störungen um therapeutische und/oder interdisziplinäre Hilfen durch eine Psychiatrieambulanz, einen sozialpsychiatrischen Dienst oder eine Tagesklinik (Davidson, Morris & Cain 2001; Kittmann 1999).

Als richtungsweisend für ein präventives Interventionskonzept im Falle von Verhaltensauffälligkeiten oder Problemverhalten kann der aus den Niederlanden stammende und im Rheinland (NRW) etablierte Konsulentendienst betrachtet werden, der als ein mobiles pädagogisch-psychologisch fokussiertes Beratungssystem nicht nur Bestandteil eines Wohnverbundes, sondern zugleich auch ein niedrigschwelliges Angebot für Familien mit einem behinderten und stark verhaltensauffälligen Kind, für (inklusive) Kindertageseinrichtungen, Schulen und Werkstätten für behinderte Menschen sein sollte. Zugleich sollte ein solcher Dienst im Falle psychischer Störungen bei Menschen mit intellektueller Beeinträchtigung anschlussfähig für eine interdisziplinäre Kooperation mit einer Psychiatrie-Ambulanz, Krisenstation oder einem sozialpsychiatrischen Dienst sein.

Da im Sinne von Inklusion vorhandene (Regel-)Angebote (mit-)genutzt werden sollten, ist es wichtig, dass alle helfenden Berufe der unterschiedlichen Dienste lernen, vorurteils- und barrierefrei aufeinander zuzugehen und über ein *„cross-learning"* zu kooperieren (Davidson et al. 1995, 24, 29; Favell & McGimsey 1999, 270f.; Allen & Felce 2001).

Andererseits sollten im Rahmen der neuen Wohnformen selbstorganisierte Gruppenzusammenschlüsse wie *People First* aufgesucht oder gefördert werden, weil eine Selbstvertretungsgruppe eine wichtige soziale Ressource sein kann. Das gilt gleichfalls für sogenannte *Meeting Points*, die v.a. in Schweden als niedrigschwellige, gemeindenahe Anlaufstellen für behinderte Menschen eingerichtet wurden. Solche Begegnungsräume bilden eine präventive „Enabling Niche" (Taylor 1997) gegen drohende Vereinsamung, gesellschaftliche Isolation oder Überforderung.

Der aus den USA stammende Arbeitsbegriff der *Enabling Niches* steht für ein soziales Netzwerk, das einer Person emotionalen Halt geben, soziale Unterstützung und Gelegenheiten offerieren soll, sich in seiner Persönlichkeit (weiter) zu entwickeln. Im Sinne von Inklusion soll ein solches Netzwerk der Garant dafür sein, dass alle Menschen mit einem Hilfebedarf unabhängig von Art oder Schwere einer Beeinträchtigung sowie des Alters in ihrem Wohnalltag, in ihrer Freizeit oder auch bei sozialen Problemen und Krisen auf soziale Ressourcen (z.B. Selbsthilfe-Gruppe) und informelle Unterstützung (Nachbarschaftshilfe, andere freiwillige Helfer:innen etc.) zurückgreifen können, wenn sie diese benötigen (Röhrle 1995). Wie bedeutsam Enabling Niches einzuschätzen sind, wird daran sichtbar, dass Menschen mit intellektueller Beeinträchtigung, die im Supported Living oder „betreuten Wohnen" leben, oftmals im Unterschied zu nichtbehinderten Bürger:innen nur schwache und kleine soziale Netze (weniger Freund:innen, Bekannte oder Vertrauenspersonen) mit einem weitaus geringeren Unterstützungspotenzial zur Verfügung stehen, sodass soziale Schutzfaktoren weithin entfallen (v. Kardoff 1999, 269; Theunissen 2010, 75; 2022b; 306 ff.). Hinzu kommt ein deutlich geringeres Maß an nachbarschaftlichen und allgemeinen Freizeitkontakten.

Vor diesem Hintergrund ist eine zielgerichtete Netzwerkarbeit unabdingbar, die sich am besten im Rahmen einer *Personzentrierten Planung* (*person-centered planning*; z. B. persönliche Zukunftsplanung) realisieren lässt (Theunissen 2021a; 2018 ff.; Kincaid 2001; Turnbull & Turnbull III 2001). Soll zudem ein Leben in Inklusion gefördert und unterstützt werden, bedarf es eines *Unterstützungsmanagements* (*community living management*), das darauf angelegt ist, informelle und formelle Hilfen zu eruieren, zu organisieren und zu koordinieren, sodass eine lebensweltbezogene Behindertenarbeit zum Tragen kommen kann (Theunissen & Schirbort 2010, 216 ff. Theunissen 2021a; 2022b).

Ein Unterstützungsmanagement (häufig auch als Case Management bezeichnet) bietet die Chance, Bausteine einer zeitgemäßen Behindertenarbeit ressourcenorientiert zu bündeln. Das betrifft z. B. die Bildung eines *Unterstützungskreises* als Forum für die Erschließung und Erstellung persönlicher (bürgerzentrierter) Zukunfts-, Hilfe- oder Lebensstilpläne. Ein solcher Unterstützungskreis kann zugleich auch als *Netzwerkkonferenz* fungieren, wenn es darauf ankommt, strukturell und inhaltlich soziale Beziehungen von Betroffenen in ihrer Lebenswelt (z. B. Angehörigen, Nachbar:innen, Freund:innen, Arbeitskolleg:innen, weiteren Personen im öffentlichen Leben) zu erfassen und abzubilden (z. B. durch eine Netzwerkkarte). Eine entsprechende *Netzwerkanalyse* (Bullinger & Nowak 1998; Hollstein & Straus 2006) ist hilfreich, um Stärken und Schwächen eines alten und bestehenden Beziehungsgefüges (Netzwerkes) zu beschreiben, um Fragen zu klären, welche sozialen Ressourcen (Enabling Niches) ein:e Betroffene:r hat, sich wünscht bzw. als Option in den Blick genommen werden sollten. Auf der Grundlage einer Netzwerkanalyse können somit Perspektiven und Strategien für zukünftiges Arbeiten bestimmt werden. Eine Förderung informeller Netzwerke macht freilich nur dann Sinn, wenn die sozialen Ressourcen als valide und hilfreiche Unterstützungsangebote erlebt werden und wirksam sind (Schröder & Schmitt 1988). Soziale Ressourcen und heterogene Gemeinschaften sind nämlich nicht per se schützend, unterstützend und persönlichkeitsfördernd.

Des Weiteren lassen sich im Rahmen eines Unterstützungsmanagements personenbezogene Lernziele, Aufgaben, Prozesse und Programme (*skills training*) in den Blick nehmen, die ein eigenständig-verantwortliches, selbstbestimmtes Wohnen und Leben in Inklusion befördern (McClean 2005). Das gilt gleichfalls für eine Budgetassistenz, wenn beispielsweise eine Person aufgrund kognitiver Beeinträchtigungen überfordert ist, ihr persönliches Budget zu verwalten und zu nutzen. Ebenso können durch ein Unterstützungsmanagement Angebote wie eine Freizeitassistenz oder spezielle Hilfen (z. B. Krisendienst, Tagesklinik) multiprofessionell zusammengeschlossen und vernetzt werden, um v. a. Menschen mit hohem Unterstützungsbedarf, herausfordernden Verhaltensweisen oder psychischen Störungen ein Wohnen und Leben in der

Gemeinde zu ermöglichen (Eckelaar 1999; van Laake 1999).

Eng verschaltet mit dem Unterstützungsmanagement, das am besten in Kooperation mit einem mobilen Konsulentendienst (dazu Theunissen 2021a, 199 ff.) Bestandteil eines regionalen Kontakt-, Koordinations- und Beratungsangebotes (dazu Bradl & Küppers-Stumpe 2018) sein sollte, ist eine *Gemeinwesenarbeit*, die sich explizit auf Aufbau, Gestaltung, Beratung und Begleitung sozialer Netzwerke im gesellschaftlichen Bezugsfeld bezieht (Röhrle 1995; Herriger 2020; Kardoff 1999; Theunissen 2010, 73 ff.; 2021c). Die Palette entsprechender Möglichkeiten ist breit (z. B. über Nachbarschaften, Kirchengemeinden, Stadtteilfeste, Bürgervereine, Freiwilligenagenturen, Freizeitassistenz, Eltern- oder Angehörigengruppen, institutionelle Netzwerker, Corporate Citizenship). Da es nicht einfach ist, solche Netzwerke aufzubauen, muss die Frage der Gewinnung und professionellen Unterstützung informeller Helfer:innen (*volunteers*) fokussiert werden. Wichtig scheinen v. a. vertrauensbildende Maßnahmen zu sein (z. B. durch frühzeitige Kontakte; Informationen über Art der Behinderung, Wünsche, Bedürfnisse und Stärken der Person; gegenseitiges Kennenlernen; Informationen zum Umgang mit auffälligem Verhalten; Einbeziehung mittelständischer Betriebe beim Umbau eines Wohnhauses); außerdem sollte es begleitende Angebote für bestehende Netzwerke geben (z. B. in Form von Beratung oder „offenen" Gesprächsrunden mit Professionals). Zudem hat die Politik durch die Schaffung günstiger Rahmenbedingungen ihren Beitrag zu leisten (Unterstützung von Selbsthilfekontaktstellen, freiwilligen Agenturen, Seniorenbüros …); und sie sollte sicherstellen, dass ehrenamtliche Tätigkeiten in gewisser Weise honoriert werden. Es muss aber auch die Behindertenhilfe ihre Einstellungen und ihr Verhältnis zu engagierten Bürger:innen neu justieren. Um die Zusammenarbeit mit engagierten Bürger:innen fruchtbar werden zu lassen, bedarf es nicht nur einer Aufgeschlossenheit, sondern ebenso einer gezielten Schulung von Mitarbeiter:innen der Behindertenhilfe. Als erstrebenswert wird ein Tätigkeitsfeld der „Freiwilligenkoordination" (Wagner-Stolp 2008) sowie des *bridge buildings* betrachtet. Im Bereich der Behindertenhilfe sollte es verlässliche Ansprechpartner:innen für ehrenamtliche Tätigkeiten geben, an die sich interessierte oder engagierte Personen wenden können. Ferner benötigt jedes freiwillige Engagement im Bereich der Behindertenarbeit einen klar definierten Platz.

Zusammengefasst lässt sich festhalten, dass mit der lebensweltbezogenen Behindertenarbeit (Theunissen 2021a) ein ausgesprochen facettenreiches Aufgabenspektrum zum Programm erklärt wird, welches sowohl in gesundheitsfördernder Hinsicht zur *Prävention* von Verhaltensauffälligkeiten und psychischen Störungen als auch in Bezug auf *konkrete Unterstützungsformen* für betroffene Personen mit intellektueller Beeinträchtigung eine grundlegende Bedeutung hat. In ähnlichen Bahnen bewegen sich Programme einer Gemeindepsychologie und -psychiatrie, denen es gleichfalls durch niedrigschwellige Angebote insbesondere um Förderung und Unterstützung seelischer Gesundheit sozial benachteiligter Bevölkerungsgruppen zu tun ist. Solche Konzepte in Form sozialer Netzwerke durch (mobile) professionelle Dienstleistungs- und informelle Unterstützungssysteme werden leider im Bereich der Behindertenhilfe und Heilpädagogik oftmals noch unterschätzt, indem nur eng gestrickte therapeutische und heilpädagogische Maßnahmen zur Bewältigung psychischer Störungen bei Menschen mit intellektueller Beeinträchtigung in Augenschein genommen werden.

Systemisch- und stärkenorientierte Praxisberatung

Als dritten Baustein der Konzepte aus dem Bereich der Heilpädagogik und Sozialen Arbeit möchten wir die systemisch- und stärkenorientierte Praxisberatung vorstellen.

Bekanntlich zählt Beratung zu einem wichtigen Bestandteil psychosozialer Hilfen. Als psychologische, pädagogische oder soziale Hilfe sowie als Angebot zur Krisenprävention und -intervention bewegt sie sich hierbei zumeist im „Vorfeld" einer Therapie oder pädagogischen Einzelhilfemaßnahme (z. B. PVU). Häufig sind allerdings die Grenzen zwischen Beratung und (psycho-)therapeutischen Angeboten fließend, so z. B. bei dem klientenzentrierten, individualpsychologischen und systemischen Ansatz (v. Schlippe & Schweitzer 1996, 15; Bamberger 2001, 6). Insofern ist Beratung von (Psycho-)Therapie nur schwer abzugrenzen (Grawe, Donati & Bernauer 2001, 10 f.; Steinebach 2006b, 22 f.). In der Regel erstreckt sich Beratung „über einen kürzeren Zeitraum als Therapie" (Mutzeck 2000, 188); ferner greift Beratung neben Praxisfragen, die sich z. B. „in einer Einrichtung unabhängig von Klienten (Patienten, Kunden, Mandanten) immer wieder stellen" (v. Schlippe & Schweitzer 1996, 227), meist nur kurzfristig entstandene, aktuelle Probleme, Konflikte oder Krisen auf, während Psychotherapie eher an schwereren Störungen ansetzt und „tiefergreifend" arbeitet.

Vor diesem Hintergrund stellt Beratung sehr wohl auch einen eigenständig-originären Arbeitsbereich dar, wie er in der Sozialen Arbeit oder Psychologie zum Tragen kommt (Bamberger 2001; Baur & Blumenberg 1998; Berg 1992; Herriger 2020; Saleebey 1997; Steinebach 2006a). Hierzu lassen sich mit Blick auf die Behindertenhilfe und Arbeit mit intellektuell beeinträchtigten Menschen verschiedene Formen unterscheiden, z. B.:

- Eltern- oder Angehörigenberatung (z. B. in Bezug auf Erziehungsfragen),
- Träger- oder Institutionsberatung (z. B. in Bezug auf Organisation; Struktur, Qualitätssicherung; Konzeptentwicklung),
- Praxisberatung (z. B. von Wohngruppen in Bezug auf Konzepte oder Umgang mit Verhaltensauffälligkeiten oder psychischen Störungen; sog. Fallbesprechungen und -begleitungen),
- Einzel- oder Teamsupervision,
- Coaching (z. B. Beratung von Führungskräften),
- Peer-Counseling (Beratung von Betroffenen durch Betroffene),
- Konsultative Assistenz (Beratung Betroffener bei Lebensfragen oder -krisen),
- Politikberatung (Mitwirkung bei sozialpolitischen Entscheidungen auf lokaler oder auch überregionaler Ebene).

Beratungsangebote im Kontext Sozialer Arbeit sind somit nicht bestimmten Personen oder Berufsgruppen vorbehalten, sondern sie können zu verschiedenen Anlässen, in unterschiedlichen Arbeitsfeldern und Settings erfolgen. Nun können wir aus äußerlichen Gründen nicht auf jedes Angebot näher eingehen, wohl aber möchten wir am Beispiel der Praxisberatung den systemisch- und stärkenorientierten Ansatz kurz aufzeigen. Dabei gehen wir davon aus, dass viele Aspekte des methodischen Vorgehens auch für die anderen Beratungsformen relevant und wegweisend sein können. Erwähnt sei, dass wir im Unterschied zu Belardi (2006) zwischen Praxisberatung und Supervision differenzieren. Unter Praxisberatung verstehen wir ein Angebot, dass die Lösung eines Praxisproblems durch Reflexion und Nutzung von (Bewältigungs-)Ressourcen und Stärken fokussiert. Bei einer Supervision geht es hingegen in erster Linie um die Reflexion von Arbeitsprozessen und -belastungen (Selbsterfahrung) sowie um die

Verbesserung persönlicher und beruflicher Handlungskompetenz.

Grundzüge systemisch- und stärkenorientierter Beratung

Die fundamentale Bedeutung der Beratung für die Behindertenarbeit macht es notwendig, ihren Auftrag und ihre Methoden exakt zu definieren – und dies umso mehr, als sich zwei zentrale Ansätze schier unversöhnlich gegenüberstehen (hierzu auch Mutzeck 2000, 194 f.).

Das erste Konzept, das wir als *profizentriert* bezeichnen, war viele Jahre im klinischen und rehabilitativen Dienstleistungssektor handlungsbestimmend. Es definiert sich durch Ratschläge, direkte Anweisungen oder Rezepte und suggeriert, dass Berater:innen stets über umfangreiches Fachwissen verfügen und daher besser als andere Personen Bescheid wissen, was richtig oder falsch ist. Auch wenn sich Ratsuchende aufgrund von Hilflosigkeit, Unsicherheit oder psychischer Erschöpfung Berater:innen blindlings anvertrauen sollten, ist es ein Irrtum anzunehmen, dass Fachwissen schon ein Garant für eine erfolgreiche Beratung sei. Wie in der Psychotherapie oder Heilpädagogik kann es

„auch in der beraterischen Interaktion keinen Experten geben […], der weiß, welche Konstruktionen von Wirklichkeit wirklich, richtig oder wahr sind. Das Expertentum des Beraters besteht ‚lediglich' darin, dass er weiß, dass etwas Konstruiertes immer auch umkonstruiert werden kann: ‚Was wäre, wenn …?'" (Bamberger 2001, 9).

Ebenso wenig kann davon ausgegangen werden, dass gut gemeinte Ratschläge oder gar Verhaltensanweisungen von Ratsuchenden wirklich angenommen würden. Vielmehr werden Informationen immer höchst subjektiv verarbeitet, sodass es von der betreffenden Person abhängt, was aus der Hilfe wird.

„Und das Expertentum des Klienten ergibt sich daraus, dass er am besten beurteilen kann, welche Konstruktionen für sein Leben nützlich [Hervorhebung im Original] und welche nicht nützlich sind" (ebd., 9).

Diese Erkenntnis hat sich das zweite Konzept zu eigen gemacht, das als *systemische Konsultation* einen Paradigmenwechsel in der Beratungsarbeit eingeleitet hat (Voß & Werning 1989; Schmidt & Vierzigmann 2006). Wie der systemischen Therapie so liegen auch der systemischen Konsultation Einsichten aus den „Systemwissenschaften", insbesondere aus dem Konstruktivismus (Watzlawick), zugrunde (v. Schlippe & Schweitzer 1996; Bamberger 2001). Demzufolge werden Verhaltensauffälligkeiten oder psychische Störungen ähnlich wie im Konzept der Positiven Verhaltensunterstützung als Signal eines „gestörten Person-Umwelt-Verhältnisses" diskutiert (v. Schlippe & Schweitzer 1996, 179):

- „Jedes Verhalten macht Sinn, wenn man den Kontext kennt.
- Es gibt keine vom Kontext losgelösten Eigenschaften einer Person.
- Jedes Verhalten hat eine sinnvolle Bedeutung für die Kohärenz des Gesamtsystems.
- Es gibt nur Fähigkeiten. Probleme ergeben sich manchmal daraus, dass Kontext und Fähigkeit nicht optimal zueinander passen.
- Jeder scheinbare Nachteil in einem Teil des Systems zeigt sich an anderer Stelle als möglicher Vorteil."

Da jedes Beziehungssystem ökosozial vernetzt ist, darf es folgerichtig nicht isoliert betrachtet werden, sondern nur in seinem lebensweltlichen Kontext. Die systemische Konsultation zielt daher nicht unmittelbar auf die Beseitigung des störenden Verhaltens, sondern auf die Entwicklung „neuer Wahrnehmungs- und Handlungsmöglichkeiten für eine als unbefriedigend erlebte

Situation" (Voß & Werning 1989, 139), die zugleich zur (Auf-)Lösung von Problemen beitragen können. Als erfolgsversprechender gilt es in dem Zusammenhang

„an Lösungen zu arbeiten, statt Probleme zum Verschwinden zu bringen. [...] Es ist für KlientInnen einfacher, bereits vorhandene erfolgreiche Verhaltensmuster zu wiederholen, statt symptomatisches oder problematisches Verhalten zu beenden oder zu verändern" (Berg 1992, 26; dazu auch Bamberger 2001, 15, 36ff.).

Dabei geht es nicht nur um Unterstützung und Förderung individueller oder kollektiver Stärken und Handlungskompetenz, sondern immer auch um die Schärfung des Blicks für Umfeldstärken sowie um die Nutzung sozialer Ressourcen (Saleebey 1997; Herriger 2020; Lenz 2011).

Das Neue darf hier freilich nicht dekretiert, sondern es muss gemeinsam erarbeitet werden. Die Beratung wird so zur „Konsultation", d. h. zu einem Gespräch und Prozess des *gemeinsamen* Beratens, in dem betroffene Personen zur Entwicklung eigener Problemlösungswege angestiftet werden. Die systemische Konsultation will die ratsuchenden Personen nicht – auch nicht zum eigenen Besten – manipulieren, sondern ihre Kompetenz zur Selbstverantwortung kooperativ entwickeln helfen (Mutzeck 1999; Schmidt & Vierzigmann 2006).

Die Aufgabe der Berater:innen besteht nicht darin, für ihre Gesprächspartner:innen Problemlösungen zu erarbeiten, sondern alle Ratsuchenden in die Lage zu versetzen, aktiv an der Erarbeitung von Lösungen mitzuwirken und selbst zu Handlungsalternativen oder Lösungsentwürfen zu gelangen (Bamberger 2001, 22). Solche Lösungen sind fruchtbarer als vorgegebene oder vorgefasste Antworten.

Kooperation zielt damit einerseits auf die Mitarbeit der Ratsuchenden im Hinblick auf das gemeinsame Ziel einer Problemlösung; dies wird im angloamerikanischen Sprachraum als *Kollaboration* (*collaboration*) bezeichnet. Bei ratsuchenden Personen, die daran interessiert sind, dass sich ihre Situation verändert, kann in dem Zusammenhang von einer grundsätzlichen Bereitschaft zur Mit- und Zusammenarbeit ausgegangen werden. Im anderen Falle müssen zunächst Widerstände oder Vorbehalte ausgeräumt werden, um ein angemessenes Arbeitsverhältnis zu finden.

Andererseits sind die Bereitschaft und Fähigkeit der Berater:innen unabdingbar, mit ihren Gesprächspartner:innen zusammenzuarbeiten, sie im Sinne der Empowerment-Philosophie und Stärken-Perspektive (Herriger 2020; Lenz 2011; Saleebey 1997; Theunissen 2022b) als „kompetente Experten in eigener Angelegenheit" ernst zu nehmen und in individuelle und soziale Ressourcen zu vertrauen. Das verlangt zugleich ein neues Selbstverständnis der Beratenden – nicht mehr Belehren, Ermahnen, Anweisen und Besserwissen sind gefragt, sondern Explorieren, Anstoßen, Anregen, auf den Weg bringen und Assistieren.

„Ein systemischer Berater geht von einem anderen Denkansatz aus: Er versteht sich in erster Linie als Impulsgeber, dessen Interventionen darauf zielen, die Wahlmöglichkeiten des Systems zu erhöhen. Ob sich daraus neue Handlungsmuster ergeben oder nicht, bleibt dem Klientensystem überlassen" (Hauser 1994 zit. n. v. Schlippe & Schweitzer 1996, 228).

Dieses „facilitatorische" Prinzip schließt nicht aus, dass sich Berater:innen einer spezifischen Methodik bedienen (vgl. die Übersicht am Ende des Beitrags). Und sie können dabei direktiv auftreten, wenn es darum geht, zum Nachdenken anzuregen oder neue Verhaltensweisen zu provozieren. Das scheint auf den ersten Blick ein Selbstwiderspruch der systemischen Konsultation zu sein. Aber es gilt die Dialektik von Behutsamkeit und Zurückhaltung einerseits, Strukturieren und Auffordern andererseits zu beachten. Und schließlich gilt auch für die systemische Beratung Bubers Einsicht und Empfehlung: „Fruchtbar ist nicht die pädagogische Absicht, sondern die pädagogische Begegnung“ (Buber 1969, 85).

Alles in allem ermöglicht und fördert ein solcher Ansatz individuelle und kollektive Entscheidungsfähigkeiten sowie Eigenverantwortlichkeit, die sich zugleich ihrem Wesen nach als Mit-Verantwortung erweist, wenn es um das gemeinsame und ernsthafte Bemühen einer Problemauflösung durch eine „Stärken-Fokussierung“ geht.

Im Beratungsprozess spielen dabei normative Leitprinzipen des Empowerment-Konzepts (Herriger 2020; Lenz 2011) eine wichtige Rolle, die mit den anthropologischen Grundeinsichten der humanistischen Psychologie (Rogers) weithin korrespondieren. Daher wird im Beratungsprozess insbesondere auf Stärken, Ideen, Kreativität, „Selbstheilungs“- und Selbstgestaltungskräfte der ratsuchenden oder betroffenen Personen gesetzt. Zwei Aspekte möchten wir hierbei hervorheben:

Zum einen die Fokussierung einer *positiven Konnotation* auffälliger Verhaltensweisen (dazu v. Schlippe & Schweitzer 1996, 175 f.), um dadurch einen „neuen Denkrahmen ins Spiel zu bringen“ (De Shazer 1990, 69). Alternative, neuartige und kreative Sichtweisen sind somit gefragt, die vom „üblichen Denken“ abweichen. Dazu das folgende Beispiel, welches Ergebnis einer systemisch- und stärkenorientierten Praxisberatung war:

Ein junger Mann mit schwerer intellektueller Beeinträchtigung versucht in unbeobachteten Momenten immer wieder, in seiner Wohngruppe Heizungskörper, Schränke oder Bänke zu demontieren. Gelingt es dem Personal nicht, ihn ständig zu beaufsichtigen, muss er in seinem Bett fixiert werden oder eine Schutzjacke tragen. Zudem erhält er eine hohe Dosis an Neuroleptika. Der junge Mann gilt als ein „schwer führbarer und hoffnungsloser Fall“, und seine „dranghafte Neigung zum Zerstören von Dingen“ gilt als eine „cerebral bedingte Steuerungsunfähigkeit“ aufgrund eines Organdefekts. Eine an der Stärken-Perspektive orientierte positive (wertschätzende) Konnotation und funktionale Sicht des Verhaltens (Stärken-Assessment) führt hingegen zu einer völlig anderen Sicht: Der junge Mann kann seine Umgebung aufmerksam beobachten, hat eine schnelle Auffassungsgabe für Zusammenhänge, die ihm bedeutsam sind, zeigt ein hohes Maß an Handgeschicklichkeit, zeigt eine ausgeprägte feinmotorische Kompetenz, kann sich auf subjektiv bedeutsame Tätigkeiten konzentrieren, möchte sich gerne betätigen und nützlich machen, zeigt ein hohes Maß an Aktivität … Offensichtlich langweilt und unterfordert ihn der Alltag. Aufgrund seiner Stärken, die durch die positive Auslegung seines auffälligen Verhaltens sichtbar werden, soll er einen Technik-Baukasten erhalten und an handwerklich-technische Tätigkeiten (z. B. auch Reparaturarbeiten) herangeführt werden.

Zum anderen wird auf die Erkenntnis zurückgegriffen, dass schon eine *minimale Verhaltensänderung* eine günstige Wirkung erzeugen kann (ebd., 36; auch v. Schlippe & Schweitzer 1996, 65 f.). Indem die ratsuchende Person in der kritischen Situation „etwas anders“ (ebd.) tut, was für sie „passend“ und darüber hinaus sozial verträglich ist, kommt es zu einer „Störung“ der üblichen Interaktionsmuster oder Regelwerke, wodurch neue Situationen und Handlungsspielräume entstehen, die zur Auflösung von Problemen beitragen können. Systemisch betrachtet können schon minimale Veränderungen ausreichen, um ein ganzes System zu verändern. Ein System ist eben mehr als die Summe seiner Teile; es bildet eine übergreifende Ganzheit, die sich wiederum aus einer Gruppe an Elementen (Subsystemen) zusammensetzt, die miteinander in Beziehung stehen und sich wechselseitig beeinflussen. Diese Betrachtung reicht allerdings noch nicht zur vollständigen Bestimmung des Systembegriffs aus. In Anlehnung an Luhmann (1984, 242) sollte zwischen *System und Umwelt*, zwischen innen (als ein Netz zusammengehöriger Interaktionen) und außen (als nicht dazugehörige Beziehungen) unterschieden werden, die „in eine dialektische Balance gebracht werden müssen" (Duss v. Werdt 1987, 129). Demzufolge genügt es nicht, nur die mikrosystemische Ebene zu beleuchten, sondern ebenso wichtig ist die (kritische) Reflexion der weiteren lebensweltlichen Systeme, die das Mikrosystem in reziproker Interdependenz beeinflussen. Damit gelingt es, wie schon mehrfach erwähnt, die Fixierung auf den sogenannten Symptomträger zugunsten einer systemökologischen, kontextuellen Problemsicht zu überwinden.

Phasen der systemisch- und stärkenorientierten Praxisberatung

Vor dem Hintergrund der vorausgegangenen Ausführungen möchten wir nun – exemplarisch auch für andere Beratungssituationen – den Verlauf einer systemisch- und stärkenorientierten Praxisberatung für ein Wohngruppenteam skizzieren. Hierzu wurden die nach unseren Erfahrungen wichtigsten Aspekte in einem Phasenmodell idealtypisch zusammengefasst (dazu auch Mutzeck 2000, 199 ff.).

Ausgangspunkt ist der Wunsch eines Wohngruppenteams nach einer „Fallbesprechung" in Anbetracht eines akuten Problems mit einem Bewohner. Die Konsultation erfolgt an einem sogenannten Teamtag und steht unter der Regie eines externen Praxisberaters (z. B. pädagogische oder psychologische Fachkraft).

1) Orientierungs- und Kennenlernphase (*joining*)

Eintreffen der Teilnehmer:innen (die Bildung der Gesprächsgruppe erfolgte durch den Auftraggeber); Begrüßung und erster Austausch in lockerer Atmosphäre (*warming-up*);

Vorstellung der Ziele, der systemisch- und stärkenorientierten Arbeitsweise unter Berücksichtigung des systemischen Verständnisses von „Problem" als ein beklagter, aber auch veränderbarer Zustand (dazu v. Schlippe & Schweitzer 1996, 102 f.), Erwartungshaltung, Möglichkeiten und Grenzen der Praxisberatung durch den Berater; Kennenlernen der Teilnehmer:innen untereinander (falls nötig), z. B. Vorstellungsrunde, kurze Hinweise in Bezug auf den Anlass der Gesprächsrunde (Was hat Sie zu uns geführt?), Verbalisierung der Wünsche, Erwartungshaltung, evtl. Befürchtungen der Teilnehmer:innen; Absprache der Rahmenbedingungen (Dauer der Konsultation; Termine für Nachbesprechungen).

2) Phase der Problembeschreibung und Reflexion

Das Problem (beklagter Sachverhalt) wird von den Teilnehmer:innen (Hauptprotagonisten) beschrieben und möglichst eng gefasst.

Klärende Nachfragen sind erwünscht (z. B. Schlüsselfragen wie: Für wen ist das Verhalten ein Problem? Für wen ist es kein Problem? Welche Bedeutung schreibt der/die Betroffene der Problemsituation zu? Fragen nach der genauen Beschreibung problematischer Situationen, nach den Erwartungen und dem Erleben in der Problemsituation, nach der Intensität, nach beteiligten Personen, nach den Umständen, die aus der Sicht des/der Betroffenen sowie aus der Sicht der Ratsuchenden zum Problem geführt haben ...). Bewertungen oder Ratschläge sollten während dieser Arbeitsphase unbedingt vermieden werden.

Systemisch orientierte Praxisberater:innen bedienen sich zur Erhellung des Sachverhalts und Definition des Problems noch weiterer Schlüsselfragen (z. B.: Was wäre ohne das Problem anders? Was haben Sie bisher gegen das Problem unternommen? Seit wann besteht es? Wann tritt es nicht auf? Was ist dann anders? Gibt es andere Situationen, in denen das Problem auftritt? Vor allem achtet er auf Informationen, die vom üblichen Interaktionsmuster abweichen (z. B. in der Vergangenheit schon einmal zu anderen Ergebnissen geführt haben [hierzu auch Bamberger 2001, 48 ff.]).

Zudem können Bausteine der „verstehenden Diagnostik" (dazu Kapitel 1) und des funktionalen Assessments (z. B. S-A-B-C-Schema) der Positiven Verhaltensunterstützung im Einzelfall aufgegriffen werden. Gegebenenfalls kann eine Problemsituation auch nachgespielt werden (Rollenspiel, Familienskulptur). Die Phase der Problembeschreibung mündet in die Analyse und Reflexion der Situation bzw. des Problems.

3) Phase des „Umdeutens" und der Fokussierung von Stärken

Durch zirkuläres Fragen, Hypothesenbildung und Konzentration auf das, was kein Problem ist (Penn 1982; Weber & Stierlin 1991, 80 ff.; Berg 1992, 27 f. 88; Bamberger 2001, 110 ff.), leitet der:die Berater:in einen Perspektivenwechsel, eine neue – an Stärken, „positiven" Signalen und Ressourcen – orientierte Sicht ein.

Eine weitere Möglichkeit eines Perspektivenwechsels besteht darin, dass der/die Berater:in den Hauptprotagonisten (Ratsuchenden) anregt, in die Rolle der an dem dargestellten Problem beteiligten Person(en) zu schlüpfen und *aus dessen (deren) Perspektive* die Situation sowie das Erleben der am Problem Beteiligten (die Rolle des Protagonisten) zu schildern. „Dieser methodische Doppeldecker, aus der Sicht eines *Anderen* sich selbst zu beschreiben, führt oft zu erkenntnisreichen Be- und Zuschreibungen" (Mutzeck 2000, 203).

Sodann soll der/die Betroffene mitteilen, was er/sie beim Rollentausch erlebt hat, z. B. zu welchen neuen Erkenntnissen er/sie dabei gekommen ist; und die Teilnehmenden versuchen, das Problem in einem neuen Licht zu beschreiben, Hypothesen auf der Grundlage positiver Konnotationen zu formulieren und Stärken zu nennen.

Am Ende des Umdeutens und der Fokussierung von Stärken steht die Bewertung der Hypothesen und der *neuen Problemsicht* durch den/die Hauptprotagonist:in.

Zur Fokussierung von Stärken oder Ressourcen kann darüber hinaus auch ein *kontextbezogenes Assessment* genutzt werden. Hierzu hat Cowger (1997, 69) ein *Vier-Felder-Modell* entworfen, das der Erfassung von Stärken und Beeinträchtigungen dienen soll: Das erste Feld bezieht sich auf die Erfassung aller „Umgebungsstärken" (1). Hier gilt es z. B. die engere Familie, Wohnsituation, Infrastruktur, soziales Umfeld, Dienstleistungssysteme, Gemeinderessourcen; Vertrauenspersonen etc. in den Blick zu nehmen. Im zweiten Feld sollen alle individuellen Stärken (2) erfasst werden. Hierzu lassen sich verschiedene Bereiche unterscheiden (Identität/Selbstdarstellung; Arbeit; Wohnen; Freizeit; Umweltorientierung; soziale Beziehungen; Kulturtechniken/Umgang mit Geld; Gesundheit und Sicherheit; lebenspraktische Fertigkeiten). In den dritten und vierten Feldern geht es sowohl um die Erfassung von Umweltbarrieren (3) als auch um die Erfassung individueller Einschränkungen (4) wie körperliche Beeinträchtigungen, Sehstörungen o. Ä. Wichtig ist es, die genannten Felder nicht isoliert zu betrachten, sondern in ihren funktionalen Verbindungen in den Blick zu nehmen (hierzu Kisthardt 1997, 109 f.). Dazu zählt auch die Frage nach der subjektiven Bewertung der Felder durch die am Problem beteiligten Personen.

4) Phase der Zielbestimmung

Die ratsuchende(n) Person(en) bzw. alle Gesprächsteilnehmer:innen reflektieren und nennen vor dem Hintergrund der neuen Informationen (Sicht) nun ihre Ziele, Wünsche oder Vorstellungen. Was muss sich ändern, damit möglichst alle zufrieden sind? Welche Alternativen gibt es? Wie könnte der erste Schritt der Veränderung aussehen? Berg (1992, 29, 72 ff., 128) betont in dem Zusammenhang die Notwendigkeit, klare, einfache Ziele auszuarbeiten, „die sehr konkret beschrieben werden können" (29) und „eine positive Verhaltensalternative anbieten" (73).

Die ratsuchende(n) Person(en) bzw. das Team treffen für sich selbst eine Entscheidung darüber, welches Ziel als Erstes erreicht werden soll (Hierarchisierung der Ziele und Bestimmung kurz-, mittel- und langfristiger Zielsetzungen).

5) Phase der Erarbeitung von Handlungsalternativen und Entscheidung für einen Lösungsweg

Der Zielbestimmung folgt unter Berücksichtigung der Stärken-Perspektive und Ressourcenaktivierung die Erarbeitung zielorientierter und realisierbarer (realistischer) Lösungswege durch alle Teilnehmer:innen. Hierzu sollen z. B. im Rahmen eines *Brainstormings* möglichst viele Ideen gesammelt werden, die den einzelnen Teilnehmer:innen zur Problemlösung bzw. Erreichung des Ziels einfallen. Jede Lösungsidee ist zugelassen und sollte zunächst nicht bewertet werden.

Erst nach Vorstellung aller Lösungsmöglichkeiten sind Einschätzungen und Beurteilungen nötig, um zu einer geeigneten Auswahl zu gelangen und sich für einen Lösungsweg zu entscheiden.

„Die Entscheidung für oder gegen einen Handlungsweg muss der Ratsuchende jedoch selbst treffen. Dieses Vorgehen stützt zum einen die Selbstständigkeit, die Eigenverantwortlichkeit und Entscheidungsfreiheit des Ratsuchenden, und es entlastet zum anderen den Berater vor Aufgaben, die er dem Ratsuchenden nicht abnehmen sollte und die ihn (meistens) unnötig binden würden. Ferner wird damit wieder nach dem Prinzip verfahren, dass jeder der Beteiligten sein jeweiliges Expertenwissen einbringen sollte" (Mutzeck 2000, 209).

Nachdem eine Entscheidung getroffen wurde, müssen die konkreten Schritte der Umsetzung des Lösungswegs beraten und festgelegt werden.

„Ratsuchender und Berater überlegen, welche einzelnen Handlungsschritte im Kontext des Lösungswegs notwendig und sinnvoll sind, um das angestrebte Ziel zu erreichen" (ebd., 211).

Eine Umsetzungshilfe kann es sein, sich der Methode der Selbstinstruktion zu bedienen.

Eine weitere Möglichkeit, sich auf den Lösungsweg vorzubereiten und Handlungsschritte zu erproben, bietet das Rollenspiel. Hierbei kann wiederum das Prinzip des Rollentauschs genutzt werden, um die eigene Perspektive zu erweitern.

Um sich darüber hinaus gegen unvorhersehbare Schwierigkeiten oder „Störungen" zu wappnen, sollten aus dem Fundus der genannten Handlungsmöglichkeiten auch alternative Strategien als „Notfallmaßnahme" mit eingeplant werden.

Das gesamte Programm sollte möglichst schriftlich zusammengefasst und fixiert werden; denkbar ist auch der Abschluss von Verträgen (Berg 1992, 70 f.).

6) Reflexionsphase und Feedback

Die Teilnehmenden äußern sich darüber, wie sie das Beratungsgespräch erlebt haben, was für sie wichtig war, hilfreich, weniger zufriedenstellend ... Diese Einschätzungen werden für das weitere Vorgehen (z. B. für Nachbesprechungen) ausgewertet.

In der Folgezeit soll der gemeinsam erarbeitete Lösungsweg umgesetzt und prozessbegleitend evaluiert werden. Dabei geht es um die „Fokussierung der Verbesserungen" (Bamberger 2001, 137). Hierzu bietet der Berater Evaluationsgespräche an, indem er sich z. B.

„über den Start und den Fortgang der Umsetzung berichten [lässt ...], den Ratsuchenden zur Reflexion der Handlungsprozesse [anregt ...], wenn nur irgend möglich, positive Rückmeldungen [gibt ...], ihn auch [ermuntert], kleine Erfolge zu sehen, [...] misslungene Versuche und Rückschläge aufzufangen [versucht], und [...] ggf. eine Sitzung zu einem erweiterten oder neuen Problemlösungsgespräch [anbietet]" (Mutzeck 2000, 215).

Gegebenenfalls sind Modifikationen des Lösungsweges in den Blick zu nehmen.

Schlussbemerkung – zur Rolle der Berater:innen

Dieses hier idealtypisch vorgestellte Konzept, welches vor dem Hintergrund von Evaluationen lösungsorientierter Vorgehensweisen (dazu Bamberger 2001, 199 f.) als wirksam eingeschätzt werden kann, setzt zweifellos hohe Erwartungen an Berater:innen – sollen sie doch Facilitator:in (Wegbereiter:in), Impulsgeber:in, (Ressourcen-)Informant:in, Moderator:in, Vermittler:in, „Steuermann" und Konsultant:in in einer Person sein. Insbesondere haben sie darauf zu achten, dass ihnen die Methode des zirkulären Fragens, der zur Informationsgewinnung und Erarbeitung von Alternativen eine prominente Bedeutung zukommt, nicht zu einer unpersönlich in Anschlag gebrachten Strategie verkümmert. Denn die systemische Beratung ist ein dialogisch-kommunikativer, cokreativer und kooperativer Prozess, in dem gegenseitige soziale „Resonanzen" entstehen, die der Selbstentscheidung der Ratsuchenden und damit dem Beratungserfolg zugute kommen sollen. Hierzu ist eine gegenseitige Vertrauensbasis wichtig, die sich insbesondere dann entwickeln kann, wenn sich Berater:innen an den Grunddimensionen des therapeutischen Handelns orientieren (Wertschätzung, Empathie, Authentizität), die Carl Rogers (1973; 1974) dargelegt hat (vgl. auch Kapitel 3 über Gesprächspsychotherapie). Seine „wachstumsorientierte" Persönlichkeitstheorie hat bekanntlich das an der Stärken-Perspektive orientierte Menschenbild des Empowerment-Konzepts fruchtbar angeregt. Berater:innen sollen den Ressourcen und Selbstgestaltungskräften ihrer Klient:innen vertrauen, sie ermutigen, stärken und insgesamt eine zuversichtliche Grundhaltung demonstrieren. Aber sie müssen auch zur Selbstkritik und zum Eingeständnis ihrer eigenen Grenzen imstande sein. Zudem – und das verlangt insbesondere auch die systemische Therapie und Beratung – bedarf es einer *neutralen Haltung*, indem Berater:innen nicht für den einen oder anderen Gesprächspartner Partei ergreifen sollen (Selvini-Palazzoli u. a. 1981, 138; Berg 1992, 112 f.,123; v. Schlippe & Schweitzer 1996, 119 ff.). Nur so erfährt jede:r Beteiligte Akzeptanz und Wertschätzung, und es wird dadurch die Selbstveränderung des Systems gefördert. Freilich gibt es Situationen, wo die Neutralität ihre Grenzen hat (z. B. bei lebensbedrohlicher Gefahr,

Gewaltanwendung, sexueller Misshandlung) und der Kontrakt einer Konsultation ggf. aufgelöst werden sollte.

Des Weiteren besteht die Gefahr, zu einem „Agenten" eines Auftraggebers zu werden. Dieses Problem ergibt sich häufig bei einer Beratung (Praxisberatung; Supervision; Organisationsberatung) in Institutionen, wenn Berater:innen mit konfligierenden Interessen und Erwartungen verschiedener Gruppen (Träger, Verwaltungsleiter:in, pädagogische Leiter:in, Gruppenmitarbeiter:innen, Therapeut:innen, Betroffene) konfrontiert wird (Selvini & Palazzoli 1985, 76). Um nicht in Interessenkollisionen verstrickt zu werden und Neutralität zu wahren, sollten sich Berater:innen daher stets vor Beginn ihrer Arbeit über die Struktur und Organisation der Institution sowie über die Interessen des Auftraggebers informieren.

Methodische Prinzipien der systemischen Beratung (und Therapie)

Zirkuläres Fragen

Diese Interviewtechnik erhebt nicht nur Informationen, Problemdefinitionen, sie entwirft zudem die Perspektiven eines alternativen Verhaltens. In Anlehnung an Selvini-Palazzoli u.a. (1980) haben Hennig und Knödler (1987) sowie Penn (1982, 202 ff.) mehrere Kategorien zirkulärer Fragestellungen am Beispiel „Familie" (übertragbar auf andere soziale Systeme wie Gruppe) beschrieben:

- Verbale und analoge Informationen
  Wer macht sich am meisten Sorgen, wenn das Problemverhalten auftritt?
  Wer in der Familie redet am wenigsten mit dem anderen?
- Problemdefinition
  „Was ist jetzt das Problem in der Familie?" (ebd., 207)
- Koalitionsordnungen in der Gegenwart
  Wer regt sich auf, wenn …? Wer fühlt sich hilfloser, wenn …?
  Wer merkt zuerst, wenn …?
- Verhaltenssequenz
  Was tut der/die Einzelne, wenn das Problemverhalten auftritt? Wer reagiert zuerst, wer dann … Fragen nach der Rangfolge. Das Ende einer Sequenz beachten: Was macht der Vater, wenn die Mutter sich weinend in ihr Zimmer zurückzieht?
- Klassifikations- und Vergleichsfragen
  Wer versteht sich am besten mit dem Vater, der Mutter …? Wem gelingt es am besten, die Mutter aufzuheitern, wenn sie wütend oder traurig ist?
- Übereinstimmungsfragen
  „Wer in der Familie teilt deine Ansicht, dass deine Mutter und dein Bruder sich näher als alle anderen sind?"
- Klatsch in Anwesenheit
  „Hierbei wird ein Familienmitglied aufgefordert, sich über die Beziehung zweier anderer zueinander auszulassen" (ebd., 210).
- Subsystem-Vergleiche
  „Wie würden deine Eltern ohne dich zurechtkommen?" Hat irgendeines von den anderen Kindern ein Problem? Wer von euch Kindern bleibt immer zu Hause bei den Eltern? Wäre es besser, wenn … (ebd., 211).
- Erklärungsfragen
  „Wie erklären Sie sich, dass …"

Skalierungsfragen
Skalierungsfragen haben sich nach Berg (1992, 95 ff.) als vielseitig, leicht verständlich, leicht zugänglich und fruchtbar erwiesen; ihr Vorzug besteht darin, dass sie Dinge erfassen, „die oft für zu abstrakt gehalten werden" (95). Außerdem lassen sich mit Skalierungsfragen Fortschritte gut bewerten. Ein Beispiel: Auf der Skala von 1 bis 10 bedeutet 1, dass Sie wenig Selbstvertrauen haben und 10 viel; wie würden Sie sich in der Problemsituation einschätzen? Wie würden Sie sich in Settings und Zeiten des Lebensgelingens einschätzen? Wie würden Sie sich heute einschätzen?

Wunderfragen
Wunderfragen dienen dazu, Bilder, Visionen wie auch konkrete Vorstellungen zu entwickeln, wie ein Leben ohne das genannte Problem sein kann (Berg 1992, 93 ff.). Stellen Sie sich vor, es würde nachts, während Sie schlafen, ein Wunder geschehen, durch das das Problem gelöst wäre. Was glauben Sie, würden Sie dann am nächsten Morgen anders erleben? Was hätte sich in ihrem Leben geändert? Was würden Sie anders machen? Was würden andere Personen anders machen? … Wichtig ist, dass der/die Betreffende dazu angeregt wird, auch etwas anderes zu tun, um Änderungen in seinem/ihrem Leben herbeizuführen.

Konzentration auf das, was kein Problem ist
Dieses Prinzip kann im Kontext systemischer Beratung nicht hoch genug eingeschätzt werden. „Es geht um Fragen nach Settings und Zeiten, in denen positives Verhalten auftritt, in denen sich der Betreffende wohl fühlt, Lebenszufriedenheit signalisiert, um die Suche nach ‚kleinen' Erfolgsgeschichten oder schon vorhandenen ‚kleinen' Lösungen, um Fragen nach dem Lebensgelingen, nach ‚Ausnahmen' bzw. ‚Augenblicke', in denen das Problem nicht auftritt" (Berg 1992, 88). Wann glauben Sie, gibt es Situationen, in denen Sie weniger depressiv sind?
Wie haben Sie das geschafft? In welchen Situationen sind Sie ein wenig zufriedener? In welchen Situationen tritt das Problem nicht auf? Was ist dann anders? Wie schaffen Sie es, in dieser Situation keinen Alkohol zu trinken? Wie erklären Sie sich in dieser Situation ihre Zufriedenheit? Wie erklären Sie sich, dass in dieser Situation das Problem nicht auftritt? Wie sind Sie gerade auf die Idee gekommen, sich so zu verhalten, die Dinge so zu tun?

Familienskulptur
Die Familienskulptur ist ein diagnostisches Verfahren, das das Beziehungsgefüge einer Familie (oder Gruppe) „ganzheitlich erlebbar" darstellen kann (Hennig & Knödler 1987, 133 ff.; v. Schlippe & Schweitzer 1996, 164 ff.).

Beobachtung der Kommunikationen und Interaktionen
Wer kommt als Erste:r zum Berater (Therapeut:in)? Wer hält sich zurück? Wer sitzt neben wem? Wer interagiert und kommuniziert am meisten, und mit wem? Welche Kommunikationsstile herrschen vor? Durch das Augenmerk darauf können die widersprüchlichen Botschaften im Gespräch dechiffriert werden.
Ferner beobachtet der/die Berater:in (oder Therapeut:in) z. B. die Koalitionen zwischen den Betroffenen (Ratsuchenden) und hierarchische Strukturen, die Betroffenen-Mitarbeiter-Interaktionen, Mitarbeiter-Mitarbeiter-Interaktionen, Interaktionen der Betroffenen untereinander.

Wahrnehmung der Dominanz spezifischer Alltagstheorien und Regeln
Welche Beziehungsmuster herrschen in einem System vor, personale (Ich-zentrierte), sozio-emotionale (Du-bezogene), rational-organisatorische (pragmatische), gesellschaftliche (normative) Formen? Von welchen Alltagstheorien (Vorurteilen) lassen sich die Interaktionspartner:innen im Umgang mit dem ‚Symptomträger' leiten? Welche Verhaltensregeln (Interventionen), Bräuche, Normen oder Konventionen herrschen vor? Etwa: „Ordnung ist das halbe Leben?"

Hypothesenbildung
Die systemische Beratung (auch Therapie) bildet aus den Informationen, die das zirkuläre Fragen erhebt, laufend Hypothesen (z. B. auch in Bezug auf Funktion des Symptoms für die Gruppe); sie sind zugleich Orientierungshilfe und Gesprächsgrundlage (Selvini-Palazzoli u. a. 1980, 124 ff.). Die Hypothesen organisieren das Beratungsgespräch, indem sie „bedeutungsloses Geschwätz" verhindern (ebd., 131).

Veränderungsimpulse und „Positives Konnotieren"
Die systemische Beratung bedient sich auch methodischer Kunstgriffe, die explizit zur Veränderung eines Systems, zu alternativen Verhaltensweisen oder zu verbesserter Handlungskompetenz anregen sollen (Hennig & Knödler 1987, 150 ff.). Dazu gibt es eine Fülle an Möglichkeiten, z. B. Veränderung der Sitzordnung während des Gesprächs, paradoxe Methoden oder „Symptomverschreibungen" (ebd., 177 f.; Molnar & Lindquist 1990, 120 ff.), v. a. aber die Konzentration auf das, was kein Problem ist (s. o.), Rollenspiel, Übungen, Hausaufgaben oder Arbeit in Kleingruppen zur Einübung neuer Verhaltensweisen. Eine herausragende Bedeutung zum Anstiften neuer Sichtweisen und Handlungen (Reframing) hat zweifellos das ‚Umdeuten' der ‚beklagten' Verhaltensweisen bzw. Symptome (dazu Bamberger 2001, 73 ff.). Das auffällige Verhalten wird „wertschätzend konnotiert" (v. Schlippe & Schweitzer 1996, 175 ff.), was mittels der „Technik der positiven Konnotation des Motivs" oder der „Technik der positiven Konnotation der Funktion des Problemverhaltens" (Molnar & Linquist 1990, 63 ff.) geschehen kann.
Ein Beispiel: Die Gruppe will Kochen. Ein Bewohner schreit ständig in die Gruppe, was als nächstes zu tun sei, will vorschnell Aufgaben erledigen und schreit dazwischen, um die anderen zu beherrschen: Das ist das negative Motiv. Er verhält sich so, weil er viel weiß, weil er zeigen will, wie schnell er die Aufgaben und Vorgänge zur Essenszubereitung parat hat und erledigen kann: das positive Motiv. Wenn er sich so verhält, dann behindert er jedoch die anderen, die mehr Arbeitszeit benötigen: negative Funktion. Wenn er sich so verhält, dann ist das aber auch ein Zeichen dafür, dass ihn die Zubereitung der Mahlzeit langweilt oder unterfordert: Das ist die positive Funktion des auffälligen Verhaltens. Zukünftig könnte daher der Bewohner vielleicht einmal alleine für die Gruppe ein Essen zubereiten.

Anhang

Sachwortregister

A

AAMR, AAIDD 15
ABA *Siehe* Angewandte Verhaltensanalyse
Abhängigkeit 21, 53 f., 77, 92, 96, 100 f., 103, 106, 110, 146 f.
Acetylcholin 60
ACTH (Adrenocorticotropes Hormon) 59
ADHS (Aufmerksamkeitsfefizit-Hyperaktivitätssyndrom) 84, 88, 91 ff.
Adrenalin 78, 160
Aggression 63, 111
Aggression, aggressives Verhalten 28, 30, 63, 89, 111, 117, 142 f.
Alkoholabhängigkeit 55
Alkoholgefährdung 54
Alkoholmissbrauch 16
Alter 16, 25, 46, 50, 75, 103, 117, 173, 196
Alzheimer Demenz *Siehe* Demenz
Amygdala 59, 156 f., 159
Anfallsleiden 17, 51
Angewandte Verhaltensanalyse 135, 171, 177
Angststörungen 46, 65 f., 70, 84, 91, 188
Anorexia nervosa 71
Anpassungsstörungen 64, 66, 68, 139
Anteriore cinguläre Cortex (ACC) 156
Antidepressiva 48 f., 53, 65 f., 71 ff., 78, 92, 101 ff.
Antiepileptika 48, 51 ff., 60 f., 78, 97, 102
Assessment 62, 94, 109, 135, 139, 163, 174 ff., 179, 182, 185, 187 ff., 190 ff., 207, 209
Ästhetische Praxis 182 *Siehe auch* Kunsttherapie
Autismus 15, 70, 82 ff., 90, 94, 111, 171, 199
  Autismus-Spektrum 9 f., 15, 17, 24, 70, 82 ff., 94, 111, 171, 185, 199
Autoaggressives Verhalten
  Autoaggressivität *Siehe auch* selbstverletzendes Verhalten
Autonomie 23, 111 f., 148, 154, 160, 163, 192
Aversive Methoden 127 ff., 131

B

Barbiturate 101
Barrierefreiheit 182, 198
Basalganglien 66
Belastungsstörungen 67
Beratung 16, 53, 65 ff., 73, 92, 119, 150, 174, 201, 203 ff., 211 ff.
Bestrafung (s. aversive Methoden) 45, 126, 131, 171, 181
Beziehungsgestaltung 117, 126, 157, 160 ff., 164 f., 186
Beziehungsstörungen 76, 112, 134, 141 f.
Bindung 57, 83, 88, 111, 114, 116, 121, 154
Borderline-Störung 22, 77
Broken-home-Situation 61
Bulimia nervosa 71
Bürgerzentrierung 198

C

Challenging behaviors 20, 23, 139
Cingulärer Cortex 156
Community Care 200
Consulentendienst 201
Coping, Copingstrategieen 26, 29, 138, 149, 160, 165, 180 f.
Cortex 59, 78, 154, 156
Cortisol 59, 68

D

Deinstitutionalisierung 54, 194, 197, 199 f.
Delinquenz, Kriminalität 74
Delir 37, 47
Demenz 25, 36, 39, 43, 47 ff.
Depression 35 ff., 40 f., 50, 57, 59, 62 ff., 68, 92, 101, 158, 161, 189, 191
Developmental Disabilities 15, 23
Diagnose 10, 34 f., 43 f., 48, 54, 57 ff., 61, 63, 66, 70, 74, 76, 78 f., 84, 90, 93, 94, 147, 151, 189

Diagnostik 10, 33 ff., 43 f., 48, 54, 57 ff., 61, 63, 66, 70, 74, 76, 78 f., 84, 90, 93, 94, 147, 151, 189 *Siehe auch* Assessment
Diagnostic Overshadowing 26, 58, 62
Dialog 32, 112, 134, 141
Diskriminierung 32, 198
Dissoziale (sntisoziale) Persönlichkeitsstörung 78
Dissozialität 78
Dissoziative Störungen, Dissoziation 68
Dopamin 56, 92, 160
Dopaminerges System 56
Doppel-Diagnose 54
DSM-5 21, 25, 48, 82 ff., 88, 94, 139
DSM-IV 21, 75 ff., 91, 93
Dual Diagnosis 139

E

Elternarbeit, Elternberatung *Siehe auch* Beratung, Familientherapie
Empowerment 171, 173, 186, 188, 193, 195, 196, 206 f., 211
Enabling Niches 150, 201 f.
Endorphine 69
Enthospitalisierung 70 f., 170, 197
Entspannung 86, 140, 143
Entwicklungsstörungen, tiefgreifende *Siehe auch* Autismus
Epidemiologie von Verhaltensauffälligkeiten und Psychischen Störungen 46
Epilepsie 16, 25, 37, 46, 51 f., 65, 84, 97, 102
Essstörungen 69, 71, 81, 84, 91, 155, 174
Experimentelle funktionale Analyse 178

F

Familientherapie 58 f., 70, 92, 149
Festhaltetherapie 140 f.
Frühstörungen 111, 113 f., 118, 162
Funktionales Assessment 174, 176, 179, 190

G

Gamma-Aminobuttersäure (GABA) 56
Gesamtkonzept 27, 55, 109, 124, 130, 139 f., 188, 192
Gesprächspsychotherapie 106, 108, 122, ff., 144, 151, 211
Gewalt 16, f., 69, 77 f., 115, 162
Glutamat 49, 56
Grundbedürfnisse 160

H

Hausgemeinschaften 201
Herausforderndes Verhalten 20, 89, 186, *Siehe auch* Verhaltensauffälligkeiten
Hilfeplanung *Siehe auch* Lebensstilplanung
Hippocampus 59, 156, 159
Hospitalisierung 17, 25, 71, 79, 130, 142, 159
Hospitalismus 52, 57
Hypophyse 59
Hypothalamus 59, 157
Hypothalamus-Hypophysen-Nebennierenrinden-Achse (HHNA) 157

I

ICD-10 25, 43 f., 46 f., 55, 62, 71, 75, 78, 82, 91, 93, 139, 147
ICF 19 f.
Individualpsychologie 118 f., 121
Inklusion 173, 175, 188, 194 ff.
Integration 90, 124, 135, 196, 197, 199
Integrative Therapie *Siehe* Gesamtkonzept
Intellectual Disabilities 15, 17, 24
Interdisziplinarität 98, 190, 201
Internationale Klassifikation der Funktionsfähigkeit 19

K

Kinder- und Jugendpsychiatrie 62, 93
Kognitiv-behaviorale Therapien 126
Kognitive Verfahren 92
Kombinierte Methoden 133
Kombinierte Verfahren, kombinierte Therapieformen *Siehe* Gesamtkonzept
Konsultation 163, 190, 205 f., 208, 212
Kontaktreflexionen 125

Kontextfaktoren 180, 183
Kontextorientierung *Siehe* lebensweltorientierte Behindertenarbeit
Körperorientierten Verfahren 141, 145
Korrekturverfahren 132 *Siehe* aversive Methoden
Krisen 29, 38, 40, 67, 134, 150, 182, 200 f., 204
Krisenintervention 68, 124, 201
Krisenmanagement 182
Kunsttherapie 108 f.

L

Lebensgeschichte 26, 29, 34 f., 44, 114, 175, 191
Lebensqualität 51, 86, 92, 100, 172, 175, 188, 192, 194
Lebensstilplanung 134 *Siehe* Zukunftsplanung, Hilfeplanung
Lebensweltorientierte Behindertenarbeit 103
Lernbehinderung 17, 20, 61
Lernen am Modell 137, 160
Lernschwierigkeiten 32, 59, 156, 171, 199
Limbisches System 66
Lithium(salze) 60, 97, 102 f.
Löschung (extinction) 130, 179

M

Manie 35, 37 f., 60, 63
Meeting Points 201
Mehrgenerationenhausanlage 201
Mental Retardation 14 ff.
Modelllernen *Siehe* Lernen am Modell
Mood-Stabilizer 60, 102
Motivation 63, 119, 165, 171
Multidisziplinäres Assessment 94, 109, 163
Musiktherapie *Siehe* Kunsttherapie

N

Netzwerkarbeit 202
Neurasthenie 69
Neuroleptika *Siehe* Psychopharmaka
Neuronalen Plastizität 153
Neuropeptiden 117
Neuropsychotherapie 60, 110, 117, 152
Neurotransmitter 160
Nootropika 49
Noradrenalin 60, 78, 102

O

Oligophrenie 14, 120
Opioide *Siehe* Endorphine
Organische Psychosen 48

P

PBS *Siehe* positive Verhaltensunterstützung
Persönlichkeitsstörungen 41, 46, 52, 61, 75 ff., 91, 107, 139
Phobien 36, 40 f., 64, 66, 155
Positive Verhaltensunterstützung, positive behavioral support 139, 170 f., 173 f., 181, 183 ff., 187, 189, 192
Posttraumatische Belastungsstörungen 67
Präfrontaler Context 59, 156
Prä-Therapie 118, 125 f.
Prävalenz medizinischer Probleme bei Menschen mit intelektueller Beeinträchtigung 16
Prävention 65, 203
Praxisberatung 166, 170, 193, 201, 204, 207, 208, 212
Problemlösungstraining 55, 137, 139, 166, 170
Pseudodemenz 40, 50
Psychische Krankheit 21 f., 84, 147
Psychoanalyse 110, 118, 155
Psychoanalytische Therapie 118, 134
Psychodynamische Therapie *Siehe* Psychoanalyse
Psychoedukation 57
Psychopathie 61, 74, 75
Psychopathische Persönlichkeiten 74
Psychopathologie 22, 25, 32 ff., 61, 113, 151
Psychopharmaka 48, 94, 96 f., 98, 102 ff., 109, 151 ff., 174, 192

Psychopharmakotherapie 89, 96 f., 153, 163
Psychosen 25, 33, 34, 40, 47, 48, 52, 53, 56, 57, 58, 63, 72, 100

R

Reframing 160, 214
Resilienz 29, 111
Ressourcen-Assessment 187
Ressourcen, Ressourcenaktivierung *Siehe* Stärken-Perspektive
Risikofaktoren in Bezug auf intellektuelle Beeintrechtigung 16
Rollenspiele 115, 123 f., 138

S

Salutogenese 154, 195, 224
Schizophrenie 44, 56, 58 f.
Schizophrenieformen 57
Schlafstörungen 47, 63, 67, 72 f., 92, 101, 140, 177, 179
Schutzfaktoren *Siehe* Resilienz
Selbstbestimmung 30, 86, 142, 157, 175, 195
Selbstmanagement 92, 119, 137 ff., 181
Selbstsicherheitstraining 127, 137, 170
Selbstverletzendes Verhalten 22, 24, 129, 133, 181, 191
Serotonin 55, 60, 78, 92, 101 f., 165
Setting events (hintergründige Ereignisse) 150, 176, 191
Sexualität 80 f., 145
Sexueller Missbrauch *Siehe* Gewalt
Shaping (Verhaltensformung) 129 f.
SORCK-Schema (nach Kanfer) 135
Soziale Netze 150, 202
Soziales Kompetenztraining *Siehe* kognitive Verfahren
Soziotherapie 57, 95 f.
Spiegelneurone 154
Spiegelungspsychotherapie 125
SSRI *Siehe* Antidepressiva; Psychopharmaka
Stärken-Perspektive 88 f., 157, 161 f., 164 f., 171 f., 187, 206 f., 210 f.
Stress 56, 60 f., 70, 75, 86 f., 89, 137, 150, 152 ff., 157
Stressbewältigung *Siehe* Coping
Sucht *Siehe* Abhängigkeit
Suizidalität 42, 61
Supported Living 200, 202
Systemische Therapie 149 f., 211
Systemökologische Perspektive 172

T

Teamarbeit 94, 186
Teilhabe *Siehe* Inklusion
Testosteron 78
Theory of Mind 88, 154
Therapeutische Wirkfaktoren 150, 163 ff.
Thymoprophylaktika 61 *Siehe auch* Psychopharmaka
Time-Out 181
Token-Systeme 129
Tranquilizer 48 f., 65, 66, 97, 101 *Siehe auch* Psychopharmaka
Transmitter *Siehe* Neurotransmitter
Trauma 67, 114 f.
Traumaerfahrung 68

U

Übertragung, Gegenübertragung 115, 118, 123, 144
Unterstützungskreis 174, 202
Unterstützungsmanagement 202

V

Verdachtsdiagnose 43, 188
Verhaltensauffälligkeiten 14, 20 ff., 36, 43 f., 62, 71, 79, 88 f., 97, 106, 118, 124, 126, 130, 139, 148, 150, 153, 163, 170 ff., 181, 183, 184 f., 187 ff., 191 f., 194 f., 200, 203 ff.
Verhaltensmodifikation 126 ff., 134 f., 139, 171, 181, 184
Verhaltensphänotypen, behavioral phänotypes 27 f.
Verhaltensstörungen 16, 20, 22, 25, 43 ff., 53, 64, 70, 74, 79, 93, 99, 103, 111, 113

Verhaltenstherapie, verhaltenstherapeutische Verfahren 92, 118, 126 ff., 133 ff., 137, 139, 141, 164, 177
Verstärker, Verstärkertechniken, Verstärkung 129, 135
Verstehende Diagnostik 26, 150, 174
Verwahrlosung *Siehe* Dissozialität
Vulnerabilität 28, 46, 56, 64, 78, 88, 111, 150, 154, 159
Vulnerabilitätskonzept 29 f.

W

Wahnhafte, psychotische Störungen *Siehe* Schizophrenieformen
Wahrnehmungsbesonderheiten 85, 88

Z

Zukunftsplanung *Siehe* Lebensstilplanung
Zwangsstörungen 66, 70, 87, 155

Literatur

Ackermann, A.: Demenz bei Menschen mit komplexer Behinderung – Möglichkeiten der Erkennung und Erfassung demenzieller Entwicklungen im Betreuungsalltag. In: Dokumentation der Fachtagung „Dementielle Erscheinungsbilder bei Menschen mit komplexer Behinderung" am 28.09.2007, hrsg. v. Stiftung Drachensee – Arbeit und Wohnen für Menschen mit Behinderungen, Kiel 2007, 13–17

Adler, A.: Heilen und Bilden (1928), zit. n. Overdick, W.: Malen nach Märchen – Eine Methode individualpsychologischer Heilpädagogik, in: Köhn, W. (Hg.): Auf der Suche nach dem Verbindenden in der Heilpädagogik. Selbstverlag der Kath. Fachhochschule Köln 1991

Adler, A.: Individualpsychologie (Alfred Adler), Sonderdruck aus: Handbuch der Neurosenlehre und Psychotherapie III, München u. a. 1976

Ainsworth, M. et al.: Patterns of attachment: A psychological study of the strange situation, New York 1978 (Earlbaum)

Alberto, P.; Troutman, A.: Applied behavior analysis for teachers: Influencing student performance, (6th Ed.) Upper Saddle River, NJ 2002

Alexander, F.G.; Selesnick, S.T.: Geschichte der Psychiatrie, Zürich 1969

Alexander, R.; Cooray, S.: Diagnosis of personality disorders in learning disability, in: British Journal of Psychiatry, 2003, 182, 28–31

Allen, D.; Felce, D.: Service responses to challenging behaviors, in: Bouras, N. (ed.), a. a. O., 279–294

Aman, M.G.; Singh, N.N.: A critical appraisal of recent drug research in mental retardation, in: Journal Mental Deficiency. 30. Vol. 1986

Andersen, T. (Hg.): Das reflektierende Team, Dortmund 1990

Anderson, H.: Die Bedeutung der Sprache für die Zusammenarbeit in der systemischen Therapie, in: Zeitschrift für systemische Therapie 10/1992, 195 ff.

Anderson, H.; Goolishian, H.: Der Klient ist Experte, in: Zeitschrift für systemische Therapie 10/1992, 176 ff.

Ansbacher, H.L.; Ansbacher, R.F.: Alfred Adlers Individualpsychologie, München 1975

Antoch, R.: Von der Kommunikation zur Kooperation, Frankfurt 1989, 2. Aufl.

Antonovsky, A.: Meine Odysee als Stressforscher, in: Jahrbuch für kritische Medizin 17, 1991, 112–130

Antonovsky, A.: Salutogenese. Zur Entmystifizierung der Gesundheit, Tübingen 1997

APA– American Psychiatric Association: Diagnostic and Statistical Manual of Mental Disorders, Fith Edition, DSM-5, Washington, DC 2013

ASAN – Autistic Self Advocacy Network: About Autism (2012), online: www.autisticadvocacy.org/about-autism (Zugriff: 25.03.2012)

ASAN – Autistic Self Advocacy Network (ed.): Loud Hands. Autistic people speaking, Washington 2012b (The Autistic Press)

Asperger, H.: Die „autistischen Psychopathen" im Kindesalter. In: Archiv für Psychiatrische Nervenkrankheiten 117, 1944, 76–136

Awiszus-Schneider, H.: Psychotherapie und Lebensumfeldgestaltung bei Menschen mit geistiger Behinderung, in: Lotz, W.; Stahl, B.; Irblich, D. (Hg.): Wege zur seelischen Gesundheit für Menschen mit geistiger Behinderung, Bern 1996, 141–153

Axelrod, S.; Apsche, J. (eds.): The effects of punishment on human behaviour, New York 1983 (Academic Press)

Baade, F. W. u. a.: Theorien und Methoden der Verhaltenstherapie. Eine Einführung, Tübingen 1984

Bach-y-Rita, P.: Brain plasticity as a basis for recovery of function in humans, in: Neuropsychologia, Vol. 28, 1990, 547–554

Bächthold, A.: Gedanken zur Gestaltung der Lebenssituation geistigbehinderter Menschen, in: Böker, W.; Brenner, H.-D.

(Hg.): Geistigbehinderte in psychiatrischen Kliniken, Bern 1990
Badelt, I.: Die klientenzentrierte Psychotherapie mit geistig behinderten Menschen, in: Lotz, W.; Koch, U.; Stahl, B. (Hg.), a. a. O., 141–153
Badelt, I.: Klientenzentrierte Gesprächstherapie, in: Problemanalyse, Therapieansätze und Konsens. Tagungsbericht des Verb. kath. Einrichtungen für Lern- und Geistigbehinderte e. V. Freiburg, 1989, 25–33
Badelt, I.: Tiefenpsychologisch fundierte Psychotherapie mit gesprächspsychotherapeutischem Schwerpunkt bei erwachsenen Menschen mit geistiger Behinderung, in: Hennicke, K. (Hg.), a. a. O., 11–20
Bambara, L.; Cole, C.L.; Koger, F.: Translating Self-Determination Concepts into Support for Adults with Severe Disabilities, in: Journal of the Association for Persons with Severe Handicaps, 1998, Vol. 23, 27–37
Bambara, L.; Knoster, T.: Designing Positive Behavior Support Plans. Innovations No. 13. Washington, D.CAAMR) 1998
Bamberger, G.C.: Lösungsorientierte Beratung. Praxishandbuch, Weinheim 2001 (2. neu bearb. Aufl.)
Bandura, A.: Sozial-kognitive Lerntheorie, Stuttgart 1979
Bastine, R. u.a. (Hg.): Grundbegriffe der Psychotherapie, Weinheim 1982
Bateson, G.: Geist und Natur, Frankfurt 1984
Bauer, J.: Das Gedächtnis des Körpers, München 2004
Bauer, J.: Warum ich fühle, was du fühlst. Intuitive Kommunikation und das Geheimnis der Spiegelneuronen, Hamburg 2005
Bauer, J.: Lob der Schule, Hamburg 2007
Baumann, U.: Diagnostische Differenzierungsfähigkeit von Psychopathologieskalen, in: Arch. Psych. Nervenkrh. 219. Jg.1974
Baur, J.; Blumenberg, F.-J.: Systemische Beratung im Kontext Sozialer Arbeit, in: Blätter der Wohlfahrtspflege 9 u. 10/1998, 187–192
Beail, N.: Psychoanalytic psychotherapy with men with intellectual disabilities. A preliminary outcome study, in: British Journal on Medical Psychology, 1998, Vol. 71, 1–11
Beail, N.: What Works for People With Mental Retadation? Critical Commentary on Cognitive-Behavioral and Psychodynamic Psychotherapy Research, in: Mental Retardation, 2003, Vol. 41, 468–472
Becker, M.; Niedecken, D.: Psychotherapie bei Menschen mit geistiger Behinderung. Eine verzögerte Annäherung, in: Geistige Behinderung, 1999, 38 Jg., 85–90
Becker, N.: Die neurowissenschaftliche Herausforderung der Pädagogik, Bad Heilbrunn 2006
Belardi, N.: Supervision und Praxisberatung, in: Steinebach, Ch. (Hg.), a. a. O., 310–320
Bender, W.; Rosenkrans, C.; Crane, M.-K.: Stress, Depression, and Suicide among Students with Learning Disabilities: Assessing the Risk, in: Learning Disability Quarterly, Vol. 22, 1999, 143–156
Benedetti, G.: Todeslandschaften der Seele. Göttingen 1983
Benson, B.A.; Havercamp, S. M. Behavior approaches to treatment: principles and practices, in: Bouras, N. (ed.), a. a. O., 262–278
Berg, I.K.: Familien – Zusammenhalt(en), Dortmund 1992
Bergold, J.B.; Selg, H.: Verhaltenstherapie, in: Schraml, W. J.: Klinische Psychologie, Bern 1997, 270–309
Bertalanffy, L. v.: General System Theory: Foundation, Developments, Applications, New York (Braziller) 1998 (12. ed.)
Besems, T.: philosophisch-anthropologische Bemerkungen zur Integrativen Therapie/ Gestalttherapie, in: Integrative Therapie 3/41977, 176ff.
Besems, T.; v. Vugt, G.: Gestalttherapie mit Behinderten ist PSYCHO-therapie und psycho-THERAPIE, in: Lotz, W.; Koch, U.; Stahl, B. (Hg.), a. a. O., 193–208
Besems, T.; v. Vugt, G.: Gestalttherapie mit geistig behinderten Kindern, in: Geistige Behinderung 4/1988 und 1/1989 (a) [Praxisteil]
Besems, T.; v. Vugt, G.: Gestalttherapie mit geistig Behinderten, in: Rotthaus, W.

(Hg.): Psychotherapie mit Jugendlichen, Dortmund 1985

Besems, T.; v. Vugt, G.: Gestalttherapie mit geistigbehinderten Menschen – ein Eiertanz? In: Problemanalyse. Therapieansätze und Konsens. Tagungsbericht des Verbandes kath. Einrichtungen für Lern- und Geistigbehinderte e.V. Freiburg, 1989b, 34–43

Besems, T.; v. Vugt, G.: Integrative Körpertherapie, in: Färber, H. (Hg.): Integrative Therapie mit geistig und psychisch behinderten Kindern und Jugendlichen, Dortmund 1983

Beyer, J. M.: Epidemiologie, in: Theunissen, G. u. a. (Hg.): Handlexikon Autismus-Spektrum, Stuttgart 2015, 123-125

Biermann, G.: Stellungnahme eines Psychoanalytikers zur Festhaltetherapie, in: Praxis der Kinderpsychologie und Kinderpsychiatrie, 34. Jg. 1985, 73 f.

Binswanger, L.: Ausgewählte Vorträge und Aufsätze, Bern 1947

Bird, F.L.; Luiselli, J.K.: Positive Behavior Support of adults with developmental disabilities: assessment of longterm adjustment and habilitation following restrictive treatment histories, The May Institute, Norwood MA, (Elsevier Service) 21. 8. 2000 (online)

Bittner, G.: Verhalten ändern – aber wie? In: Die Grundschule 1973, 320

Blanck, G.: Angewandte Ich-Psychologie, Stuttgart 1981

Blanck, G.; Blanck, R.: Ich-Psychologie II. Psychoanalytische Entwicklungspsychologie, Stuttgart 1980

Blankenburg, W.: Der Verlust der natürlichen Selbstverständlichkeit, Stuttgart 1971

Blankenburg, W.: Grundlagenprobleme der Psychopathologie, in: Nervenarzt, 49. Jg.,1978, 140 ff.

Bleuler, E.: Dementia praecox oder die Gruppe der Schizophrenien, Leipzig u. Wien 1911

Bleuler, E.: Lehrbuch der Psychiatrie. Berlin, Heidelberg, New York 1972 (12. Aufl.)

Bohus, M.: Borderline-Störungen, in: Margraf, J. (Hg.): Lehrbuch der Verhaltenstherapie, Berlin 1999

Bohus, M. u. a.: Persönlichkeitsstörungen, in: Berger, M. (Hg.): Psychiatrie und Psychotherapie, München 1999, 771–845

Bohus, M. et al.: Naltrexone in the treatment of dissociative symptoms in patients with borderline personality disorder, in: Journal of Clinical Psychiatry 1999, Vol. 60, 598–603

Böker, W.; Brenner, H.-D.: Bewältigung der Schizophrenie, Bern 1986

Bölte, S.: Diagnostik bei Verdacht auf Autismusspektrum-Störung, in: pädiatrie hautnah, 22, 2010, 210–214

Boss, P.: Family Stress Management, London 1988

Bouras, N. (ed.): Psychiatric and Behavioural Disorders in Developmental Disabilities and Mental Retardation, Cambridge (University Press) 2001

Bowlby, J.: Frühe Bindung und kindliche Entwicklung, Stuttgart 2001 (4. Aufl.)

Bowlby, J.: Bindung, in: Spangler, G.; Zimmermann, P. (Hg.): Die Bindungstheorie, Stuttgart 2002, 27–49 (4. Aufl.)

Bradl, C.: Familien mit einem geistig behinderten Mitglied. Ein systemisch-sozialwissenschaftlicher Ansatz, in: Dreher, W. (Hg.): Geistigbehindertenpädagogik vom Menschen aus. Festschrift für Prof. Th. Hofmann, Gütersloh 1990, 145–167

Bradl, C.; Küppers-Stumpe, A. (2012): Gemeinwesenintegration und Vernetzung, in: Schwalb, H.; Theunissen, G. (Hg.), a. a. O., 57–75

Braun, K.: Frühe emotionale Erfahrungen und ihre Relevanz für die Entstehung und Therapie psychischer Erkrankungen, in: Strauß, B.; Buchheim, A.; Kächele, H. (Hg.) a. a. O., 121–129

Braun, R.; Ströbele, Th.: Consulentenarbeit in den Niederlanden und beim Landschaftsverband Rheinland, in: Theunissen, G.: Krisen und Verhaltensauffälligkeiten bei Menschen mit geistiger Behinderung und Autismus, Stuttgart 2003, 101–109

Broadstock, M.; Doughty, C.: The effectiveness of pharmacological therapies for young people and adults with Autism Spectrum Disorder (ASD). NZHTA

Report 2003; 6 (1), online, (Zugriff: 18.8.2012)
Bronfenbrenner, U.: Die Ökologie der menschlichen Entwicklung, Stuttgart 1981
Bronisch, T.: Neurobiologie der Persönlichkeitsstörungen mit Schwerpunkt auf Borderline-Persönlichkeitsstörungen, in: Psychother Psychiatr Psychother Med Klin Psychol 2001, 6, 233–246
Bronisch, T.: Persönlichkeitsstörungen, in: Möller; H. J.; Laux, G; Kapfhammer, H. P. (Hrsg).: Psychiatrie und Psychotherapie, Berlin u. a. 2003 (2. Aufl.)
Brown, F. et al.: Personal Paradigm Shifts Among ABA and PBS Experts, in: Journal of Positive Behavior Interventions, 2008, Vol. 10, 222–227
Buber, M.: Reden über Erziehung, Heidelberg 1969
Buchner, T.: „dass du alles sagen kannst, was du denkst, und dass du dich nicht zurückhalten sollst und so …" Psychotherapie aus der Sicht von Menschen mit geistiger Behinderung, in: Hennicke, K. (Hg.): Psychologie und geistige Behinderung, Materialien der DGSGB Bd. 12, Berlin 2006, 73–86
Buddeberg, L.: Sexualberatung, Stuttgart 1983
Bütz, M.R. et al.: Psychotherapy With the Mentally Retarded: A Review of the Literature and the Implications, in: Professional Psychology: Research and Practice, 2000, 31. Vol., 42–47
Bullinger, H.; Nowak, J.: Soziale Netzwerkarbeit, Freiburg 1998
Burchard, F.: Festhaltetherapie bei autistischen Kindern, Ergebnisse aus einer mehrjährigen Studie, in: Autismus 27 Vol. 1989, 6 ff.
Burkart, H.; Krech, R.: Aggression und geistige Behinderung, Berlin 1986
Butollo, W.; Hagl, M.; Krüsmann, M.: Kreativität und Destruktion posttraumatischer Bewältigung, Stuttgart 1999
Carr, E.G. et al.: Positive behavior support for people with developmental disabilities: A research synthesis, Washington, D.C. 1999 (AAMR)
Carr, E.G. et al.: Communication-based interventions for problem behavior: A user's guide for producing behavior change, Baltimore 2000 (4. ed.)
Carr E.G. et al.: Positive Behavior Support: Evolution of an Applied Science, in: Journal of Positive Behavior Interventions, 2002, Vol. 4, 4–16, 20
Carr, E.G.; Reeve, C.; E.; Magito-McLaughlin, D.: Contextual influences on problem behavior in people with developmental disabilities, in: Koegel, L.K.; Koegel, R.L.; Dunlap, G. (eds.): a. a. O., 403–424
Carr, E.R.; Robinson, S.; Palumbo, L. W. : The wrong issue: Aversive versus nonaversive treatment. The rigth issue: Functual versis nonfunctional treatment, in: Repp, A.; Singh, N. (eds.), a. a. O., 361–379
Caspar, F.: Psychotherapie, in: Häcker, H.O.; Stapf, K.-H. (Hg.): Dorsch Psychologisches Wörterbuch, Bern 2004, 769 f.
Ciobanu-Oberegelsbacher, S.: Geistige Behinderung und unbewusste Abwehr, in: Trescher, H.-G.; Büttner, C.; Datler, W. (Hg.): Jahrbuch für psychoanalytische Pädagogik, Band 7, Mainz 1995, 49–62
Ciompi, L.: Auf dem Weg zu einem kohärenten multidimensionalen Krankheits- und Therapieverständnis der Schizophrenie: Konvergierende neue Konzepte, in: Böker W.; Brenner H.-D. (Hg.) a. a. O.
Clarke, D.: Functional psychoses in people with mental retardation, in: Bouras, N. (ed.), a. a. O., 188–199
Clarke, S.; Dunlap, G.; Stitchter, J.P.: A descriptive analysis of intervention research in emotional and behavioral disorders from 1980 through 1999. In: Behavior Modification, 2002, Vol. 26, 659–683
Cole, C. L.; Gardner, W. I.; Karan, O. C.: Self-management training of mentally retarded adults presenting severe conduct difficulties, in: Applied Research in Mental Retardation, 1985, Vol. 6, 337–347
Collacott, R.A.: Down's syndrome, in: Current Opinion in Psychiatry 5/1997
Cooper, S.-A.: Psychiatric disorders in elderly people with developmental disabilities, in: Bouras, N. (ed.), a. a. O., 212–225

Cowger, C.: Assessing client strengths: Assessment for client empowerment, in: Saleebey, D. (ed.) a.a.O., 59–76

Crews, W.; Bonaventura, S.; Rowe, F.: Dual Diagnosis: Prevalence of Psychiatric Disorders in a Large State Residential Facility for Individuals With Mental Retardation, in: American Journal on Mental Retardation, Vol. 98, 1994, 724–731

Crimmins, D.; Farrell, A.: Individualized Behavioral Supports at 15 Years: It's Still Lonely at the Top, in: Research & Practice for Persons with Severe Disabilities, 2006, Vol. 31, 31–45

Crocker, A. G. et al.: Prevalence and types aggressive behavior among adults with intellectual disabilities, in: Journal of Intellectual Disability Research, 2006, Vol. 50, 652–661

Curtius, F.: Individuum und Krankheit, Berlin 1959

Dalferth, M.: Festhalten im Heim – zur Legitimität und Effektivität eines umstrittenen Verfahrens, in: Behindertenpädagogik 27. Jg. 1988, 206ff.

Dalferth, M.: Enthospitalisierung in westlichen Industrienationen – dargestellt am Beispiel USA/Kalifornien, Norwegen und Schweden, in: Theunissen, G.; Lingg, A. (Hg.): Wohnen und Leben nach der Enthospitalisierung. Perspektiven für ehemals hospitalisierte und ältere Menschen mit geistiger und seelischer Behinderung, Bad Heilbrunn 1999, 88–113

D'Amelio, M. et al.: Epilepsy in children with mental retardation, Boston 2002

Dannöhl, V.: Die Individualpsychologie Alfred Adlers, in: Behinderte 2/1992, 31ff.

Dauwalder, J.P.: Eine dynamische Sichtweise der Vulnerabilität, in: Neuropsychiatrie Band VI, 1992, Heft 1–2

Davidson, P.W. et al.: Crisis Intervention for Community-Based Individuals With Developmental Disabilities and Behavioral and Psychiatric Disorders, in: Mental Retardation, Vol. 33 1995, 21–30

Davidson, P.W.; Morris, D.; Cain, N.N.: Community services for people with developmental disabilities and psychiatric or severe behaviour disorders, in: Bouras, N. (ed.), a.a.O., 359–372

Davidson, P.W. et. al.: Effects of Naloxone on selfinjurious behaviour, in: Applied Research in Mental Retardation, 4/1983, 1f.

Dawson, M. et al. (2007): The Level and Nature of Autistic Intelligence, in: Psychological Science, Vol. 18, No. 8, 2007, 657–662

Day, K.: Psychiatric Disorder in der Middle-Aged and Elderly Mentally Handicapped, in: Brit. Journal of Psychiatry, 147. Vol. 1985, 660ff.

Deb, S. et al.: Practice Guidelines for the Assessment and Diagnosis of Mental Health Problems in Adults with Intellectual Disability, Brighton 2001

Deb, S.; Hare, M.; Prior, L.: Symptoms of dementia among adults with Down's syndrome: a qualitative study, in: Journal of Intellectual Disability Research, 2007, Vol. 51, 726–739

Decety, J.; Chaminade, T.: Neural correlates of feeling sympathy, in: Neuropsychologia 2003, Vol. 41, 127–138

Degen, R.: Die cerebralen Anfallsleiden – Epilepsien. Braunschweig, Wiesbaden 1988

Degenhardt, L.: Interventions for people with alcohol use disorders and an intellectual disability: A review of the literature, in: Journal of Intellectual & Developmental Disability, Vol. 25, 2000, 135–146

Deissler, K.: Ko-Mentieren, in: Gruppendynamik 1/1991, 71ff.

De Jong, P.; Miller, S.D.: How to Interview for Client Strengths, in: Social Work 6/1995, 729–736

Dekker, M. C.; Koot, H. M.: DSM-IV disorders in children with borderline to moderate intellectual disability II: child and family predictors, in: Journal of the American Academy of Child and Adolescent Psychiatry, 2003, Vol. 42, 923–931

De Shazer, S. et al.: Kurztherapie – Zielgerichtete Entwicklung von Lösungen, in Familiendynamik 3/1986, 182–205

De Shazer, S.: Wege der erfolgreichen Kurztherapie, Stuttgart 1990

Dickson, K.; Emerson, E.; Hatton, C.: Self-reported antisocial behaviour: prevalence and risk factors amongst adolescents with and without intellectual disability, in: Journal of Intellectual Disability Research 2005, Vol. 49, 820–826

Didden, R.; Duker, P.C.; Korzilius, H.: Metaanalytic study on treatment effectiveness for problem behaviors with individuals who have mental retardation, in: American Journal on Mental Retardation, 1997, Vol. 101, 387–399

Dilling, H.: Psychiatrische Diagnostik, in: Fundamenta Psychiatrica 3/1992, 110–113

Dilling, H. et. al. (Hg.): Internationale Klassifikation psychischer Störungen ICD-10, Bern, Göttingen, Toronto 1993

Dilling, H.; Reimer, Ch.: Psychiatrie. Berlin, Heidelberg 1990

Döpfner M. et al.: Leitlinien der Deutschen Gesellschaft für Kinder- und Jugendpsychiatrie und -psychotherapie, in: Deutscher Ärzte Verlag, Köln 2007 (3. Aufl.)

Domma, W. (Hg.): Praxisfelder Kunsttherapie, Köln 1993

Dörner, K.; Plog, U.: Irren ist menschlich, Rehburg, Loccum 1980

Dose, M.: Psychopharmakabehandlung bei chronisch psychisch Kranken und behinderten Menschen, in: Theunissen, G. und Lingg, A. (Hg.): Wohnen und Leben nach der Enthospitalisierung, Bad Heilbrunn 1999, 168–187

Došen, A.: Diagnostische und therapeutische Probleme, in: Gaedt, Ch.; Bothe, S.; Michels, H. (Hg.): Psychisch krank und geistig behindert, Dortmund 1993

Došen, A.: Psychische Störungen bei geistig behinderten Menschen, Stuttgart 1997

Došen, A.: Der entwicklungsdynamische Ansatz, in: Petry, D.; Bradl, C. (Hg.): Multiprofessionelle Zusammenarbeit in der Geistigbehindertenhilfe, Bonn 1999, 56–82

du Pree, K.: Effective Interagency Collaboration for People with Co-Occuring Mental Ilnesss and Developmental Disabilities, in: NADD Bulletin, 2004, Vol. 7, 16

Dunlap, G.; Clarke, S.; Steiner, M.: Intervention Research in Behavioral and Developmental Disabilities: 1980 to 1997, in: Journal of Positive Behavior Interventions, Vol. 1, 1999, 170–180

Durand, V.M.: Functional communication training: An intervention program for severe behavior problems, New York (Guilford) 1990

Duss-von Werdt, J.: Von der systemischen Sicht zum therapeutischen Handeln, in: Psychotherapie und med. Psychologie, 37 Jg. 1987, 126–132

Dykens, E.M.; Hodapp, R. M.: Research in Mental Retardation; Toward an Etiologic Approach, in: Journal Child Psychology & Psychiatry, Vol. 42, 2001, 49–71D.

Ebert, D.; Krause, J; Roth-Sackenheim, C.: ADHS im Erwachsenenalter – Leitlinien auf der Basis eines Expertenkonsensus mit Unterstützung der DGPPN; Der Nervenarzt 10 (2003), 339-346

Eckel, R.H.; Grundy, S.M.; Zimmet, P.Z.: The metabolic syndrome. In: Lancet (2005); 365(9468), 1415–1428

Eckelaar, H. Ch.: Erfahrungen mit Konsulententeams, in: Petry, D., Bradl, C. (Hg.): Multiprofessionelle Zusammenarbeit in der Geistigbehindertenhilfe, Bonn 1999, 242–252

Eisert, H.G.; Barkey, P.: Verhaltensmodifikation im Unterricht, München 1979

Elliger, T.J.; Schöttensack, K.: Sexueller Missbrauch von Kindern – eine kritische Bestandsaufnahme, in: Nissen, G. (Hg.): Psychogene Psychosyndrome, Bern, Stuttgart, Toronto 1991

Emerson, E.; Moss, S. & Kiernan, C.: The relationship between challenging behaviour and psychiatric disorders in people with severe developmental disabilities, in: Bouras, N. (ed.), a. a. O., 38–48

Emerson, E.: Prevalence of psychiatric disorders in children and adolescents with and without intellectual disability, in: Journal of Intellectual Disability Research 2003, Vol. 47, 51–58

Erikson, E.H.: Identität und Lebenszyklus, Frankfurt 1974

Ernst, K.: Praktische Klinikpsychiatrie, Berlin, Heidelberg 1981
Ervin, R.A.; Ehrhardt, K.E.; Poling, A.: Functional Assessment: Old Wine in New Bottles, in: School Psychology Review, 2001, Vol. 30, 173–179
Faraone, S.: Adult ADHD: A Family Genetic Perspective, (APA) New York 2004
Faraone, S. et al.: Familial subtypes of attention deficit hyperactivity disorder. A 4-year follow-up study of children from antisocial ADHD families, in: Journal Child Psychology & Psychiatry, Vol. 39, 1998, 1045–1053
Favell, J.E.; McGimsey, J.F.: Considerations in the Design of Effective Treatment, in: Wieseler, N.A.; Hanson, R.H. (eds.), a. a. O., 261–274
Fegert, J.; Wolff, M. (Hg.): Sexueller Missbrauch durch Professionelle in Institutionen, München 2006
Felce, D.; Perry, J.: Quality of Life, in: Brown, R.I. (ed.): Quality of Life for People with Disabilities, Cheltenham 1997, 56–71 (2. ed.)
Ferron, F.R. et al.: Psychiatric Diagnosis in Mental Retardation, in: Wieseler, N.A.; Hanson, R.H. (eds.), a. a. O., 3–13
Fiedler, D.: Soziale Kompetenz bei Menschen mit geistiger Behinderung, Bad Heilbrunn 2007
Fiedler, P.: Persönlichkeitsstörungen, Weinheim 2001
Fikar, H.: Körperorientierte Förderansätze im Unterricht bei Menschen mit schwerer geistiger Behinderung, in: Geistige Behinderung 4/1987 (Praxisteil)
Flatten, G.: Posttraumatische Belastungsreaktionen aus neurobiologischer und synergetischer Perspektive, in: Schiepek, G. (Hg.) a. a. O., 404–422
Fliegel, S. u. a.: Verhaltenstherapeutische Standardmethoden, Weinheim 1998 (4. Aufl.)
Fujiwara, E.; Markowitsch, H.-J.: Das mnestische Blockadesystem – hirnphysiologische Korrelate von Angst und Stress, in: Schiepek, G. (Hg.) a. a. O., 186–212
Franceschi, C,. et al.: Genomic instability and aging. Studies in centenarians (successful aging) and in Down's syndrome patients (accelerated aging), in: Annals of the New York Academy of Sciences, 663, 1992, 4–16
Fraser, W.I.: The psychiatry of learning disability, in: Murray, R.; Hill, P.; McGuffin, P. (eds.): The Essentials of Postgraduate Psychiatry, Cambridge 1997
Freud, A.: Einführung in die Technik der Kinderanalyse, München 1973
Freud, S.: Die endliche und unendliche Analyse (1937), G. Werke Bd. 16,Frankfurt 1968
Freud, S.: Neue Folge der Vorlesung zur Einführung in die Psychoanalyse (1933), G. Werke Bd. 14, Frankfurt 1968
Fröhlich, V.: Psychoanalyse und Behindertenpädagogik, Würzburg 1994
Fürniss, T.; Phil, M.: Diagnostik und Folgen von sexueller Kindesmisshandlung, in: Monatsschrift für Kinderheilkunde 134 Jg. 1986, 335 ff.
Gaedt, Ch. (Hg.): Psychotherapie bei geistig Behinderten. Neuerkeröder Beiträge 3. Selbstverlag der Neuerkeröder Anstalten 1987
Gaedt, Ch.: Normalisierung. Anmaßung – Anpassung – Verweigerung. Aufsätze und Vorträge. Neuerkeröder Beiträge 2. Selbstverlag der Neuerkeröder Anstalten 1987 (b)
Gaedt, Ch. (Hg.): Selbstentwertung und depressive Inszenierung bei Menschen mit geistiger Behinderung. Neuerkeröder Beiträge 6. Selbstverlag der Neuerkeröder Anstalten 1990
Gaedt, Ch.: Aspekte eines psychoanalytisch orientierten Konzepts zur Diagnostik und Therapie von psychischen Störungen bei Menschen mit geistiger Behinderung, in: Lotz, W.; Koch, U.; Stahl, B. (Hg.), a. a. O., 124–140
Gaedt, Ch.: Die vermeidbare Entwicklung von Schwerbehindertenzentren, in: Geistige Behinderung 2/1992, 94 ff.
Gaedt, Ch.: Medizinische Hilfen, in: Lebenshilfe (Hg.): Wenn Verhalten auffällt ... Eine Arbeitshilfe zum Wohnen von Menschen mit geistiger Behinderung, Marburg 1996, 93–98

Gaedt, Ch.: Verstehen hilft – Ein Plädoyer für einen psychodynamischen Umgang mit schweren Verhaltensauffälligkeiten bei Menschen mit geistiger Behinderung, in: [Schweiz.] Bulletin Arbeitsgemeinschaft LehrerInnen für Geistigbehinderte, Heft Nr. 79, 4/1998, 27–34

Gaedt, Ch.; Gärtner, D.: Depressive Grundprozesse – Reinszenierung der Selbstentwertung, in: Gaedt, Ch. (Hg.): a. a. O.

Gardner, W.I.; Willmering, P.: Mood Disorders in People with Severe Mental Retardation, in: Wiesler, N.A.; Hanson, R.H. (eds.), a. a. O., 13–37

Garmezy, N.: Resiliency and vulnerability to adverse developmental outcomes associated with poverty, in: American Behavioral Scientist 4/1991, 416–430

Gärtner-Peterhoff, D. u. a.: Prinzipien des therapeutischen Vorgehens, in: Gaedt, Ch. (Hg.), a. a. O. 1987 und in: Geistige Behinderung 1/1989, 15 ff.

Garzmann, R. u. a.: Theoretische Grundlagen des therapeutischen Vorgehens, in: Gaedt, Ch. (Hg.), a. a. O. 1987 und in: Geistige Behinderung 1/1989, 15 ff.

Gassner, A. u. a.: Wie geht es unseren entlassenen Langzeitpatienten? In: Österr. Ärztezeitung Jg. 40, 6/1985

Geisenberger-Samaras, C.: Verhaltenstherapie bei Menschen mit Lern- und geistiger Behinderung, in: Schanze, C.: Psychiatrische Diagnostik und Therapie bei Menschen mit Intelligenzminderung, Stuttgart 2007, 205–217

Gerdtz, M.: Auch wir dürfen NEIN sagen! Sexueller Missbrauch von Kindern mit einer geistigen Behinderung, Heidelberg 2003

Gerl, W.: Klientenzentrierte Psychotherapie (Gesprächspsychotherapie), in: Kraiker, C.; Peter, B. (Hg.): Psychotherapieführer, Wege zur seelischen Gesundheit, München 1983, 93–108

Goffman, E.: Asyle, Frankfurt 1972

Görres, S.: Psychotherapie bei geistig Behinderten aus der Elternperspektive, in: Lotz, W.; Koch, U.; Stahl, B. (Hg.), a. a. O., 111–123

Görres, S.; Hansen, G. (Hg.): Psychotherapie bei Menschen mit geistiger Behinderung, Heilbrunn 1992

Grandin, T.: Ich bin die Anthropologin auf dem Mars. Mein Leben als Autistin, München 1997

Grawe, H.: Grundriß einer Allgemeinen Psychotherapie, in: Psychotherapeut, 1995, Vol. 40, 130–145

Grawe, H.: Neuropsychotherapie, Göttingen 2004

Grawe, K.; Donati, R.; Bernauer, F.: Psychotherapie im Wandel, Göttingen 1994, 2001 (2. Aufl.)

Grawe, H.; Grawe-Gerber, M.: Ressourcenaktivierung. Ein primäres Wirkprinzip der Psychotherapie, in: Psychotherapeut, 1999, Vol. 44, 63–73

Groeger, W. M.: Verhaltenstherapie. In: Bastine u.a. (Hg.), a. a. O., 439–444

Gross, W.: Sucht ohne Drogen, Frankfurt 1990

Grossmann, K.E.; Grossmann, K.: Klinische Bindungsforschung aus der Sicht der Entwicklungspsychologie, in: Strauß, B.; Buchheim, A.; Kächele, H.: (Hg.) a. a. O., 295–318

Gunkel, S.; Kruse, G. (Hg.): Salutogenese, Resilienz und Psychotherapie, Hannover 2004

Guski, E.: Systemsicht und Familienorientierung am Beispiel der Frühförderung, in: Geistige Behinderung 2/1989, 78 ff.

Guski, E.; Langlotz-Brunner, C.: Die Ablösung von der Familie, in: Geistige Behinderung 1/1991, 37 ff.

Hahn, M.: Behinderung als soziale Abhängigkeit, München 1981

Hanley, G.P.; Iwata, B.A.; McCord, B.E.: Functional analysis of problem behavior: A review, in: Journal of Applied Behavior Analysis, 2003, Vol. 36, 147–185

Hansen, G.: Gestalttherapie bei Menschen mit geistiger Behinderung, in: Görres, S.; Hansen, G. (Hg.), a. a. O.

Hansen, G.: Gestalttherapeutische Arbeit bei Menschen mit geistiger Behinderung, in: Behinderte 4/1996, 53–60

Haring, C.: Psychiatrie, Stuttgart 2004

Hartmann, H.: Aufmerksamkeits-Interaktions-Therapie, in: Praxis der Kinderpsychologie und Kinderpsychiatrie, 1986, 7. Jg., 242–247
Haveman, M.: Alt werden mit geistiger Behinderung: Zur Epidemiologie von psychischen Störungen und Verhaltensstörungen, in: Weber, G. (Hg.): Psychische Störungen bei älteren Menschen mit geistiger Behinderung, Bern 1997, 27–40
Haveman, M.; Stöppler, R.: Altern mit geistiger Behinderung, Stuttgart 2004
Hayes, M.L.; Sloat, R.S.: Learning disability and suicide, in: Academic Therapy, 23 Vol., 1988, 469–475
Heimann, H.: Wider die Vernachlässigung der Individualität in der psychiatrischen Forschung, in: Schneider F. u.a. (Hg.): Perspektiven der Psychiatrie, Stuttgart, Jena, New York 1991
Heinemann, E.; Groef, d.J. (Hg.): Psychoanalyse und geistige Behinderung, Mainz 1997
Heller, Th.: Grundriss der Heilpädagogik, Leipzig 1925
Hennicke, K.: Therapeutische Zugänge zu geistig behinderten Menschen mit psychischen Störungen, in: Geistige Behinderung, 33 Jg., 1994, 95–110
Hennicke, K.: Der andere Blick, in: Petry, D.; Bradl, C. (Hg.): Multiprofessionelle Zusammenarbeit in der Geistigbehindertenhilfe, Bonn 1999, 83–106
Hennicke, K. (Hg.): Ambulante Psychotherapie bei Menschen mit geistiger Behinderung und einer psychischen Störung, DGSGB-Materialien Band 9, Berlin 2004(a)
Hennicke, K.: Zur Einführung: Wer bietet Psychotherapie an, wie und unter welchen Voraussetzungen bekommt man sie? In: Hennicke, K. (Hg.) a.a.O., 4–10 (2004b)
Hennicke, K.: Krisen in der Adoleszenz. Bedingungen, Erscheinungsformen und Bewältigung, in: Wüllenweber, E.; Theunissen, G. (Hg.), a.a.O., 109–136 (2004c)
Hennicke, K.: Psychopharmaka in Wohnstätten der Behindertenhilfe – Vermutungen über eine zunehmend unerträgliche Situation, in: Hennicke, K. (Hg.): Psychopharmaka in der Behindertenhilfe – Fluch oder Segen? Materialien der DGSGB, Band 17, Berlin 2008, 4–23
Hennicke, K.; Bley, S.: Beratung von Familien mit geistig behinderten Kindern – eine Aufgabe der Kinder- und Jugendpsychiatrie, in: Rhein. Ärzteblatt vom 10.10.1989, 762–764
Hennicke, K.; Bradl, Ch.: Systemic Family Therapy and Mental Retardation, in: Došen, A.; Gennep van, A.; Zwanikken, G. (Eds.): Treatment of Mental Illness and Behavioral Disoder in the Mentally Retarded, Leiden 1990, 225–232 (Logon Publ.)
Hennicke, K.; Rotthaus, W.: Zur Einführung: Psychotherapie und Geistige Behinderung, in: Hennicke, K.; Rotthaus, W. (Hg.): Psychotherapie und Geistige Behinderung, Dortmund 1993
Hennig, C.; Knödler, U.: Problemschüler – Problemfamilien. Praxis des systemischen Arbeitens mit schulschwierigen Kindern, Weinheim; Basel 1985
Herriger, N.: Empowerment in der Sozialen Arbeit, Stuttgart 2006 (3. erw. Aufl.)
Heßlinger, B.: Psychotherapie der ADHS im Erwachsenenalter, Göttingen 2004
Heubrock, D.; Petermann, F.: Verhaltenstherapie in der Klinischen Neuropsychologie (1): Ansätze zur Verhaltensanalyse und Verhaltensmodifikation beim Frontalhirn-Syndrom, in: Verhaltenstherapie, 7, 1997, 153–160
Hieneman, M.; Childs, K.; Sergay, J.: Parenting with Positive Behavior Support, Baltimore 2006 (Brookes)
Hill, B.K.; Balaw, E.A.; Bruininks, R.H.: A national study of prescribed drugs in institutions and community residential facilities for mentally retarded people, in: Psychopharm. Bul. 21 Jg. 1985
Hinterhuber, H. und Fleischhacker, W.: Lehrbuch der Psychiatrie, Stuttgart 1997
Hippius, H. (Hg.): Depressionen – erkennen und behandeln, Braunschweig 1985
Hollstein, B.; Straus, F. (Hg.): Qualitative Netzwerkanalyse, Wiesbaden 2006
Hoffmann, S. O.: Die sogenannte Frühstörung, in: Praxis der Psychotherapie und Psychosomatik, 31 Jg.1986,179 ff.

Hogarty, G.E. et. al.: Drug and sociotherapy in the aftercare of schizophrenic patients II: Two years relapse rates, in: Arch. Gen. Psychiatry, 31 Jg. 1974

Hohn, E.: Zu dumm, um verrückt sein zu dürfen? Geistige Behinderung und Psychose, in: Rotthaus, W. (Hg.): Psychosen Jugendlicher, Dortmund 1989

Hohn, E.; Janssen, D.: Verhaltenstherapie unter systemischem Aspekt bei Menschen mit geistiger Behinderung – Grundsätzliche Überlegungen und vier Praxisbeispiele, in: Hennicke, K. (Hg.) a. a. O., 34–54

Hollander, J.; Mair, H.; Hohmeier, J.: Zwischenbericht der wissenschaftlichen Begleitung zum Modellprojekt „Unterstützter Ruhestand von Menschen mit Behinderungen" im Auftrag des LV NRW für Körper- und Mehrfachbehinderte e.V., Münster 2003 (Westfälische-Wilhelms-Universität Münster. Institut für Sozialpädagogik, Empirische Pädagogik und Weiterbildung)

Hopf, H.: Ich habe ein ADHS-Kind, verstehen Sie etwas davon …? Vom psychoanalytischen Verstehen der hyperkinetischen Störung und des Aufmerksamkeits-Defizit-Syndroms, in: Analytische Kinder- und Jugendpsychotherapie, 34(1), 2003, 723

Horner, R.H.: Positive behavior supports, in: Focus on Autisms and Other Developmental Disabilities, 2000, Vol., 15, 97–105

Horner, R.H.; Carr, E.G.: Behavioral support for students with severe disabilities: Functional assessment and comprehensive intervention, in: Journal of Special Education, 1997, Vol. 31, 84–104

Horner, R.H. et al.: Toward a technology of „nonaversive" behavioral support, in: Journal of the Association for Persons with Severe Handicaps, 1990, Vol. 15, 125–132.

Huber, G.: Psychiatrie, Göttingen 1994, 1999, 2005 (7. überarb. Aufl.) Hüther, G.: Die Evolution der Liebe, Göttingen 2003 (3. Aufl.)

Hüther, G.; Rüther, E.: Die nutzungsabhängige Reorganisation neuronaler Verschaltungsmuster im Verlauf psychotherapeutischer und psychopharmakologischer Behandlungen, in: Schiepek, G. (Hg.) a. a. O., 224–234

Huf, A.: Psychotherapeutische Wirkfaktoren, Weinheim 1992

Hurley, A.D.: Individual psychotherapy with mentally retarded individuals. A review and call for research, in: Research in Developmental Disabilities, 1989, Vol. 10, 261–275

ICF: Internationale Klassifikation der Funktionsfähigkeit, Behinderung und Gesundheit. Hg.: Deutsches Institut für Medizinische Dokumentation und Information (DIMDI), Berlin 2005

IJPBS – International Journal of Positive Behavioural Support: Special Issue (Themenheft): Reactive Strategies for situational management, 2016, Vol. 6, No. 1, 4–54

Jaeggi, E.: Kognitive Verhaltenstherapie. Weinheim, Basel 1979

James, D.H.: Monitoring drugs in hospitals for mentally handicapped. In: Brit. Journal of Psychiatry, 142 Jg. 1983

Janicki, M. P. & Dalton, A. J.: Dementia in developmental disabilities, in: Bouras, N. (ed.), a. a. O., 121–154

Jantzen, W.: Krisenintervention bei Depressionen, in: Wüllenweber, E.; Theunissen, G. (Hg.): Handbuch Krisenintervention. Hilfen für Menschen mit geistiger Behinderung, Stuttgart 2001, 190–212

Jantzen, W.: „Praktische Ethik" als Verlust der Utopiefähigkeit – Anthropologische und naturphilosophische Argumente gegen Peter Singer, in: Behindertenpädagogik 1/1991, 11–25

Jantzen, W.: Enthospitalisierung und Verstehende Diagnostik, in: Theunissen, G. (Hg.): Enthospitalisierung – ein Etikettenschwindel? Bad Heilbrunn 1998, 43–61

Jantzen, W.: Rehistorisierung, in: Wüllenweber, E.; Theunissen, G.; Mühl, H. (Hg.): Pädagogik bei geistigen Behinderungen, Stuttgart 2006, 320–331

Juli, D.: Psychosomatische und neurotische Störungen in ihren Beziehungen zu frühen Bedürfnissen, in: Praxis der Psychotherapie und Psychosomatik, 34. Jg. 1989, 123 ff.

Kahng, S.; Iwata, B.A.; Lewin, A.B.: Behavioral Treatment of Self – Injury. 1964 to 2000, in: American Journal on Mental Retardation, 2002, Vol. 107, 212–222

Kalachnik, J.E.: Monitoring Psychotropic Medication, in: Wieseler, N.A.; Hanson, R.H. (eds.), a. a. O., 151–204

Kane, J.F.: Behandlung verschiedener Verhaltensstörungen bei schwer geistig Behinderten unter besonderer Berücksichtigung von Aggression und Hyperaktivität, in: Huber, N.; Striebel, M. (Hg.): Aggressivität und Hyperaktivität bei geistig Behinderten, Freiburg 1978

Kane, J.F.; Kane, G.: Geistig schwer Behinderte lernen lebenspraktische Fähigkeiten, Bern 1978 (2. Aufl.)

Kanfer, F.H.; Phillips, J.S.: Lerntheoretische Grundlagen der Verhaltenstherapie, München 1975

Kanfer, F.H.; Reinecker, H.; Schmelzer, D.: Selbstmanagement-Therapie, Berlin 1991

Kanner, L. (1943): Autistic disturbances of affective contact. In: The Nervous Child 2, 217–250

Kardorff, v. E.: Soziale Netzwerke und gemeindebezogene Strategien zur gesellschaftlichen Eingliederung von Menschen mit geistiger Behinderung, in: Eisenberger, J.; Hahn, M.T. (Hg.): Das Normalisierungsprinzip – vier Jahrzehnte danach, Reutlingen 1999, 264–282

Kaspar, S. et al.: Konsensus-Statement: Diagnose und Therapie der bipolaren Störung, in: Neuropsychiatrica, Bd. 13, Nr. 3/1999, 100–108

Katschnig, H.: Die andere Seite der Schizophrenie, München 1989

Keeney, B. (Hg.): Konstruieren therapeutischer Wirklichkeiten, Dortmund 1987

Keeney, B.: Improvisational Therapy, New York 1991

Kenneth, L. Davis et. al.: Dopamine in Schizophrenia, in: Am. Journal of Psychiatry, 148 Jg., 11/1991

Kernberg, O. F.: Objektbeziehungen und Praxis der Psychoanalyse, Stuttgart 1985

Kessler, R.C. et al.: The prevalence and correlates of adult ADHD in the limited states: results from the National Comorbidity Survey Replication, in: American Journal of Psychiatry, 163, 2006, 716–723

Keupp, H.: Modellvorstellungen von Verhaltensstörungen. Medizinisches Modell und mögliche Alternativen, in: Kraiker, L. (Hg.): Handbuch der Verhaltenstherapie, München 1974

Keupp, H.: Gemeindepsychologie, in: Speck, O.; Martin, K.-R. (Hg.): Sonderpädagogik und Sozialarbeit. Handbuch der Sonderpädagogik. Bd. 10, Berlin 1990

Keupp, H.: Psychische Behinderung, in: Albrecht, G.; Groenemeyer, A.; Stallberg, W. (Hg.): Handbuch soziale Probleme, Opladen 1999, 609–631

Khan, A.; Cowan, C.; Roy, A.: Personality disorders in people with learning disabilities: a community survey, in: Journal of Intellectual Disability Research, 1997, 41, 324–330

Kilian, H.: Einige Anmerkungen zu Frühförderung und -therapie aus systemischer Sicht, in: Praxis der Kinderpsychologie und Kinderpsychiatrie, 38. Jg. 1989, 277 ff.

Kincaid, D.: Person-Centered Planning, in: Koegel, L.K.; Koegel, R.L.; Dunlap, G. (eds.) a. a. O., 439–466

Kind, H.: Psychiatrische Untersuchung, Berlin, Heidelberg 1990

Kisker, K.P.: Mit den Augen eines Psychiaters, Stuttgart 1976

Kissling, W.: Schizophrenie: Rückfallverhütung durch Neuroleptika, in: Dtsch. Ärzteblatt, 90. Jg. 1993, 2489–93

Kisthardt, W.: The strengths model of case management: Principles and helping functions, in: Saleebey, D. (ed.) a. a. O., 97–114

Kittmann, N.: Die Aufgaben der Psychiatrie bei geistig behinderten Menschen in psychosozialen Krisen. Erfahrungen einer psychiatrischen Klinik – ein Modell für die Zukunft? Oder: Psychisch krank und geistig behindert – was nun?, in: Theunissen, G.; Lingg, A. (Hg.): Wohnen und Leben nach der Enthospitalisierung, Bad Heilbrunn 1999, 154–167

Klein, F.: Pädagogische Verhaltensmodifikation bei geistig behinderten Menschen mit

Verhaltensproblemen, in: Geistige Behinderung 3/1987, 178 ff.

Klein, F.: Geistige Behinderung, in: Hansen, G.; Stein, R. (Hg.): Sonderpädagogik konkret, Bad Heilbrunn 1994, 81–85

Knapheide, J.: Moralische Entwicklung bei intelligenzgeminderten forensischen Patienten – theoretische Begründung und Durchführung eines sozialpädagogischen Förderprogramms, Dissertation Bielefeld 2000

Koegel, R.L.; Koegel, L.K.: Extended reductions in stereotypical behavior through self-management in multiple community settings, in: Journal of Applied Behavior Analysis, 1990, Vol. 23, 119–128

Koegel, L.K.; Koegel, R.L.; Dunlap, G. (eds.): Positive Behavioral Support: Including People with Difficult Behavior in the Community, Baltimore 2001 (3rd. ed.)

König, A.: Zur Dominanz der ‚Behavior Modifikation' in der Arbeit mit geistig behinderten Menschen in den USA, in: Behindertenpädagogik 2/1987, 158 ff.

Koniarczyk, M.: Psychopharmakotherapie. Standards der Psychiatrie – Wirklichkeit und Chancen, in: Hennicke, K. (Hg.): Psychopharmaka in der Behindertenhilfe – Fluch oder Segen? Materialien der DGSGB, Band 17, Berlin 2008, 60–69

Koskentausta, T.; Livanainen, M.; Almqvist, F.: Risk factors for psychiatric disturbance in children with intellectual disability, in: Journal of Intellectual Disability Research 2007, Vol., 51, 43–53

Knoster, T.P.: Practical Application of Functional Behavioral Assessment in Schools, in: Journal of The Association for Persons with Severe Handicaps, 2000, Vol. 25, 201–211

Kraepelin, E.: Psychiatrie, Leipzig 1915

Kratochwill, T.P.; McGivern, J.E.: Clinical diagnosis, behavioral assessment, and functional analysis: Examining the Connection Between Assessment and Intervention, in: School Psychology Review, 1996, Vol. 25, 342–355

Krebs, H.: Gesundheit und Vorsorge. Medizinisch-ärztliche Aufgaben bei Menschen mit geistiger Behinderung, in: Jakobs, H.; König, A.; Theunissen, G. (Hg.): Lebensräume – Lebensperspektiven. Ausgewählte Beiträge zur Situation Erwachsener mit geistiger Behinderung, Butzbach-Griedel 2000, 84–115

Küppers, G.; Paslack, B.: Die Entdeckung des Komplexen, in: Argument – Sonderband AS 162, Hamburg 1989, 69–81

Kuhlen, V.: Verhaltenstherapie im Kindesalter, München 1973

Kuhn, R.: Nutzt die psychiatrische Forschung den Patienten? In: Schneider F. u. a. (Hg.): Perspektiven der Psychiatrie, Stuttgart, Jena, New York 1991

Kulig, W.; Soziologische Anmerkungen zum Inklusionsbegriff, in: Theunissen, G.; Schirbort, K. (Hg.): a. a. O., 49–58

Kulig, W.; Theunissen, G.: Verhaltensauffälligkeiten bei Schülerinnen und Schülern mit geistiger Behinderung, in: Rath, Ch. (Hg.): Verhaltensstörungen und geistige Behinderung, Oberhausen 2012, 111–122

Kunert, H.J.; Prüter, C.; Hoff, P.: Wahn – eine neurobiologische und neuropsychologische Bestandsaufnahme, in: Schiepek, G. (Hg.) a. a. O., 436–452

Laake van, M.: Erfahrungen mit einem Casemanagment-Projekt, in: Petry, D.; Bradl, C. (Hg.): Multiprofessionelle Zusammenarbeit in der Geistigbehindertenhilfe, Bonn 1999, 205–222.

Lachmann, D.: Time-out-Maßnahmen, in: Franziskuswerk Schönbrunn (Hg.): Dokumentation zur Fachtagung „Erziehung und Bildung – ein Anspruch", am 26.3.2007, Schönbrunn

Lauth, G.W.; Dornauf, G.: Zur Anwendung des Selbstinstruktionstrainings bei Geistigbehinderten, in: Mitteilungen der DGVT 12/1980, 509–522

Laux, G.: Pharmakopsychiatrie. Stuttgart, Jena 1992

LaVigna, G. W.; Willis, T. J.: A positive Behavioural Support Model for Breaking the Barriers to Social and Community Inclusion, in: Learning Disability Review Positive Behaviour Support, 2005, Vol. 10, 16-23

LaVigna, G. W.; Willis, T. J.: The efficacy of positive behavioural support with the most challenging behavior: The evidence and its implications, in: Journal of Intellectual and Developmental Disability, 2012, Vol. 37, 185–195

LaVigna, G. W.; Willis, T. J.; Foreman, P.: Special series on positive behaviour support – Efficacy: Research agenda, in: Journal of Intellectual and Developmental Disability, 2012, Vol. 37, 232–236

Lawson, W.: The Passionate Mind. How People with Autism Learn, London 2011 (Jessica Kingsley)

Lennox, D.B. et al.: Decelerative treatment practices with persons who have mental retardation: A review of five years of the literature, in: American Journal on Mental Retardation, 1988, Vol. 92, 492–501.

Lenz, A.: Empowerment. Handbuch für die ressourcenorientierte Praxis, Tübingen 2011

Lenz, G., Küfferle, B.: Klinische Psychiatrie, Wien (Facultas) 2002

Leygraf, N.: Psychisch kranke Straftäter. Epidemiologie und aktuelle Praxis des psychiatrischen Maßregelvollzugs, Berlin 1988

Lidher, J. et al.: Personality disorders in people with learning disabilities: follow-up of a community survey, in: Journal of Intellectual Disability Research 2005, 49 Vol., 845–851

Lindsay, W. R.; Howells, L.; Pitcaithly, D.: Cognitiv therapy for depression with individuals with intellectual disabilities, in: British Journal of Medical Psychology, 66 Vol. 1993, 135–141

Lingg, A.: Geistig behinderte Menschen in der Valduna 1862–1995, in: Theunissen, G.: Enthospitalisierung ein Etikettenschwindel? Bad Heilbrunn 1998, 261–288

Lingg, A.; Peter-Feurstein, A.: Krisenintervention und Krisenprophylaxe – Erfahrungen von Lebenshilfe und Psychiatrie in Vorarlberg, in: Wüllenweber, E.; Theunissen, G. (Hg.), a. a. O., 338–343

Lingg, A. ; Theunissen, G.: Menschen mit geistiger Behinderung und Demenz, in: Theunissen, G.; Lingg, A. (Hg.): Leben und Wohnen nach der Enthospitalisierung, Bad Heilbrunn 1999, 226–253

Livanainen, M.: Advances in epilepsy and intellectual disability, in: Current Opinion in Psychiatry 10/5 1997, 360–364

Longo, I.: Alcohol Abuse in Persons with Developmental Disabilities, in: The Habilitative Healthcare Newsletter, Vol. 16, 1997, 61–64

Lotz, W.: Psychische Störungen bei Menschen mit geistiger Behinderung. Unv. Diplomarbeit, Universität Freiburg 1991

Lotz, W.; Koch, U.: Zum Vorkommen psychischer Störungen bei Personen mit geistiger Behinderung, in: Lotz, W., Koch, U.; Stahl, B. (Hg.): Psychotherapeutische Behandlung geistig behinderter Menschen, Bern 1994, 13–39

Lotz, W.; Koch, U.; Stahl, B. (Hg.): Psychotherapeutische Behandlung geistig behinderter Menschen, Bern 1994

Lotz, W.; Stahl, B.; Irblich, D. (Hg.): Wege zur seelischen Gesundheit für Menschen mit geistiger Behinderung. Psychotherapie und Persönlichkeitsentwicklung, Bern 1996

Lowe, K. et al.: Challenging behaviors: prevalence and topographies, in: Journal of Intellectual Disability Research, 2007, Vol. 51, 625–636

Luckasson, R. et. al.: Mental Retardation: Definition, Classification, and System of Supports, Washington (AAMR) 2002 (10th ed.)

Lüders, D.; Jaritz, E.; Student, U.: Lesch-Nyhan Syndrom ohne Selbstverstümmelung, in: Pädiatrische Praxis, 1979, 22. Jg., 211–215

Luhmann, N.: Soziale Systeme, Frankfurt 1984

Lund, J.: Epilepsie and psychiatric disorder in the mentally retarded adult, in: Acta psychiatr. scand., 72. Jg. 1985 (a), 557 ff.

Lund, J.: The prevalence of psychiatric morbidity in mentally retarded adult, in: Acta psychiatr. scand., 72. Jg. 1985 (b), 563 ff.

Lund, J.: Treatment of psychiatric morbidity in the mentally retarded adult, in: Acta psychiatr. scand., 73. Jg. 1986

Lund, J.: Measuring Behaviour Disorder in Mental Handicap, in: Br. Journal of Psychiatry, l55 Jg. 1989, 379 ff.

Luxburg, v. J.: Systemisch-ganzheitliche Ansätze zur Therapie „Geistig Behinderter" in den Systemen Familie und Frühförderung, in: Lotz, W.; Koch, U.; Stahl, B. (Hg.), a. a. O., 173–192

Luxen, U.: Psychotherapie bei Menschen mit geistiger Behinderung, in: Wüllenweber, E.; Theunissen, G.; Mühl, H. (Hg.): Pädagogik bei geistigen Behinderungen, Stuttgart 2006, 445–464

Lynch, Ch.: Psychotherapy for Persons with Mental Retardation, in: Mental Retardation, 2004, Vol. 42, 399–405

Maas, T.: Community Care in der Evangelischen Stiftung Alsterdorf, in: Theunissen, G.; Schirbort, K. (Hg.) a. a. O., 141–169

Magito-McLaughlin, D. et al.: Die Suche nach neuen Wegen in der Arbeit mit Christos, in: Theunissen, G.; Paetz, H., a. a. O., 180–196

Mahler, M.; Pine, S.; Bergmann, A.: Die psychische Geburt des Menschen, Frankfurt 1980

Mahler, M.: Symbiose und Individuation. Bd. 1: Psychosen im frühen Kindesalter, Stuttgart 1983

Mahoney, M.J.: Kognitive Verhaltenstherapie, München 1979 (2. Aufl.)

Mannuzza, S. et al.: Adult outcome of hyperactive boys: educational achievement, occupational rank, and psychiatric status, in: Arch Gen Psychiatry, Vol. 50, 1993, 565–576

Martin, G.; Pear, J.: Behavior Modification: What it is and how to do it, Upper Saddle River NJ 1996 (Pretince-Hall)

Matson, J.L.: Psychotherapy with persons who are mentally retarded, in: Mental Retardation, 22 Jg. 1984

Matson, J.L.; Kazdin, A. E.: Punishment in behavior modification: pragmatic, ethical, and legal issues, in: Clinical Psychology Review, 1981, Vol. 1, 197–210

Matson, J.L.; Senatore, V.:A Comparison of Traditional Psychotherapy and Social Skills Training for Improving Interpersonal Functioning of Mentally Retarded Adults, in: Behavior Therapy, 1981, 12, 369–382

Matson, J.L.; Taras, M.E.: A 20-year review of punishment and alternative methods to treat problem behaviors in developmentally delayed persons, in: Research in Developmental Disabilities, 1989, Vol. 10, 85–104.

Matthes, A.: Epilepsien, Stuttgart, New York 1984

Maturana, H.R.; Varela, J.: Der Baum der Erkenntnis, Bern u. a. 1987

Maurice, C.: Ich würde Euch so gern verstehen, Eine Mutter kämpft um ihre autistischen Kinder, Stuttgart 1993

Mavromatis, M.: The Diagnosis and Treatment of Borderline Personality Disorder in Persons with Developmental Disability, in: Mental Health Aspects of Developmental Disabilities, Vol. 3, 2000, 89–97

McClean, B. et al.: Person Focused Training: a model for delivering positive behavioural supports to people with challenging behaviours, in: Journal of Intellectual Disability Research, Vol. 49, 2005, 340–352

McCubbin, H.I. Sussman, M.B.; Patterson, J. M. (eds.): Social Stress and the Family: Advances and Developments in Family Stress Theory and Research, New York 1983

McLeod, J.: Counseling – eine Einführung in Beratung, Tübingen 2004

Meadows, G. et al.: Assessing schizophrenia in adults with mental retardation, in: Britisch Journal of Psychiatry, Vol. 161, 1991, 686–691

Meichenbaum, D.: Kognitive Verhaltensmodifikation, München 1977

Meichenbaum, D.; Goodman, J.: Training Impulsive Children to Talk to Themselves: A Means of Developing Self-Control in: Journal of Abnormal Psycholoy, Vol. 77, 1971, 115–126

Meins, W.: Psychopharmakagebrauch bei geistig behinderten Erwachsenen, in: Psychiatrische Praxis 15. Jg. 1988, 218 ff.

Meins, W.: Affektive Störungen bei Menschen mit geistiger Behinderung, in: Lotz, W.; Koch, U.; Stahl, B. (Hg.): Psychotherapeutische Behandlung geistig behinderter Menschen, Bern 1994, 40–54

Meins, W.: Depression und geistige Behinderung, in: Geistige Behinderung, 33 Jg., 1995, 201–210

Mercer, J.R.: Labeling the mentally retarded, Berkeley 1973

Meyer, D.: „Geistige Behinderung" und Dissoziation. Aspekte einer Rehistorisierung, in: Geistige Behinderung 1/2000, 20–30

Michailowskaja, T.: Verhaltensauffälligkeiten und Stärken an Schulen für Geistigbehinderte in Weißrussland, unv. Dissertation an der Philosophischen Fakultät III Erziehungswissenschaften, Martin-Luther-Universität Halle-Wittenberg 2008

Miltenberger, R.G.: Behavior Modification. Principles and Procedures, Pacif Grove, CA (Brooks/Cole) 1997

Miltenberger, R.G.: Understanding Problem Behaviors Through Functional Assessment, in: Wieseler, N. A.; Hanson, R. H. (eds.), a. a. O., 215–237

Miltner, W. u. a.: Angstmotivierte Aufmerksamkeitsanomalie: psychobiologische Grundlagen und neuronale Aspekte ihrer therapeutischen Modifikation, in: Schiepek, G. (Hg.) a. a. O., 378–403

Minuchin, S.: Familie und Familientherapie. Theorie und Praxis struktureller Familientherapie, Freiburg 1977

Mitchell, A.; Clegg, J.: Is Post-Traumatic Stress Disorder a helpful concept for adults with intellectual disability? In: Journal of Intellectual Disability Research, Vol. 49, 2005, 552–539

Möller, H.J.; Zerssen, D.v.: Der Verlauf schizophrener Psychosen unter den gegenwärtigen Behandlungsbedingungen, Heidelberg 1986

Molnar, A.; Linquist, B.: Verhaltensprobleme in der Schule, Dortmund 1990

Moss, S.: Neuere psychodiagnostische Verfahren zur Erfassung psychischer Störungen bei älteren Menschen mit geistiger Behinderung, in: Weber, G. (Hg.): Psychische Störungen bei älteren Menschen mit geistiger Behinderung, Bern 1997, 41–66

Moss, S.: Assessment: conceptual issues, in: Bouras, N. (ed.), a. a. O., 18–37

Mottron, L.: Autistische Intelligenz (2006), online: autismus-kultur.de (abgerufen: 28.05.2009)

Mottron, L.: The Power of Autism, in: Nature 479, 2011, 33–35, online: www.nature.com/nature/journal/v479/n7371/full/4 (abgerufen: 2.11.2011)

Mühl, H.: Merkmale und Schweregrade geistiger Behinderung, in: Wüllenweber, E.; Theunissen, G.; Mühl, H. (Hg.): Pädagogik bei geistigen Behinderungen. Ein Handbuch für Studium und Praxis, Stuttgart 2006, 128–141

Müller, P.: Zur Rezidivprophylaxe schizophrener Störungen, Stuttgart 1982

Müller-Hohagen, J.: Psychotherapie in der Arbeit mit behinderten Menschen, in: Problemanalyse, Therapieansätze und Konsens, Tagungsbericht des Verb. kath. Einrichtungen für Lern- und Geistigbehinderte e.V. Freiburg, 1989, 13–25

Müller-Hohagen, J.: Psychotherapie mit behinderten Kindern, München 1987

Mukhopadhyay, T. R.: Der Tag, an dem ich meine Stimme fand. Ein autistischer Junge erzählt, Reinbek 2005

Mutzeck, W.: Kooperative Praxisberatung: Grundlagen und Methoden der Beratung und Supervision im Berufsalltag, Weinheim 1999

Mutzeck, W.: Verhaltensgestörtenpädagogik und Erziehungshilfe, Bad Heilbrunn 2000

Nelder, S.: Sexuelle Gewalt an Menschen mit geistiger Behinderung, in: Geistige Behinderung, 3/1993, 248–253

Neuhäuser, G.: Syndrome bei Menschen mit geistiger Behinderung, Marburg 2004

Nezu, C.M.; Nezu, A.M.: Outpatient Psychotherapy for Adults with Mental Retardation and Concomitant Psychopathology: Research and Clinical Imperatives, in: Journal of Consulting and Clinical Psychology, Vol. 62 1994, 34–42

Nezu, C.M.; Nezu, A.M.; Arean, P.: Assertiveness and Problem-Solving Training for Mildly Mentally Retarded Persons with Dual Diagnosis, in: Research in Developmental Disabilities, Vol. 12 1991, 371–386

Niedecken, D.: Psychoanalytische Arbeit mit geistig behinderten Menschen. Ein Beispiel aus der Praxis, in: [Schweiz.] Bulletin Arbeitsgemeinschaft LehrerInnen für Geistigbehinderte, Heft Nr. 79, 4/1998, 22–26

Nirje, B.: Das Normalisierungsprinzip, in: Kugel, B.; Wolfensberger, W.: (Hg.): Geistig Behinderte – Eingliederung oder Verwahrung? Stuttgart 1974

Noack, C.; Schmid, H. J.: Sexuelle Gewalt gegen Menschen mit geistiger Behinderung, Stuttgart 1994 (Verband ev. Einrichtungen für Menschen mit geistiger und seelsicher Behinderung e. V.)

Noterdaeme, M.: Psychopharmaka (psychopharmakologische Behandlung), in: Theunissen, G. u. a. (Hg.): Handlexikon Autismus-Spektrum, Stuttgart 2015, 297-298

NTG – National Task Group on Intellectual Disabilities and Dementia Practices (2013): NTG-EDSD (NTG-Early Detection Screen for Dementia); deutschsprachige Version (elisabeth.zeilinger@unvie.ac.at), online: www.aadmd.org/ntg/screening (Zugriff: 8.10.2015)

O'Brien, S.; Repp, A.C.: Reinforce-based reductive procedures: A review of 20 years of their use with persons with severe or profound retardation, in: Journal of the Association for Persons with Severe Handicaps, 1990, Vol. 15, 148–159

O'Neill, et al.: Functional Assessment and Program Development for Problem Behavior: A Practical Handbook, Pacific Grove, CA (Brooks/Cole) 1997 (2. ed.)

Opp, G.; Fingerle, M. (Hg.): Was Kinder stärkt. Erziehung zwischen Risiko und Reslilienz, München 2007

Oy, v. C.; Sagi, A.: Lehrbuch der Heilpädagogischen Übungsbehandlung, Heidelberg 2008 (13. Aufl.)

Papousek, H. u. a.: Neue wissenschaftliche Ansätze zum Verständnis der Mutter-Kind-Beziehung, in: Stork, J. (Hg.): Zur Psychologie und Psychopathologie des Säuglings – neue Ergebnisse in der psychoanalytischen Reflexion. Stuttgart 1986

Papousek, M.: Frühe Phasen der Eltern-Kind-Beziehungen, in: Praxis der Psychotherapie und Psychosomatik 34. Jg. 1989, 109 ff.

Parfy, E.: Verhaltenstherapie, in: Slunecko, T.; Sonneck, G. (Hg.): Einführung in die Psychotherapie, Wien 1999, 140–167

Pearls, F.: Grundlagen der Gestalttherapie, München 1980

Penn, P.: Zirkuläres Fragen, in: Familiendynamik 8/1982, 198–220

Petermann, F.: Aufbau von Sozialverhalten bei geistigbehinderten Jugendlichen, in: Petermann, F. (Hg.): Verhaltensgestörtenpädagogik. Berlin 1987

Peters, H.: Client centered therapie and gedragstherapie; een aanset tot integratie. Lisse: Swets en Zeitlinger 1984

Petry, D.: Menschen mit geistiger Behinderung zwischen Psychiatrie und Behindertenhilfe, in: Petry, D.; Bradl, C. (Hg.): Multiprofessionelle Zusammenarbeit in der Geistigbehindertenhilfe, Bonn 1999, 14–30

Petzold, H.: Integrative Therapie, Bd. II, Paderborn 1991

Petzold, H.: Zur Integration motopädagogischer, psychotherapeutischer und familientherapeutischer Interventionen in der Arbeit mit geistig Behinderten, in: Lotz, W.; Koch, U.; Stahl, B. (Hg.), a. a. O., 226–240

Piaget, J.: Das Erwachen der Intelligenz beim Kinde, Stuttgart 1975

Pinel, Ph.; Wagner, M.: Philosophisch medicinische Abhandlung über Geistesverirrungen oder Manie, Wien 1801

Pliszka, S.: Comorbidity of attention deficit hyperaktivity disorder with psychiatric disorder: an overview, in: L Clin Psychiat 59 (Suppl 7), 1996, 50–58

Pörtner, M.: Ernstnehmen – Zutrauen – Verstehen. Personenzentrierte Haltung im Umgang mit geistig behinderten und pflegebedürftigen Menschen. 2. Aufl., Stuttgart 1999

Pörtner, M.: Klientenzentrierte Psychotherapie in Verbindung mit Prä-Therapie, in: Geistige Behinderung, 2001, 40 Jg., 304–312

Polanczyk, G. et al.: The Wordwide Prevalence of ADHD: A Systematic Review and Metaregression Analysis, in: American Journal of Psychiatry, 164, 2007, 942–948

Portmann, A.: Entläßt die Natur den Menschen? München 1970

Pozzi, M. E.: Ritalin für wen? In: Bovensiepen, G.; Hopf, H.; Molitor, G. (Hg.): Unruhige und unaufmerksame Kinder, Bonn 2002, 165–189

Preißmann, C. (Hg.): Asperger Leben in zwei Welten. Betroffene berichten: Das hilft mir in Beruf, Partnerschaft und Alltag, Stuttgart 2012

Prekop, I.: „Festhalten" – eine neue Therapie und Lebensform, in: Deutsche Krankenpflegezeitschrift 1985, 398 ff.

Prekop, I.: Der kleine Tyrann, München 1989 Prekop, I.: Festhalten, in: Behinderte 7/1984, 6 ff.

Prekop, I.: Hättest du mich festgehalten, München 1991 (4. Aufl.)

Prigogine, I.: Vom Sein zum Werden, München 1979

Prigogine, I.; Stengers, I.: Dialog mit der Natur, München 1980

Prout, T. H.; Nowak– Drabik, K.M.: Psychotherapy with persons who have mental retardation: An evaluatioen of effectiveness, in: American Journal on Mental Retardation (2003), Vol. 108, Nr. 2, 82–93

Prouty, G.; Pörtner, M.; Van Werde, D.: Prä-Therapie, Stuttgart 1998

Probst, G. J.B.: Selbstorganisation, Berlin, Hamburg 1987

Rahn, E. & Mahnkopf, A.: Lehrbuch Psychiatrie für Studium und Beruf, Bonn 1999

Ramcharan, P. et. al. (eds.): Empowerment in Everyday Life. Learning Disability, London (Kingsley) (3rd. Impression) 2002

Rappaport, J.: Ein Plädoyer für die Widersprüchlichkeit: Ein sozialpolitisches Konzept des „Empowerment" anstelle präventiver Ansätze, in: Verhaltenstherapie und psychosoziale Praxis 17 Jg. 1985, 257–278

Rauh, H.: Frühe Kindheit, in: Oerter, R.; Montada, L. (Hg.): Entwicklungspsychologie, München u. a. 1982

Rauh, H.: Resilienz und Bindung bei Kindern mit Behinderungen, in: Opp, G.; Fingerle, M. (Hg.) a. a. O., 175–191

Rauscher, C.: „Ein eigenes Leben in der Gemeinde führen" – Wohn- und Lebenswünsche von Menschen mit geistiger Behinderung, in: Wacker, E. u. a.: (Hg.): Teilhabe. Wir wollen mehr als nur dabei sein, Marburg 2005, 145–157

Redlich, A.; Schley, W.: Kooperative Verhaltensmodifikation im Unterricht, Weinheim 1981

Redlich, F.: Der Gesundheitsbegriff in der Psychiatrie, in: Mitscherlich, A. u. a. (Hg.): Der Kranke in der modernen Gesellschaft, Köln, Berlin 1967

Redlich, F.; Freedman, G. X.: Theorie und Praxis der Psychiatrie, Bd. I u. II. Frankfurt 1976

Redlin, W.: Der verhaltenstherapeutische Ansatz in der Arbeit mit geistig Behinderten, in: Görres, S.; Hansen, G. (Hg.): Psychotherapie bei Menschen mit geistiger Behinderung. Eine Einführung für Heil- und Sonderpädagogen, Eltern und Erzieher, Bad Heilbrunn 1992, 153–161

Reese, R. M. et al.: Treatment methods for destructive and aggressiv behavior in people with severe mental retardation/developmental disabilities, in: Bouras, N. (ed.), a. a. O., 249–261

Regli, D. u a.: Beziehungsgestaltung und Aktivierung von Ressourcen in der Anfangsphase von Therapien, in: Verhaltenstherapie und Verhaltensmedizin 2000, Vol. 21, 399–420

Reichle, J. et al.: Effective Behavioral Support for Socially Maintained Problem Behavior, in: Wieseler, N.A.; Hanson, R.H. (eds.), a. a. O., 237–260

Reid, A.H.; Ballinger, B.R.; Heather, B.B.; Melvin, S.D.: The Natural History of Behavioural Symptoms among Severely and Profoundly Mentally Retarded Patients, in: British Journal of Psychiatry 145. Jg. 1984, 289 ff.

Reisberg, B.: Hirnleistungsstörungen – Alzheimer'sche Krankheit und Demenz. Weinheim, München 1986

Repp, A.; Singh, N. (eds.): Perspective on the use of nonaversive and aversive interventions for persons with development disbilities, Sycamore (Sycamore Publ.) 1990

Richter, H.-G. : Zur Grundlegung pädagogisch-therapeutischer Arbeitsformen in der ästhetischen Erziehung, in: Richter, H.-G. (Hg.): Therapeutischer Kunstunterricht. Düsseldorf 1977, 39–76

Richter, H.-G.: Leidensbilder. Psychopathische Werke und nicht-professionelle Bildnerei, Frankfurt 1997

Richter, H.-G.: Pädagogische Kunsttherapie, Hamburg 1999 (2. Aufl.)

Ringel, E. (Hg.): Selbstmordverhütung, Bern Stuttgart Wien 1969

Ringler, M.: Verhaltenstherapie, in: Strotzka, H. (Hg.): Psychotherapie: Grundlagen, Verfahren, Indikationen, München 1975, 254–264

Röhrle, B.: Soziale Netzwerke und soziale Unterstützung, Weinheim 1995

Rogers, C.: Die Kraft des Guten, München 1978

Rogers, C.: Die nicht-direktive Beratung, München 1972

Rogers, C.: Entwicklung der Persönlichkeit, Stuttgart 1973 (a)

Rogers, C.: Klientenzentrierte Gesprächspsychotherapie, München 1973 (b)

Rohmann, U.H.; Elbing, U.: Festhaltetherapie und Körpertherapie, Dortmund 1990

Rösler, M.; Hesslinger, B.; Philipsen, A.: ADHS im Erwachsenenalter, in: Voderholzer, U.; Hohagen, F. (Hg.): Therapie psychischer Erkrankungen, München, Jena 2008

Roth, G. : Das Gehirn und seine Wirklichkeit, Frankfurt 1999

Roth, G.: Fühlen, Denken, Handeln, Frankfurt 2001 (2. überarb. Aufl. 2003b)

Roth, G.: Wie das Gehirn die Seele macht, in: Schiepek, G. (Hg.) a. a. O. 2003, 28–41

Roth, G.: Wie das Gehirn die Seele macht, Stuttgart 2014

Roth, G.: Erfolgreiche Psychotherapie aus neurobiologischer Sicht. Orginal-Vorträge, Auditorum Netzwerk 2016 (DVD)

Rotthaus, W.: Das Symptom des Jugendlichen – abnorme Reaktion oder angemessenes Verhalten? In: Rotthaus, W. (Hg.): Psychotherapie mit Jugendlichen, Dortmund 1985

Rotthaus, W.: Die Auswirkungen systemischen Denkens auf das Menschenbild des Therapeuten und seine therapeutische Arbeit, in: Praxis Kinderpsychologie und Kinderpsychiatrie, 38 Jg. 1989, 10–16

Rotthaus, W.: Systemische Therapie mit geistig Behinderten, in: Behinderte 4/1996, 45–52

Sacks, O.: Der Mann, der seine Frau mit dem Hut verwechselte, Reinbek 1995

Sacks, O.: Die Anthropologin auf dem Mars, Reinbek 1997

Sainato, D. M. et al.: Effects of self-evaluation of the independent work skills of preschool children with disabilities, in: Expectional Children, 1990, Vol. 56, 540–549

Saleebey, D. (ed.): The strengths perspective in social work practice, New York 1997 (2. veränderte u. ergänzte Auflage)

Sand, A. u.a.: Therapeutischer Umgang mit Entwertungsprozessen, in: Gaedt, Ch. (Hg.): a. a. O. 1990

Sappok, T.; Zepperitz, S.: Das Alter der Gefühle. Über die Bedeutung der emotionalen Entwicklung bei geistiger Behinderung, Göttingen 2016

Sarimski, K.: Entwicklungspsychologie genetischer Syndrome, Göttingen 1997

Sarimski, K.: Verhaltensphänotypen, in: Theunissen, G.; Kulig, W.; Schirbort, K. (Hg.): Handlexikon Geistige Behinderung, Stuttgart 2007, 370 ff.

Sartorius, N.: Die Klassifikation psychischer Störungen, in: Fundamenta Psychiatrica 1992

Saß, H.; Wittchen, H.U.; Zaudig, M. (Hg.): DSM-IV: Diagnostisches und Statistisches Manual Psychischer Störungen, Göttingen 1996

Safran, S.P.; Oswald, K.: Positive behavior supports: Can schools reshape disciplinary practices? In: Exceptional Children, 2003, Vol. 69, 361–373

Schablon, U.: Die Wohnsituation von Menschen mit Behinderung aus praktischer Sicht: Ideen, unterschiedliche

Angebote und Umsetzungen, in: Theunissen, G.; Kulig, W. (Hg.), a. a. O., 107–124

Schalock, R.L.; Siperstein, G.N. (eds.): Quality of Life, Vol. I, Washington 1996

Schalock, R.L.: Moving from Individual to Family Quality of Life, in: Turnbull, A.; Brown, I., Turnbull III. R.H (eds.), a. a. O., 11–24

Scharfetter, Ch.: Allgemeine Psychopathologie, Stuttgart, New York 1985

Schanze, C.: Intelligenzminderung und psychische Störung – Grundlagen, Epidemiologie, Erklärungsansätze, in: Schanze, C.: Psychiatrische Diagnostik und Therapie bei Menschen mit Intelligenzminderung, Stuttgart 2007, 15–24

Schiepek, G.: Die Grundlagen der systemischen Therapie, Göttingen 1999

Schiepek, G. (Hg.): Neurobiologie der Psychotherapie, Göttingen 2003

Schiepek, G.; Cremers, S.: Ressourcenorientierung und Ressourcendiagnostik in der Psychotherapie, in: Schemmel, H.; Schaller, J. (Hg.): Ressourcen. Ein Hand- und Lesebuch zur therapeutischen Arbeit, Tübingen 2003, 147–194

Schiepek, G. u. a.: Neurobiologie und Psychotherapie – Ansatzpunkte für das Verständnis und die methodische Erfassung komplexer biopsychischer Veränderungsprozesse, in: Schiepek, G. (Hg.) a. a. O. (2003a), 1–27

Schiepek, G. u. a.: Datenbasiertes Real-time-Monitoring als Grundlage einer gezielten Erfassung von Gehirnzuständen im psychotherapeutischen Prozess, in: Schiepek, G. (Hg.) a. a. O. (2003b), 235–272

Schlippe, v. a., Schweitzer, J.: Lehrbuch der systemischen Therapie und Beratung, Göttingen 1996

Schmidt, M.; Vierzigmann, G.: Systemische Ansätze, in: Steinebach, Ch. (Hg.), a. a. O., 218–234

Schmücker, G.; Buchheim, A.: Mutter-Kind-Interaktion und Bindung in den ersten Lebensjahren, in: Strauß, B.; Buchheim, A.; Kächele, H. (Hg.) a. a. O., 173–190

Schneider, K.: Klinische Psychopathologie, Stuttgart 1973 (10. Aufl.)

Schneider, N.: Rational-emotive group therapy with people with a dual diagnosis, Washington 1989 (6th NADD Annual Convention)

Schneider, W.; Morgensteern, E.; Schindera, I.: Lesch-Nyhan Syndrom ohne Selbstverstümmelungstendenz, in: Deutsche Medizinische Wochenschrift 101 Jg. 1976, 167–172

Schnorr, H. C.: Psychoanalytische Ansätze in der Diagnostik und Therapie von Personen mit einer geistigen Behinderung, in: Lotz, W.; Stahl, B.; Irblich, D. (Hg.), a. a. O., 254–270

Schnyder, U.; Sauvant, J.D.: Krisenintervention in der Psychiatrie, Bern 1993 Scholz, W.-U.: Weiterentwicklung in der kognitiven Verhaltenstherapie, Stuttgart 2001

Schore, A. N.: Zur Neurobiologie der Bindung zwischen Mutter und Kind, in: Keller, H. (Hg.): Handbuch der Kleinkindforschung, Bern 2003, 49–80

Schreibman, L.; Heyser, L.; Stahmer, A.: Autistic Disorder: Characteristics and Behavioral Treatment, in: Wieseler, N.A.; Hanson, R.H. (eds.), a. a. O., 39–64

Schröder, A.; Schmitt, B.: Soziale Unterstützung, in: Brüderl, L. (Hg.): Theorien und Methoden der Bewältigungsforschung, Weinheim 1988, 149–159

Schroeder, S.R. et al.: The Causes of Self-Injurious Behavior and Their Clinical Implications, in: Wieseler, N.A.; Hanson, R.H. (eds.), a. a. O., 65–88

Schubert, M. Th:. System Familie und geistige Behinderung, Berlin 1987

Schubert, M.; Theunissen, G.: Alkoholkonsum von Menschen mit geistiger Behinderung, in: Vierteljahresschrift für Heilpädagogik und ihre Nachbargebiete, 4/2005, 312–325

Schucker, W.: Verhaltenstherapeutische Ansätze in der stationären Behandlung geistig Behinderter, in: Lotz, W.; Koch, U.; Stahl, B. (Hg.), a. a. O., 153–172

Schüssler, G. Bertl-Schüssler, A.: Psychoanalytische Theorien der frühen Kindheit und Ergebnisse der Verhaltensforschung: Ist eine Revision notwendig? In: Praxis der Psychotherapie und Psychosomatik 34. Jg. 1989, 270 ff.

Schütz, A.; Luckmann, T.: Strukturen der Lebenswelt, Bd. I, Frankfurt 1979; Bd. II, Frankfurt 1984

Schulz, K.-H.; Meyer, A.; Langguth, N.: Körperliche Aktivität und psychische Gesundheit, in: Bundesgesundheitsblatt 2012, 55:55–65, DOI 10.1007/s00103-011-1387x

Schuster, N.: Ein guter Tag ist ein Tag mit Wirsing, Berlin 2007

Schwalb, H.; Theunissen. G.: Inklusion, Partizipation und Empowerment in der Behindertenarbeit. Best-Practice-Beispiele: Wohnen-Leben-Arbeit-Freizeit, Stuttgart 2012

Scotti, J. R. et al.: A meta-analysis of intervention research with problem behavior: treatment validity and standards of practice, in: American Journal of Mental Retardation, 1991, Vol. 96, 233–256

Seidel, M.; Behrend, S.: Aspekte der Psychotherapie bei Menschen mit geistiger Behinderung, in: [Schweiz.] Bulletin Arbeitsgemeinschaft LehrerInnen für Geistigbehinderte, Heft Nr. 79, 4/1998, 6–15

Seifert, M.: Menschen mit schwerer Behinderung in Heimen. Ergebnisse der Kölner Lebensqualität-Studie, in: Geistige Behinderung, 2002, 41. Jg., 202–222

Seifert, M.: Das Konsulentenprojekt der Heilpädagogischen Heime des Landschaftsverbands Rheinland, in: Dieckmann, F.; Hass, G. (Hg.): Beratende und therapeutische Dienste für Menschen mit geistiger Behinderung und herausforderndem Verhalten, Stuttgart 2007, 83–118

Selvini-Palazzoli, M. u. a.: Hypothesieren – Zirkularität – Neutralität, in: Familiendynamik, Bd. 6.1980, 123 ff.

Selvini-Palazzoli, M.: Hinter den Kulissen der Institution, Stuttgart 1985

Senckel, B.: Du bist ein weiter Baum. Entwicklungschancen für geistig behinderte Menschen durch Beziehung, München 1998

Seng, H.: Wundersame Fähigkeiten. Über Potenziale autistischer Menschen, Hamburg 2011 (autWorker eG, Nernstweg 32–34, 22765 Hamburg)

Sinason, V.: Mental Handicap and the Human Condition, London 1992 (Free Association Books)

Singh, N.N. et al.: Behavior Modification. Questions about behavioral function in mentall illness, online: http:/bmo.sagepub.com/cgi/content/ abstract/30/6/739 (Sage 2006) (abgerufen: 4.12.2007)

Smith, A.: The Empathy Imbalance Hypothesis of Autism: A Theoretical Approach to Cognitive and Emotional Empathy in Autistic Development, in: The Psychological Record, Vol. 59, 2009, 480–510

Snell, M.E.; Voorhees, M.D.; Chen, L.-Y.: Team Involvement in Assessment-Based Interventions with Problem Behavior, in: Journal of Positive Behavior Interventions, 2005, Vol. 7, 140–152

Sorrentino, A.M.: Behinderung und Rehabilitation – ein systemischer Ansatz, Dortmund 1988

Sovner, R..; Hurley, D.A.: Do the mentally retarded suffer from affective illness? In: Arch. Gen. Psychiatry. 40. Jg.1983

Sovner, R.; Hurley, D.A: Facts and Fictions Concerning Mental Illness in People with Mental Retardation and Developmental Disabilities, in: Wieseler, N. A.; Hanson, R.H. (eds.), a. a. O., 89–100

Sovner, R.; Pary, R.J.: Affective Disorders in Developmentally Disabled Persons, in: Matson, J.L.; Barrett, R.P. (eds.): Psychopathology in the Mentally Retarded, Boston et al. 1993 , 87–148

Spitzer, M.: Neuronale Netzwerke und Psychotherapie, in: Schiepek, G. (Hg.) a. a. O. 2003, 42–57

Speck, O.: Verhaltensstörungen, Psychopathologie und Erziehung, Berlin 1984 (2. Aufl.)

Speck, O.: Ist der Behinderungsbegriff ein heilpädagogischer Leitbegriff oder ein Hindernis für eine integrative Heilpädagogik? In: Die Neue Sonderschule 4/1997, 253–265

Speck, O.: System Heilpädagogik, München 2003 (5. überarb. Aufl.)
Speck, O.: Hirnforschung und Erziehung, München 2008
Spiel, W.: Die Therapie in der Kinder- und Jugendpsychiatrie, Stuttgart 1967
Spitz, R.: Die Entstehung der ersten Objektbeziehungen, Stuttgart 1973
Spitz, R.: Vom Säugling bis zum Kleinkind, Stuttgart 1967
Stahl, B.: Psychotherapie und psychologische Beratung, in: Irblich, D.; Stahl, B. (Hg.): Menschen mit geistiger Behinderung. Psychologische Grundlagen, Konzepte, Tätigkeitsfelder, Göttingen 2003, 591–645
Stahl, B.: Psychotherapie, in: Theunissen, G.; Kulig, W.; Schirbort, K. (Hg.): Handlexikon Geistige Behinderung, Stuttgart 2007, 281
State of Vermont. Department of Disabilities, Aging and Independent Living (ed.): Behavior Support Guidelines, Waterbury, October 2004 (online)
Stavrakaki, C.: Depression, anxiety and adjustment disorders in people with developmental disabilities, in: Bouras, N. (ed.) a.a.O., 175–187
Steinebach, Ch. (Hg.): Handbuch Psychologische Beratung, Stuttgart 2006(a)
Steinebach, Ch.: Beratung und Psychologie, in: Steinebach, Ch. (Hg.), a.a.O. (2006b), 11–34
Steinebach, Ch.: Verhaltens- und kognitionspsychologische Grundlagen der Beratung, in: Steinebach, Ch. (Hg.) a.a.O. (2006c), 175–194
Strauß, B.; Buchheim, A.; Kächele, H. (Hg.): Klinische Bindungsforschung, Stuttgart 2002
Strasser-Hui, U.: Das gestohlene Ich, in: Pro-Infirmis 2/1992
Striffler, C.: Demenz erkennen: Diagnostik und Assessment, in: dessorientiert, Demenz Support Stuttgart, 2014, Heft 1, 12–24
Sturm, A.; Clarenbach, P.: Schlafstörungen, Stuttgart 1997
Sturmey, P.: Classification: concepts, progress and future, in: Bouras, N. (ed.), a.a.O., 1–17
Sugai, G. et al.: Applying Positive Behavior Support and Functional Behavioral Assessment in Schools, in: Journal of Positive Behavior Interventions, 2000, Vol. 2, 131–143
Szasz, T.S.: The Myth of Mental Illness, London (Paladin) 1972
Tausch, R.: Gesprächspsychotherapie, Göttingen 1970
Taylor, J.B.: Niches and practice: Extending the ecological perspective, in: Saleebey, D. (ed.) a.a.O., 217–230
Taylor, J. L. et al.: Cognitive-Behavioral Treatment of Anger Intensity among Offenders with Intellectual Disabilities, in: Journal of Applied Research in Intellectual Disabilities, 2002, Vol. 15, 151–165
Tebartz van Elst, L. (Hg.): Das Asperger Syndrom im Erwachsenenalter und andere hochfunktionelle Autismus Spektrum-Störungen, Berlin 2012
Tebartz van Elst, L.: Erwachsenenpsychiatrie und -psychotherapie, in: Theunissen, G. u.a. (Hg.): Handlexikon Autismus-Spektrum, Stuttgart 2015, 129–131
Thapar, A. et al.: Gene-enviroment interplay in attention-deficit hyperactivity disorder and the importance of a develop perspective, in: British Journal of Psychiatry, 190, 2007, 1–3
Theunissen, G.: Heilpädagogik und Soziale Arbeit mit verhaltensauffälligen Kindern und Jugendlichen, Freiburg 1992
Theunissen, G.: Lebensweltorientierte Interventionen bei hospitalisierten älteren Menschen mit geistiger Behinderung, in: G. Weber (Hg.): Psychische Störungen bei älteren Menschen mit geistiger Behinderung, Bern 1997, 132–155
Theunissen, G.: Wege aus der Hospitalisierung. Empowerment in der Arbeit mit schwerstbehinderten Menschen, Bonn 2005 (3. Aufl.)
Theunissen, G.: Verhaltensauffälligkeiten – Ausdruck von Selbstbestimmung? In: Theunissen, G. (Hg.):

Verhaltensauffälligkeiten – Ausdruck von Selbstbestimmung? Bad Heilbrunn 2001, 173–192

Theunissen, G.: Krisen und Verhaltensauffälligkeiten bei geistiger Behinderung und Autismus, Stuttgart 2003

Theunissen, G.: Depressive Störungen bei Schülerinnen und Schülern mit geistiger Behinderung, in: Sonderpädagogische Förderung, 48 Jg., 2003b, 230–251

Theunissen, G.: Alkoholgefährdungen und Suchtprobleme bei Menschen mit geistiger Behinderung, in: Wüllenweber, E. (Hg.): Handbuch soziale Probleme bei Menschen mit geistiger Behinderung, Stuttgart 2004, 212–243

Theunissen, G.: Zeitgemäße Wohnformen – Soziale Netze – Bürgerschaftliches Engagement, in: Theunissen, G.; Schirbort, K. (Hg.): a. a. O., 59–96

Theunissen, G.: Persönlichkeitsstörungen bei Menschen mit intellektueller Behinderung – eine Herausforderung für die Behindertenhilfe, in: Vierteljahresschrift für Heilpädagogik und ihre Nachbargebiete, 77, 2008b, 23–34

Theunissen, G.: Lebensweltbezogene Behindertenarbeit und Sozialraumorientierung. Eine Einführung in die Praxis, Freiburg 2012

Theunissen, G.: Empowerment und Inklusion behinderter Menschen, Freiburg 2022 (4. erw. Aufl.)

Theunissen, G. (Hg.): Kunst als Ressource in der Behindertenarbeit, Marburg 2013b

Theunissen, G.: Der Umgang mit Autismus in den USA. Schulische Praxis – Empowerment – Leben in der Gemeinde. Das Beispiel Kalifornien, Stuttgart 2014

Theunissen, G.: Geistige Behinderung, in: Theunissen, G. u. a. (Hg.): Handlexikon Autismus-Spektrum, Stuttgart 2015, 156–159

Theunissen, G.: Geistige Behinderung und Verhaltensauffälligkeiten. Bad Heilbrunn 2016

Theunissen, G. (Hg.): Autismus verstehen. Außensichten und Innensichten, Stuttgart 2016b

Theunissen, G.: Autismus und herausforderndes Verhalten. Eine Praxisanleitung für Positive Verhaltensunterstützung, Freiburg 2022 (5. Aufl.)

Theunissen, G.; Großwendt, U. (Hg.): Kreativität bei Menschen mit geistigen und mehrfachen Behinderungen, Bad Heilbrunn 2006

Theunissen, G.; Kulig, W. (Hg.): Inklusives Wohnen. Bestandsaufnahme, Best Practice von Wohnprojekten für Erwachsene mit Behinderung in Deutschland, Stuttgart 2016

Theunissen, G.; Paetz, H.: Autismus. Neues Denken – Empowerment – Best Practice, Stuttgart 2011

Theunissen, G.; Schirbort, K. (Hg.): Inklusion von Menschen mit geistiger Behinderung, Stuttgart 2010 (2. Aufl.)

Theunissen, G.; Schirbort, K.; Kulig, W.: Verhaltensauffälligkeiten und Stärken von Menschen mit geistiger Behinderung in Wohneinrichtungen der Lebenshilfe e.V.– eine Studie aus Sachsen-Anhalt, in: Hennicke, K. (Hg.): Psychologie und geistige Behinderung, Berlin 2006, 7–21

Theunissen, G.; Schubert, M.: Starke Kunst von Autisten und Savants, Freiburg 2022 (2. Aufl.)

Thompson, T., Grabowski, J. (Hg.): Verhaltensmodifikation bei Geistigbehinderten, München 1976

Thompson, T.; Symons, F.J.: Neurobehavioral Mechanism of Drug Action, in: Wieseler, N.A.; Hanson, R.H. (eds.), a. a. O., 125–150

Tomm, K.: Weg von der Etikettierung, in: Beschäftigungstherapie und Rehabilitation, Heft 5/1992

Tonge, B. J.: Psychopathology of children with developmental disabilities, in: Bouras, N. (ed.), a. a. O., 157–174

Trevarthen, C.: Intrinsic motives for compagnonship in understanding: Their origin, development, and significance, in: Infant Mental Health Journal 2001, Vol. 22, 95–131

Trevarthen, C.; Aitken, K. J.: Brain development, infant communication, and empathy disorders: Intrinsic factors in child mental health, in: Development and Psychopathology 1994, Vol. 6, 597–633

Tscheuschner, W., Persönlichkeitsstörungen, in: Schanze, C.: Psychiatrische Diagnostik und Therapie bei Menschen mit Intelligenzminderung, Stuttgart 2007, 110–130

Turnbull, A.; Brown, I., Turnbull III. R.H. (eds.): Families and Persons with Mental Retardation and Quality of Life, Washington, DC (AAMR) 2004

Turnbull, A.; Turnbull III. R.H.: Group Action Planning as a Strategy for Providing Comprehensive Family Support, in: Koegel, L.K.; Koegel, R.L.; Dunlap, G. (eds.) a. a. O., 99–114

Turner, T.H.: Schizophrenia and mental handicap: an historical review, with implications for further research, in: Psychol. Med., 19 Vol. 1989, 301–14

Tyrer, P. et al.: Intensive case management for psychotic patients with borderline intelligence, in: The Lanclet, Vol. 354, 1999, 999 f.

Ullrich, R. und R.: Das Assertiveness-Training-Programm ATP: Einübung von Selbstvertrauen und sozialer Kompetenz, München 1976

Vaitl, D.; Schienle, A.; Stark, R.: Emotionen in der Psychotherapie: Beiträge des Neuroimaging, in: Schiepek, G. (Hg.) a. a. O., 158–185

Villalba, R.; Harrington, C.J.: Repetitive Self-Injurious Behavoir: A Neuropsychiatric Perspective and Review of Pharmacologic Treatments, in: Seminars in Clinical Neuropsychiatry Vol. 5 4/2000, 215–226

Vogeley, K.; Bergmann, A.; Falkai, P.: Theory of mind und Selbstperspektive – neuronale Korrelate und Veränderungen bei der Schizophrenie, in: Schiepek, G. (Hg.) a. a. O., 423–435

Vollbach, A.: Behinderte Rehabilitation. Maßregelvollzug bei Behinderten – eine Fallgeschichte, in: Recht & Psychiatrie 2004, 2. Jhg., 207–213

Vollmer, T.R.; Iwata, B.A. (1992): Differential reinforcement as treatment for behavior disorders: Procedural and functional variations, in: Research in Developmental Disabilities, 1992, Vol. 13, 393–417.

Vollmoeller, W.: Was heißt psychisch krank? Der Krankheitsbegriff in Psychiatrie, Psychotherapie und Forensik, Stuttgart 2001

Voß, R.; Werning, R.: Systemische Konsultation von Familien mit sozial auffälligen Kindern und Jugendlichen, in: Hohmeier, J.; Mair, H. (Hg.): Eltern und Familienarbeit. Familien zwischen Selbsthilfe und professioneller Hilfe, Freiburg 1989

Wagner-Stolp, W.: Beruf. „Schaltstelle zur Gemeinde". Das neue Tätigkeitsfeld der Freiwilligenkoordination, in: Wüllenweber, E.; Theunissen, G. (Hg.): Tradition und Innovation. Methoden und Handlungskonzepte in der Heilpädagogik und Behindertenhilfe, Marburg 2008

Wallander, J. et. al.: Child functional independence and maternal psychosocial stress as risk factors threatening adaption in mothers of physically or sensorally handicapped children, in: Journal of Consulting and Clinical Psychology 58. Jg.1990, 818 ff.

Wallander, J. et. al.: Disability parameters, chronic strain, and adaptation of physically handicapped children and their mothers, in: Journal of Pediatric Psycholog., 14. Jg. 1989, 23 ff.

Walter, J. (Hg.): Sexualität und geistige Behinderung, Heidelberg 2005 (6. Aufl.)

Washington State. Department of Social & Health Services. Division of Developmental Disabilities (ed.): Positive Behavior Support, Olympia, Washington 2003 (online)

Watzlawick, P.: Entwicklung der Kommunikations- und Systemtheorie, in: Praxis der Psychotherapie und Psychosomatik 29 Jg. 1984, 1–6

Watzlawick, P. (Hg.): Die erfundene Wirklichkeit, München 1985

Watzlawick, P. u.a.: Menschliche Kommunikation, Bern, Stuttgart, Wien 1969

Weber, G.; Stierlin, H.: In Liebe entzweit. Die Heidelberger Familientherapie der Magersucht, Reinbek 1991

Weber, H.: Automatische Syndromerkennung in der Psychiatrie, Stuttgart 1984

Wehmeyer, M. L.; Agran, M.; Hughes, C.: Teaching Self-Determination to Students with Disabilities, Baltimore (Brookes) 1999 (2. ed)

Weick, A. et al: A Strengths Perspektive for Social Work Practice, in: Social Work 7/1989, 350–354

Weiss, N. R.; Knoster, T.: It May Be Nonaversive, But Is It a Positive Approach? In: Journal of Positive Interventions, 2008, Vol. 10, 72–78

Weitbrecht, H. J. & Glatzel, J.: Psychiatrie im Grundriß, Berlin 1979 (4. Aufl.)

Welch, M.G.: Heilung von Autismus durch die Mutter und Kind-Haltetherapie, in: Tinbergen, N. und A.: a. a. O.

Wender, P.: Attention-deficit hyperactivity disorder in adults, Oxford, New York 1995

Wenke, M.: Diagnose statt Verständnis: Die „Krankheit ADHS" als kulturelles Artefakt. Eine phänomenologische Annäherung, in: Heilpädagogik-online, 03/2006, 54–73

Wernet, M.C.: Integrative Gestalt-Psychotherapie – Tor zu neuen Verständnis-Räumen, in: Lotz, W.; Koch, U.; Stahl, B. (Hg.), a. a. O., 209–225

Westling, D.; Fox, I. : Teaching students with severe disabilities, New Jersey 2004 (3. ed.)

Wettstein, A. u. a.: Geriatrie, Stuttgart 2001

Whitaker, S.: Anger control for people with learning disabilities: a critical review, in: Behavioral and Cognitive Psychotherapy, 2002, Vol. 29, 277–293

Wieseler, N.A.; Hanson, R.H. (eds.): Challenging Behavior of Persons with Mental Health Disorders and Severe Developmental Disabilities, Washington (AAMR) 1999a

Wieseler, N.A.; Hanson, R.H.: Treatment for Challenging Behavior or Mental Health Disorders: A False Dichotomy, in: Wieseler, N.A.; Hanson, R.H. (eds.), a. a. O. (1999b), 207–214

Wieseler, N. A.; Hanson, R.H.: Discussion, in: Wieseler, N.A.; Hanson, R.H. (eds.) (1999c), a. a. O., 275–278

Williams, D.: Ich könnte verschwinden, wenn du mich berührst. Erinnerungen an eine autistische Kindheit, München 1992

Willner, P.: The effectiveness of psychotherapeutic interventions for people with learning disabilities. A critical overview, in: Journal of Intellectual Disability Research, 2005, Vol. 49, 73–85

Wilson, S.R.: A four stage model for management of borderline personality disorder in people with mental retardation, in: Mental Health Aspects of Developmental Disabilities, Vol. 4., 2001, 68–76

Wing, L.: The relationship between Asperger's syndrome and Kanner's autism. In: Frith, U. (ed.): Autism and Asperger syndrome, New York 1991 (Cambridge University Press)

Witts, P.; Elders, S.: The 'Severe Impairment Battery': assessing cognitive ability in adults with Down syndrome. Br J Clin Psychol. 1998 May; 37 (Pt.2): 213-6

Wittrock, M.: Kollegiale Praxisberatung. In: Sonderpädagogik, 21. Jg. 1990, 94 ff.

Wöllner, W.; Kruse, J.; Tiefenpsychologisch fundierte Psychotherapie, Stuttgart 2002 (2. Aufl.)

Wöllner, W.; Kruse, J.; Alberti, L.: Was ist supportive Psychotherapie? In: Nervenarzt, Jg. 67, 1996, 249–252

Wolff, Ch.: Psychotherapeutische Ansätze bei Menschen mit geistiger Behinderung, unv. Magisterarbeit, Institut für Rehabilitationspädagogik der Philosophischen Fakultät III Erziehungswissenschaften, Martin-Luther-Universität Halle-Wittenberg 2007

Wüllenweber, E.: Physische Intervention, in: Theunissen, G.; Wüllenweber, E. (Hg.): Zwischen Tradition und Innovation. Methoden und Handlungskonzepte in der Heilpädagogik und Behindertenhilfe, Marburg 2009, 287–293

Wüllenweber, E.; Theunissen, G. (Hg.): Handbuch Krisenintervention Band I Hilfen für Menschen mit geistiger Behinderung. Theorie, Praxis, Vernetzung. Stuttgart 2001

Wüllenweber, E.; Theunissen, G. (Hg.): Handbuch Krisenintervention Band II Praxis und Konzepte zur Krisenintervention bei Menschen mit geistiger Behinderung. Stuttgart 2004

Zander; B. et al.: Effektivität eines systemischen Behandlungsmodells in der stationären Kinder- und Jugendlichenpsychiatrie, in: Praxis der Kinderpsychologie und Kinderpsychiatrie, 2001, 50 Jg., 325–341

Zernig, G. u. a. (Hg.): Handbuch Alkoholismus, Innsbruck 2000(a)

Zernig, G. u.a.: Pharmakotherapie, in: Zernig, G. u. a. (Hg.), a. a. O., 143–152 (2000b)

Zöller, D.: Ungewöhnliche, sich wiederholende Bewegungsmuster und motorische Behinderungen mit Auswirkungen auf die Handlungsfähigkeit, in Theunissen, G. (Hg.): Autismus verstehen, Stuttgart 2016b, 148–157

Die Autoren

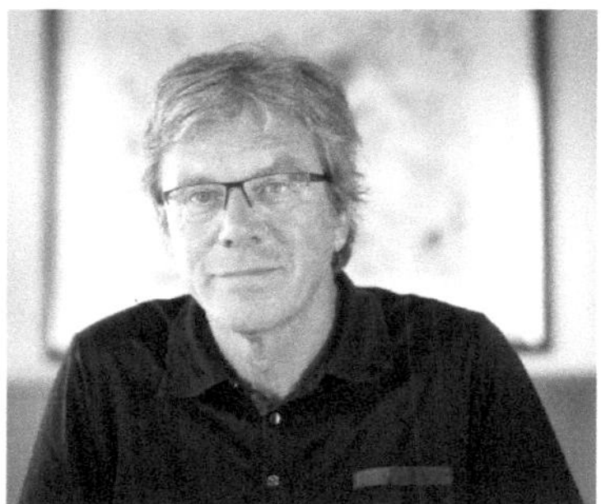

Prim. Dr. med. Albert Lingg, geb. 1949; Facharzt für Psychiatrie und Neurologie, Psychotherapeut (Daseinsanalyse); 1981 bis 2014 Ärztlicher Leiter der Abteilung Psychiatrie II am Landes-Krankenhaus Rankweil, Vorarlberg, Ärztlicher Direktor des Landes-Krankenhauses.

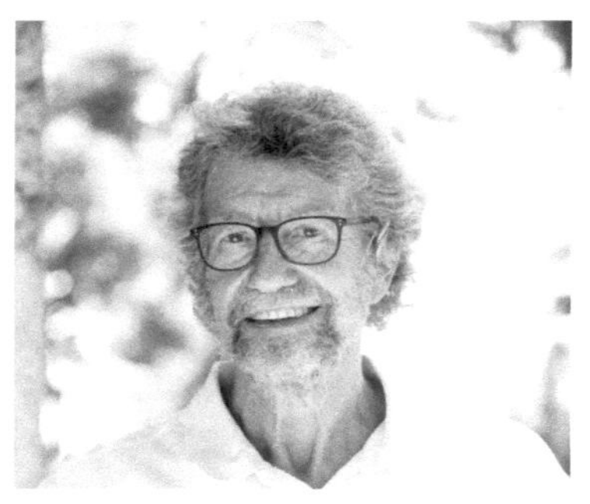

Univ.-Prof. Dr. päd. Georg Theunissen, geb. 1951; Dipl.-Pädagoge mit Studium der Heil- und Sonderpädagogik; Ordinarius für Geistigbehindertenpädagogik und für Pädagogik bei Autismus an der Philosophischen Fakultät III Erziehungswissenschaften der Martin-Luther-Universität Halle-Wittenberg (seit April 2019 in Ruhestand). Anfragen in Bezug auf Vorträge oder Workshops über Autismus oder herausforderndes Verhalten: georgtheunissen@gmx.de.